psico geriatria

ABP
Associação Brasileira de Psiquiatria

artmed

A Artmed é a editora oficial da ABP

NOTA

A medicina é uma ciência em constante evolução. À medida que novas pesquisas e a própria experiência clínica ampliam o nosso conhecimento, são necessárias modificações no tratamento e na farmacoterapia. Os autores desta obra consultaram as fontes consideradas confiáveis, em um esforço para oferecer informações completas e, geralmente, de acordo com os padrões aceitos à época da publicação. Entretanto, tendo em vista a possibilidade de falha humana ou de alterações nas ciências médicas, os leitores devem confirmar estas informações com outras fontes. Por exemplo, e em particular, os leitores são aconselhados a conferir a bula de qualquer medicamento que pretendam administrar, para se certificar de que a informação contida neste livro está correta e de que não houve alteração na dose recomendada nem nas contraindicações para o seu uso. Essa recomendação é particularmente importante em relação a medicamentos novos ou raramente utilizados.

P974 Psicogeriatria : diagnóstico e manejo / Organizadores, Gilberto Sousa Alves, Tíbor Rilho Perroco, Felipe Kenji Sudo. – Porto Alegre : Artmed, 2023.
xv, 406 p. ; 23 cm.

ISBN 978-65-5882-085-7

1. Psiquiatria. 2. Geriatria. I. Alves, Gilberto Sousa. II. Perroco, Tíbor Rilho. III. Sudo, Felipe Kenji.

CDU 616.89-053.9

Catalogação na publicação: Karin Lorien Menoncin – CRB 10/2147

psico geriatria

diagnóstico e manejo

ORGANIZADORES

- Gilberto Sousa Alves
- Tíbor Rilho Perroco
- Felipe Kenji Sudo

artmed

Porto Alegre
2023

Gerente editorial: *Letícia Bispo de Lima*

Colaboraram nesta edição:
Coordenadora editorial: *Cláudia Bittencourt*
Capa: *Tatiana Sperhacke*
Imagem da capa: *©shutterstock.com/metamorworks*
Preparação de originais: *Giovana Silva da Roza*
Leitura final: *Fernanda Luzia Anflor Ferreira*
Projeto gráfico: *Tipos – Design editorial e fotografia*
Editoração eletrônica: *Kaéle Finalizando Ideias*

Rua Ernesto Alves, 150 – Bairro Floresta
90220-190 – Porto Alegre – RS
Fone: (51) 3027-7000

SAC 0800 703 3444 – www.grupoa.com.br

IMPRESSO NO BRASIL
PRINTED IN BRAZIL

AUTORES

Gilberto Sousa Alves (org.)
Psiquiatra. Professor adjunto de Psiquiatria da Universidade Federal do Maranhão (UFMA). Especialista em Psiquiatria Geriátrica pela Associação Médica Brasileira (AMB). Mestre e Doutor em Psiquiatria e Saúde Mental pelo Instituto de Psiquiatria (IPUB) da Universidade Federal do Rio de Janeiro (UFRJ). Pós-doutorado em Psiquiatria na Goethe Universität Frankfurt am Main, Alemanha.

Tíbor Rilho Perroco (org.)
Psicogeriatra e psiquiatra. Médico supervisor e pesquisador do Programa Terceira Idade (Proter) do Instituto de Psiquiatria (IPq) do Hospital das Clínicas (HC) da Faculdade de Medicina da Universidade de São Paulo (FMUSP). Assistente do Centro de Referência em Distúrbios Cognitivos (Ceredic) do HCFMUSP. Doutor em Ciências pelo IPq-HCFMUSP.

Felipe Kenji Sudo (org.)
Psiquiatra. Professor da Pós-graduação em Ciências Médicas do Instituto D'Or de Pesquisa e Ensino. Especialista em Psiquiatria e Psicogeriatria pela Associação Brasileira de Psiquiatria (ABP). Mestre e Doutor em Psiquiatria pelo IPUB-UFRJ.

Alberto Stoppe Junior
Psiquiatra. Especialista em Psicogeriatria pela ABP. Mestre e Doutor em Psiquiatria pela FMUSP.

Alexandrina Meleiro
Psiquiatra. Doutora em Medicina pelo Departamento de Psiquiatria da FMUSP. Vice-coordenadora da Comissão de Atenção à Saúde Mental do Médico da ABP. Vice-presidente da Associação Brasileira de Estudo e Prevenção de Suicídio (Abeps). Membro do Conselho Científico da Associação Brasileira de Familiares, Amigos e Portadores de Transtornos Afetivos (Abrata).

Alina Lebreiro Guimarães Teldeschi
Psicóloga. Especialista em Geriatria e Gerontologia pela Universidade Estadual do Rio de Janeiro (UERJ). Especialista em Neuropsicologia pelo Conselho Federal de Psicologia (CFP). Mestra em Ciências da Saúde pelo Programa de Pós-graduação em Ciências Médicas (PGCM) da UERJ.

Almir Tavares
Psiquiatra. Professor do Departamento de Saúde Mental da Faculdade de Medicina (FM) e do Programa de Pós-graduação em Neurociências da Universidade Federal de Minas Gerais (UFMG). Doutor em Psiquiatria pela Escola Paulista de Medicina (EPM) da Universidade Federal de São Paulo (Unifesp). *Fellow* em Psicogeriatria, Johns Hopkins Hospital, Estados Unidos.

Aníbal Diniz
Psiquiatra. Preceptor de Psiquiatria do Curso de Medicina da Universidade Ceuma. Coordenador do Ambulatório de Transtornos de Ansiedade da Residência Médica em Psiquiatria da Secretaria de Estado da Saúde do Maranhão (SES-MA), no Hospital Nina Rodrigues.

Bernardo de Mattos Viana
Psiquiatra do Hospital das Clínicas (HC) da UFMG e psicogeriatra do IPq-HCFMUSP. Professor adjunto do Departamento de Saúde Mental da FM-UFMG. Coordenador do Programa de Residência Médica (PRM) em Psicogeriatria do HC-UFMG e do Programa de Extensão em Psiquiatria e Psicologia de Idosos da UFMG. Doutor em Medicina Molecular pela UFMG.

Bruno Rabinovici Gherman
Psiquiatra.

Camila Farias de Araujo
Psiquiatra. Residente em Psicogeriatria na Unifesp.

Camila Truzzi Penteado
Psiquiatra. Docente de Psiquiatria da Faculdade São Leopoldo Mandic. Especialista em Psicogeriatria pelo IPq-HCFMUSP.

Clarissa Dantas de Andrade
Médica e advogada. Residente em Neurologia no Hospital São Rafael, Salvador.

Eduardo César Q. Gonçalves
Psiquiatra. Especialista em Psicogeriatria pelo IPq-HCFMUSP.

Eduardo Trachtenberg
Psiquiatra. Professor de Psicofarmacologia das Residências Médicas em Psiquiatria do Hospital São Pedro, da Fundação Mário Martins e do Hospital Bruno Born.

Eric de Medeiros Costa
Psiquiatra e supervisor da Residência Médica em Psiquiatria da SES-MA, no Hospital Nina Rodrigues.

Érico Castro-Costa
Psiquiatria. Pesquisador do Núcleo de Estudos em Saúde Pública e Envelhecimento (Nespe) do Instituto René Rachou. Mestre e Doutor em Saúde Pública pela FM-UFMG. Pós-doutorado em Epidemiologia Psiquiátrica no Institute of Psychiatry, Londres.

Euglena Lessa Bezerra
Psiquiatra. Professora de Psiquiatria da Universidade Potiguar (UnP). Especialista em Psicogeriatria pela ABP. Mestra em Biotecnologia da Saúde pela UnP.

Gabriel Correia Coutinho
Neuropsicólogo clínico. Especialista em Neuropsicologia pelo CFP. Mestre em Saúde Mental pela UFRJ. Doutor em Ciências Morfológicas pela UFRJ.

Guilherme Kenzzo Akamine
Psiquiatra. Supervisor do Programa Terceira Idade do IPq-HCFMUSP. Especialista em Psicogeriatria pelo HCFMUSP.

Guilherme Rolim Freire Figueiredo
Psiquiatra. Coordenador do Serviço de Eletroconvulsoterapia do Instituto Raul Soares da Fundação Hospitalar do Estado de Minas Gerais (Fhemig). Especialista em Psiquiatra Forense pelo HC-UFMG.

Leandro Boson Gambogi
Psiquiatra. Pesquisador em Neurologia Cognitiva e do Comportamento da UFMG. Especialista em Psicogeriatria pela UFMG. Mestre em Neurociências pela UFMG.

Leonardo Baldaçara
Psiquiatra. Professor associado da Universidade Federal do Tocantins (UFT). Mestre e Doutor em Psiquiatria e Psicologia Médica pela Unifesp.

Leonardo Caixeta
Psiquiatra pelo IPq-FMUSP. Professor titular de Neurologia e Neuropsiquiatria da Faculdade de Medicina da Universidade Federal de Goiás (UFG). Coordenador do Centro de Referência em Neuropsiquiatria (Cerne) do Hospital das Clínicas da UFG. *Fellow* pela The University of Manchester, Inglaterra. Mestre e Doutor em Medicina pela FMUSP.

Leonardo Cruz de Souza
Neurologista. Professor adjunto da FM-UFMG. Mestre e Doutor em Neurociências pela Université Paris 6, França.

Letice Ericeira Valente (*In memoriam*)
Psicóloga. Especialista em Psicogeriatria pelo IPUB-UFRJ e em Psicomotricidade pelo Instituto Brasileiro de Medicina de Reabilitação (IBMR). Mestra em Saúde Mental pelo IPUB-UFRJ.

Livia Beraldo de Lima Basseres
Psiquiatra. Médica assistente do IPq-HCFMUSP. Especialista em Dependência Química pelo HC-FMUSP. Mestra em Ciências pelo HCFMUSP.

Lucas Alves Pereira
Psiquiatria e psicogeriatra. Professor de Psicofarmacologia da Escola Bahiana de Medicina e Saúde Pública (EBMSP). Professor de Psiquiatria da Universidade Salvador (Unifacs). Coordenador do Pilar de Saúde Mental do UniFTC. Mestre em Medicina e Saúde Humana pela EBMSP. Presidente da Associação Psiquiátrica da Bahia e vice-coordenador da Comissão de Emergências Psiquiátricas da ABP.

Luciano Inácio Mariano
Neuropsicólogo. *Atlantic Fellow for Equity in Brain Health* pelo Global Brain Health Institute (GBHI). Especialista e Mestre em Neurociências pela UFMG.

Marcia Cristina Nascimento Dourado
Psicóloga. Professora do Programa de Pós-graduação em Psiquiatria e Saúde Mental (Propsam) do IPUB-UFRJ. Mestra em Psicologia Clínica pela Pontifícia Universidade Católica do Rio de Janeiro (PUC-RJ). Doutora em Saúde Mental pelo IPUB-UFRJ. Bolsista de Produtividade em Pesquisa do Conselho Nacional de Desenvolvimento Científico e Tecnológico (CNPq). Cientista do Nosso Estado da Fundação Carlos Chagas Filho de Amparo à Pesquisa do Estado do Rio de Janeiro (Faperj).

Marco A. Romano-Silva
Psiquiatra. Professor titular da UFMG. Doutor em Bioquímica e Imunologia pela UFMG. Livre-docente em Psiquiatria da FMUSP.

Maria da Glória A. C. Portugal
Psiquiatra da UFRJ. Especialista em Psicogeriatria pela UFRJ. Mestra e Doutora em Psiquiatria pela UFRJ.

Mariana Lima Caetano
Psiquiatra. Pesquisadora do Centro de Referência em Neuropsiquiatria (Cerne) do Hospital das Clínicas da UFG. Mestra em Ciências da Saúde pela FM-UFG.

Maurício Viotti Daker
Psiquiatra. Professor aposentado da UFMG. Especialista em Psicogeriatria e Medicina do Sono pela AMB/ABP. Doutor em Medicina: Psiquiatria pela Universität Heidelberg, Alemanha. Pós-graduação em Filosofia da Mente e Saúde Mental pela The University of Warwick, Reino Unido.

Miriam Gorender
Psiquiatra. Professora associada de Psiquiatria da Universidade Federal da Bahia (UFBA). Especialista em Psicogeriatria pela AMB/ABP. Doutora em Ciências da Saúde pela UFRJ.

Neander Abreu
Psicólogo. Professor associado de Psicologia do Instituto de Psicologia da UFBA. Especialista em Neuropsicologia pelo CFP. Mestre e Doutor em Neurociências e Comportamento pela USP.

Paulo Caramelli
Neurologista. Professor titular da FM-UFMG. Bolsista de Produtividade em Pesquisa do CNPq.

Rafael Brandes Lourenço
Psiquiatra e médico do sono. Coordenador do Ambulatório de Psiquiatria Geriátrica da Faculdade de Medicina do ABC. Especialista em Medicina do Sono pela FMUSP.

Renato Ferreira Araujo
Psiquiatra. Médico assistente da Clínica Mangabeiras. Mestre em Neurociências pela UFMG.

Ricardo Barcelos-Ferreira
Psiquiatra. Professor adjunto de Psiquiatria da Universidade Federal de Juiz de Fora (UFJF). Especialista em Psiquiatria Geriátrica pela AMB/ABP. Doutor em Psiquiatria pela FMUSP.

Rodrigo C. M. Silva
Psiquiatra. Preceptor da Residência Médica em Psiquiatria do Hospital das Clínicas da Universidade Federal de Pernambuco (HC-UFPE). Especialista em Psicogeriatria pela AMB. Aperfeiçoamento em Psicogeriatria pelo IPq-HCFMUSP. Mestre em Neuropsiquiatria pela UFPE.

Rodrigo Nicolato
Psiquiatra e psicogeriatra. Professor associado do Departamento de Saúde Mental da UFMG. Especialista em Psiquiatria pelo HC/UFMG e em Psicogeriatria pela AMB/ABP. Mestre em Farmacologia pelo Instituto de Ciências Biológicas (ICB) da UFMG. Doutor em Farmacologia Bioquímica e Molecular pela UFMG.

Silvia Stahl Merlin
Psiquiatra e neurologista. Especialista em Neurologia Cognitiva e do Comportamento pela FMUSP. Doutor em Ciências pela FMUSP.

Tania C. T. Ferraz Alves
Psiquiatra. Diretora das Unidades de Internação do IPq-HCFMUSP. Especialista em Psicogeriatria pela AMB/ABP. Doutora em Ciências pelo Departamento de Psiquiatria da FMUSP. Coordenadora do Departamento de Psicogeriatria da ABP.

Yanley Lucio Nogueira
Psiquiatra. Pesquisador do Centro de Referência em Neurologia Cognitiva e Neuropsiquiatria do HC-FM-UFG. Mestre em Ciências da Saúde pela FM-UFG.

APRESENTAÇÃO

A medicina é, por si só, a ciência que mais rapidamente se desenvolve, e a psiquiatria, dentre suas especialidades, é aquela que mais se transformou neste início de século XXI. Alia-se a isso um sem precedentes acesso à informação proporcionado pela evolução dos meios digitais. Manter-se atualizado tornou-se difícil, não apenas pela quantidade de informação, mas pela necessidade de garimpar as fontes de melhor qualidade. Neste contexto, a Associação Brasileira de Psiquiatria estabeleceu parceria com o Grupo A+ para selecionar os melhores autores brasileiros em cada campo de conhecimento da especialidade a fim de produzir conteúdo de qualidade inquestionável em formato de livros e seus desdobramentos on-line.

Psicogeriatria: diagnóstico e manejo, organizado pelos doutores Gilberto Sousa Alves, Tíbor Rilho Perroco e Felipe Kenji Sudo, propõe-se a ser o livro básico dessa área de atuação, cujo crescimento, em resposta ao envelhecimento da população, vem sendo exponencial.

Para desenvolver os capítulos aqui reunidos, foram convidados especialistas em cada tema abordado. Os autores mesclaram a mais atualizada literatura científica à sua vasta experiência clínica, apresentando ao leitor uma obra que supre a demanda do clínico por constante atualização científica e aprimoramento de sua prática e, por consequência, dos cuidados aos pacientes.

Os desafios do envelhecimento populacional são imensos e, no que tange à psiquiatria, o presente livro surge como um farol a guiar estudantes e profissionais no caminho da ciência.

Boa leitura!

João Quevedo
Professor
Vice-chair, Faculty Development and Outreach
Director, Translational Psychiatry Program
Director, Treatment-Resistant Depression Clinic
Center of Excellence on Mood Disorders
Faillace Department of Psychiatry and Behavioral Sciences
McGovern Medical School
The University of Texas Health Science Center at Houston (UTHealth)

PREFÁCIO

O envelhecimento populacional é o mais importante fenômeno social dos nossos tempos. No Brasil, estima-se que o número de pessoas acima dos 65 anos deverá triplicar até 2050, configurando, então, a quarta maior população idosa do mundo. Embora o aumento da longevidade seja motivo de celebração, a necessidade de ações para assistir a um contingente crescente de indivíduos mais velhos passa a ser premente, assim como a concentração de esforços de clínicos e acadêmicos para o estudo de agravos comuns na faixa etária geriátrica.

Neste contexto de novas demandas sociais, a psicogeriatria emergiu como uma disciplina transdisciplinar voltada à atenção em saúde mental do indivíduo durante todo o processo de envelhecimento. No campo da medicina, foi reconhecida como área de atuação pelas Resoluções CFM nº 1.763/2005 e nº 2.221/2018, e incluída na matriz de competências dos Programas de Residência Médica pela Resolução CNRM n. 35/2021.

Trata-se de uma matéria complexa, resultante da confluência de áreas como a psiquiatria e a geriatria/gerontologia, mas também as neurociências, a neuropsicologia, a psicofarmacologia, a neuroimagem, a psicologia clínica, entre outras. Dessa forma, a prática clínica em psicogeriatria requer do profissional de saúde um conjunto amplo de conhecimentos técnicos e humanísticos, como garantia da melhor assistência aos pacientes.

O livro *Psicogeriatria: diagnóstico e manejo*, organizado por nós, com o apoio da Associação Brasileira de Psiquiatria, oferece aos profissionais e estudantes da saúde e áreas afins informações atualizadas e baseadas em evidências sobre os temas mais relevantes na área. Nele, são abordados aspectos epidemiológicos, socioculturais, neurobiológicos, diagnósticos e terapêuticos das principais condições mentais que afetam a população idosa, incluindo os quadros demenciais e os transtornos do humor. Os capítulos foram desenvolvidos por profissionais experientes em pesquisa e assistência a pacientes geriátricos, e atuantes em serviços especializados de diversas regiões do País, representando, assim, um panorama nacional abrangente do campo de atuação.

Desejamos que esta obra possa ser uma fonte bibliográfica completa e acessível para clínicos, pesquisadores e estudantes interessados nessa disciplina.

Gilberto Sousa Alves

Tíbor Rilho Perroco

Felipe Kenji Sudo

SUMÁRIO

Parte III – Síndromes ansiosas e do humor

Parte IV – Síndromes demenciais

Parte V – Tópicos especiais em psicogeriatria

PARTE I

NEUROBIOLOGIA, ASPECTOS CULTURAIS E EPIDEMIOLOGIA

1 NEUROBIOLOGIA DO ENVELHECIMENTO

Almir Tavares

A **psicogeriatria** (também conhecida como geropsiquiatria, psiquiatria geriátrica e psiquiatria da idade avançada) é a subespecialidade da psiquiatria que estuda, diagnostica e trata as alterações mentais da velhice, com particular interesse pelas demências, dada a sua importância nesse grupo etário. Trata-se da área colaborativa que surgiu das interações entre psiquiatras e geriatras nos anos 1940 na Inglaterra e na França, países pioneiros em cuidados com idosos. A palavra advém da junção do termo **psiquiatria**, criado pelo médico alemão Johann Christian Reil, com o vocábulo **geriatria**, cunhado pelo vienense Ignatz Leo Nascher.

ENVELHECIMENTO

O envelhecimento está intimamente ligado à própria vida. Um fenômeno natural, universal e inevitável que atinge células, tecidos, órgãos, organismos e populações, tornando-os mais vulneráveis a doenças e morte.

O pesquisador inglês Peter Medawar, professor de Zoologia da Universidade de Londres, nascido no Rio de Janeiro e laureado com o Prêmio Nobel em 1960, aponta os riscos inerentes ao emprego do termo **envelhecimento** na biologia: muito amplo, é usado para qualquer tipo de alteração dependente da passagem do tempo em um sistema biológico, e, com uma abrangência desmesurada, pode compreender de pequenas modificações moleculares a grandes mudanças em ecossistemas e populações, não importando as vastas diferenças nos mecanismos e as consequências funcionais.[1]

Boa parte dos processos biológicos relacionados ao envelhecimento permanecem não desvendados e, sitiados por legiões de mistérios científicos, ainda aguardam o desenvolvimento de tecnologias que possibilitem melhorar o seu estudo. Entre os que vêm sendo examinados, citam-se os seguintes: exaustão das células tronco; acúmulo de células senescentes; variadas alterações em proteínas intracelulares, com o acúmulo de proteínas anômalas; disfunções mitocondriais; desequilíbrios metabólicos; inflamação crônica (*inflammaging*); efeitos de estressores oxidativos; encurtamento telomérico;

modificações epigenéticas ao DNA; e alterações da sinalização, intra e extracelulares. Desse modo, aprimorar a caracterização dos aspectos patológicos do envelhecimento possibilitaria avançar a pesquisa biomédica para preservar o epigenoma e até mesmo obter seu rejuvenescimento[2] (**Fig. 1.1**).

PROCESSOS DO ENVELHECIMENTO

As teorias consideram a possibilidade de dois tipos de processos inerentes ao envelhecimento:

a Processo de **acúmulo estocástico de decrementos e danos moleculares, celulares e teciduais**, com declínios em funções fisiológicas, superando a capacidade de reparo. Um exemplo é a teoria do acúmulo de radicais livres.

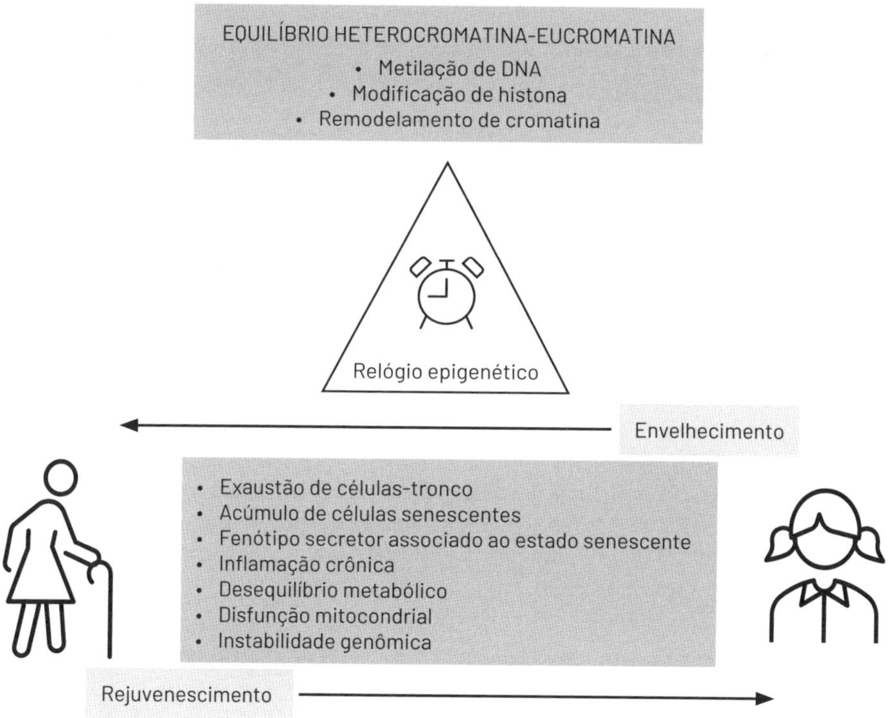

Figura 1.1
Elementos do envelhecimento e rejuvenescimento do epigenoma.
DNA: ácido desoxirribonucleico.
Fonte: Elaborada com base em Zhang e colaboradores.[2]

b Processo devido a uma **programação genética**, que desencadeia passos previamente determinados, de modo semelhante a um relógio biológico.

Outros autores simplificaram didaticamente esse tema dividindo o envelhecimento em **primário** e **secundário**. O envelhecimento primário é inerente ao organismo e deve-se a forças intrínsecas, sendo o envelhecimento propriamente dito. Já o envelhecimento secundário advém de motivos extrínsecos ao corpo.

Como consequências do envelhecimento, eleva-se a suscetibilidade a estressores, há ampliação de vulnerabilidades e cresce progressivamente o risco de morte. Estima-se que o risco de morrer para uma pessoa aos 70 anos de idade seja 30 vezes maior que foi aos 30 anos. Embora não se compreenda os mistérios subjacentes a essas mudanças, considera-se que o envelhecimento seja um processo multicomponente, resultante de uma miríade de interações continuadas, em distintos níveis, incluindo variáveis a níveis socioeconômico, histórico, cultural, antropológico, de gênero, étnico, sanitário, de saúde, mental, educacional, laboral, estocástico, genético e epigenético, entre outros.

CONCEITO DE FRAGILIDADE

Embora não exista um acordo definitivo sobre sua definição, o termo **fragilidade** se refere a uma síndrome clínica associada a um estado de limitação e debilidade geral de saúde na idade mais avançada, devido a uma desordem em vários sistemas fisiológicos, de modo interrelacionado, com redução da reserva homeostática e da capacidade do organismo de enfrentar diversos tipos de experiências negativas, a níveis biológico, psicológico, cultural e social.

A fragilidade representa um estado inespecífico de risco aumentado para mortalidade e eventos adversos de saúde, como dependência, incapacidade, quedas e lesões, doenças agudas, lenta recuperação de doenças, hospitalização e institucionalização de longa permanência.[3] Fried e colaboradores[4] procuram operacionalizar de modo prático a sua identificação no **Quadro 1.1**.

Quanto à avaliação do sistema nervoso, acham-se implicados, de modo significativo, perda de massa muscular, força e resistência, redução de apetite, perda de peso não intencional e redução de mobilidade e equilíbrio, para os quais contribuem o enfraquecimento da audição e da visão.

ANORMALIDADES NEUROLÓGICAS NO ENVELHECIMENTO NÃO COMPLICADO

Boa parte dos dados empregados habitualmente nessa área foram obtidos em casas para idosos, onde as alterações são mais abundantes e exacerbadas do que seriam em idosos residentes na comunidade.[5] É preciso destacar sua maior proeminência no

■ **Quadro 1.1**
Modelo de cinco fenótipos indicadores de fragilidade

Presença de três ou mais dos seguintes cinco aspectos	
1. Perda de peso	> 4,5 kg ou 5% do peso no último ano
2. Tempo para caminhar 4,6 metros	Homem Estatura >1,73 m → ≥6 s Estatura ≤1,73 m → ≥7 s
	Mulher Estatura >1,59 m → ≥6 s Estatura ≤1,59 m → ≥7 s
3. Força de preensão palmar	Homem IMC ≤24 → ≤13 kg IMC =24,1-26 → ≤13,6 kg IMC =26,1-28 → ≤13,6 kg IMC >28 → ≤14,5 kg
	Mulher IMC ≤23 → ≤7,7 kg IMC =23,1-26 → ≤7,8 kg IMC =26,1-29 → ≤8,1 kg IMC >29 → ≤9,5 kg
4. Atividade física	Homem <383 KCal/semana Mulher <270 KCal/semana
5. Exaustão	Escore 2 ou 3 em alguma pergunta da CES-D

CES-D = Center for Epidemiologic Studies Depression Scale; IMC = índice de massa corporal.
Fonte: Elaborado com base em Fried e colaboradores.[4]

subgrupo dos muito idosos, com mais de 85 anos de idade. Alterações progressivas neuroftalmológicas, olfativas, gustativas e auditivas incluem: (a) redução progressiva das pupilas, com menor reatividade à luz, prejuízo da acomodação (presbiopia), convergência insuficiente, limitação do olhar conjugado para cima, frequente perda do fenômeno de Bell, redução da adaptação ao escuro e elevação da sensibilidade ao brilho; (b) redução olfativa e gustativa; e (c) perda auditiva progressiva e redução na capacidade de discriminação da fala (perda de células ciliadas no órgão de Corti).

A sensibilidade vibratória distal se vai, mas a cinético-posicional permanece. Modificações significativas de postura, equilíbrio, agilidade e marcha são muito comuns, e osteoartrose e deformidades dos pés precisam ser levadas em conta durante o exame. Entre os problemas motores, destacam-se a redução da rapidez e da quantidade da atividade motora, o tempo de reação lentificado, o prejuízo de coordenação fina e a redução da força muscular (maior redução nos membros inferiores que nos superiores e maior redução em musculatura proximal que distal). A musculatura interóssea dorsal, tenar e tibial anterior acha-se hipotrófica (sarcopenia). Surge depressão em reflexos tendinosos, mais expressiva no reflexo aquileu em comparação com o patelar. Reflexos do focinho, glabelar e palmomental podem surgir proeminentes. Outros sinais de liberação cortical, como os reflexos de sucção e de prensão, empregados como indicativos de lesão frontal em jovens, podem simplesmente resultar do envelhecimento.[5]

As alterações cognitivas e comportamentais no envelhecimento não complicado serão descritas nos capítulos seguintes.

ESTRUTURA SOCIAL E CONDIÇÕES DE VIDA

A **expectativa de vida (EV)** (ou esperança de vida ao nascer) expressa a longevidade de uma população. A trajetória da EV em um período de tempo é um indicador interessante da qualidade de vida em um uma região, aferindo, de modo amplo, a evolução das condições de vida humana (**Fig. 1.2**). A EV da população de uma área em determinado

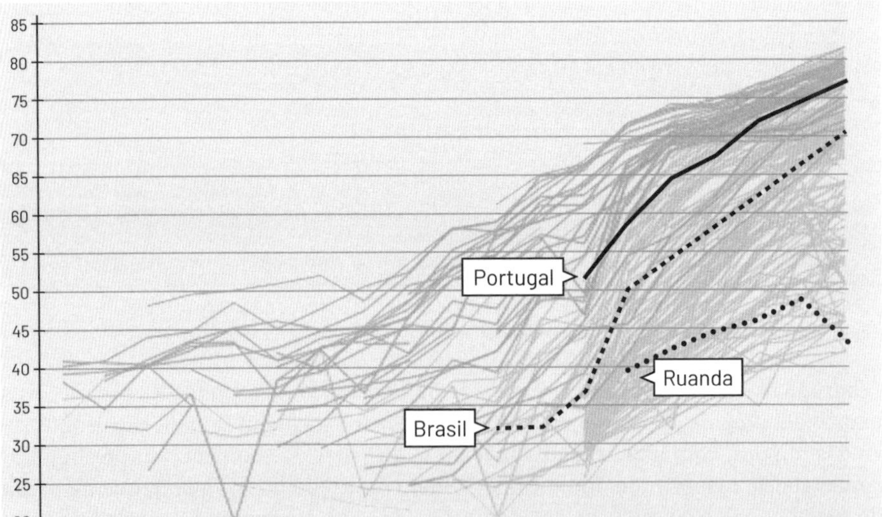

Figura 1.2
Evolução da esperança de vida ao nascer, 1820-2000.
Fonte: Sanches e colaboradores.[6]

ano corresponde à média ponderada das idades das pessoas do lugar que morreram naquele ano.

O homem pré-histórico vivia apenas poucos anos até a morte. Desde então, observa-se notável crescimento na EV (**Quadro 1.2**). Logo após a Segunda Guerra Mundial, a EV no Japão era de 57 anos para mulheres e de 50 para homens. Políticas de acesso à saúde, estilo de vida e alimentação saudável reposicionaram essa EV, que atualmente é a mais elevada no mundo, e o Japão se distingue como o país dos centenários.

O DESENVOLVIMENTO PSICOSSOCIAL NA VELHICE E A CONVIVÊNCIA COM A MORTE

A velhice precisa ser vista como um estágio do desenvolvimento psicossocial humano que pode perdurar por muito mais tempo em relação aos estágios anteriores da vida. Se considerarmos a idade de 65 anos como marcadora do início da velhice e considerarmos que a duração máxima da vida humana hoje se situa em torno de 120 anos, então esse estágio poderia ter uma duração de até 55 anos. Alguns desafios são considerados fundamentais ao longo desse período, sendo muito comentado pelos autores o desafio de aprender a trabalhar as perdas e fazer face à perspectiva da própria finitude da vida humana e da morte que se aproxima.[9-11]

As condições de preservação do sistema nervoso na velhice dependerão de modo muito significativo desse desenvolvimento psicossocial do indivíduo. Após os 65 anos

Quadro 1.2
Evolução da esperança de vida ao nascer (estimada)

Época	Anos
Pré-história	18
Grécia Antiga	20
Roma Antiga	22
Inglaterra medieval	33
Suécia, 1820	40
Estados Unidos, 1900	47
Portugal, 1940	51
Serra Leoa, 1960	33
Brasil, 1985	64
Cingapura, 1990	75
Portugal, 2018	78
França, 2019	86
Japão, 2019	88
Estados Unidos, 2020	80
Brasil, 2021 (sem considerar pandemia)	77

Fonte: Elaborado com base em Sanches e colaboradores,[6] The World Bank,[7] Instituto Brasileiro de Geografia e Estatística[8] e Tavares.[9]

de idade, boa parte das pessoas estará razoavelmente sadia, apesar de algum declínio das capacidades físicas. O tempo de reação mais longo exigirá adaptar-se a alguns aspectos do dia a dia que se tornam disfuncionais, e a maioria das pessoas apresentará razoável preservação de capacidades cognitivas. Além disso, a maior parte das pessoas hígidas conseguirá encontrar meios de compensação para seus pequenos declínios. A aposentadoria poderá oferecer novas opções para um aproveitamento do tempo mais relaxado, embora também possa representar perda de recursos e pobreza. Estratégias de maior flexibilidade da personalidade vão abrindo caminho para uma filosofia sobre um real e despojado significado para a vida, para se enfrentar as perdas pessoais e a iminência da morte. O relacionamento com a família e os amigos íntimos costuma se tornar uma fonte importante de apoio e força.[11]

A frustração continuada pode advir devido a limitações que avançam de modo a se tornarem mais significativas, incapacidades que progridem de modo irreversível e aproximação do jugo da dependência. O isolamento social e a falta de estímulos podem se tornar os alicerces da monotonia e da vida enfadonha. De forma similar, age o crescente sentimento de perda, relacionado inclusive a eventos de vida que se foram. O luto também pode ser crescente, pelo falecimento cada vez mais frequente de seus pares, cúmplices de vivências de uma mesma época e pela perda de familiares, cada vez mais frequente com o tempo. Uma decisão que pode ser sempre muito difícil diz respeito aos arranjos para residir sozinho, com filhos ou em uma instituição, e um problema difícil diz respeito ao potencial para abusos por parte de terceiros, gerado pela desatualização e pela dependência. Os cuidados paliativos, a eutanásia e o suicídio assistido também são temas muito duros e que emergem cada vez mais à mente da pessoa idosa. A combinação desses aspectos negativos pode colocar em construção diversos quadros clínicos mentais, inclusive com sintomatologia depressivo-ansiosa, insônia e agitação, e que precisam ser tratados para se evitar prejuízos à adequada preservação do cérebro.[10]

COMO DEFINIR ENVELHECIMENTO BEM-SUCEDIDO?

É uma missão difícil e arriscada devido à amplitude de variáveis que alberga. Algumas pessoas envelhecem mais rapidamente que outras, assim como algumas áreas do corpo humano também podem envelhecer mais rapidamente que outras. Envelhecimento biológico e envelhecimento cronológico podem caminhar a passos discrepantes, e a capacidade de sobreviver advém de uma adequada resposta a estressores ao longo dos anos. O exame de pessoas centenárias é um dos poderosos métodos para se estudar o envelhecimento bem-sucedido. Baltes e Baltes[12] propuseram que estratégias de **seleção**, **otimização** e **compensação** (SOC) constituem um mecanismo para adaptação às mudanças psicológicas, biológicas e sociais afeitas ao envelhecimento. Fernandez-Ballesteros,[13] ao mostrarem muitas maneiras de abordar a questão, preferem ver o envelhecimento bem-sucedido por meio de uma proposta multidimensional.

DÉCADA DO ENVELHECIMENTO SAUDÁVEL

Nitidamente, as condições de vida no dia a dia impactam de modo muito relevante o processo de envelhecimento humano e de seu cérebro. Ao longo da história, sempre houve uma expectativa de vida maior em nações com condições econômicas superiores, e, claramente, as ações coletivas são capazes de gerar melhoria de vida em grande escala. Em 14 de dezembro de 2020, a Assembleia Geral da Organização das Nações Unidas (ONU) declarou 2021-2030 como a Década do Envelhecimento Saudável, ratificando uma proposição anterior da Assembleia Mundial de Saúde.[14]

A Organização Mundial da Saúde (OMS) observa que não apenas é preciso adicionar anos à vida, como também vida a estes anos.[14] Este é um objetivo que exigirá colaboração global com a ONU, a OMS, os governos, a sociedade civil, o setor privado, todos atuando em sintonia, durante e após a pandemia da covid-19, que foi particularmente dura para os mais velhos, sejam residentes na comunidade ou aqueles em lares para idosos. A Década do Envelhecimento Saudável visará a quatro áreas para ações: (1) ambientes amigos da idade, (2) combate ao etarismo (ageísmo), (3) cuidado integrado e (4) cuidado de longo prazo.

LONGEVIDADE

A longevidade (do latim *longaevitas. atis*) é uma característica profundamente admirada, que se relaciona com a **duração máxima da vida** (DMV) e varia entre diferentes espécies e populações. A **duração média da vida** (ou longevidade média) depende das condições gerais de vida e, ao longo da história humana, mostra-se mais elevada nos países mais desenvolvidos. Característica de cada espécie, a DMV é o maior número de anos de vida possível, em condições de vida ideais.

Enquanto os insetos aquáticos do gênero *Ephemera* vivem apenas poucas horas, o réptil neozelandês tuatara chega a viver até 200 anos. Jonathan, um jabuti gigante das ilhas Seychelles (*Aldabrachelys gigantea hololissa*), atualmente tem 190 anos de idade, tendo nascido em 1832. O curioso tubarão-da-Groelândia (*Somniosus microcephalus*), até recentemente desconhecido, apesar de seus mais de 7 metros de comprimento, adentra na maturidade sexual aos 150 anos e pode viver até 500 anos. Um exemplar da esponja-de-vidro da espécie *Monorhaphis chuni*, habitante do fundo dos oceanos, contava 11 mil anos de idade quando foi estudado. E alguns animais viveriam para sempre, como a água-viva da espécie *Turritopsis dohrnii*, a medusa-imortal, que após a maturidade sexual como um indivíduo independente consegue reverter para animal imaturo ligado à sua colônia de origem. Além da notável capacidade de regeneração, algumas espécies do gênero *Hydra*, cnidários de água doce, parecem não envelhecer e, talvez, até nunca morrer. No homem, estima-se que a DMV se situaria em torno dos 120 anos. Abolir a doença de Alzheimer (DA) e o câncer possivelmente não aumentaria a DMV humana, embora melhorasse a sua qualidade. O prolongamento da vida humana possivelmente exigirá intervenções moleculares em múltiplos processos, atualmente ainda apenas pouco conhecidos. E, se essas intervenções surgirem, talvez tão somente adiem escassamente o processo, mas não inteiramente, pois o declínio molecular está submetido a inescapáveis leis da física molecular.

Em variados modelos biológicos, nos últimos anos foi possível acelerar ou reduzir a velocidade de envelhecimento intencionalmente, uma consideração crítica para a promoção de saúde e a prevenção de doenças. Esse conhecimento ganha ímpeto com estudos genéticos em leveduras (*Saccharomyces cerevisae*), particularmente quando Leonard Guarente, em 1991, no Massachusetts Institute of Technology, identificou a **sirtuína** (termo originado do gene Sir2 [*ilente mating type information regulation*-2]). Aos poucos, percebe-se que se trata de um grupo de proteínas sinalizadoras, envolvidas em múltiplos mecanismos relacionados à duração da vida, como regulação metabólica, inflamação, detoxificação de espécies reativas de oxigênio (ERO) e de amônia, secreção de insulina, reparo de DNA, secreção de TNF (*tumor necrosis fator*), entre outras. Também é inspirador o trabalho de Cynthia Kenyon, realizado em 1993, na Universidade da Califórnia, em São Francisco, que identifica uma mutação no gene daf-2 do eucariota multicelular *Caenorhabditis elegans* capaz de dobrar a duração da vida. Modificações em variadas vias de sinalização, como insulina/IGF-1, AMPK (proteína quinase ativada por ATP) e mTOR (alvo mecanístico dos complexos da rapamicina), podem elevar a duração da vida e atrasar o envelhecimento funcional de *Caenorhabditis elegans*.[15]

ASPECTO ÉTICO E POLÊMICAS

Produtos antienvelhecimento sempre fascinam a população. Ponce de León, explorador espanhol que acompanhou Cristóvão Colombo, realizou uma expedição à ilha de Bimini em 1508, quando governava Porto Rico, à procura da fonte da juventude em suas águas. Ilya Ilych Mechnikov, laureado com o Prêmio Nobel em 1908 e criador da palavra *gerontologia*, já advogava uma dieta rica em *Lactobacillus* contra o envelhecimento. O célebre C. E. Brown-Séquard (epônimo da síndrome da hemissecção medular) propôs injetar em idosos materiais de glândulas de animais, na tentativa de combater o seu declínio, com a criação dos produtos *Spermine* e *Sequarine*. L. L. Stanley idealizou transplantar testículos jovens em prisioneiros de San Quentin. E. Steinach criou uma cirurgia assemelhada à atual vasectomia, para forçar o esperma a retornar ao interior corporal, trazendo de volta sua força de vida. Os órgãos reguladores e conselhais da saúde e as associações de geriatras e gerontologistas continuamente são solicitados a opinar sobre produtos e serviços para rejuvenescimento, mas muitos não têm comprovação e são de cunho duvidoso quanto à ética.

NA NATUREZA

Em liberdade na natureza, boa parte dos animais não chega a envelhecer e morrem ainda jovens, por conta de predação, lutas, acidentes, desnutrição, doenças e outros fatores. Talvez por haver poucos predadores capazes de exterminá-los, o elefante, o jabuti e alguns outros tendem a viver mais. Protegidos contra predadores e outras adversidades, os animais domesticados vivem por mais tempo, a ponto de exibirem os estigmas do envelhecimento à semelhança dos humanos.

CELULAR E ORGANISMAL

O envelhecimento é considerado um fenômeno universal, capaz de atingir a todos os seres vivos. Seriam os procariotas menos acometidos? A divisão de uma bactéria é comumente descrita como uma divisão celular simétrica. Contudo, esta não é uma narrativa exata, e alguma assimetria já está presente, pois os descendentes recebem dois tipos de constituintes, aqueles já pré-existentes na célula-mãe (polo velho) e aqueles recém-criados (polo novo).[16] Diferentemente do processo nos seres unicelulares, o envelhecimento nos animais precisa levar em conta a interação entre os fenômenos descritos a níveis molecular e celular e os fenômenos que se passam a níveis de tecidos e órgãos e a nível sistêmico, regulados particularmente pelos sistemas nervoso, imune e endócrino.

ACÚMULO DE MUTAÇÕES

Mutações somáticas se acumulam em células sadias ao longo da vida com o envelhecimento, e apenas recentemente as técnicas que permitem seu estudo tornaram-se disponíveis. O sequenciamento do genoma completo de criptas intestinais possibilita comparar mutações somáticas no envelhecimento em espécies com DMV muito distintas e variados tamanhos corporais. A taxa anual de mutações somáticas varia entre as espécies, com uma forte relação inversa com a DMV em cada espécie.[17] Espécies com menor DMV acumulam mutações mais rapidamente que espécies com elevada DMV. No fim da vida de diferentes espécies, restam similares cargas de mutação por célula (**Fig. 1.3**), e as taxas de mutação somática poderiam ser limitadas por forças evolutivas. Neurônios corticais pós-mitóticos, ao longo de sua vida sem divisões celulares, também parecem acumular mutações somáticas a uma taxa constante, de forma similar àquela observada em tecidos com atividade mitótica.[18]

RELÓGIOS EPIGENÉTICOS

Os relógios epigenéticos estão entre os biomarcadores de envelhecimento mais estudados, capturando fenômenos moleculares relacionados ao envelhecimento que precedem as alterações fisiológicas ou fenotípicas. Os relógios epigenéticos estimam a idade biológica de uma amostra por meio da metilação do DNA em sítios específicos do genoma.

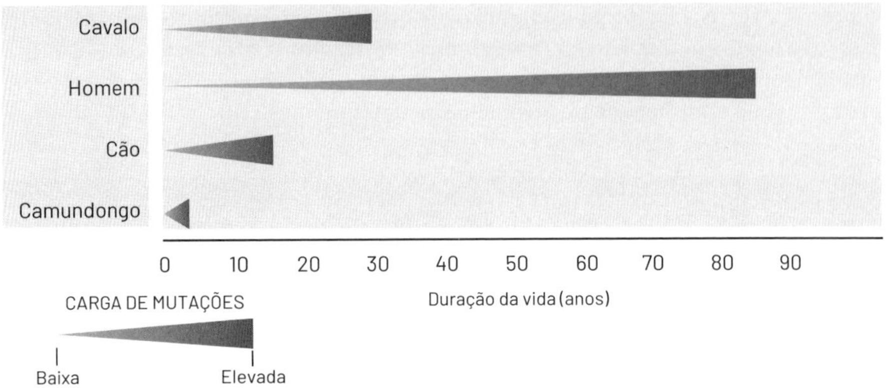

Figura 1.3
Acúmulo de mutações por célula no final da vida em distintos animais.
Fonte: Elaborada com base em Cagan e colaboradores.[17]

ALINHAMENTO CIRCADIANO DA RESTRIÇÃO CALÓRICA

A mais poderosa intervenção não farmacológica que se conhece para ampliar a duração da vida em modelos experimentais é a restrição calórica, obtida pela redução de cerca de 30% da ingestão diária de alimentos sem desnutrição ou inanição.[19,20] Os genes relacionados à proteção se associam a função imune, inflamação e metabolismo. Quando há alinhamento circadiano dos horários de alimentação, um nível extra de proteção contra o envelhecimento seria acrescentado, favorecendo ainda mais a longevidade.[20]

CAMADAS DE ENVELHECIMENTO

Os desafios para se **definir** o envelhecimento levaram Zhang e colaboradores[21] a propor a noção de um envelhecimento em quatro camadas que interagem entre si, cada uma em sua escala biológica.

Primeira camada: declínio físico e elevação da sucetibilidade a doenças. Há modificações no número de células e na composição dos tecidos, cuja causa inclui a depleção de células-tronco. Eleva-se o risco para: doenças cardiovasculares, síndrome metabólica, cânceres, sarcopenia/osteoporose, doenças neurodegenerativas e doenças relacionadas à disfunção de células-tronco.

Segunda camada: disfunção sistêmica imune, metabólica e endócrina. Há um declínio em sistemas reguladores da fisiologia. A inflamação e a disfunção metabólica cumprem papel relevante. A atividade física regular, a dieta saudável e a restrição calórica são meios de reduzir esses efeitos (**Fig. 1.4**).

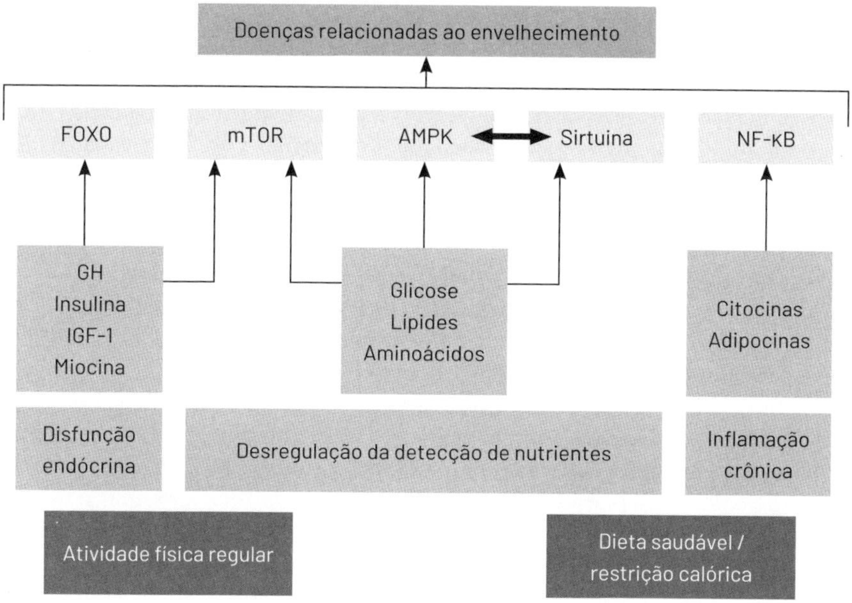

Figura 1.4
Segunda camada do envelhecimento: disfunção sistêmica imune, metabólica e endócrina.

A ***inflammaging***, inflamação crônica de baixa intensidade própria do envelhecimento, propicia o início e a progressão de doenças da velhice. Inibi-la tem efeito protetor: inibição da via (NF)-κB prolonga a vida de camundongos e atenua neurodegeneração; inibição do inflamasoma Nlrp3 protege contra astrogliose; e o bloqueio do aumento do sinal de IFN-I no **plexo coroide** gera redução do declínio cognitivo.[22] A **disfunção metabólica** associada ao envelhecimento liga-se a alterações em quatro **vias de detecção de nutrientes**: (1) **via de sinalização IIS** (*insulin/IGF-1 signaling*), cuja regulação para baixo pode elevar a duração da vida em diversas espécies; (2) **sirtuínas**, uma família de deacilases de proteínas dependentes de NAD+ e ADP ribosiltransferases, cuja manipulação pode ampliar a vida (camundongo Sirt1 específico para cérebro); (3) **AMPK** (*AMP-activated protein quinase*), cuja ativação prolonga a vida de vermes e moscas; (4) **mTOR** (*mechanistic target of rapamycin*), ativada por nutrientes e hormônios, e sua regulação para baixo pode prolongar a vida.

Terceira camada: funcionamento celular inadequado. O número de células senescentes cresce progressivamente. Secretam grande quantidade de SASP (*senescence-associated secretory phenotype*, fenótipo secretor associado à senescência, termo que engloba citocinas, quimiocinas, fatores de crescimento e proteases). Idealmente, as SASP recrutam células imunes para eliminar células senescentes e reparar avarias em tecidos, mas a inflamação crônica induzida por SASP também conduz a disfunções e cânceres. Um declínio progressivo na cadeia respiratória mitocondrial leva a vazamento de elétrons e aumento da produção de EROs. Em células normais, a UPR (*unfolded protein response*, resposta de proteína desdobrada) surge para degradar proteínas com dobramento incorreto no retículo endoplasmático e aumentar a síntese de chaperonas, que auxiliam em um dobramento adequado. Com a idade, declina a capacidade da UPR de gerar chaperonas. O estresse prolongado no retículo endoplasmático promove inflamação e apoptose. Defeitos nos sistemas autofagia-lisossomos e ubiquitina-proteasoma contribuem para patologias da idade. A superexpressão do gene-8a específico de autofagia previne o acúmulo de danos ligados à idade em neurônios.

Quarta camada: falha de manutenção em macromoléculas. As disfunções macromoleculares se acumulam pelos insultos ambientais e pela falha nos reparos, e os defeitos moleculares se interconectam, estando presentes em DNA, RNA, proteínas e metabólitos. A nível de DNA, mutações são inseridas no genoma. Na maioria das células somáticas, os telômeros sofrem desgastes, e a estrutura cromossômica se altera. As falhas para manter a heterocromatina silente e a ocupação de histona permitem maior atividade de transposons (elementos transponíveis), que causam instabilidade do genoma. As modificações epigenéticas incluem metilação de DNA, metilação de histonas e acetilação de histonas e alterações da lâmina nuclear. Erros de segregação em cromossomos também aumentam com o envelhecimento. Além disso, também se observa declínio de função chaperona e de proteólise regulada.

O SONO E A HIPÓTESE DA HOMEOSTASE SINÁPTICA

O sono é fundamental para a saúde cerebral, e a *National Sleep Foundation* recomenda 7 a 8 horas de sono por noite para o grupo etário com 65 anos ou mais.[23] O **sono de ondas lentas** (SOL), também conhecido como **sono profundo**, sono delta ou sono N3 (fase 3 do sono NREM), é caracterizado pela abundância de ondas delta no eletroencefalograma. As ondas lentas presentes no sono N3 advêm de disparos neurais locais síncronos, de início tipicamente no córtex frontal com propagação posterior. O SOL é considerado relevante para a consolidação de memórias, e, no envelhecimento, a precisão do acoplamento SOL-fusos de sono é menor, mas necessária para esse processo de consolidar memórias.[24] Idosos com dificuldades para atingir o SOL apresentam maior propensão para doenças neurodegenerativas.[25]

Embora não se saiba com exatidão para quê dormimos, um dos modelos mais proeminentes em pesquisa de sono atualmente propõe que a função do sono é restaurar a homeostase sináptica. A vigília se caracteriza pela sustentada potenciação da transmissão excitatória e pela expansão estrutural das espinhas dendríticas pós-sinápticas. O maior tamanho das espinhas dendríticas durante a vigília aumenta sua corrente pós-sináptica, fortalecendo, assim, a transmissão excitatória, que se reduz durante o sono e faz com que o volume das espinhas dendríticas caia. Cada um destes retorna ao seu estado basal associado ao sono.

Genes envolvidos na sinalização sináptica são transcritos predominantemente um pouco antes do despertar, e genes envolvidos em metabolismo são transcritos um pouco antes do horário de dormir. O estado comportamental (vigília ou sono) dita as transcrições em antecipação às tarefas apropriadas para o horário do dia. De modo similar, a translação de mRNA em proteína segue a transcrição, sendo que proteínas envolvidas na sinalização sináptica são produzidas durante a vigília, e proteínas envolvidas em metabolismo são traduzidas durante o sono.[26]

CICLICIDADE GLINFÁTICA DEPENDENTE DE SONO

Um princípio fundamental sobre a homeostase cerebral é que a eliminação de proteína precisa se igualar à produção de proteína. Até por volta de 2012, acreditava-se que o próprio cérebro reciclava toda sua proteína por meio de vias clássicas de degradação, autofagia e ubiquinação. Apenas poucas proteínas eram, então, conhecidas com capacidade de transporte pela barreira hematoencefálica. Com a descoberta do sistema glinfático, foi possível enxergar o problema de modo diverso, observando-se que é durante o sono que o cérebro atinge a capacidade de eliminar adequadamente diversos produtos produzidos durante a vigília. Amiloide-β, tau e α-sinucleína são encontrados em níveis mais elevados, no fluído extracelular cerebral e no líquido cerebrospinal (LCS), durante a vigília que durante o sono. A privação de sono os eleva ainda mais.[26] Uma noite de privação de sono é o bastante para elevar a carga de amiloide-β no hipocampo e no tálamo em imagem de PET (tomografia de emissão de pósitrons).[27]

Em sua rota ao longo dos espaços perivasculares arteriais, com a transferência para o interstício cerebral e, a seguir, para os espaços perivenosos, o fluxo de fluidos carreia e elimina resíduos metabólicos que se acumulavam no parênquima. Esse transporte glinfático (glial-linfático) de líquidos se dá preferencialmente durante o sono NREM (não movimento ocular rápido). Para não haver acúmulo, essa eliminação noturna de proteínas precisa ser da mesma dimensão da sua produção ao longo da vigília diurna.[26] Os bons dormidores vivem por mais tempo, ganham menos peso ao longo dos anos, adquirem menos transtornos mentais e permanecem mais tempo com cognição preservada.

A CONEXÃO CÉREBRO-INTESTINO NO ENVELHECIMENTO

O **holobionte** humano (ou superorganismo) contém um número de células próprias semelhante ao número de micróbios (vírus, fungos, archea e bactéria). Um bilhão de anos de coevolução microrganismo-mamífero produziu interdependência ampla e duradoura. Atribui-se papel primordial à microbiota intestinal no neurodesenvolvimento inicial, com efeitos que, a seguir, adentram a velhice. Os micróbios intestinais participam da síntese de múltiplos neurotransmissores, particularmente GABA, serotonina, noradrenalina e dopamina. Vias bidirecionais, diretas e indiretas, comunicam cérebro e intestino por meio de nervo vago, produção de citocinas, liberação de neuropeptídeos e neurotransmissores e ácidos graxos de cadeia-curta oriundos do cometabolismo micróbio-hospedeiro. Esses mediadores penetram a barreira hematoencefálica e podem controlar a maturação e a ativação de células imunes cerebrais (micróglia). A micróglia ativada modula a vigilância imunológica, a poda de sinapses e a limpeza de resíduos. Do outro lado, o eixo hipotálamo-hipofisário pode suprimir a ativação microglial e interferir na liberação de citocinas e na atração de monócitos da periferia para o cérebro.[28]

Composta por mais de mil espécies e pesando dois quilos no adulto, a microbiota intestinal apresenta redução e declínio de diversidade e riqueza com o envelhecimento. A perda qualitativa e quantitativa de micróbios parece se associar a transtornos ansiosos e depressivos e à DA e à doença de Parkinson na idade avançada. Amiloide originada em micróbios poderia gerar um mimetismo molecular e desencadear persistente neuroinflamação no hospedeiro. Além disso, outra interessante inter-relação diz respeito à amiloide gerar proteção contra infecção bacteriana em modelos experimentais da DA.[28]

No futuro, espera-se desenvolver intervenções em micróbios intestinais, com a finalidade de melhorar a saúde cerebral e os quadros de ansiedade, depressão e doenças neurodegenerativas em idosos. Os **psicobióticos** incluem as próprias bactérias (probióticos), o suporte nutricional dessas bactérias (prebióticos) e outros fatores exógenos (dieta, exercícios e medicamentos) que atuam no cérebro por efeitos mediados por bactérias.[28]

BIOMARCADORES DO ENVELHECIMENTO DO CÉREBRO

Os processos patológicos relacionados ao envelhecimento do cérebro se estruturam em níveis molecular, celular, fisiológico e funcional. O envelhecimento cerebral é um fenômeno múltiplo, e são empregadas combinações de diversos biomarcadores para se apreender os processos latentes (**Fig. 1.5**). São necessárias informações afeitas ao sistema nervoso central (SNC) e de dados do sistema nervoso periférico (SNP), regulados pela barreira hematoencefálica.[29]

SÍNDROMES PROGEROIDES

Estas doenças genéticas raras mimetizam uma aceleração do envelhecimento, destacando-se a síndrome de Werner (SW) (progeria do adulto) e a síndrome de Hutchinson-Gilford (SHG) (progeria da infância).[30]

A SW é autossômica recessiva (ambos os progenitores precisam contribuir com um alelo disfuncional), e é causada por mutações no gene RecQL2/WRN, no cromossomo 8. No adolescente/adulto jovem, é associada a um difuso dano cerebral metabólico e estrutural atraso de crescimento, estatura baixa, voz fraca, atrofia de gônadas, cataratas, aterosclerose precoce, diabetes tipo 2, atrofia de pele, envelhecimento facial, rugas, cabelos brancos, alopecia, lipodistrofia e úlceras maleolares. A deficiência da

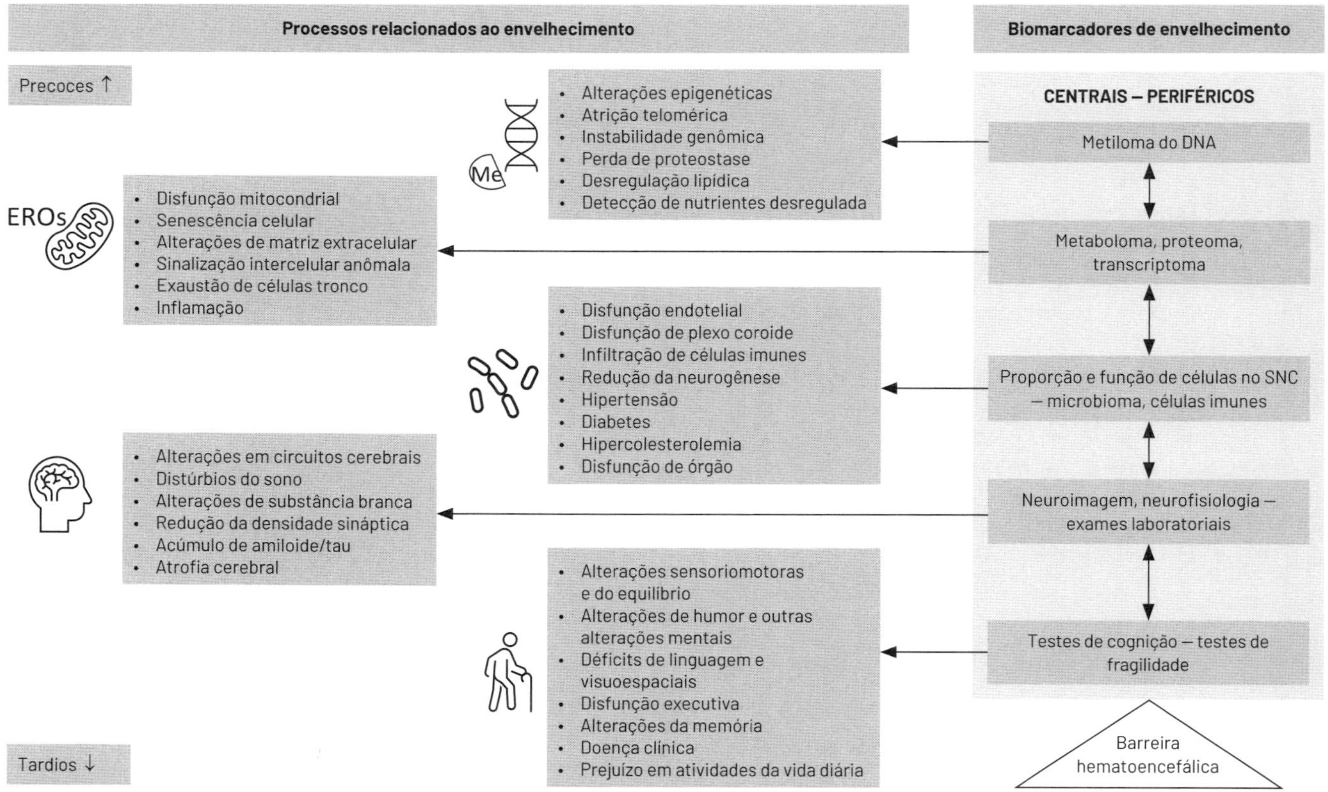

Figura 1.5
Biomarcadores de processos patológicos relacionados ao envelhecimento cerebral.
EROs = espécies reativas de oxigênio.

proteína WRN (uma helicase — abre a hélice e mantém o comprimento telomérico) gera alterações na expressão gênica assemelhadas àquelas de um envelhecimento normal. Além disso, também há uma aceleração da metilação de DNA.

A SHG é autossômica dominante, e é causada por mutações no gene LMNA, com alterações da proteína estrutural prelamina A (progerina), desestabilizando a estrutura do núcleo celular. A criança nasce aparentemente normal e, após o primeiro ano, progressivamente, tornam-se evidentes deficiência no desenvolvimento, cabeça grande em relação ao corpo, calvície, pele seca e enrugada, nariz afilado, atraso na dentição, voz aguda, clavícula ausente, aterosclerose generalizada, problemas cardiovasculares e insuficiência renal.

FRONTEIRAS CLÍNICAS DO ENVELHECIMENTO CEREBRAL

Ao longo do processo normal de envelhecimento, sempre nos deparamos com pequenos déficits, como, por exemplo, em velocidade de processamento e de memórias operacional e episódica. Em geral, esse descenso não é suficiente para perdas significativas em autonomia e atividades de vida diária.[31] Por outro lado, tem-se o quadro demencial, com declínios cognitivos que trazem significativos prejuízos funcionais. Entre esses dois extremos, há situações clínicas fronteiriças, descritas nos últimos anos como **declínio cognitivo subjetivo** (DCS) e **comprometimento cognitivo leve** (CCL). Estes quadros clínicos geram cada vez mais interesse e são alvo de estudos sobre o seu potencial para uma progressão para demências. Alguns autores debatem se eles representariam a expressão clínica de um *continuum* entre o envelhecimento normal do cérebro e o seu envelhecimento patológico. No DCS, a queixa subjetiva persistente quanto à cognição não é acompanhada de alterações de desempenho em testes cognitivos objetivos. Já no CCL, a queixa cognitiva subjetiva é associada a alterações em avaliação cognitiva objetiva, mas sem perda de funcionalidade. Embora não haja tratamentos aprovados para essas condições, as evidências existentes sugerem que esses pacientes se beneficiam de melhores hábitos de vida, como não fumar, alimentação saudável e atividades físicas diárias.[31]

De acordo com Honig e colaboradores:[32] (1) O CCL é um estado cognitivo intermediário entre o envelhecimento normal e a demência. (2) Os tipos de CCL são definidos pelos domínios cognitivos acometidos (CCL amnéstico e CCL não amnéstico). (3) Indivíduos com CCL, particularmente de tipo amnéstico, apresentam risco de progredir para demência, mais comumente para a DA. (4) A avaliação do paciente com CCL é similar àquela do paciente com demência. (5) Os exames diagnósticos no CCL se prestam para excluir causas reversíveis de comprometimento cognitivo e identificar os domínios mais acometidos. (6) Neuroimagem e LCS podem ser usados para estimar a probabilidade de CCL progredir para DA e outras condições neurodegenerativas. (7) É importante ter em mente que o CCL é um agrupamento heterogêneo e pode advir de alterações metabólicas cerebrovasculares e transtornos psiquiátricos, não diretamente ligados a doenças neurodegenerativas.[32]

NEUROPATOLOGIA DO ENVELHECIMENTO NORMAL

Definir os atributos do envelhecimento normal e bem-sucedido do cérebro humano não é tarefa qualquer, sendo particularmente desafiador distingui-los de alterações observadas nas doenças neurodegenerativas em sua forma inicial.[33] Alterações neuropatológicas de tipo DA, incluindo os emaranhados neurofibrilares (descritos por Alzheimer em 1907) e as placas senis (identificadas por Blocq e Marinesco em 1892) são praticamente universais em cérebros de pessoas com mais de 60 anos de idade, principalmente se os buscarmos em regiões cerebrais mais vulneráveis.

Precocemente, as placas senis começam a ser encontradas (entre 30 e 40 anos de idade), assim como emaranhados neurofibrilares (entre 40 e 50 anos de idade), na porção anteromedial do lobo temporal. Para além do envelhecimento normal, estas poderiam representar uma fase pré-clínica ou uma fase inicial da DA. No passado, a perda de neurônios era considerada um fenômeno normal do envelhecimento; no entanto, atualmente, considera-se que o número de neurônios corticais e subcorticais permanece estável ou sofre apenas uma pequena perda (talvez de até 10%) com o envelhecimento normal, com exceção de determinados grupos neuronais específicos, em sub-regiões do hipocampo e na parte compacta da substância negra. Nesta última, estima-se uma perda de 10% de neurônios por década. Os sistemas colinérgicos tendem a manter seus neurônios, mas perdem conectividade. Sabe-se que alguma neurogênese se dá no cérebro humano, mas apenas em áreas limitadas, como a fascia dentata do hipocampo. Possivelmente, essas perdas não são repostas, pois a neurogênese não é observada nas regiões onde as perdas ocorrem.

Deve-se mencionar diversas limitações nesses estudos, incluindo dificuldades técnicas significativas para se contar neurônios em tecido cerebral de autópsias. Encolhimento e inchaço do tecido durante sua preparação são problemas que a técnica da estereologia tenta superar, assim como o uso do dissector óptico, que evita que um objeto seja contado mais de uma vez. Dificuldades para precisar uma região anatômica de interesse podem dificultar o emprego do dissector óptico.

Existe atrofia neuronal significativa com o envelhecimento.[33] A densidade de espinhas dendríticas em neurônios neocorticais apresenta redução com a idade. Possivelmente, também há redução de densidade sináptica avaliada por meio de imunoistoquímica com a glicoproteína sinaptofisina, e são observadas alterações em receptores e na transmissão sináptica. Os esferoides axonais, axônios distróficos inchados, aumentam com a idade, sendo mais comuns em globo pálido, parte reticular da substância negra e bulbo. Neurônios, células da glia e endotélio capilar podem apresentar seu citoplasma preenchido com corpos residuais contendo lipofuscina (do latim *fuscus*, marrom), um pigmento marrom-claro ou amarelo à preparação de hematoxilina-eosina, que pode representar resíduos do sistema lisossomal. O acúmulo de lipofuscina pode contribuir para dificuldades de eliminação de proteínas celulares, denominada catástrofe do lixo. Os astrócitos também podem se alterar de maneira proeminente no envelhecimento, adquirindo a característica de fenótipo secretor associado à senescência, e o acúmulo de ferro em astrócitos é ligado a um aumento gradual de permeabilidade da barreira hematoencefálica que se desenvolve com a idade. Corpora amylacea são estruturas esféricas, em processos de astrócitos ao redor de vasos e nos espaços subependimal e subpial. E astrócitos em forma de espinho, argirofílicos e imunorreativos para tau aumentam em frequência com o envelhecimento e, na oitava década, encontram-se presentes na metade dos indivíduos.

Alterações degenerativas na bainha de mielina, formada pelos oligodendrogliócitos, surgem com a idade, com formação de balões e fissuras que poderiam contribuir para o declínio cognitivo, devido à redução na velocidade de condução de estímulos. A micróglia, com o envelhecimento, pode apresentar sinais de ativação, particularmente na substância branca. A aterosclerose cerebral, a doença de pequenos vasos e a angiopatia amiloide são achados frequentes. Além disso, uma redução da densidade vascular também se instala com a idade.[33]

Em comparação com o encéfalo do jovem, o encéfalo normal do idoso tende a apresentar estruturas subcorticais com menor volume, com menor espessura cortical e ventrículos maiores, além de menor tamanho e de peso inferior.[33] Os sulcos na superfície se tornam mais proeminentes, e os giros se adelgaçam. Essa hipotrofia cortical é um pouco mais pronunciada nos lobos frontal e temporal, e tem menor intensidade no lobo occipital. Cabe observar que atrofia cerebelar também se acha presente e um *vermis* cerebelar atrófico pode associar-se a modificações cognitivas. Por fim, o volume da substância branca pode ser reduzido, particularmente nos lobos frontais em torno do corno anterior dos ventrículos laterais e em região periventricular.

REFERÊNCIAS

1. Medawar PB. An unsolved problem of biology. In: Medawar PB. The uniqueness of the individual. 2nd ed. New York: Dover; 1981. p. 28-54.
2. Zhang W, Qu J, Liu GH, Belmonte JCI. The ageing epigenome and its rejuvenation. Nat Rev Mol Cell Biol. 2020;21(3):137-50.
3. Lourenço RA, Moreira VG, Mello RGB, Santos IS, Lin SM, Pinto ALF, et al. Brazilian consensus on frailty in older people: concepts, epidemiology and evaluation instruments. Geriatr Gerontol Aging. 2018;12(2):121-35.
4. Fried LP, Tangen CM, Walston J, Newman AB, Hirsch C, Gottdiener J, et al. Frailty in older adults: evidence for a phenotype. J Gerontol A Biol Sci Med Sci. 2001;56(3):M146-56.
5. Ropper AH, Samuels MA, Klein JP, Prasad S. The neurology of aging. In: Ropper A, Samuels M, Klein J, Prasad S. Adams and Victor's principles of neurology. 11th ed. New York: McGraw-Hill; 2019. p. 626-33.
6. Sanches A, Mendonça C, Guerreiro J, Correia D. A vida desde 1820 [Internet]. Público; 2022 [captura em 20 maio 2022]. Disponível em: https://acervo.publico.pt/multimedia/infografia/a-vida-desde-1820.
7. The World Bank. Countries and economies [Internet]. Washington: The World Bank; 2022 [capturado em 20 maio 20]. Disponível em: https://data.worldbank.org/country.
8. 8. Instituto Brasileiro de Geografia e Estatística [Internet]. Rio de Janeiro: IBGE; 2022 [capturado em 20 maio 2022]. Disponível em: https://www.ibge.gov.br/.
9. Tavares A. Envelhecimento e personalidade. In: Tavares A. Compêndio de neuropsiquiatria geriátrica. Rio de Janeiro: Guanabara Koogan; 2005. p. 5-23.
10. Tavares A. O processo de luto no paciente idoso portador de transtornos neurocognitivos. In: Tavares EC, Tavares GR. E a vida continua.... Belo Horizonte: Edição do Autor; 2016. p. 87-93.

11. Papalia DE, Martorell G. Desenvolvimento humano. 14. ed. Porto Alegre: AMGH; 2022.
12. Baltes PB, Baltes MM. Psychological perspectives on successful aging: the model of selective optimization with compensation. In: Baltes PB, Baltes MM, editors. Successful aging: perspectives from the behavioral sciences. Cambridge: Cambridge University; 1993. p. 1-34.
13. Fernández-Ballesteros R. The concept of successful aging and related terms. In: Fernández-Ballesteros R, Benetos A, Robine JM, editors. The Cambridge handbook of successful aging. Cambridge: Cambridge University Press; 2019. p. 6-22.
14. World Health Organization. UN decade of healthy ageing 2021-2030 [Internet]. Geneva: WHO; 2021 [capturado em 20 maio 2022]. Disponível em: https://www.who.int/initiatives/decade-of-healthy-ageing.
15. Zhang S, Li F, Zhou T, Wang G, Li Z. Caenorhabditis elegans as a useful model for studying aging mutations. Front Endocrinol. 2020;11:554994.
16. Mikuła-Pietrasik J, Pakuła M, Markowska M, Uruski P, Szczepaniak-Chicheł L, Tykarski A, et al. Nontraditional systems in aging research: an update. Cell Mol Life Sci. 2021;78(4):1275-304.
17. Cagan A, Baez-Ortega A, Brzozowska N, Abascal F, Coorens THH, Sanders MA, et al. Somatic mutation rates scale with lifespan across mammals. Nature. 2022;604(7906):517-24.
18. Abascal F, Harvey LMR, Mitchell E, Lawson ARJ, Lensing SV, Ellis P, et al. Somatic mutation landscapes at single-molecule resolution. Nature. 2021;593(7859):405-10.
19. Vieira CPC, Tavares A. Restrição calórica e aumento de longevidade. Rev Méd Minas Gerais. 2002;12:99-103.
20. Acosta-Rodríguez V, Rijo-Ferreira F, Izumo M, Xu P, Wight-Carter M, Green CB, et al. Circadian alignment of early onset caloric restriction promotes longevity in male C57BL/6J mice. Science. 2022 May 5.
21. Zhang R, Chen HZ, Liu DP. The four layers of aging. Cell Syst. 2015;1(3):180-6.
22. Baruch K, Deczkowska A, David E, Castellano JM, Miller O, Kertser A, et al. Aging: aging-induced type I interferon response at the choroid plexus negatively affects brain function. Science. 2014;346(6205):89-93.
23. Hirshkowitz M, Whiton K, Albert SM, Alessi C, Bruni O, DonCarlos L, et al. National Sleep Foundation's sleep time duration recommendations: methodology and results summary. Sleep Health. 2015;1(1):40-3.
24. Helfrich RF, Mander BA, Jagust WJ, Knight RT, Walker MP. Old brains come uncoupled in sleep: slow wave-spindle synchrony, brain atrophy, and forgetting. Neuron. 2018;97(1):221-30.e4.
25. Wunderlin M, Züst MA, Fehér KD, Klöppel S, Nissen C. The role of slow wave sleep in the development of dementia and its potential for preventative interventions. Psychiatry Res Neuroimaging. 2020;306:111178.
26. Nedergaard M, Goldman SA. Glymphatic failure as a final common pathway to dementia. Science. 2020;370(6512):50-6.
27. Shokri-Kojori E, Wang GJ, Wiers CE, Demiral SB, Guo M, Kim SW, et al. β-amyloid accumulation in the human brain after one night of sleep deprivation. Proc Natl Acad Sci U S A. 2018;115(17):4483-8.
28. Calvani R, Picca A, Lo Monaco MR, Landi F, Bernabei R, Marzetti E. Of microbes and minds: a narrative review on the second brain aging. Front Med. 2018;5:53.
29. Higgins-Chen AT, Thrush KL, Levine ME. Aging biomarkers and the brain. Semin Cell Dev Biol. 2021;116:180-93.
30. Coppedè F. Mutations involved in premature-ageing syndromes. Appl Clin Genet. 2021;14:279-95.
31. Studart Neto A, Feitosa RRP. Declínio cognitivo subjetivo e comprometimento cognitivo leve. In: Academia Brasileira de Neurologia; Nitrini R, Pereira CB, von Glehn F, Cendes F, Smid J, Marques Júnior W, organizadores. PRONEURO programa de atualização em neurologia: Ciclo 2. Porto Alegre: Artmed Panamericana; 2022. p. 117-39. (Sistema de Educação Continuada a Distância, v. 3).
32. Honig LS, Salardini A, Kreisl WC, Noble JM. Mild cognitive impairment. In: Louis ED, Mayer SA, Noble JM. Merritt´s neurology. 14th ed. Philadelphia: Lippincot Williams & Wilkins; 2021.
33. Lowe J. Ageing of the brain. In: Love S, Perry A, Ironside J, Budka H, editors. Greenfield´s neuropathology. 9th ed. Boca Raton: CRC; 2015. p. 849-57.

2 ASPECTOS CULTURAIS E EPIDEMIOLÓGICOS DO ENVELHECIMENTO

Alexandrina Meleiro
Miriam Gorender

A compreensão dos fenômenos vinculados ao envelhecimento tem ganhado cada vez mais relevância à medida que a proporção de idosos cresce na população mundial. O envelhecimento implica algo que é associado à idade cronológica, mas não idêntico a ela. O termo "envelhecimento" se refere a diversos aspectos da passagem do tempo, em vários níveis de abordagem, e a principal dificuldade nesse campo é a separação entre o processo biológico primário do envelhecimento, as doenças associadas e os fatores ambientais.[1]

Do ponto de vista biológico, o envelhecimento pode ser definido como uma expressão da decadência entrópica, se nos referirmos à segunda lei da termodinâmica: "*Qualquer sistema isolado ao longo do tempo tenderá a evoluir para a desordem*". Em termos clínicos, o envelhecimento significaria perda da capacidade de controle de mecanismos de homeostase, menor capacidade adaptativa e menos resiliência. Com o passar dos anos, as limitações físicas, o acúmulo de doenças crônicas e a maior fragilidade são mais frequentes.[1]

Na prática clínica, convém lembrar que a passagem do tempo afeta, de modo diverso, cada indivíduo de acordo com fatores genéticos, ambientais, culturais e de estilo de vida. Determinados indivíduos com mais de 70 anos, hígidos, comportam-se como adultos jovens, em termos de quadro clínico e resposta terapêutica. Enquanto isso, outros na faixa de 40 a 50 anos com acúmulo de estresse, baixa qualidade de vida e doenças crônicas podem se comportar como idosos. Na história clínica, a história pregressa não é apenas da enfermidade atual, mas da vida pessoal e familiar, que é essencial para compreender o paciente idoso e planejar seu tratamento.[1]

A passagem da juventude para a velhice reflete a mudança da busca pela riqueza pela da manutenção da saúde. Substituem-se as preocupações com a carreira e os relacionamentos pelo bem-estar. Apesar dessas ocorrências, o corpo na idade adulta tardia pode ser uma fonte de prazer considerável e pode proporcionar competência, particularmente se for dada atenção a exercícios regulares, dieta saudável, repouso adequado e cuidados médicos de manutenção preventiva. Portanto, o estado normal no idoso é saúde mental e física, e não doença e debilitação.[1]

O corpo em envelhecimento se torna cada vez mais uma questão central. Isso ocorre devido à diminuição normal na função, à aparência física alterada e à crescente incidência de doença física (**Quadro 2.1**).

ENVELHECIMENTO POPULACIONAL NO BRASIL

O Brasil está entre os países que vêm apresentando as maiores taxas percentuais de envelhecimento populacional (**Fig. 2.1**).[2] A projeção da expectativa de vida para mulheres ao nascimento é de que continue a ultrapassar a dos homens em 7 anos até 2050.

De acordo com a Organização Mundial da Saúde (OMS),[3] idoso é todo indivíduo com 60 anos ou mais. No Brasil, há mais de 28 milhões de pessoas nessa faixa etária, número que representa 13% da população do país, e esse percentual tende a dobrar nas próximas décadas, segundo a Projeção da População, divulgada em 2018 pelo Instituto Brasileiro de Geografia e Estatística (IBGE).[2] A Projeção de População do IBGE estima demograficamente os padrões de crescimento da população do país, por sexo e idade, ano a ano, até 2050. De acordo com a pesquisa, em 2060, um quarto da população (25,5%) deverá ter mais de 65 anos. Nesse mesmo ano, o país teria 67,2 indivíduos com menos de 15 e acima dos 65 anos para cada grupo de 100 pessoas em idade de trabalhar (15 a 64 anos). O Estado de Santa Catarina, que atualmente tem a maior expectativa de vida ao nascer para ambos os sexos (79,7 anos), deverá manter essa liderança até 2060, chegando aos 84,5 anos. No outro extremo, o Estado do Maranhão (71,1 anos) tem a menor expectativa de vida, condição que deverá ser ocupada pelo Piauí em 2060 (77,0 anos).[2] A projeção detalha a dinâmica de crescimento da população brasileira e acompanha suas principais variáveis: fecundidade, mortalidade e migrações.

■ Quadro 2.1
Tarefas de desenvolvimento da idade adulta tardia

- Manter a imagem corporal e a integridade física
- Fazer uma avaliação da vida
- Manter interesse e atividades sexuais
- Lidar com a morte de pessoas queridas e significativas
- Aceitar as mudanças no relacionamento com os netos e familiares
- Aceitar as implicações da aposentadoria
- Aceitar a falência dos órgãos programada geneticamente
- Desapegar-se de posses
- Manter a imagem corporal e a integridade física

Fonte: Sadock e colaboradores.[4]

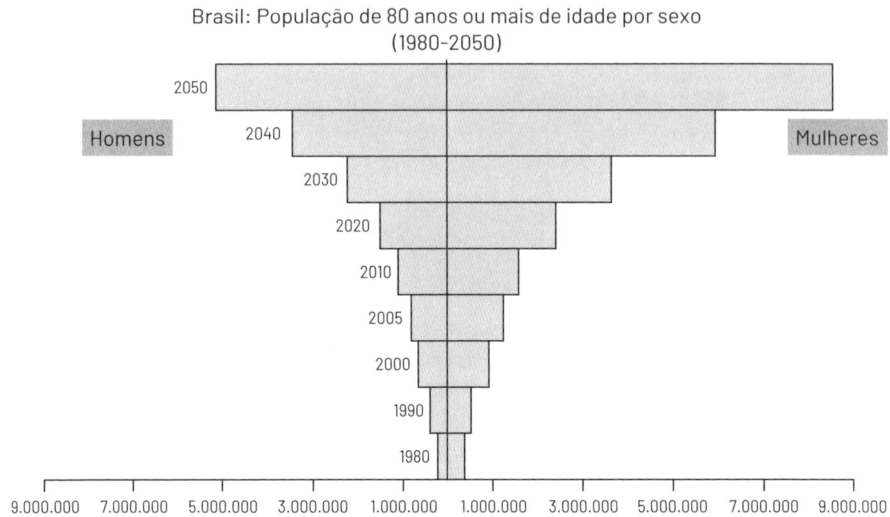

■ **Figura 2.1**
Projeção do envelhecimento populacional do Brasil, com comparativo entre os sexos masculino e feminino, até 2050.
Fonte: Elaborada com base em Instituto Brasileiro de Geografia e Estatística.[2]

Segundo a OMS,[3] a população atual com mais de 60 anos é mais numerosa do que a de crianças até 5 anos. Esse aumento, tanto em números absolutos como em proporção populacional, tem ocorrido nos últimos anos principalmente em países de baixa e média renda, tendo acontecido já há mais tempo nos países de alta renda.

Para todos os efeitos, nossa expectativa de vida dobrou em um século. Com o aumento de nossa longevidade, aumenta também de forma consistente a proporção de idosos na população, e essa tendência afeta não apenas nosso presente, mas as projeções para o futuro (**Fig. 2.2**).[5] A preocupação com o envelhecimento da população passou a se fazer mais presente por volta de 2010, quando a chamada geração de *Baby Boomers*, nascida após a Segunda Guerra Mundial, começou a chegar à velhice.

A relação entre a porcentagem de idosos e a de jovens é chamada de "índice de envelhecimento", que deve aumentar de 43,19%, em 2018, para 173,47%, em 2060. Esse processo pode ser observado graficamente pelas mudanças no formato da pirâmide etária ao longo dos anos, que segue a tendência mundial de estreitamento da base (menos crianças e jovens), alargamento do corpo (adultos) e topo (idosos),[6] conforme ilustra a **Figura 2.3**.

De acordo com a Pesquisa Nacional de Saúde (PNS), 17,3% dos idosos apresentavam limitações funcionais para realizar as atividades instrumentais da vida diária (AIVD), que são tarefas como fazer compras, administrar as finanças, tomar medicamentos, utilizar meios de transporte, usar o telefone e realizar trabalhos domésticos, e essa

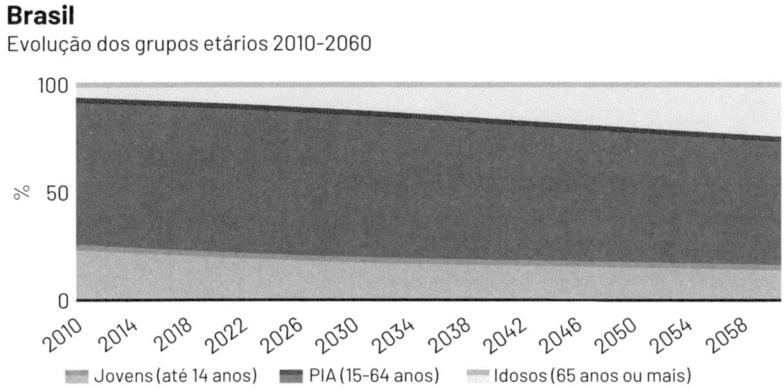

Figura 2.2
Evolução dos grupos etários entre 2010 e 2060.
PIA: população em idade ativa.
Fonte: Instituto Brasileiro de Geografia e Estatística.[5]

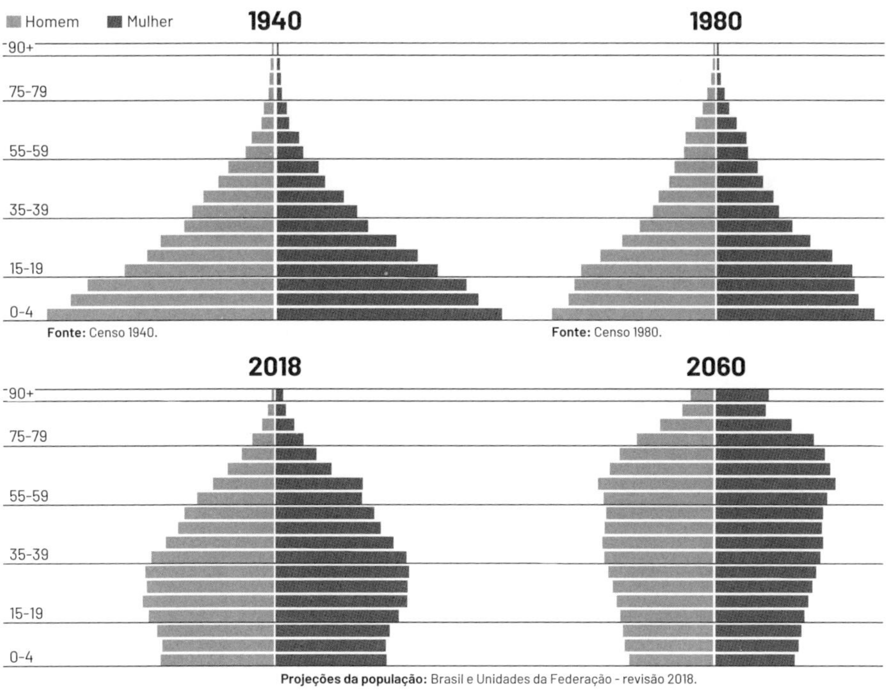

Figura 2.3
Mudanças no formato das pirâmides etárias ao longo dos anos no Brasil.
Fonte: Perissé e Marli.[7]

proporção aumenta para 39,2% entre os idosos de 75 anos ou mais. No Brasil, os trabalhadores idosos nasceram em uma época que estudar era privilégio da elite; portanto, geralmente, eles têm baixos níveis de escolaridade. O que se observa no mercado brasileiro é que quem tem mais chances de continuar trabalhando nas idades mais elevadas são as pessoas que têm mais escolaridade, que exercem ocupações que não dependem de força física. Uma possibilidade seria a alocação das pessoas idosas em áreas de atendimento ao público, ou em outras funções que exigem um profissional de perfil mais experiente e responsável, além da possibilidade de redução ou flexibilização da jornada de trabalho para essas pessoas, que também é uma solução. As discussões sobre iniciativas e políticas públicas para idosos também devem levar em consideração que essa população não é homogênea, segundo Simone Wajnman.[7]

A definição de quais indivíduos são considerados idosos é arbitrária. De modo geral, convencionou-se chamar de idosos os indivíduos com idade acima de 65 anos, que podem se dividir em dois grupos: idoso jovem, de 65 a 74 anos; e idoso velho, acima de 75 anos. No Brasil, são considerados idosos os indivíduos a partir de 60 anos. Os idosos podem ser descritos como: saudáveis, pessoas com boa saúde; e doentes, pessoas com enfermidades que interferem nas atividades da vida diária (AVD) e que precisam de atenção clínica ou psiquiátrica.[1]

A DEMOGRAFIA DA IDADE POPULACIONAL E A ORGANIZAÇÃO PARA COOPERAÇÃO E DESENVOLVIMENTO ECONÔMICO

A população idosa é definida como pessoas com 65 anos ou mais.[8] A parcela da população dependente é calculada como a população total de idosos e jovens expressa como uma proporção da população total. Já a taxa de dependência dos idosos é definida como a razão entre a população idosa e a população em idade ativa (15 a 64 anos). A comparabilidade dos dados da população idosa é afetada por diferenças, dentro e entre países, em como as regiões e a geografia das comunidades rurais e urbanas são definidas. Os idosos tendem a se concentrar em poucas áreas dentro de cada país, o que significa que um pequeno número de regiões terá de enfrentar diversos desafios sociais e econômicos específicos devido ao envelhecimento da população. Essas tendências demográficas têm várias implicações para gastos governamentais e privados como pensões, assistência médica e educação e, de maneira mais geral, para crescimento econômico e bem-estar. Esse indicador é medido como uma porcentagem da população.

Observe as **Figuras 2.4** a **2.6**, que ilustram a população geral no período de 1970 a 2014. Na **Figura 2.4**, tem-se o acentuado decréscimo da população jovem, com destaque para Brasil, Estados Unidos e Japão, também mostrando a média dos países ligados à Organização para a Cooperação e Desenvolvimento Econômico (OECD).

Na **Figura 2.5**, é apresentado um importante crescimento da população idosa, comparando os países da OECD: Brasil, Estados Unidos e Japão.

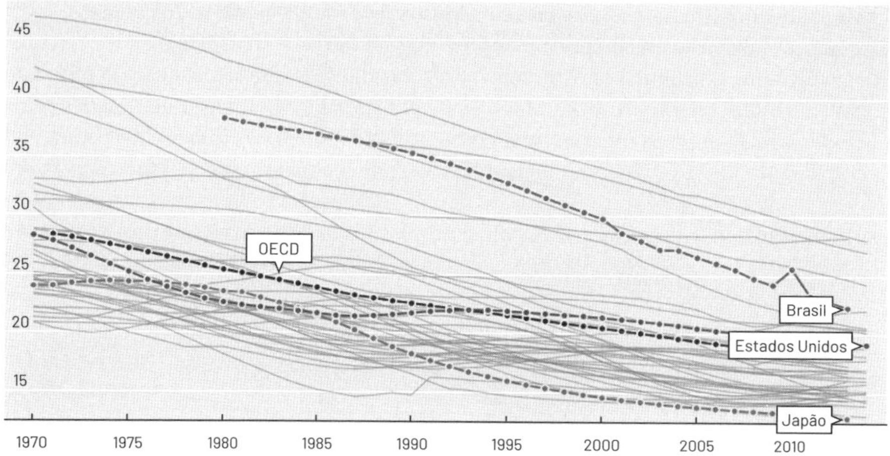

■ **Figura 2.4**
População jovem total, em percentual da população, decréscimo da população jovem (menos de 15 anos) de 1970 a 2014.*
Fonte: Organisation for Economic Co-operation and Development.[9]

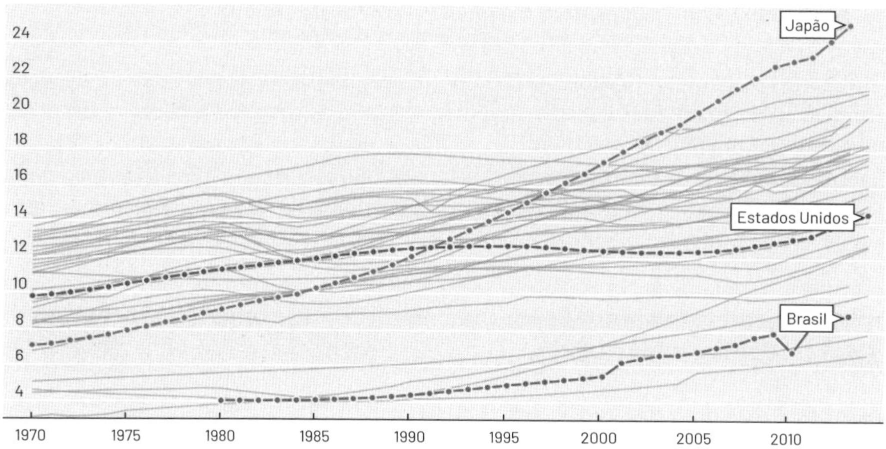

■ **Figura 2.5**
População idosa (com mais de 65 anos) total, em percentual da população, crescimento de 1970 a 2014.
Fonte: Organisation for Economic Co-operation and Development.[8]

A **Figura 2.6** faz um comparativo do crescimento populacional do idoso em diferentes países. Observa-se um crescimento semelhante entre Canadá e Estados Unidos, mas uma diferença relevante entre Brasil e Japão.

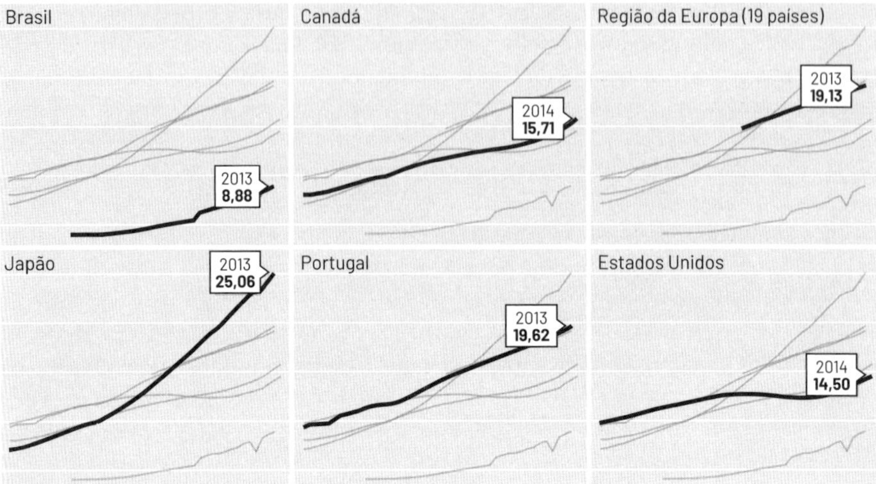

■ **Figura 2.6**
População idosa (com mais de 65 anos) total, em percentual da população, 1970 - 2014, comparando Brasil, Canadá, uma região da Europa composta por 19 países, Japão e Estados Unidos.
Fonte: Organisation for Economic Co-operation and Development.[8]

O forte crescimento proporcional da população idosa e a prevalência de doenças crônicas levantaram duas questões importantes para as sociedades contemporâneas: lidar com a deficiência e melhorar a qualidade de vida das pessoas até os últimos anos de sua vida útil. A compreensão dos fatores que contribuem para a incapacidade pode ajudar os médicos e todos aqueles que participam do atendimento comunitário a prevenir ou mitigar seu impacto e controlar o consumo de serviços de saúde caros.

FATORES SOCIODEMOGRÁFICOS

Barua e colaboradores[10] estudaram 20 fatores de risco diferentes por uma análise univariada de 24 artigos selecionados. Dentre eles, faixa etária mais avançada, sexo feminino, comorbidades crônicas, menos escolaridade, *status* de desempregado no passado, baixo nível socioeconômico, comprometimento cognitivo, estado civil solteiro, perda de cônjuge, morar sozinho, luto, AVD restrita, visão ou audição comprometidas ou comprometimento funcional foram identificados como fatores de risco para depressão na população geriátrica.[10]

Uma pesquisa realizada na Grécia mostrou que os resultados sugerem que os fatores sociodemográficos são tão importantes quanto as variáveis de saúde física para afetar a capacidade de uma pessoa funcionar normalmente no seu dia a dia.[10]

O *status* funcional é uma das variáveis do *status* físico que leva ao uso dos serviços de saúde. Funcionamento e/ou *status* funcional refere-se à capacidade de uma pessoa para realizar as atividades habituais da vida cotidiana. Geralmente, resume os conceitos de deficiência e desvantagem social, conforme foram definidos pelos três níveis do esquema de Classificação Internacional de Déficits, Incapacidades e Desvantagens (ICIDH, do inglês International Classification of Impairments, Disabilities and Handicaps), ou seja, déficit, incapacidade e risco social, desvantagem ou desvantagem social, a fim de entender melhor as consequências da doença.

Prejuízo é qualquer redução nas capacidades físicas ou mentais e reflete principalmente distúrbios no nível do órgão. Incapacidade se refere a deficiências ou restrições do desempenho e comportamento esperado da atividade, ou seja, o indivíduo perde sua capacidade de desempenhar uma função de uma maneira considerada normal para um ser humano. Uma pessoa é considerada deficiente social quando perde a capacidade de desempenhar papéis sociais normais. O apoio social parece desempenhar um papel significativo na explicação das diferenças no funcionamento subjetivo: as pessoas que vivem sozinhas ou apenas com o cônjuge, particularmente os idosos, parecem estar em maior risco de problemas de incapacidade e devem ser alvo de programas preventivos na comunidade.

AGEÍSMO: PRECONCEITO COM O ENVELHECIMENTO

O termo foi criado em 1969 por Robert Neil Butler, que posteriormente se tornou o primeiro diretor do National Institute on Aging, nos Estados Unidos. A tradução do termo em inglês *ageism* é descrita como "uma forma de intolerância que atualmente tendemos a negligenciar: discriminação por idade ou preconceito de um grupo em relação a outros grupos etários" e como "uma inquietação profunda da parte dos jovens e dos de meia idade em relação a envelhecer, incapacidade, e medo da impotência, 'inutilidade' e morte".[11] Concebido inicialmente em uma dimensão de significado apenas negativo, Butler destaca a existência de três aspectos relacionados ao "problema":[11]

1 crenças prejudiciais para com o idoso, a velhice e o processo de envelhecimento, incluindo crenças mantidas pelos próprios idosos;
2 práticas discriminatórias contra o idoso, particularmente em relação ao trabalho e ao emprego, mas em outros papéis sociais também;
3 práticas e políticas institucionais que, frequentemente sem malícia, perpetuam crenças estereotipadas sobre os idosos, reduzem suas oportunidades de uma vida satisfatória e reduzem sua dignidade pessoal.

De acordo com a OMS,[3] 85 de 149 estudos mostram que a idade determina quem recebe certos procedimentos médicos ou tratamentos, e acesso a trabalho e educação especializada também são reduzidos com a idade. Cerca de 6,3 milhões de casos de depressão no mundo são vinculados ao ageismo. Os custos anuais apenas nos EUA foram calculados em mais de 63 bilhões de dólares. Segundo o estudo da OMS,[12] uma em cada duas pessoas, isto é, 50% das pessoas apresentam crenças ageístas moderadas a intensas. Inclusive, há declarações sobre o ageísmo ser um problema mais prevalente do que discriminação por gênero ou racismo. A associação entre envelhecimento e carga de doença é tão entranhada que, de forma polêmica, a comissão da OMS, ao elaborar a *Classificação internacional de doenças* (CID-11), propôs considerar a velhice como doença em si, com sua própria classificação diagnóstica (MG2A, no Capítulo 21), desistindo após grande pressão e argumentos contrários de instituições e indivíduos. Finalmente, a OMS manifestou-se favorável à retirada do termo *old age* (velhice) e à substituição deste por *ageing associated decline in intrinsic capacity* (declínio da capacidade intrínseca associada ao envelhecimento).[13]

A pandemia de covid-19 revelou o quão difundido é o preconceito de idade — pessoas mais velhas e mais jovens foram estereotipadas no discurso público e nas mídias sociais. Em alguns contextos, a idade tem sido usada como único critério para acesso a cuidados médicos, terapias que salvam vidas e isolamento físico.[3] O preconceito de idade se infiltra em muitas instituições e setores da sociedade, inclusive aqueles que fornecem assistência social e de saúde, no local de trabalho, na mídia e no sistema legal. O racionamento de saúde baseado apenas na idade é generalizado, e alguns exemplos comuns desse tipo de crença e atitude são: "você é tratado com menos cortesia e respeito do que outras pessoas"; "esquecimento é uma ocorrência natural de simplesmente envelhecer"; "quanto mais velho fico, mais inútil me sinto". Outros exemplos incluem comportamento desrespeitoso, evitativo e paternalista, comunicação simplificada e lenta, negligência e abuso físico e financeiro, bem como segregação habitacional não desejada.

Ageísmo positivo também existe, mas tem sido muito menos documentado. Como afirmou Brundtland, Diretor Geral da OMS, em 1999: "O envelhecimento da população é, antes de tudo, uma estória de sucesso para as políticas de saúde pública, assim como para o desenvolvimento social e econômico".[14] Características positivas relacionadas ao envelhecimento incluem orgulho dos filhos, bondade, ser bom com crianças e amar a vida. Esse tipo de estereótipo vê o idoso como calmo, bem-humorado, disposto a ajudar, inteligente, bondoso, bem-apresentado e estável, trabalhador mais cuidadoso e confiável, menos envolvido em atividades criminosas, e com maior riqueza e poder. Nota-se também que há diferenças culturais marcantes, uma vez que sociedades orientais tendem historicamente a valorizar a sabedoria acumulada dos idosos e considerar o cuidado aos mais velhos como obrigação filial, enquanto culturas ocidentais vêm tendo maior valorização da juventude e do pragmatismo e desvalorização da velhice.

O ageísmo positivo pode ser incluído no estudo de uma questão maior: a exclusão social do idoso. Termo ambíguo e de definição fluída, foi descrito como envolvendo "interações entre fatores de risco em múltiplos níveis, processos e resultados", incluindo os domínios de participação cívica, serviços, amenidades e mobilidade, recursos materiais e financeiros, vizinhança e comunidade, aspectos socioculturais e relações sociais,[15] os quais estão exemplificados e organizados no **Quadro 2.2**.

■ **Quadro 2.2**
Estrutura da exclusão de velhice: domínios e subdimensões interconectados

Participação cívica	Serviços, amenidades e mobilidade	Recursos materiais e financeiros	Vizinhança e comunidade	Aspectos socioculturais	Relações sociais
Cidadania	Serviços de saúde e assistência social	Pobreza	Aspectos relacionais e sociais	Exclusão identitária	Redes e suporte social
Atividades cívicas	Transporte e mobilidade	Privação e recursos materiais	Serviços, amenidades e ambiente construído	Exclusão simbólica e no discurso	Solidão e isolamento
Voluntariado	Exclusão por áreas	Renda, emprego e pensões	Aspectos socioeconômicos locais	Ageísmo e discriminação por idade	Qualidade das relações sociais
Participação política e voto	Serviços gerais	Falta de combustível	Políticas locais		Oportunidades sociais
	Informação e acesso digital		Crime		
	Habitação				

Fonte: Elaborado com base em Walsh e colaboradores.[15]

ASPECTOS CULTURAIS DO ENVELHECIMENTO NO MUNDO OCIDENTAL E ORIENTAL

Nos Estados Unidos, estudos iniciais de envelhecimento e bem-estar descobriram que a velhice não era inevitavelmente caracterizada por uma satisfação ou moral em declínio em comparação com as faixas etárias anteriores. Trabalhos subsequentes sobre afetos positivos e negativos também revelaram alguns ganhos no bem-estar com a idade.[16] Aqueles que estudam o desenvolvimento adulto geralmente empregam medidas de bem-estar psicológico como resultados em suas investigações.[17] Em contrapartida, estudos mostraram acentuadamente trajetórias descendentes da meia-idade à velhice em amostras dos Estados Unidos e do Canadá.

Se os padrões de envelhecimento e bem-estar mencionados anteriormente são específicos da América do Norte ou têm generalização para outros contextos culturais, isso é amplamente desconhecido. Karasawa e colaboradores[18] compararam adultos de meia-idade e idosos no Japão e nos Estados Unidos para testar a hipótese de que perfis de envelhecimento mais positivos seriam evidentes no Japão. Para explicar as justificativas para essa previsão, primeiramente examinaram a literatura sobre cultura e bem-estar, que em sua maioria ignorou questões da dinâmica do curso da vida. Em seguida, consideraram a influência do contexto cultural, acerca de como ideias, crenças e práticas relevantes para o envelhecimento podem moldar de forma diferente a experiência psicológica na transição da meia-idade para a velhice.

Em contextos culturais independentes, como os Estados Unidos, a pessoa é considerada separada dos outros, e os objetivos pessoais geralmente têm prioridade sobre os objetivos do grupo. Em contextos culturais, como o Japão, a pessoa é vista como conectada a outras pessoas e parte de uma unidade social abrangente, na qual as normas em grupo têm prioridade sobre as necessidades pessoais.

Do mesmo modo, o bem-estar em contextos independentes tem sido correlacionado a altos níveis de autonomia, realização pessoal, autoestima e altas classificações de singularidade, autoconfiança e motivação. Por outro lado, o bem-estar em contextos interdependentes é previsto por fatores relacionais sociais, como harmonia social, realização de objetivos relacionais, emoções socialmente envolventes e apoio emocional recebido de pessoas próximas.[18] Os perfis de vida distintos parecem ser prováveis, particularmente no contraste entre o Japão e os Estados Unidos. Em números absolutos, as pessoas idosas podem ser mais destacadas nas políticas sociais, nas práticas comuns e no discurso cotidiano no Japão do que nos Estados Unidos. No que diz respeito aos arranjos de vida, os americanos mais velhos são mais propensos a viver sozinhos do que os japoneses. Essas condições de vida aumentam a probabilidade de os anciãos japoneses, em comparação com as contrapartes americanas, darem e receberem mais apoio socioeconômico, instrumental e emocional, o que pode levar a uma maior sensação de bem-estar.[18]

O envelhecimento tem significados mais benignos no próprio território do Japão do que as concepções japonesas de envelhecimento nos Estados Unidos, que estão enraizadas nas tradições filosóficas budistas, confucionistas e taoístas, que caracterizam o envelhecimento como maturidade. A velhice é entendida como uma parte socialmente valiosa da vida, um período de "primavera" ou "renascimento" após um período intenso de trabalho e criação dos filhos. Com a idade, espera-se que os indivíduos obtenham compreensão transcendental, incluindo uma atitude de aceitação em relação à morte e a capacidade de ser um contribuidor imparcial às interações sociais. A imagem da pessoa idosa como um *sennin* (sábio) é comum na cultura japonesa popular. E a norma confucionista generalizada de piedade filial, na qual as crianças devem honrar seus pais, promove a importância do respeito e cuidado contínuos dos pais idosos.[19]

O envelhecimento no Japão também é dividido em papéis sociais e tarefas com classificação etária mais claramente reconhecidos do que nos Estados Unidos. Muitas mulheres japonesas participam de grupos de bairro específicos por idade, organizados e assistidos pelos governos das cidades. Além disso, celebrações especiais ocorrem para as pessoas em seu 60º aniversário (a conclusão de um ciclo do calendário de vida), bem como nos 77ª, 88ª e 99ª aniversários. O Japão também celebra o dia *Revere the Elder*, no qual prefeitos doam dinheiro para pessoas com mais de 80 anos, e a terminologia específica da idade é usada para abordar pessoas mais velhas. Esse complexo de práticas linguísticas e sociais contribui para a aceitação e valorização da velhice.

Para as mulheres, a idade mais avançada (55 a 70 anos) no Japão pode ser um momento particularmente bom da vida, por estarem livres das obrigações de criar filhos, terem tempo e energia para atividades pessoais e poderem ter mais renda disponível do que em qualquer outro momento da vida. Os japoneses desfrutam desses benefícios após a aposentadoria, mas são obrigados a se aposentar do trabalho aos 65 anos, e, assim, muitos podem ficar sem um senso de propósito. Esses homens aposentados às vezes são chamados de "*nure ochiba*", traduzido como "folha caída e pegajosa", ou seja, dependentes de suas esposas. O retrato geral das pessoas idosas no Japão deve ser observado com a consciência de mudança das normas para o respeito pelo idoso e a piedade filial nos países do Leste Asiático em geral, onde tendências para padrões mais igualitários e recíprocos de respeito mútuo entre gerações são cada vez mais evidentes.[20]

ENVELHECIMENTO E BEM-ESTAR

Embora o declínio físico e mental relacionado à idade seja reconhecido nos dois contextos culturais, o envelhecimento nos Estados Unidos ocorre no contexto de ideologias culturais, como a ética do trabalho protestante e o sonho americano, que definem o valor pessoal em termos de engajamento ativo no trabalho, conquista individual e responsabilidade pelo controle sobre as próprias ações. As mudanças no envolvimento ativo no trabalho e na dependência dos outros são vistas mais negativamente nesse contexto.

O campo da gerontologia social reflete o desconforto americano com o envelhecimento. Foi formulada a "síndrome de colapso social" para descrever os processos perniciosos pelos quais a falta de papéis significativos, a orientação normativa diminuída e os grupos de referência limitados levam a atitudes negativas consigo mesmos e a um senso internalizado de competência reduzida entre os idosos. Da mesma forma, há o fenômeno do "atraso estrutural", que se refere ao fracasso das instituições americanas no acompanhamento dos anos adicionais de vida que muitos americanos vivenciam agora. Essas visões enfatizam a escassez observada de oportunidades significativas para os americanos mais velhos nas áreas de trabalho, família e lazer, e, assim, podem explicar as trajetórias de idade descendente nos aspectos eudaimônicos (estado de plenitude do ser) do bem-estar, como o objetivo na vida e o crescimento pessoal observado mais cedo.

A Suécia, assim como outros países europeus, tem um envelhecimento da população. Atualmente, a proporção de pessoas com 85 anos ou mais de idade na Suécia é de 2,6%, e deve aumentar para 6,8% da população total em 2030. Em 2030, a expectativa de vida média é de 85 anos para homens, e 87, para mulheres.[21] Envelhecer não significa necessariamente saúde e qualidade de vida ruins. As possibilidades de influenciar a saúde do idoso são maiores do que se pensava anteriormente, e as atividades de promoção e prevenção da saúde ao longo da vida, mesmo em idade avançada, têm efeitos positivos na saúde e na qualidade de vida. A proporção de idosos que avaliam sua saúde geral como boa ou muito boa aumentou na Suécia, mas são principalmente os aposentados mais jovens que relatam ter saúde melhor. Achados semelhantes foram observados na Alemanha.

Fatores que afetam a autoavaliação de saúde (AAS) em idosos incluem doenças crônicas e saúde física e mental. Além disso, verificou-se que a capacidade funcional é um determinante importante dessa autoavaliação da saúde, e fatores de estilo de vida, como atividade física e tabagismo, demonstraram estarem associados, principalmente em idosos. Alguns estudos relataram que as diferenças socioeconômicas persistem em idade muito avançada, enquanto outros descobriram que esse efeito diminui com a idade.[22,23]

Um estudo realizado na Suécia examinou a autoavaliação da saúde e sua associação com condições de vida, fatores de estilo de vida, problemas de saúde física e mental e capacidade funcional entre os idosos da população em geral.[21] O estudo foi transversal e baseou-se em 1.360 pessoas, com idade igual ou superior a 85 anos, que responderam a um questionário enviado a uma amostra populacional aleatória em 2012 (taxa de participação de 47%). Os resultados mostraram que a prevalência de boa autoavaliação de saúde foi de 39% nos homens, e 30%, nas mulheres. A falta de atividade física, a mobilidade física prejudicada, a dor, a ansiedade/depressão e a doença de longa data associaram-se independentemente à pior autoavaliação da saúde. Entretanto, fatores como sexo, idade, escolaridade, renda, morar sozinho, apoio social, tabagismo, uso de álcool, obesidade, acidentes e visão/audição prejudicadas não foram associados à pior autoavaliação da saúde.[21]

ESTUDO DE VAILLANT SOBRE O ENVELHECIMENTO

Durante 76 anos, pesquisadores da Universidade de Harvard têm procurado uma resposta para a seguinte pergunta: "*o que realmente nos faz felizes na vida?*". O Estudo sobre o Desenvolvimento Adulto (do inglês *Study of Adult Development*)[24] teve início em 1938, analisando 700 homens — entre estudantes da Universidade de Harvard e moradores de bairros pobres de Boston. A pesquisa acompanhou esses indivíduos durante toda a sua vida, monitorando seus estados mental, físico e emocional.

O professor e psicanalista George E. Vaillant acompanhou o grupo de calouros da Universidade de Harvard até a velhice, liderando o estudo de 1972 a 2004, e juntou-se à equipe como pesquisador em 1966.[25] Em publicações, ele destacou que os estudos prospectivos de envelhecimento iniciaram com pessoas de 50 a 60 anos, não com adolescentes. A morte prematura, as variáveis da infância e o uso abusivo de álcool foram frequentemente ignorados, bem como o envelhecimento bem-sucedido. Seu grupo revisou a literatura existente na época sobre a saúde ao final da vida para destacar que cada vez mais o envelhecimento bem-sucedido não é um oxímoro. O estudo de Vaillant e Mukamal[25] seguiu duas coortes de adolescentes do sexo masculino (237 estudantes universitários e 332 jovens da cidade na qual o estudo foi realizado) por 60 anos ou até a morte. Os exames físicos completos eram obtidos a cada 5 anos, e os dados psicossociais, a cada 2 anos. As variáveis preditoras avaliadas antes dos 50 anos incluíam seis variáveis que refletiram fatores incontroláveis, como classe social dos pais, coesão familiar, depressão maior, longevidade ancestral, temperamento da infância e saúde física aos 50 anos, e sete variáveis que refletem (pelo menos alguns) controle pessoal, como uso abusivo de álcool, tabagismo, estabilidade conjugal, exercícios, índice de massa corporal, mecanismos de enfrentamento e nível educacional.

As seis variáveis de resultado escolhidas para avaliar o envelhecimento bem-sucedido entre 70 e 80 anos de idade contemplam quatro variáveis objetivamente avaliadas: saúde física, morte e incapacidade antes dos 80 anos, apoio social e saúde mental; e duas variáveis autoavaliadas: atividades instrumentais da vida diária e prazer pela vida. Os autores afirmam que, nos resultados, a análise multivariada sugeriu que o envelhecimento "bom" e "ruim" entre 70 e 80 anos pode ser previsto por variáveis avaliadas antes dos 50 anos. Ainda é mais esperançoso se as sete variáveis sob controle pessoal forem controladas. A depressão foi a única variável de preditor incontrolável que afetou a qualidade do envelhecimento subjetivo e objetivo. Vaillant e Mukamal[25] concluíram que é possível ter maior controle pessoal sobre a saúde biopsicossocial após a aposentadoria, ao contrário do que estudos anteriores afirmavam.

Vaillant[26] enfatizou a representatividade dos relacionamentos e reconheceu o papel fundamental que estes desempenharam nas pessoas que viveram vidas longas e agradáveis. Segundo Vaillant, "quando o estudo começou ninguém se preocupou com empatia ou apego. Mas a chave para o envelhecimento saudável é relações, relacionamentos [...]".[26] Em *Aging Well* (Envelhecendo Bem), Vaillant[27] afirma que seis fatores determinaram um envelhecimento saudável para os homens de Harvard: atividade física, uso não abusivo de álcool, não tabagismo, ter mecanismos maduros para lidar com os altos e baixos da vida, desfrutar de um peso saudável e estar em um casamento estável. Para os homens que foram estudar na Universidade de Harvard, a educação era um fator adicional: "Quanto mais educação, mais provável que deixassem de fumar, comessem com sensatez e usassem álcool com moderação".[27]

O estudo mostrou que o papel da genética e dos antepassados de longa duração se revelou menos importante para a longevidade do que o nível de satisfação com os relacionamentos na meia-idade, agora reconhecido como um bom preditor de envelhecimento saudável. A pesquisa também desprezou a ideia de que a personalidade das pessoas "se estabelece como gesso" aos 30 anos e não pode ser alterada.[27] Vaillant,[28,29] que comandou o estudo há mais de três décadas, publicou uma somatória dos principais *insights* proporcionados pelo estudo.

Esse estudo continua até o momento com mais de mil homens, e expandiu a pesquisa para as esposas e os filhos dos participantes do início.[30] O atual diretor do estudo, o quarto desde o início, é o psiquiatra americano Robert Waldinger. Sua palestra no programa Tecnologia, Entretenimento, Design (TED, do inglês Technology, Entertainment, Design), "O que torna uma vida boa? Lições do estudo mais longo sobre a felicidade", viralizou na internet, e o vídeo da conferência já foi baixado mais de 11 milhões de vezes. Waldinger pretende continuar a pesquisa para a terceira e a quarta gerações, e diz que "Provavelmente nunca será replicado", acrescentando que há ainda mais para aprender.[30]

CONSIDERAÇÕES FINAIS

O forte crescimento proporcional das faixas etárias idosas e a prevalência de doenças crônicas levantaram duas questões importantes para as sociedades contemporâneas: lidar com a deficiência e melhorar a qualidade de vida das pessoas até os últimos anos de sua vida útil. Para que os idosos de hoje e do futuro tenham qualidade de vida, é preciso garantir direitos em questões como saúde, trabalho, assistência social, educação, cultura, esporte, habitação e meios de transporte. No Brasil, esses direitos são regulamentados pela Política Nacional do Idoso e pelo Estatuto do Idoso, sancionados em 1994 e em 2003, respectivamente. Ambos os documentos devem servir de balizamento para políticas públicas e iniciativas que promovam uma verdadeira melhor idade.

REFERÊNCIAS

1. Stoppe Jr A, Tatsch MF, Meleiro AMAS. Psiquiatria geriátrica. In: Meleiro A, coordenadora. Psiquiatria: estudos fundamentais. Rio de Janeiro: Guanabara Koogan; 2018. p: 559-573.
2. Instituto Brasileiro de Geografia e Estatística. Projeções da população: Brasil e unidades da federação: revisão 2018. 2. ed. Rio de Janeiro: IBGE; 2018 [capturado em 7 maio 2022]. Disponível em: https://biblioteca.ibge.gov.br/visualizacao/livros/liv101597.pdf.
3. World Health Organization. Ageing and health [Internet]. Geneva: WHO; 2021 [capturado em 7 maio 2022]. Disponível em: https://www.who.int/news-room/fact-sheets/detail/ageing-and-health.
4. Sadock BJ, Sadock VA, Ruiz P. Compêndio de psiquiatria: ciência do comportamento e psiquiatria clínica. 11. ed. Porto Alegre: Artmed, 2017. p. 1335.
5. Instituto Brasileiro de Geografia e Estatística. Projeção da população do Brasil e das Unidades da Federação [Internet]. Rio de Janeiro: IBGE; 2022 [capturado em 4 ago. 2022]. Disponível em: https://www.ibge.gov.br/apps/populacao/projecao/index.html.

6. Instituto Brasileiro de Geografia e Estatística. Projeção da população 2018: número de habitantes do país deve parar de crescer em 2047 [Internet]. Rio de Janeiro: IBGE; 2018 [capturado em 7 maio 2022]. Disponível em: https://agenciadenoticias.ibge.gov.br/agencia-sala-de-imprensa/2013-agencia-de-noticias/releases/21837-projecao-da-populacao-2018-numero-de-habitantes-do-pais-deve-parar-de-crescer-em-2047.
7. Perissé C, Marli M. Idosos indicam caminhos para uma melhor idade [Internet]. Rio de Janeiro: IBGE; 2019 [capturado em 7 maio 2022]. Disponível em: https://agenciadenoticias.ibge.gov.br/agencia-noticias/2012-agencia-de-noticias/noticias/24036-idosos-indicam-caminhos-para-uma-melhor-idade.
8. Organisation for Economic Co-operation and Development. Elderly population [Internet]. Paris: OECD; 2022 [capturado em 7 maio 2022]. Disponivel em: https://data.oecd.org/pop/elderly-population.htm.
9. Organisation for Economic Co-operation and Development. Young population [Internet]. Paris: OECD; 2022 [capturado em 7 maio 2022]. Disponível em: https://data.oecd.org/pop/young-population.htm#indicator-chart.
10. Barua A, Ghosh MK, Kar N, Basilio MA. Socio-demographic factors of geriatric depression. Indian J Psychol Med. 2010;32(2):87-92.
11. Butler RN. Ageism: a foreword. J Soc Issues. 1980;36(2):8-11.
12. World Health Organization. Ageism is a global challenge: UN [Internet]. Geneva: WHO; 2021 [capturado em 7 maio 2022]. Disponível em: https://www.who.int/news/item/18-03-2021-ageism-is-a-global-challenge-un.
13. Sociedade Brasileira de Geriatria e Gerontologia. OMS revê decisão e não inserirá "velhice" como código no CID-11 [Internet]. Rio de Janeiro: SBGG; 2021 [capturado em 7 maio 2022]. Disponível em: https://sbgg.org.br/oms-reve-decisao-e-nao-inserira-velhice-como-codigo-no-cid-11/.
14. Organização Pan-Americana da Saúde. Envelhecimento ativo: uma política de saúde [Internet]. Brasília: OPAS; 2005 [capturado em 7 maio 2022]. Disponível em: https://bvsms.saude.gov.br/bvs/publicacoes/envelhecimento_ativo.pdf.
15. Walsh K, Scharf T, Keating N. Social exclusion o. f older persons: a scoping review and conceptual framework. Eur J Ageing. 2016;14(1):81-98.
16. Charles ST, Reynolds CA, Gatz M. Age-related differences and change in positive and negative affect over 23 years. J Pers Soc Psychol. 2001;80(1):136-51.
17. Holahan CK, Holahan CJ, Velasquez KE, North RJ. Longitudinal change in happiness during aging: the predictive role of positive expectancies. Int J Aging Hum Dev. 2008;66(3):229-41.
18. Karasawa M, Curhan KB, Markus HR, Kitayama SS, Love GD, Radler BT, et al. Cultural perspectives on aging and well-being: a comparison of Japan and the U.S. Int J Aging Hum Dev. 2011;73(1):73-98.
19. Xian (Taoism) [Internet]. San Francisco: Wikipedia; 2022 [capturado em 7 maio 2022]. Disponível em: https://en.m.wikipedia.org/wiki/Sennin.
20. Sung K. Elder respect: exploration of ideals and forms in East Asia. J Aging Stud. 2001;15(1):13-26.
21. Simonsson B, Molarius A. Self-rated health and associated factors among the oldest-old: results from a cross-sectional study in Sweden. Arch Public Health. 2020;78:6.
22. Harschel AK, Schaap LA, Iwarsson S, Horstmann V, Tomsone S. Self-rated health among very old people in European countries: an explorative study in Latvia and Sweden. Gerontol Geriatr Med. 2015;1:2333721415598432.
23. French DJ, Sargent-Cox K, Luszcz MA. Correlates of subjective health across the aging lifespan: understanding self-rated health in the oldest old. J Aging Health. 2012;24(8):1449-69.
24. Harvard Medical School. Welcome to the Harvard study of adult development [Internet]. Boston: Harvard Medical School; 2015 [capturado em 7 maio 2022]. Disponível em: www.adultdevelopmentstudy.org.
25. Vaillant GE, Mukamal K. Successful aging. Am J Psychiatry. 2001;158(6):839-47.
26. Vaillant GE. Adaptation to life. Cambridge: Harvard University; 1998.
27. Vaillant GE. Aging well. New York: Little, Brown Spark; 2002.
28. Vaillant GE. The association of ancestral longevity with successful aging. J Gerontol. 1991;46(6):292-8.
29. Vaillant GE. Triumphs of experience: the men of the Harvard Grant Study. Cambridge: Belknap; 2012.
30. Mineo L. Good genes are nice, but joy is better. The Harvard Gazette [Internet], 11 Apr. 2017 [capturado em 7 maio 2022]. Disponível em: https://news.harvard.edu/gazette/story/2017/04/over-nearly-80-years-harvard-study-has-been-showing-how-to-live-a-healthy-and-happy-life.

3 EPIDEMIOLOGIA DOS TRANSTORNOS MENTAIS EM IDOSOS

Ricardo Barcelos-Ferreira

O envelhecimento traz consigo uma modificação global na vida do ser humano, deixando-o mais suscetível a determinadas doenças, dentre as quais os transtornos psiquiátricos ocupam posição de destaque. Transtornos psiquiátricos são definidos como uma síndrome comportamental ou psicológica clinicamente importante que ocorre em um indivíduo e que está associada com sofrimento emocional ou incapacitação. Esse termo abrange os transtornos psiquiátricos maiores e menores que preencham os critérios diagnósticos *do Manual diagnóstico e estatístico de transtornos mentais* (DSM-5)[1] ou da *Classificação internacional de doenças* (CID-11),[2] incluindo quadros secundários a doenças clínicas ou uso de medicamentos. Assim, este capítulo tem por objetivo apresentar dados epidemiológicos dos transtornos mentais mais prevalentes na população idosa.

TRANSTORNOS DEPRESSIVOS

Segundo a Organização Mundial da Saúde (OMS), cerca de 322 milhões de pessoas vivem com depressão, sendo as mulheres mais afetadas que os homens (5,1% e 3,6%, respectivamente).[3] No Brasil, 11,1% da população com idade entre 60 e 64 anos já foi diagnosticada com depressão.[4] Apesar de sua relevância, a depressão é uma morbidade de difícil mensuração, especialmente em estudos epidemiológicos. Isso se deve ao fato de que o quadro depressivo é composto por sintomas que traduzem estados e sentimentos que podem diferir acentuadamente em grau e, algumas vezes, em sua qualidade. Na população idosa, particularmente, os quadros depressivos têm características clínicas peculiares. A prevalência de depressão maior (DM) na população idosa na literatura varia de pouco mais de 2 a 50%, dependendo da escala utilizada, do local onde foi conduzido o estudo e da faixa etária incluída.[5,6] De maneira geral, os fatores de risco associados à sua ocorrência incluem pertencer ao sexo feminino, viver sozinho, ter baixo nível socioeconômico, consumir bebida alcoólica em excesso, ser portador de doença física crônica e referir história pessoal ou familiar de depressão.[5] A ocorrência de luto familiar, o comprometimento cognitivo e a perda da mobilidade funcional são outros fatores fortemente associados à ocorrência de depressão.[5,6] Dentre os fatores protetores incluem-se apoio social; realização de atividades sociais, sobretudo voluntariado; atividade física; e participação sadia em atividade religiosa.[7,8]

A depressão está claramente associada a déficits cognitivos e funcionais, mesmo em pacientes com sintomas depressivos menos graves. Quando associados a déficits cognitivos, os sintomas depressivos em idosos podem configurar pródromos de quadros demenciais ou aumentar o risco de desenvolvimento destes, incluindo a doença de Alzheimer (DA).[9]

A ocorrência de um número significativo de sintomas depressivos em pacientes idosos que embora não cumpram critérios diagnósticos para DM, depressão menor ou distimia, de acordo com o DSM-5, pode determinar um impacto bastante negativo na qualidade de vida.[10] A existência desse grupo de sintomas já é consagrada na literatura científica, sendo conhecidos como sintomas depressivos clinicamente relevantes (SDCR) e, em geral, são alterações do sono e do apetite, perda do interesse em atividades novas e falta de iniciativa. Isto é, sintomas que não são suficientes para o diagnóstico de um transtorno maior.

De maneira geral, estudos de prevalência em idosos da comunidade revelam uma média das taxas de DM de 1.8%, depressão menor de 9.8%, e de SDCR de 13,5%, evidenciando maior importância clínica de episódios com menor gravidade e intensidade.[7] Em populações clínicas, a depressão atinge cerca de 5 a 10% dos pacientes ambulatoriais, e 11 a 44% dos pacientes hospitalizados, gerando aumento da mortalidade e dos custos do tratamento.[8,9]

A alta prevalência de SDCR encontrada em pacientes idosos reforça a importância da investigação de sintomas depressivos subsindrômicos, os quais têm sido associados a doenças cardiovasculares e ao risco futuro de desenvolver DM, que pode chegar a 24% em apenas três meses.[11,12] Cronologicamente, a DM é dividida em dois grupos. Os sintomas da DM no idoso podem ter tido início precoce (antes dos 60 anos) ou terem surgido tardiamente (após os 60 anos).

DEPRESSÃO MAIOR DE INÍCIO PRECOCE

A depressão de início precoce (DIP) compreende os quadros depressivos que tiveram seu início antes dos 60 anos, geralmente na idade adulta, mas podendo ser na adolescência ou até mesmo na infância. Pacientes idosos experimentam, com bastante frequência, sintomas depressivos provenientes de recaídas ou exacerbações de quadros crônicos, as quais podem ocorrer em função dos eventos estressantes que permeiam o envelhecimento, como a perda de parentes e amigos e o impacto de condições como aposentadoria e viuvez. Quando comparada aos quadros tardios, a depressão precoce que se manifesta no paciente idoso parece sofrer maior influência da herança genética, dos traços de personalidade, e, consequentemente, da vulnerabilidade psíquica e biológica.

DEPRESSÃO MAIOR DE INÍCIO TARDIO

A depressão de início tardio (DIT) é caracterizada por quadro depressivo de início após os 60 anos, com apresentação clínica e fatores de risco por vezes distintos, quando comparados à DIP. Na DIT, há maior associação com doenças clínicas (hipertensão arterial, insuficiência cardíaca, diabetes melito, dislipidemia, etc.), eventos estressantes de vida (luto, aposentadoria, etc.), uso crônico de medicamentos, declínio cognitivo e aumento da incidência de demência. Em relação à herdabilidade genética, a DIT parece estar mais associada a traços de personalidade do que a histórico depressivo em parentes próximos. Não raramente, a DIT pode se desenvolver a partir de experiências mal-adaptativas secundárias ao impacto do processo natural de envelhecimento, como limitação funcional e diminuição da autonomia de vida. Além disso, a DIT está mais associada a alterações estruturais no sistema nervoso central, como dilatação ventricular, atrofia cortical e lesões subcorticais.

Um representante clínico do grupo de DIT foi proposto por Alexopoulos e colaboradores,[13] em 1997, recebendo a alcunha de depressão vascular. Tratava-se de DM caracterizada por pouca ideação depressiva, redução da crítica, apatia, retardo psicomotor, comprometimento cognitivo (principalmente disfunção executiva) e alterações de neuroimagem, que sugeriam isquemia cerebral subcortical e/ou infartos corticais.[13,14] Além disso, apresentava frequente associação com fatores de risco cardiovasculares, como hipertensão arterial sistêmica (HAS), diabetes melito, dislipidemia e tabagismo. Os quadros depressivos de origem vascular estão associados a maior dificuldade diagnóstica e falha na resposta terapêutica aos antidepressivos, representando desafio clínico constante para profissionais que atendem pacientes idosos.[14-16]

TRANSTORNO DEPRESSIVO PERSISTENTE (DISTIMIA)

O transtorno depressivo persistente, ou distimia (conforme DSM-IV-TR), é um quadro depressivo insidioso, com sintomas mais brandos, que persistem por mais de 2 anos e são insuficientes para preencher os critérios de transtorno depressivo maior.[17] Sua duração prolongada, com sintomas menos evidentes, e a presença frequente de traços de personalidade que reforçam a depressão do humor (negativismo persistente) fazem com que a distimia seja, muitas vezes, um quadro de diagnóstico difícil, o que pode retardar o tratamento adequado e aumentar o risco de desenvolvimento de episódios de DM. Geralmente, acomete pessoas conhecidas por reclamarem de tudo e que raramente comemoram acontecimentos alegres da vida. É comum em pessoas acima dos 60 anos, mas passa por vezes despercebida exatamente quando considerada como um simples sinal do envelhecimento.

Em um estudo recente que avaliou 1.021 idosos da comunidade entre 60 e 79 anos, a prevalência de distimia foi de 5,5%, estando associada ao gênero masculino, à hipertensão arterial sistêmica e ao tabagismo (atual ou histórico).[18] Infelizmente, a doença diminui a qualidade de vida e afeta relações em todas as esferas e do convívio do idoso, sendo de suma importância o diagnóstico precoce e o tratamento adequado.

TRANSTORNOS DE ANSIEDADE EM IDOSOS

O conhecimento sobre os quadros ansiosos na população idosa é bastante limitado em decorrência dos poucos estudos e principalmente das dificuldades para a investigação desses transtornos. Nesse sentido, é importante destacar que os critérios das grandes classificações não são adequados para a população idosa, e os instrumentos de detecção que utilizam parâmetros de hierarquia privilegiam outros quadros como depressão e demência e, consequentemente, levam ao subdiagnóstico de ansiedade. Doenças médicas dificultam a identificação desses quadros e a ansiedade muitas vezes é identificada *a priori* como parte dos quadros de depressão.[19]

A maioria dos estudos indica que o transtorno de ansiedade generalizada (TAG) e as fobias específicas são os transtornos de ansiedade mais prevalentes entre os idosos.[20] Na população idosa, a ansiedade social ou fobia social pode se referir a incapacidade devido ao declínio de funcionamento sensorial (audição, visão), vergonha em relação à própria aparência ou funcionamento devido a condições médicas, incontinência (a urinária é a mais comum) ou prejuízo cognitivo. Em uma amostra populacional de 1.021 idosos entre 60 e 79 anos, no Estado de Santa Catarina, a fobia social foi encontrada em 14,8%, e o TAG, como o mais prevalente, ocorrendo em 22% dos idosos.[21]

As fobias específicas representam cerca de 40% dos transtornos de ansiedade em pacientes idosos, sendo a mais comum o medo de cair. Cerca de 60% dos idosos com história de queda e 30% daqueles sem história de queda relatam esse medo.[22] Embora a prevalência de fobias específicas seja mais baixa em populações mais jovens, ela permanece como um dos transtornos mais comumente experimentados na terceira idade, e várias questões devem ser consideradas ao diagnosticar fobia específica em idosos. Indivíduos mais velhos podem ter maior probabilidade de aceitar fobias específicas do ambiente natural, assim como fobias de queda. A fobia específica tende a ocorrer em comorbidade com condições médicas em idosos, incluindo doença coronariana e doença pulmonar obstrutiva crônica. Além disso, os idosos podem ter maior tendência em atribuir os sintomas de ansiedade às condições clínicas.

Assim, os transtornos ansiosos estão associados ao prejuízo da qualidade de vida e podem servir como fator de risco para transtornos cognitivos, levando à mobilidade reduzida, à condição física precária e à piora no funcionamento social.[1]

TRANSTORNOS PSICÓTICOS EM IDOSOS

O principal representante do grupo dos transtornos psicóticos é a esquizofrenia, cuja prevalência em idosos varia entre 0,1 e 1,7%. Estima-se que a proporção de pacientes com início da doença após os 40 anos seja de 23,5%. Em uma pesquisa na comunidade, a desconfiança e o comportamento paranoide foram observados em 17% dos idosos, e a sensação de perseguição era comum em 4% dos idosos entrevistados.[23,24]

O transtorno delirante persistente (TDP), também conhecido como parafrenia, com sintomas leves a moderados, faz parte do grupo dos transtornos psicóticos, e é a causa mais frequente de desconfiança em pacientes idosos. A prevalência do TDP está entre 0,1 e 0,5%.[25] O início do transtorno ocorre em torno de 55 anos, com sintomas presentes por até 6 meses, e com pelo menos um dos seguintes sintomas:

- delírios independentes de sintomas afetivos;
- roubo, inserção, transmissão ou eco do pensamento;
- alucinações persistentes acompanhadas de delírios ou de ideias delirantes parciais ou de ideias sobrevalorizadas persistentes.

Os fatores de risco para esquizofrenia e transtornos psicóticos em idosos são:[26]

1. sexo (mais comum em mulheres);
2. déficits sensoriais (principalmente auditivos e visuais);
3. isolamento social (40% vivem sozinhos);
4. doença cerebral e lesões cerebrais menores (hiperintensidade de substância branca e infartos);
5. desempenho cognitivo prejudicado (principalmente funções frontais).

Além dos quadros psiquiátricos mais graves, a desconfiança, a ideação persecutória e o delírio paranoide **são sintomas psiquiátricos isolados**, geralmente encontrados em pacientes idosos com déficits cognitivos ou alterações de humor. Além disso, alguns sintomas esquizofrênicos semelhantes nesses pacientes podem ser atribuídos a quadros orgânicos. Nesse contexto, as alterações cognitivas transitórias (p. ex., *delirium*) são provavelmente a causa mais comum de sintomas paranoides em pacientes idosos.[27] Essas alterações podem causar sintomas como distúrbio da percepção e do pensamento, déficit de memória, diminuição da atenção e agitação ou lentificação psicomotora. Frequentemente, os pacientes perdem a capacidade de distinguir imaginação, sonho, realidade e até mesmo alucinações, por exemplo, percebendo a visita de pessoas que já morreram ou vivem em regiões muito distantes, alternando períodos de diálogo entre o contexto real e o fantasioso.

DEMÊNCIAS

A demência constitui a expressão clínica de várias entidades patológicas. A DA é a mais prevalente, sendo responsável por 50 a 70% dos casos. Tanto a incidência como a prevalência da demência aumentam quase exponencialmente com a idade, duplicando aproximadamente a cada 5 anos.[28-32] A incidência global de demência tem aumentado drasticamente nas últimas décadas. Se em 2005 se estimava cerca de 7,5 a cada mil pessoas por ano, ou seja, cerca de um novo caso a cada 7 segundos,[33] em 2012 as estimativas apontam para cerca de 7,7 a cada mil pessoas por ano, o que se traduz em cerca de um novo caso a cada

4 segundos.[34] Relativamente à prevalência, e de acordo com uma metanálise recente, a prevalência de demência acima dos 60 anos de idade varia entre 5 e 7%, sendo mais elevada nos países da América Latina (8,5%) e mais baixa na África Subsaariana (2-4%).[35]

De acordo com o relatório da OMS, a demência contribuiu em 11,2% dos anos vividos com incapacidade em pessoas com 60 anos ou mais, sendo maior em comparação a acidente vascular cerebral (9,5%), doenças musculosqueléticas (8,9%), doenças cardiovasculares (5,0%) e todas as formas de câncer (2,4%). Em 2005, foi realizado um estudo multicêntrico (Delphi) pesquisando, em todo o mundo, a prevalência de demência. Em 2001, estimou-se que havia 24,3 milhões de pessoas com demência no mundo, e previu que esse número subiria para 42,3 milhões em 2020, e 81,1 milhões em 2040. Os países latino-americanos tinham metade das pessoas com demência (1,8 milhões) quando comparados com a América do Norte (3,4 milhões), mas, em 2040, os números serão muito semelhantes (9,1 milhões e 9,2 milhões, respectivamente).[33] Os tipos mais frequentes de demência são: DA, demência vascular, demência com corpos de Lewy e demência frontotemporal.

Em estudo recente acerca da incidência de demência em idosos de São Paulo, Lopes e colaboradores[36] encontraram resultados interessantes. Entre 1.370 indivíduos elegíveis, 678 foram entrevistados e 489 completaram a avaliação. Destes, 42 foram diagnosticados com demência. A taxa de incidência de demência e DA foram 11,2 (IC 95%: 8,0-15,1) e 8,9 (IC 95%: 6,1–12,5) por mil pessoas ao ano, respectivamente; havia altas taxas de demência entre idosos mais jovens. Houve uma tendência de maior risco de desenvolver DA para as mulheres do que para os homens. A análise multivariada mostrou que os com idade mais avançada, a presença de diabetes e a presença de comprometimento cognitivo leve (CCL) amnéstico aumentaram o risco de desenvolver demência.

CONSIDERAÇÕES FINAIS

Como observado neste capítulo, com o envelhecimento populacional crescente, o número de idosos com transtornos psiquiátricos deverá aumentar significativamente. Os fatores psicossociais de risco também predispõem idosos a transtornos mentais. Os fatores envolvem perda dos papéis sociais, perda da autonomia, morte de amigos e parentes, declínio da saúde, aumento do isolamento social, restrições financeiras e redução no funcionamento cognitivo. Assim, faz-se necessária a melhoria do acesso dos pacientes idosos aos centros especializados, principalmente os de nível público, visando ao diagnóstico precoce e ao tratamento adequado dos transtornos psiquiátricos nessa população.

REFERÊNCIAS

1. American Psychiatric Association. Diagnostic and statistical manual of mental disorders: DSM-5. 5th ed. Washington: APA; 2013.
2. World Health Organization. ICD-11 for mortality and morbidity statistics: version 02/2022 [Internet]. Geneva: WHO; 2022 [capturado em 7 maio 2022]. Disponível em: https://icd.who.int/browse11/l-m/en.

3. World Health Organization. Depression and other common mental disorders: global health estimates. Geneva: WHO; 2017.
4. Instituto Brasileiro de Geografia e Estatística. Pesquisa Nacional de Saúde: 2013. Rio de Janeiro: IBGE; 2015.
5. Barcelos-Ferreira R, Izbicki R, Steffens DC, Bottino CMC. Depressive morbidity and gender in community-dwelling Brazilian elderly: systematic review and meta-analysis. Int Psychogeriatr. 2010;22(5):712-26.
6. Castro-de-Araújo LFS, Barcelos-Ferreira R, Martins CB, Bottino CMC. Depressive morbidity among elderly individuals who are hospitalized, reside at long-term care facilities, and are under outpatient care in Brazil: a meta-analysis. Rev Bras Psiquiatr. 2013;35(2):201-7.
7. Beekman AT, Copeland JR, Prince MJ. Review of community prevalence of depression in later life. Br J Psychiatry. 1999;174:307-11.
8. Cooper JK, Harris Y, McGready J. Sadness predicts death in older people. J Aging Health. 2002;14(4):509-26.
9. Katon WJ. Clinical and health services relationships between major depression, depressive symptoms, and general medical illness. Biol Psychiatry. 2003;54(3):216-26.
10. Lyness JM, Noel TK, Cox C, King DA, Conwell Y, Caine ED. Screening for depression in elderly primary care patients: a comparison of the center for epidemiologic studies depression scale and the geriatric depression scale. Arch Intern Med. *1997;157(4):449-54.*
11. Lyness JM. Naturalistic outcomes of minor and subsyndromal depression in older primary care patients. Int J Geriatr Psychiatry. 2008;23(8):773-81.
12. Lyness JM, Kim J, Tang W, Tu X, Conwell Y, King DA, et al. The clinical significance of subsyndromal depression in older primary care patients. Am J Geriatr Psychiatry. 2007;15(3):214-23.
13. Alexopoulos GS, Meyers BS, Young RC, Campbell S, Silbersweig D, Charlson M. Vascular depression hypothesis. Arch Gen Psychiatry. 1997;54(10):915-22.
14. Iosifescu DV, Clementi-Craven N, Fraguas R, Papakostas GI, Petersen T, Alpert JE, et al. Cardiovascular risk factors may moderate pharmacological treatment effects in major depressive disorder. Psychosom Med. 2005;67(5):703-6.
15. Alves TCTF, Fráguas R, Wajngarten M. Depressão e infarto agudo do miocárdio. Arch Clin Psychiatry. 2009;36(Suppl 3):88-92.
16. Damian J, Pedro-Cuesta J, Almazán J, Comín-Comín M, Quintanilla MA, Lobo A. Depressive symptoms and associated factors in an older Spanish population positively screened for disability. Int J Geriatr Psychiatry. 2013;28(7):745-55.
17. American Psychiatric Association. Manual diagnóstico e estatístico de transtornos mentais: DSM-IV-TR. 4. ed. Porto Alegre: Artmed; 2002.
18. González ACT, Ignácio ZM, Jornada LK, Réus GZ, Abelaira HM, Santos MAB, et al. Transtornos depressivos e algumas comorbidades em idosos: um estudo de base populacional. Rev Bras Geriatr Gerontol. 2016;19(1):95-103.
19. Bryant C, Jackson H, Ames D. The prevalence of anxiety in older adults: methodological issues and a review of the literature. J Affect Disord. 2008;109(3):233-50.
20. Wolitzky-Taylor KB, Castriotta N, Lenze EJ, Stanley MA, Craske MG. Anxiety disorders in older adults: a comprehensive review. Depress Anxiety. 2010;27(2):190-211.
21. Machado MB, Ignácio ZM, Jornada LK, Réus GZ, Abelaira HM, Arent CO, et al. Prevalência de transtornos ansiosos e algumas comorbidades em idosos: um estudo de base populacional. J Bras Psiquiatr. 2016;65(1)28-35.
22. Berkenbrock I, Cechinel C, Lopes DCA. Transtornos de ansiedade em idosos. In: Sociedade Brasileira de Geriatria e Gerontologia; Cabrera MAS, Cunha UGV, organizadores. PROGER Programa de Atualização em Geriatria e Gerontologia: Ciclo 4. Porto Alegre: Artmed Panamericana. 2018. p. 9-58. (Sistema de Educação Continuada a Distância, v. 9).
23. Lowenthal MF. Lives in distress: the paths of the elderly to the psychiatric ward. New York: Basic Books; 1964.
24. Christenson R, Blazer D. Epidemiology of persecutory ideation in an elderly population in the community. Am J Psychiatry. 1984;141(9):1088-91.
25. Targum SD, Abbott JL. Psychoses in the elderly: a spectrum of disorders. J Clin Psychiatry. 1999;60(suppl 8):4-10.

26. Barcelos-Ferreira R, Bottino CMC, Alves TC, Bassit DP. Protective and risk factors for psychiatric morbidity. In: Miguel EC, Gentil V, Gattaz WF, editores. Clínica psiquiátrica. Barueri: Manole; 2011. p. 136-53.
27. Lipowski JZ. Delirium (acute confusional states). JAMA. 1987;258(13):1789-92.
28. Fratiglioni L, Launer LJ, Andersen K, Breteler MM, Copeland JR, Dartigues JF, et al. Incidence of dementia and major subtypes in Europe: a collaborative study of population-based cohorts: Neurologic Diseases in the Elderly Research Group. Neurology. 2000;54(11 Suppl 5):S10-5.
29. Lobo A, Launer LJ, Fratiglioni L, Andersen K, Di Carlo A, Breteler MM, et al. Prevalence of dementia and major subtypes in Europe: a collaborative study of population-based cohorts: Neurologic Diseases in the Elderly Research Group. Neurology. 2000;54(11 Suppl 5):S4-9.
30. Bermejo-Pareja F, Benito-León J, Vega S, Medrano MJ, Román GC. Incidence and subtypes of dementia in three elderly populations of central Spain. J Neurol Sci. 2008;264(1-2):63-72.
31. Corrada MM, Brookmeyer R, Berlau D, Paganini-Hill A, Kawas CH. Prevalence of dementia after age 90: results from the 90+ study. Neurology. 2008;71(5):337-43.
32. Kawas CH. The oldest old and the 90+ study. Alzheimers Dement. 2008;4(101):S56-9.
33. Ferri CP, Prince M, Brayne C, Brodaty H, Fratiglioni L, Ganguli M, et al. Global prevalence of dementia: a Delphi consensus study. Lancet. 2005;366(9503):2112-7.
34. World Health Organization. Dementia: a public health priority. Geneva: WHO; 2012.
35. Hofman A, Rocca WA, Brayne C, Breteler MM, Clarke M, Cooper B, et al. The prevalence of dementia in Europe: a collaborative study of 1980-1990 findings: Eurodem Prevalence Research Group. Int J Epidemiol. 1991;20(3):736-48.
36. Lopes MA, Nassar SM, Barcelos-Ferreira R, Folquitto JC, Litvoc J. Incidence of dementia in a population cohort of older people from São Paulo, Brazil. Int J Geriatr Psychiatry. 2022;37(2):1-10.

PARTE II

AVALIAÇÃO DIAGNÓSTICA

4 AVALIAÇÃO PSIQUIÁTRICA DO IDOSO

Leonardo Caixeta
Euglena Lessa Bezerra
Yanley Lucio Nogueira
Mariana Lima Caetano

Muito embora a estrutura de avaliação psiquiátrica do idoso possa ser, inicialmente, semelhante à de um adulto jovem, há alguns aspectos da abordagem psicogeriátrica que devem ser valorizados e detalhados nos processos de anamnese e nos exames clínico, físico e mental, que podem compor um conjunto indispensável e de grande relevância para um melhor direcionamento diagnóstico diante de manifestações relacionadas aos domínios do estado mental.

O objetivo deste capítulo é desenvolver uma abordagem sistematizada para o exame psiquiátrico do idoso, contribuindo, em última análise, para melhorar o diagnóstico diferencial e a precisão diagnóstica, que podem impactar as intervenções terapêuticas nos pacientes com distúrbios comportamentais e cognitivos.

AVALIAÇÃO PSIQUIÁTRICA DA PESSOA IDOSA

Uma avaliação psiquiátrica completa deve obedecer a critérios indispensáveis a uma adequada avaliação médica, como a realização de uma anamnese detalhada e de exames psíquicos e clínicos, independentemente da idade do paciente. Entretanto, o peso de cada componente varia consideravelmente no processo avaliativo quando se está diante de um idoso, para quem a interface entre a biologia e a psicologia costuma ser mais complexa e pervasiva.[1] Além disso, a elevada prevalência de morbidades físicas e do uso crônico de medicamentos faz com que exames complementares, como os de neuroimagem, muitas vezes se tornem necessários na investigação diagnóstica do paciente psicogeriátrico.

Nesse sentido, a abordagem holística do idoso com alterações mentais e/ou comportamentais deve ser uma ferramenta fundamental e capaz de direcionar o clínico dentro das possibilidades diagnósticas principais e diferenciais, além de orientar as condutas a fim de melhorar a condição de saúde do paciente e minimizar possíveis iatrogenias. Fatores como o local onde o idoso está sendo avaliado (domicílio, serviços ambulatoriais, hospitais, urgências e emergências, unidades de terapia intensiva (UTIs), instituições de longa permanência), se ele está só ou acompanhado e de quais recursos o médico dispõe podem influenciar sobremaneira a avaliação psiquiátrica do idoso e sempre devem ser levados em consideração, podendo, inclusive, determinar o formato do processo avaliativo aplicado, que também deve ser "flexível" e adaptável, sem perder a qualidade, não deixando que informações ou sinais e sintomas relevantes passem despercebidos ou sejam erroneamente identificados. A necessidade de que o idoso esteja acompanhado nas avaliações costuma ser comum, tendo em vista que muitos apresentam queixas cognitivas que podem comprometer a coleta de informações relevantes para uma boa anamnese e o diagnóstico; entretanto, deve-se sempre ter cuidado para oferecer a devida atenção ao paciente, prezando pelo sigilo médico e valorizando a autonomia e a independência quando estas se mostrarem preservadas.

Na maioria das vezes, um idoso com alterações mentais e/ou comportamentais assistido em um serviço de urgência ou emergência estará acompanhado, geralmente por um familiar, e procura assistência médica devido a alguma manifestação psiquiátrica de início agudo. Nesses casos, o idoso sempre deve ser examinado de forma criteriosa e submetido a exames complementares em caráter de urgência, se assim se fizer necessário, para que o diagnóstico seja esclarecido, tendo em vista que o estado confusional agudo, ou *delirium*, costuma ser frequente e pode ter relação com processos neurológicos, infecciosos ou medicamentosos. Nesses casos, o diagnóstico preciso deve ser feito o mais breve possível, uma vez que o tratamento da causa base é de grande relevância para a melhoria das alterações psiquiátricas.

Quando a abordagem do idoso se dá a nível ambulatorial, geralmente em consultórios ou em domicílio, na maioria das vezes, os pacientes apresentam quadros mais crônicos e/ou de início insidioso (p. ex., síndromes demenciais), doenças mentais comuns (p. ex., depressão e trantornos de ansiedade) ou, ainda, outras menos prevalentes (p. ex., esquizofrenia, alcoolismo e transtorno bipolar). Anamnese e exames físico e mental indispensáveis devem ser cuidadosamente realizados, além da solicitação de exames complementares. Muitas vezes, o diagnóstico definitivo não poderá ser feito em uma única avaliação, sendo necessárias algumas consultas sequenciais, realização dos exames complementares e/ou avaliações neuropsicológicas.

O médico pode e deve, sempre que possível, buscar informações com acompanhantes ou cuidadores relativas às condições de vida, sociais e familiares, às comorbidades e ao uso de medicamentos. Nos casos que cursam com alienação mental e/ou pacientes curatelados, o médico deve assegurar-se de que o curador (pessoa legalmente habilitada e responsável pelo idoso) tenha total ciência de todo o processo avaliativo e terapêutico que o paciente estará sendo submetido, valorizando a tomada de decisão compartilhada diante do diagnóstico e do prognóstico. Isso é importante porque, algumas vezes, há conflitos familiares e divergências de opiniões relacionadas aos cuidados com o paciente que podem culminar em problemas que repercutam na relação terapêutica, ou mesmo em processos judiciais nos quais o médico pode ser envolvido (**Fig. 4.1**).

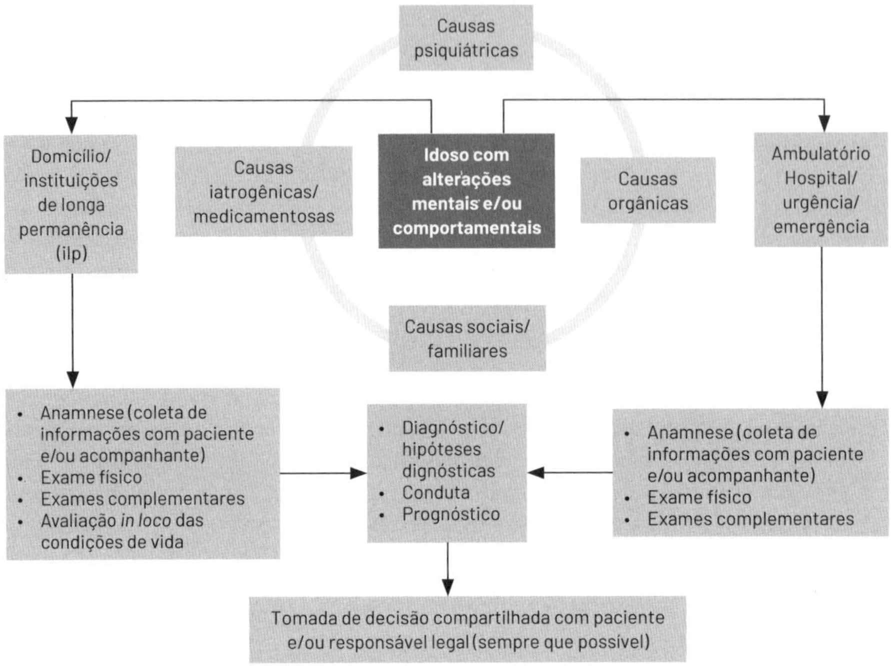

Figura 4.1
Fatores relevantes no processo de avaliação médica do idoso com alterações mentais e/ou comportamentais.

Diante de tantas peculiaridades pertinentes ao paciente idoso com alterações mentais e da grande frequência de comorbidades, polifarmácia e fragilidades físicas, emocionais e sociais, fica evidente que a avaliação psiquiátrica do paciente geriátrico não pode ser tratada apenas como um "exame do estado metal", sendo este aceito como um dos componentes importantes no processo avaliativo, incluso em uma abordagem de cunho holístico, em uma "engrenagem" complexa, delicada e praticamente impossível de desmembrar.

O exame do estado mental consiste no registro da avaliação da condição que o idoso apresenta no momento da entrevista, mas alguns sintomas referidos no histórico, como delírios e/ou alucinações, podem não estar presentes no momento em que o paciente está sendo avaliado. Esse exame é iniciado no primeiro contato com o paciente e perdura por toda a entrevista, devendo obedecer a um registro padronizado dos dados obtidos.

Na psicopatologia do idoso, de forma didática, há alterações de algumas funções psíquicas que costumam ocorrer com mais frequência em determinadas patologias mentais e/ou orgânicas e que, quando bem identificadas, podem orientar no sentido dos prováveis ou possíveis diagnósticos, as quais serão detalhadas a seguir.

EXAME PSICOPATOLÓGICO DO IDOSO

O exame do estado mental ou psicopatológico descende de uma tradição franco-germânica fundada no século XIX e estruturada durante esse período até a primeira metade do século XX, desenvolvido por psiquiatras como Griesienger, Kraepelin, Chaslin, Jaspers, Binswanger, Kleist, entre outros.[2] O exame psicopatológico é um dos constituintes mais importantes do método clínico e representa uma avaliação transversal do estado mental do paciente, sendo a sua principal ferramenta a psicopatologia descritiva.

A psicopatologia descritiva representa um pequeno sistema cognitivo que organiza uma coleção de informações obtidas por meio da observação clínica de sinais e sintomas.[3] Existem duas definições complementares de psicopatologia descritiva: (1) a psicologia patológica, que assume todos os fenômenos psicopatológicos como simplesmente variações quantitativas de funções mentais normais, portanto, um conceito de continuidade; e (2) a patologia psicológica, segundo a qual os fenômenos psicopatológicos representariam descontinuidades das funções mentais normais.[3,4]

Cada detalhe do exame psíquico é importante ao contribuir para ter um correto grupo de sinais e sintomas que ajudarão a compor o primeiro momento (semiológico) da formulação diagnóstica: o diagnóstico sindrômico. Portanto, o exame psicopatológico não deve se ater apenas a listar e descrever sintomas, mas a configurar estruturas que posteriormente poderão ser classificadas em síndromes.[5]

A redução eidética é um procedimento da fenomenologia que consiste em atingir a essência da vivência do fenômeno psicopatológico, uma técnica muito útil para organizar o conjunto de sintomas em uma hierarquia à qual se pode recorrer para estruturar o diagnóstico.

Um examinador competente deverá reunir tanto habilidades relacionadas ao seu hemisfério esquerdo (atenção aos detalhes, capacidade de análise, raciocínio lógico) como ao seu hemisfério direito (capacidade de síntese dos dados e de estruturação de uma *gestalt* sobre o material colhido, usando intuição). Além disso, é necessário que o psiquiatra demonstre habilidades empáticas, domine a contratransferência e não tenha limitações na sua habilidade de teoria da mente.[5]

A vida mental pode ser sumarizada, para fins didáticos, em três grandes domínios principais: o plano afetivo, o plano conativo e o plano cognitivo. O **Quadro 4.1** traz os principais componentes do exame psicogeriátrico.[6]

NÍVEL DE CONSCIÊNCIA

Primeiramente, é preciso distinguir a "consciência neurológica" da "consciência psiquiátrica". A primeira se refere ao estado de alerta em que o paciente se encontra, um estado que pode variar desde a sonolência leve até o coma, passando pela obnubilação e pelo torpor.[7] Já a segunda modalidade de consciência se refere à consciência do eu, à capacidade do indivíduo de entrar em contato com a realidade, percebendo e reconhecendo objetos e estímulos internos e externos.

Quadro 4.1
Domínios do exame psicogeriátrico do estado mental

- Nível de consciência (estado de alerta)
- Aparência e atitude
- Atividade motora (psicomotricidade)
- Orientação
- Atenção e concentração
- Fala e linguagem
- Memória e outras funções cognitivas
- Humor e afeto
- Juízo de realidade
- Forma, curso e conteúdo do pensamento
- Sensopercepção
- Volição
- Pragmatismo
- Compulsões e comportamentos repetitivos
- *Insight* e teoria da mente
- Personalidade

A fisiopatologia da redução do nível de consciência está associada ao sistema ativador reticular ascendente (SARA), com alterações em algum ponto de suas projeções que se estendem do mesencéfalo ao tálamo, e do tálamo ao córtex cerebral.

Um cenário clínico particularmente comum associado a alterações do nível de consciência que merece menção especial é o *delirium* (também conhecido como estado confusional agudo), que geralmente costuma levar o idoso aos serviços de emergência por apresentar rebaixamento do nível de consciência associados à perturbação proeminente da atenção e percepção (ilusões e alucinações visuais e auditivas) de forma rápida, podendo evoluir em horas ou poucos dias.[8] É produzido um quadro clínico flutuante, capaz de levar os membros da equipe clínica a observações e opiniões distintas.

O paciente em *delirium* que está inquieto, agitado e com hiper-responsividade a estímulos raramente passa despercebido, uma vez que causa consideráveis problemas de manejo, além de tumultuar o ambiente doméstico ou os serviços de saúde. O paciente em *delirium* hipoativo, por sua vez, embora mais comum, apresenta maior probabilidade de não ser corretamente diagnosticado por sua apatia, sonolência e calma, por não causar tumulto ou chamar a atenção, podendo demorar mais para ser devidamente assistido. Idosos com *delirium* geralmente apresentam quadros potencialmente reversíveis que podem resultar de quase tudo que afete o metabolismo do cérebro, como infecções, traumas, epilepsia, acidente vascular cerebral (AVC), ingestão ou abstinência de drogas, sedativos, hipnóticos, psicotrópicos, disfunção endócrina, entre outros.

APARÊNCIA E ATITUDE

O exame psíquico é iniciado tão logo o paciente adentra o consultório e engloba o registro da presença (ou ausência) de um acompanhante, o que pode ser um indício da funcionalidade do paciente e da própria dinâmica familiar. Além disso, são examinadas sua aparência e atitude ou comportamento, o que inclui autocuidados (encontra-se devidamente higienizado? Mantém a vaidade ou está desleixado?), estado nutricional, conveniência do vestuário (alguma evidência de desinibição? Usa roupas de frio em um dia quente?) e seu grau de cooperação e hostilidade. A forma de contato inicial pode ser observada por meio do contato visual, cumprimento com a mão e postura. Naturalmente, como muitos sinais examinados, estes têm significado diagnóstico limitado quando isolados, mas precisam compor parte de uma estratégia integrada do exame do estado mental.

É importante observar a interação do paciente com seu ambiente imediato, pois pode evidenciar importantes padrões de comportamento, que ajudam a compor síndromes específicas. Um dos componentes da síndrome de Kluver e Bucy, a hipermetamorfose, se refere a uma tendência compulsiva de explorar e manipular o ambiente.[9] Os apáticos participam e se interessam pouco pela consulta; já os frontalizados ou hipomaníacos interrompem muito o seu andamento e são impulsivos, enquanto aqueles dependentes olham excessivamente para o familiar quando questionados, e seus acompanhantes estão sempre atentos. Pacientes disfóricos ou negativistas discordam de modo sistemático de todas as informações prestadas por seus acompanhantes, e os orbitofrontais podem apresentar síndrome de dependência ambiental.

As pistas na avaliação da aparência e atitude incluem os fatores descritos a seguir.[6]

Biotipo: apesar de estar em desuso, a tipologia de Kretschmer pode oferecer indícios interessantes de uma correlação biopsicopatológica (biotipo longilíneo está mais associado às esquizofrenias e às personalidades do grupo psicótico; e biotipo pícnico está mais associado a transtornos do humor), desde que não seja usada de forma tola ou radical. Além disso, outros pontos a serem observados são biotipo pícnico e apneia obstrutiva do sono, fácies hipocrática na anorexia nervosa, desnutrição por maus-tratos, câncer ou aids/HIV.

Postura: postura estática nas demências subcorticais e nos parkinsonismos, e postura cabisbaixa nos depressivos. Observa-se o modo de se sentar (se tenso e na ponta da cadeira (como em pacientes ansiosos ou paranoides); e posições estereotipadas, como *retrocollis,* podem ser resultado do uso de agentes antidopaminérgicos ou parte de quadros dissociativos.

Mímica: hipermimia nos hiperativos, hipomimia nos parkinsonianos e deprimidos. Observa-se sinal do enrugamento glabelar (prega de Veraguth ou sinal de ômega) nos depressivos (**Fig. 4.2**).

Aperto de mão: "mão ateleiótica" na esquizofrenia e na demência frontal (aperto de mão "frouxo", sem vitalidade e parecendo não assimilar a natureza e o simbolismo do gesto).

Estigmas físicos: escaras no punho no paciente suicida, lesões psoriáticas no paciente bipolar, dermatite seborreica em pacientes com doença de Parkinson. Transtorno de escoriação (*skin picking*) em pacientes com transtornos de ansiedade ou demência.

Atitude: irritada ou agressiva no paciente maníaco, distímico ou paranoide. Assoberbado ou altivo no narcisista ou no maníaco, ao contrário do paciente fóbico ou evitativo, que faz questão de se anular, com discurso com baixo tom de voz e monossilábico. Comportamento desconfiado no paranoide.

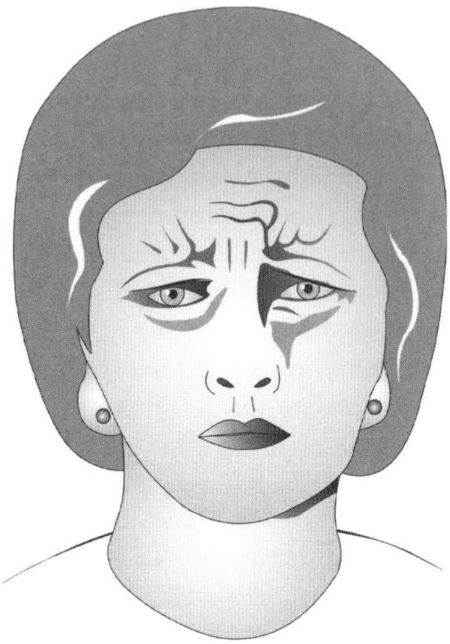

Figura 4.2
Prega de Veraguth, ou sinal de ômega, característico da fácies depressiva.
Fonte: Caixeta.[10]

Vestimenta e adornos: adornos excessivos ou inadequados no bipolar; desalinho e falta de vaidade nas demências e psicoses.

ATIVIDADE MOTORA

A atividade motora mostra muito sobre o estado mental de quem está sendo examinado. A linguagem gestual traduz muito bem o mundo interno, não obstante existirem algumas armadilhas. Pacientes com parkinsonismo, por exemplo, apresentam pouca mímica facial e gestualização pobre, e isso pode remeter a uma falsa impressão de humor depressivo. Ao contrário, pacientes hiperativos, distônicos, com hipercinesia (p. ex., na coreia de Huntington) ou tremores facilmente induzem erroneamente ao diagnóstico de ansiedade, quando, na verdade, não experimentam tal sentimento.

A atividade motora pode estar aumentada ou reduzida e pode ser sem propósito (p. ex., abrir e fechar gavetas, como em alguns casos de demência), descontextualizada (comportamento de imitação ou utilização na síndrome de dependência ambiental), inadequada e compulsiva (estereotipias), que podem desde ser parte de doenças puramente neurológicas até manifestação de quadros psiquiátricos, como a esquizofrenia.[11]

A agitação ou inquietação pode ser uma característica de ansiedade, hipomania, demência ou *delirium*. No idoso deprimido, a agitação pode ser frequentemente observada nos casos que cursam com ansiedade ou na depressão psicótica.[8] Uma forma bastante específica e extremamente angustiante de inquietação é a acatisia, quando o paciente tem desejo forte e subjetivo de andar e não consegue sentar. O *wandering* é uma tendência de andar a esmo, não acompanhada de angústia, observada em casos de demência, principalmente frontotemporal.

A apatia pode resultar em intensa redução da atividade motora e ser confundida com lentidão psicomotora e bradicinesia. Assim, a diminuição da psicomotricidade deve ser relacionada com outros elementos do exame para compreensão diagnóstica: em episódios catatônicos, estará presente o negativismo, que será mostrado em uma resistência do paciente à sua posição, como se se tornasse uma estátua; em episódios depressivos, haverá anedonia, e pacientes esquizofrênicos apresentarão embotamento afetivo.

A marcha é parte importante da psicomotricidade e deve ser examinada desde o momento da entrada do paciente.[12] Ela pode fornecer indícios da natureza da doença do paciente, como aquele que apresente quadro demencial com clínica muito semelhante à doença de Pick, mas que exiba marcha tabética; marcha ebriosa/atáxica nas ataxias cerebelares.[7]

ORIENTAÇÃO

É surpreendente como a desorientação dos pacientes pode passar despercebida. O indivíduo aparentemente alerta pode saber que está no hospital, saber a hora (uma rápida olhada em um relógio), mas descrever, confiante, o ano atual como se fosse cinco décadas anteriores. A autodesorientação deve levantar a suspeita de demência grave, *delirium* ou transtorno dissociativo. Afásicos apresentam falso negativo na avaliação da orientação quando ela se apoia na linguagem (neste caso, deve-se buscar testes mais ecológicos).

Entretanto, é preciso reconhecer que a orientação depende do interesse do indivíduo para com a sua realidade, de maneira que pacientes apáticos, como os deprimidos, se apresentem desorientados, tanto em relação ao tempo como ao espaço. Ou seja, a afetação não está na habilidade, mas em uma disrupção da relação das funções psíquicas que concorrem para o processo de orientação.

É necessário observar a orientação espacial também no momento em que o paciente deixa o consultório, examinando qual saída ele escolhe e o rumo que toma.

Outra alteração importante da orientação, mais especificamente da orientação autopsíquica, é a despersonalização, cuja concomitância com sintomas ansiosos e depressivos é muito comum, mas pode ser resultado de um quadro depressivo grave. Geralmente, quando em depressão, o paciente descreve uma sensação de estranhamento com seu eu e suas emoções, chegando a relatar ser incapaz de experimentar emoções e ter sentimentos. O agravamento da despersonalização pode culminar em alterações graves, como o niilismo ou, ainda, transtornos da personalidade.

ATENÇÃO E CONCENTRAÇÃO

A atenção pode ser examinada de forma mais simplória pelo tempo em que se consegue manter o contato visual ou de uma maneira mais elaborada, por meio de testes (*span* de dígitos, meses ao contrário, subtrações sucessivas). Baixa atenção pode tornar-se evidente durante a entrevista geral pela atitude alienada, pela mudança frequente de temas ou pela incapacidade de contar novamente algo que acabou de ser explicado. Problemas de concentração são comuns na depressão e na ansiedade — tipicamente uma disprosexia hipertenaz e hipovigilante, embora estados mistos possam cursar com o oposto, devido ao fundo maníaco/hipomaníaco.[12] Fraco desempenho em uma série de testes com um padrão de desistência precoce ou de desespero com respostas do tipo "Não sei" podem sugerir a pseudodemência depressiva, embora se deva recordar que o prejuízo cognitivo da depressão representa um déficit em si, e não simplesmente um sintoma secundário à perda de iniciativa ou motivação.

FALA E LINGUAGEM

A fala é o principal instrumento de acesso à vida mental e, portanto, tem importância capital na psiquiatria, ainda que seja possível um bom exame psicopatológico mesmo em pacientes em mutismo ou afasia.

No exame, avaliam-se tanto a linguagem verbal quanto a não verbal, tanto a expressão quanto a compreensão. Deve-se atentar ao comprometimento ou não da fluência, ao débito verbal, ao acesso lexical e à compreensão (funções do hemisfério esquerdo, dominante). Além disso, também deve-se atentar ao ritmo, ao pragmatismo e à prosódia da fala (funções do hemisfério não dominante) (**Quadro 4.2**). Pode-se observar desde

Quadro 4.2
Definições e bases neuroanatômicas das funções da linguagem

Função da linguagem	Definição	Base neuroanatômica
Fonologia	Produção e compreensão das unidades sonoras da fala (fonemas) em sequências adequadas	Lobo temporal superior esquerdo e ínsula anterior
Semântica	Atribuição de significado/sentido às palavras e formação de palavras com sentido linguístico cabível e próprio	Lobo temporal anterior e inferior (representações/conceitos) e área de Wernicke (delimitação/ligação do conceito à determinada palavra)
Sintaxe	Estruturação de sequências de palavras em frases/orações, utilizando pronomes, preposições, tempos verbais, etc.	Área de Broca
Prosódia	I. Controle fino da entonação, acentuação/ênfase, cadência/ritmo, etc.	Hemisfério anterior esquerdo e núcleos da base
	II. Expressão emocional	Hemisfério direito

alterações dos elementos estruturais da fala (sintaxe, fonologia e semântica) até problemas mais modestos, como tangencialidade e cincunstancialidade (fala irrelevante).[9]

O paciente que fala excessivamente (logorreia, verborragia) ou conta histórias muito longas pode estar ansioso ou hipomaníaco, enquanto a lentidão ou monotonia do discurso sugere demência ou depressão. Além disso, o discurso incoerente pode sugerir *delirium* ou outros transtornos mentais orgânicos. Uma fala pastosa ou arrastada (lembrando a de uma pessoa alcoolizada) pode apontar para intoxicação exógena ou por benzodiazepínicos. Na doença de Alzheimer (DA), pode-se observar discurso circunloquial; na demência semântica, jargonafasia (que pode ser confundida com a salada de palavras do esquizofrênico); na afasia progressiva não fluente, o agramatismo e as parafasias fonêmicas; na demência frontotemporal (DFT), palilalia, ecolalia e mutismo precoce; em várias demências corticais, anomias. Alterações na fala podem refletir um transtorno neurológico, como a disartria nas lesões dos gânglios da base ou a fala escandida nas lesões cerebelares.

O examinador deve estar vigilante para pistas de um estado mental anormal que podem estar presentes no conteúdo das respostas do exame cognitivo, como: "Escreva uma frase" ou "Descreva o que você vê nesta imagem". Assim, um paciente hipomaníaco pode fazer descrições em linguagem "brilhante" e entusiasta, o paciente paranoico pode revelar medos ou preocupações, e o indivíduo deprimido pode revelar espontaneamente sentimentos de culpa, desamparo, insuficiência ou tristeza, ou apresentar respostas tipo "Não sei", atestando negativismo e falta de colaboração em relação aos testes cognitivos.

MEMÓRIA

O exame de memória pode ser relativamente simples e superficial ou objeto de neuropsicologia detalhada e sofisticada. Questões gerais sobre eventos pessoais ou públicos recentes ("o que ouviu de importante no noticiário desta semana?") são úteis, assim como investigações mais específicas sobre qual foi o almoço no dia anterior, memória de rotas, conversas, roteiro de novelas, etc. Também pode ser incluído como parte de uma rotina um exame elementar e formal de memória, utilizando o familiar "três objetos" (memória verbal — como no Mini-Exame do Estado Mental [MEEM] — ou memória visual: três objetos são escondidos no consultório, na frente do paciente, cinco minutos antes de ser perguntado).

Vale a pena ressaltar que estados depressivos, particularmente em idosos, frequentemente afetam várias funções cognitivas, o que pode levar a um diagnóstico inadequado de um quadro demencial. Isso é ainda mais saliente uma vez que a memória é a função cognitiva que mais está afetada em sintomas compartilhados entre demência e depressão em idosos. Assim, uma avaliação cognitiva mais estendida deve ser conduzida se a queixa principal for amnésia.

Respostas aproximadas e absurdas (denominadas "pararrespostas"), inicialmente descritas como parte da síndrome de Ganser, sugerem um estado dissociativo, por exemplo, "Quanto é dois mais dois?", "Cinco"; ou "De que cor é o céu?", "Amarelo".

HUMOR E AFETO

O termo "afeto" é usado com uma série de significados complementares. Às vezes, ele está reservado para a descrição do estado de humor que prevalece em determinado ponto no tempo, enquanto o termo "humor" é usado para o estado geral durante um longo período, de horas ou dias. Outros usam o termo "afeto" para fazer uma descrição mais "objetiva" do humor, talvez relacionado com o efeito que o humor do paciente pode ter sobre o examinador, em contraste com o estado de humor mais subjetivo do paciente. O sentido mais útil da palavra provavelmente aparece quando ela é usada para descrever menos o teor emocional ou a sensação (depressão, ansiedade, irritação, exaltação), e mais a adequação da reação emocional e o intervalo de variação durante a anamnese. Assim, pode-se falar de afeto embotado, achatado ou aplainado, constrito, incongruente ou inadequado.

As mais importantes alterações do humor são depressão, disforia (irritabilidade patológica) e elação ou exaltação, e as ferramentas mais básicas para a obtenção de sintomas afetivos são o tempo e a capacidade de empatia. Infelizmente, esses elementos não estão sempre disponíveis de imediato. Quanto mais tempo se dispõe ao paciente, menos erros de diagnóstico ocorrem e menos exames complementares são solicitados. Em uma mesma consulta (desde que seja duradoura o suficiente), podemos observar oscilações de humor em amplitudes variadas, sendo importante detectar se são espontâneas ou reativas aos estímulos externos, se são proporcionais/adequadas ao evento, e, ainda, se a duração é compatível com o estímulo/evento. Além disso, temas delicados devem ser acionados no intuito de testar a reatividade emocional do paciente.

A depressão constitui uma lentificação dos processos psíquicos em um campo vivencial estreitado. Muitas vezes, a depressão em idosos se apresenta com sintomas predominantemente somáticos, mais do que apenas hipotimia declarada. O rebaixamento do humor costumar estar mais frequentemente acompanhado de sintomas ansiosos proeminentes do que em pessoas jovens. Também devem ser verificadas as características biológicas específicas (também chamadas de características melancólicas), como transtorno do sono (principalmente insônia terminal), variações rítmicas do estado geral (fenômeno da piora matinal), perturbações do apetite, perda de peso e perda da libido. Na depressão em idosos, é comum ocorrer desvios cognitivos congruentes com o humor depressivo: sentimentos de culpa recorrentes, desesperança imotivada e niilismo peremptório. A ansiedade e a irritabilidade, por serem características de transtorno do humor, devem ser especificamente questionadas. E a anedonia pode ser interpretada de forma equivocada como natural da velhice, quando, na verdade, constitui outro sintoma depressivo importante.

A elação (humor exaltado ou ativado) é uma aceleração dos processos psíquicos em um campo vivencial alargado. A elação de humor pode ser suspeita por verborragia, pressão de discurso, psicomotricidade intensificada, hiper-reatividade (aumento da reatividade a estímulos banais ou irrelevantes), irritabilidade, menor necessidade de sono e ideias exaltadas ou grandiosas. Também podem ocorrer hipersexualidade e outras formas de desinibição (palavrões, puerilidade, atitudes impulsivas e invasão de privacidade), menos frequentes em adultos.

Súbitas mudanças de humor, muitas vezes fugazes e das quais o paciente pode ser facilmente distraído, são sugestivas de labilidade de afeto, que costuma ser observada em associação com lesão cerebral (cortical ou subcortical), não devendo ser confundida com o humor persistentemente rebaixado da depressão. O riso patológico é raro, estereotipado, diferente do riso social e frequentemente associado a transtornos psiquiátricos funcionais (esquizofrenia) e orgânicos (retardo mental, DFT).

A ansiedade é uma aceleração dos processos psíquicos em um campo vivencial estreitado, caracterizada por uma sensação subjetiva de desconforto e medo. Ela também pode ser específica e revelar medo de doenças como parte de hipocondria ou mesmo fobias específicas, e pode ser parte de uma ansiedade generalizada ou depressão. Alguns autores consideram a ansiedade uma alteração primária do humor (talvez em um espectro com a depressão), e, se assim classificada, seria indiscutivelmente o transtorno do humor mais observado.

A avaliação dos pacientes com sentimentos de desespero, delírios niilistas e ideias suicidas pode apresentar uma dificuldade particular. Alguns desses sujeitos estão conscientes de que suas ideias de autoextermínio podem ser identificadas como evidência de doença mental ou indicativas de internação e, por isso, mostram-se relutantes em divulgá-las. O psiquiatra não deve relutar em investigar ativamente o risco de suicídio em todos os pacientes que façam parte do grupo de risco.

Grupos de pacientes idosos nos quais o transtorno do humor pode ser particularmente difícil de diagnosticar incluem aqueles com alterações cognitivas (demências, esquizofrenia residual, encefalopatias), depressão mascarada e portadores de alexitimia, sendo que estes últimos podem ter uma experiência subjetiva muito diferente de transtorno do humor e não ter uma linguagem habitual para descrever suas experiências. Às vezes, os transtornos afetivos precisam ser inferidos a partir de alterações de outros comportamentos, como, por exemplo, perda de interesse em rotinas triviais, perturbação do sono ou do apetite, ou irritabilidade e agressividade. Uma triagem empírica de tratamento pode ser necessária.

FORMA E CONTEÚDO DO PENSAMENTO

A forma do pensamento pode ser descrita em termos de direcionalidade e intencionalidade. O pensamento com formato desagregado ou com alogia em idosos sugere esquizofrenia residual; o pensamento incoerente, síndromes psico-orgânicas agudas (*delirium*, intoxicação exógena); a fuga de ideias e a arborização do pensamento, elação do humor com curso acelerado, taquipsiquia (provável transtorno bipolar); o pensamento inibido com curso alentecido, bradipsiquismo (depressão); o pensamento e o pensamento circunloquial, demência.

Na avaliação do conteúdo do pensamento, inicialmente, deve-se considerar uma descrição das principais preocupações do paciente. Posteriormente, é importante investigar conteúdos de pensamento patológicos específicos, como delírios, ideias sobrevalorizadas, crenças prevalentes e obsessões (ideias intrusivas egodistônicas que irrompem à consciência). Por fim, pode ser útil explorar a crença do paciente, especialmente no que diz respeito a causalidade, investigação e prognóstico da doença.

Assim como as alucinações, os delírios podem ser fragmentados (p. ex., "Meus filhos me abandonarão em um asilo", "Roubaram meu dinheiro", "Estou sendo dilapidado", "Querem me matar") ou sistematizados (uma elaborada narrativa com personagens, argumentos, enredo e previsões). Os primeiros sugerem uma síndrome cerebral orgânica (aguda ou crônica), enquanto os demais são mais característicos de psicoses funcionais crônicas, como parafrenia, paranoia e transtorno do humor com sintomas psicóticos. As características centrais do delírio envolvem manter a alteração do teste de convicção e recrutar as evidências para apoiar a crença, nunca para desafiá-la.

SENSOPERCEPÇÃO

Geralmente, as alterações da sensopercepção são egodistônicas, e, por isso, os pacientes podem relutar em responder perguntas diretas sobre alucinações (percepções sem objeto). Portanto, é aconselhável introduzir questões sobre alucinações após estabelecer certo grau de intimidade e atenuar qualquer suspeita ou hostilidade por parte do paciente. Como acontece com qualquer linha de questionamento, é aconselhável começar com dúvidas relativamente amplas (p. ex., "Alguma experiência incomum?", "Algo distrai você?") antes de seguir para as perguntas mais diretas. A experiência pode precisar ser normalizada até certo ponto, por exemplo: "As pessoas, às vezes, dizem para mim que ouvem os outros falarem com elas ou sobre elas. Isso nunca aconteceu com você?".

As alucinações auditivas devem ser esclarecidas quanto à natureza e, particularmente, se existem vozes de "comando", as quais estão associadas à atuação sobre o conteúdo das alucinações e podem, assim, ser relacionadas a um risco maior de violência para consigo ou para com os outros. As alucinações visuais são mais sugestivas de doença cerebral orgânica e, neste caso, costumam ser transitórias — alucinações que são mal formadas, polimórficas (variáveis em conteúdo) —, e não associadas a delírios sistematizados complexos. As alucinações visuais, em particular, sugerem síndromes psico-orgânicas e são observadas no *delirium*, na demência com corpos de Lewy e como fatores complicadores da doença de Parkinson e de seu tratamento com agonistas dopaminérgicos. Em comparação com pacientes com transtornos psiquiátricos primários, uma visão sobre a natureza anormal das experiências pode ser relativamente bem-conservada.

Alucinações congruentes com o humor (p. ex., cheiro de podridão, vozes de acusação, visões do inferno), que podem estar associadas a delírios (ideias de ruína, síndrome de Cotard — síndrome da negação dos órgãos, em que há a crença niilista da morte dos próprios órgãos ou a convicção da própria morte), sugerem transtornos afetivos. Alucinações visuais também são observadas em pacientes com perda visual secundária a lesões periféricas, como na síndrome de Charles Bonnet.[6]

COMPULSÕES E OUTROS COMPORTAMENTOS REPETITIVOS

É relativamente comum encontrar comportamentos estereotipados e repetitivos em idosos. Em geral, esses fenômenos nessa faixa etária não indicam transtorno obsessivo-compulsivo (TOC), mas síndromes psico-orgânicas. Pacientes com uma gama de condições que afetam as funções cognitivas, como as demências ou outras encefalopatias, podem apresentar um repertório restrito de comportamentos e intolerância à interrupção deles. Essa é uma característica particular de síndromes demenciais que afetam os lobos frontais (DFT, demência semântica, degeneração corticobasal) e encefalopatias que atingem os gânglios da base (coreia de Huntington, doença de Fahr, touretismo, neuroinfecção, AVC). Esses comportamentos parecem fazer parte de um *continuum* com o TOC, mas a principal diferença é que pacientes com TOC primário têm uma forte sensação subjetiva de estranhamento ou ilogismo em relação a seus pensamentos ou medos e, com frequência, resistem ativamente a eles.[12]

INSIGHT E TEORIA DA MENTE

O *insight* está diretamente ligado à cooperação durante a avaliação psicogeriátrica, à aderência ao tratamento e à funcionalidade do indivíduo, portanto, seu exame é estratégico para definir necessidade de supervisão e medidas restritivas. Pacientes com *insight* mais grave têm comprometimento notório nas atividades da vida diária e, consequenetemente, apresentam menor autonomia e maior dependência funcional.

O *insight* refere-se à consciência do próprio estado mórbido e da consequente percepção da necessidade de tratamento. Pacientes e cuidadores geralmente apresentam avaliações não superpostas do *insight*, e os cuidadores tendem a avaliar o estado do paciente como mais comprometido do que ele o considera, embora o contrário também possa acontecer. O *insight* também pode estar dissociado em um mesmo indivíduo, apresentando alteração do *insight* para as mudanças de comportamento, mas exibindo *insight* preservado para as alterações cognitivas, ou vice-versa. Entretanto, em geral, o *insight* para as alterações de comportamento está mais comprometido e é mais fácil de observar do que aquele para as alterações cognitivas. O prejuízo no *insight* pode ser observado nos transtornos psicóticos, na mania e nas demências que comprometem o lobo frontal, em que surgem de forma precoce e até compõem os critérios diagnósticos desse grupo de demências.

Alguns pacientes depressivos ou hipocondríacos podem apresentar *insight* aumentado em relação a seus problemas.[13]

A **Figura 4.3** apresenta os componentes da avaliação psiquiátrica do idoso. Já o **Quadro 4.3** mostram os principais domínios do exame psicopatológico do idoso, suas principais alterações e algumas das causas que podem estar associadas a elas.

Às vezes, a avaliação psicogeriátrica pode ser complementada por uma avaliação neuropsicológica, principalmente em situações nas quais o diagnóstico diferencial das demências torna-se mais difícil e delicado diante de quadros clínicos que podem ocorrer de forma semelhante em patologias distintas ou sobreponentes.

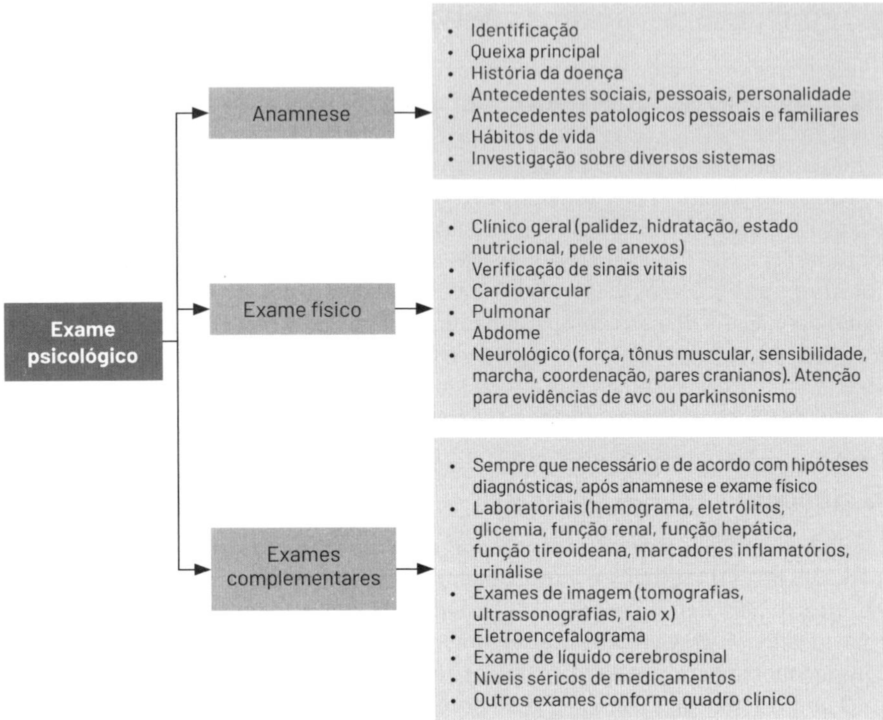

■ **Figura 4.3**
Componentes da avaliação psiquiátrica do idoso.

■ **Quadro 4.3**
Domínios do exame psicogeriátrico do estado mental

	Principais alterações	Possíveis causas
Nível de consciência	Sonolência Flutuações de consciência	Efeito de medicamento *Delirium*
Aparência atitude	Descuido com aparência/higiene Excentricidade Excesso de adornos/ vestimentas inadequadas	Depressão; demência Mania: transtorno bipolar, demência; transtorno da personalidade

(Continua)

■ Quadro 4.3 (Continuação)
Domínios do exame psicogeriátrico do estado mental

	Principais alterações	Possíveis causas
Atividade motora (psicomotricidade)	Bradipsiquismo Bradicinesia Tremor Rigidez Apraxia de marcha Ataxia	Depressão; efeito de medicamentos sedativos; parkinsonismo secundário; doença de Parkinson Sequelas de AVC Demência com corpos de Lewy; Degenerações lobares frontotemporais com componente motor ou corticobasal Hidrocefalia de pressão normal Sequelas de AVC Síndromes cerebelares
Orientação	Desorientação temporoespacial Desorientação autopsíquica	Demência Transtorno psicótico, surto psicótico *Delirium*
Atenção e concentração	Hipotenacidade Hipertenacidade	Mania, DFT TOC, demência; transtorno psicótico
Fala e linguagem	Logorreia Disfasia, palilalia Disartria Afasia Mutismo	Mania; hipomania; transtorno de ansiedade DFT variante linguagem; demência vascular; Sequelas de AVC DFT (afasia progressiva primária), depressão psicótica, catatonia
Memória e outras funções cognitivas	Prejuízo em memória episódica Prejuízo em memória recente/evocação Prejuízo visuoespacial	
Humor e afeto	Hipotimia Hipertimia	Depressão Demência com *insight* Transtorno bipolar, mania ou hipomania DFT
Juízo de realidade	Parcial Ausente	Transtornos psicóticos Demência Transtorno bipolar DFT

(*Continua*)

(*Continuação*)

■ **Quadro 4.3**
Domínios do exame psicogeriátrico do estado mental

	Principais alterações	Possíveis causas
Forma, curso e conteúdo do pensamento	Delírios ▪ Ciúme ▪ Sósia (Capgras) ▪ Perseguição ▪ Ruína, culpa	DA Transtorno psicótico Esquizofrenia paranoide Depressão psicótica
Sensopercepção	Alucinações visuais, auditivas, táteis, olfativas	Transtorno psicótico (esquizofrenia) Demência com corpos de Lewy DA Demência vascular Doença vascular cerebral Perda da acuidade visual, hipoacusia Tumores cerebrais
Volição	Anedonia	Depressão Demência (vascular)
Pragmatismo	Apatia	Depressão Demência vascular Demência avançada
Compulsões e comportamentos repetitivos	Hiperoralidade Comer compulsivo Manias Perseverações Estereotipias *Skin picking*	DFT DFT, uso de antipsicóticos Transtorno bipolar DFT Sequelas de eventos vasculares em região frontal DFT Demência vascular Transtorno psicótico
***Insight* e teoria da mente**	Prejuízo do *insight*	Transtornos psicóticos Mania Demências (principalmente com envolvimento dos lobos temporais)
Personalidade	Acentuação de traços de personalidade Mudança de personalidade	DA DFT

AVC = acidente vascular cerebral; DA = doença de Alzheimer; DFT = demência frontotemporal; TOC = transtorno obsessivo-compulsivo

REFERÊNCIAS

1. Jacoby R, Oppenheimer C, Dening T, Thomas A. Oxford textbook of old age psychiatry. New York: Oxford University; 2008.
2. Caixeta L, Costa JNL, Vilela ACM, Nóbrega M. The development of the dementia concept in 19th century. Arq Neuropsiquiatr. 2014;72(7):564-7.
3. Berrios GE. The history of mental symptoms: descriptive psychopathology since the nineteenth century. Cambridge: Cambridge University; 1996.
4. Griesinger W. Mental pathology and therapeutics. London: The New Sydenham Society; 1867.
5. Caixeta M, Caixeta L, Vargas C, Melo V, Melo C. O exame psiquiátrico. São Paulo: Rubio; 2011.
6. Caixeta L, organizador. Psiquiatria geriátrica. Porto Alegre: Artmed; 2016.
7. Finney GR, Minagar A, Heilman KM. Assessment of mental status. Neurol Clin. 2016;34(1):1-16.
8. Bottino CMC, Blay SL, Laks J. Diagnóstico e tratamento dos transtornos do humor em idosos. São Paulo: Atheneu; 2012.
9. Hogdes JH. Cognitive assessment for clinicians. 3rd ed. New York: Oxford University; 2017.
10. Caixeta L. Entrevista e avaliação psicopatológica em psicogeriatria. In: Caixeta L, organizador. Psiquiatria geriátrica. Porto Alegre: Artmed; 2016. p. 42.
11. Varghese M, Dahale AB. The geropsychiatric interview- assessment and diagnosis. Indian J Psychiatry. 2018;60(Suppl 3):S301-11.
12. Fontenelle FL, Mendlowicz MV. Manual de psicopatologia descritiva e semiologia psiquiátrica. Rio de Janeiro: Revinter; 2017.
13. Sims A. Sintomas da mente: introdução à psicopatologia descritiva. Porto Alegre: Artmed; 2001.

5 INSTRUMENTOS E ESCALAS UTILIZADOS EM PSICOGERIATRIA

Felipe Kenji Sudo

O diagnóstico em psiquiatria é tradicionalmente realizado por meio da entrevista psiquiátrica, que inclui todas as etapas de uma anamnese comum, como a coleta da história da doença atual, o histórico patológico pregresso, familiar e fisiológico, além do exame psíquico.[1,2] Este último objetiva a análise das funções mentais de um indivíduo e apresenta propriedades metodológicas que o distinguem amplamente da semiologia médica clássica.[2,3]

O dualismo mente e cérebro, oriundo da filosofia clássica e, posteriormente, assumido pela psicanálise, levou psiquiatras do início do século XX à ideia de que aspectos subjetivos não poderiam ser abordados por meio do método biomédico, amparado na observação objetiva e no raciocínio indutivo-nomológico. Seguindo a psicopatologia descritiva idealizada por Karl Jaspers, a partir da operacionalização do pensamento de Edmund Husserl e outros filósofos para a clínica,[4] o exame psíquico utiliza a abordagem fenomenológica como forma de compreensão global das características psíquicas de um sujeito.[2] Enquanto achados objetivos (p. ex., a presença de tremores de extremidades, o estado de higiene, o volume da fala, etc.) poderiam ser percebidos por meio dos sentidos, o reconhecimento de aspectos subjetivos (como tristeza, alegria e medo) dependeria exclusivamente de fatores intrínsecos à experiência relacional entre médico-paciente.[5] Pela empatia, que implicaria a auto-observação dos sentimentos despertos durante a avaliação, seria possível ao examinador inferir sobre o mundo vivencial do outro. O diagnóstico psiquiátrico se constituiria por meio da integração desses fenômenos verificados (sinais e sintomas), das particularidades da personalidade e do meio sociocultural em que o indivíduo se insere.[6]

Contudo, a partir da segunda metade do século XX, quando o modelo biomédico passou a prevalecer sobre as ciências humanas para a compreensão dos fenômenos, questionamentos a respeito da validade e da confiabilidade do diagnóstico em psiquiatria passaram a se difundir nos meios acadêmicos.[7] O movimento da antipsiquiatria, em especial, eclodiu sob a égide da contracultura nos anos de 1960 e trouxe críticas relevantes à ausência de métodos científicos na caracterização dos quadros clínicos.[8] O diagnóstico baseado na intersubjetividade entre médico e paciente foi referido como sujeito a vieses, uma vez que estaria contaminado pelos valores e julgamentos do avaliador e da sociedade que ele representaria.[9] O emprego da institucionalização psiquiátrica prolongada para o tratamento dos casos passou a ser visto como ultrapassado e com motivações eugenistas,[10] e essas ideias culminaram na desconfiança de que o adoecimento mental seria um "mito" inventado pelos psiquiatras com o intuito de reprimir condutas sociais desviantes.[9]

Com essas sérias ameaças à sua legitimidade, tornou-se evidente à psiquiatria a necessidade de se reformular, sobretudo no que se referia ao seu distanciamento do saber médico-científico. Em 1980, a terceira edição do *Manual diagnóstico e estatístico de transtornos mentais* (DSM-III), publicado pela American Psychiatric Association, representou um marco desse novo posicionamento, com a substituição de entidades clínicas mal-definidas por categorias diagnósticas baseadas em grupos de sintomas, as quais poderiam ser objetivamente medidas.[11] Foi constituído, ainda, um importante passo para a criação de uma "linguagem comum" na classificação em psiquiatria, permitindo o avanço na pesquisa na área.[11]

Nesse contexto de mudanças do paradigma na direção de métodos objetivos de avaliação, tem se tornado mais bem aceito entre psiquiatras que os sintomas comportamentais, afetivos e funcionais poderiam ser não apenas qualificados por meio da entrevista tradicional, mas também mensurados por meio de escalas, inventários e questionários validados.[12] A utilização dessas ferramentas ainda é incipiente na prática clínica, apesar de evidências indicarem vantagens em relação ao método usual.[13] Em populações especiais, como é o caso da população idosa, esses instrumentos padronizados podem ser especialmente úteis, evitando-se subdiagnósticos e favorecendo a tomada de decisão pelo clínico.

Neste capítulo, serão apresentadas algumas das escalas, inventários e questionários utilizados na avaliação em psicogeriatria no Brasil.

AVALIAÇÃO EM PSICOGERIATRIA POR MEIO DE INSTRUMENTOS FORMAIS

O emprego de instrumentos padronizados tem sido recomendado por diretrizes diagnósticas, podendo ser útil na detecção de quadros subsindrômicos e/ou leves[14] e na definição de quadros mistos ou com características intermediárias entre duas entidades mórbidas (p. ex., transtorno esquizoafetivo).[15] Essas ferramentas podem, ainda, favorecer a valorização de aspectos graves e que demandam ações urgentes (p. ex., risco de suicídio).[15]

Ademais, em psicogeriatria, questões de ordem cultural e características fenotípicas dos transtornos mentais em idosos podem comprometer a acurácia dos métodos de avaliação tradicionais. Por exemplo, diferenças dos transtornos depressivos em idosos, em comparação com outros grupos, devem ser consideradas na avaliação desses quadros.[16] No caso da depressão geriátrica, manifestações somáticas, cognitivas e volitivas costumam ser mais proeminentes do que sintomas de humor propriamente ditos,[16] e os quadros subsindrômicos devem ser abordados por repercutirem sobre a qualidade de vida e piorarem os prognósticos de doenças clínicas.[16] Além disso, a presença de comorbidades clínicas, como aquelas que comprometem a mobilidade, pode mascarar o impacto das alterações de humor sobre a funcionalidade. Por fim, questões comuns a essa população, como aquelas de ordem situacional (p. ex., dificuldades econômicas, luto, isolamento social) e outras ligadas à cultura, contribuiriam para a naturalização e a negligência nos cuidados desses transtornos nessa população. Diante dos desafios para a detecção da depressão em idosos, o emprego de instrumentos padronizados elevaria a sensibilidade diagnóstica ao possibilitar a avaliação dimensional no lugar de métodos categóricos baseados na presença ou ausência do transtorno.

Da mesma forma, a grande frequência de quadros mistos depressivos-ansiosos na população idosa torna necessária a atenção para a ocorrência concomitante desses grupos sintomáticos.[17] Por fim, a multiplicidade de questões envolvidas na avaliação em psicogeriatria, incluindo aspectos relacionados à nutrição, ao sono, à cognição e à funcionalidade do paciente, bem como as diferentes fontes de informação sobre o quadro (o próprio paciente, familiares, cuidadores profissionais, etc.), podem ser beneficiadas pela sistematização dos procedimentos de análise, como, por exemplo, pela adoção de *checklists* na prática diária.[18,19]

AVALIAÇÃO DA DEPRESSÃO GERIÁTRICA

A depressão se encontra entre as condições listadas na Avaliação Multidimensional Rápida da Pessoa Idosa, metodologia recomendada pelo Ministério da Saúde para a identificação dos agravos mais prevalentes nesse grupo etário no âmbito da atenção primária.[18] O rastreio por meio desse instrumento consiste em uma única pergunta dirigida ao paciente: "O(A) senhor(a) se sente triste ou desanimado(a) frequentemente?".[18] De maneira similar, as diretrizes da United States Preventive Services Task Force (USPSTF)/American Academy of Family Physicians, da Royal Australian College of General Practitioners e do National Institute for Health & Clinic Excellence (NICE), orientam o rastreio de depressão em serviços básicos de saúde por meio do Patient Health Questionnaire-2 (PHQ-2).[20-22] Essa ferramenta compreende dois itens que devem ser respondidos quanto à frequência em que ocorreram nas últimas duas semanas: "Com que frequência o(a) senhor(a) apresentou os seguintes sintomas: (i) perda do prazer e do interesse em atividades; (ii) sentimento de tristeza, depressão ou desamparo?".[23]

Uma recente metanálise analisou a acurácia do rastreio de depressão por meio desses métodos "ultrabreves", consistindo em uma a duas perguntas ao paciente acerca da presença ou da frequência de queixas recentes de humor.[24] Os autores concluíram que a baixa especificidade e, portanto, a elevada taxa de falsos positivos contraindicariam o emprego desses instrumentos de maneira isolada na avaliação de potenciais casos.[24]

Por isso, nos casos de rastreio positivo, os consensos indicam a complementação da investigação por meio de outras ferramentas mais detalhadas. Os protocolos clínicos brasileiro e norte-americano recomendam a aplicação da versão breve da Escala de Depressão Geriátrica (GDS, do inglês Geriatric Depression Scale).[25,26] Já a diretriz australiana acrescenta como alternativas, além desse instrumento, a Escala de Depressão na Demência de Cornell e a Psychogeriatric Assessment Scales (PAS).[27,28] O NICE preconiza os seguintes métodos de avaliação para situações de rastreio positivo: Patient Health Questionnaire-9 (PHQ-9), Hospital Anxiety and Depression Scale (HADS) e Beck Depression Inventory (BDI).[29]

A **Tabela 5.1** apresenta um resumo das recomendações das principais diretrizes para identificação da depressão em idosos.

Tabela 5.1
Recomendações para rastreio e investigação de depressão geriátrica na atenção primária

Instituição/grupo de trabalho	Ano de publicação	Rastreio	Investigação estendida
Ministério da Saúde[18]	2007	Avaliação Multidimensional Rápida da Pessoa Idosa	Escala de Depressão Geriátrica - versão de 15 itens (GDS-15)
National Institute for Health & Clinic Excellence (NICE)[29]	2009	Patient Health Questionnaire-2 (PHQ-2)	Patient Health Questionnaire-9 (PHQ-9); Hospital Anxiety and Depression Scale (HADS); Beck Depression Inventory (BDI)
U.S. Preventive Services Task Force (USPSTF)[20]	2018	Patient Health Questionnaire-2 (PHQ-2)	Escala de Depressão Geriátrica - versão de 15 itens (GDS-15)
The Royal Australian College of General Practitioners (RACGP)[28]	2019	Patient Health Questionnaire-2 (PHQ-2)	Escala de Depressão Geriátrica - versão de 15 itens (GDS-15); Escala de Depressão na Demência de Cornell (ECDD); Psychogeriatric Assessment Scales (PAS)

Os instrumentos validados para avaliação dimensional dos sintomas depressivos na população idosa brasileira compreendem entrevistas padronizadas, questionários autoaplicáveis ou respondidos por um informante colateral ou escalas de impressão clínica do examinador. A presença de depressão é caracterizada por pontuações acima de um ponto de corte definido em estudos com amostras representativas da população. A **Tabela 5.2** mostra um resumo das características de alguns desses métodos.

A GDS, elaborada por Yesavage e colaboradores, em 1983, é um dos métodos quantitativos mais empregados em pesquisa e na clínica para a avaliação de sintomas depressivos em idosos.[25,26] A versão com 15 itens é a mais utilizada, e conta com alta confiabilidade[35] e validade frente ao diagnóstico clínico,[26] consistindo em uma entrevista clínica estruturada com respostas do tipo "sim" e "não". O ponto de corte de 5/6 (não caso/caso) produziu índices de sensibilidade e especificidade adequados para o diagnóstico de episódio depressivo maior em idosos brasileiros de acordo com a *Classificação internacional de doenças* (CID-10)[26] e o DSM-IV.[39]

A Montgomery-Asberg Depression Rating Scale (MADRS) se baseia na impressão clínica do examinador[32] e compreende 10 itens, abrangendo sinais e sintomas de depressão, que são pontuados por escala tipo Likert de 0 a 6,[32,33] e sintomas de humor, perda de energia, ideação suicida e sintomas cognitivos.[32,33] A Center for Epidemiological Scale-Depression (CES-D) é uma medida autoaplicável que avalia a frequência de sintomas de humor, sintomas somáticos, alterações em relacionamentos pessoais e comportamento motor na semana anterior à avaliação. As respostas seguem o modelo Likert, variando de 0 (nunca ou raramente) a 3 (sempre).[30,31]

Também há outros instrumentos que se destinam à avaliação de depressão em pessoas com demência.[40] O Inventário Neuropsiquiátrico (INP), em suas diferentes versões, visa à avaliação de até 12 domínios de sintomas neuropsiquiátricos na demência (depressão, apatia, ansiedade, delírios, alucinações, agitação/agressividade, elação, desinibição, irritabilidade, comportamento motor aberrante e alterações de sono e apetite), baseados no relato de um informante colateral.[37,38,41] É estruturado em uma pergunta de rastreio para cada categoria de sintomas (p. ex., no caso da depressão: "Nos últimos 30 dias, o[a] paciente tem se mostrado mais triste ou desanimado[a]?") e em questões complementares e de respostas fechadas (sim/não), que são aplicadas em situações de rastreio positivo (questionamentos referentes à presença de humor deprimido, sentimento de culpa ou ruína, ideação suicida, anedonia, disforia e hábitos alimentares).[37,38,41] Além disso, são medidas a frequência e a intensidade dos sintomas, bem como o grau de sobrecarga do cuidador.[38]

A ECDD se baseia nos dados fornecidos por um informante colateral, e as respostas para os itens (19 perguntas divididas em 5 grupos de sintomas: alterações de humor, alterações de comportamento, sintomas somáticos, alterações do ciclo de sono-vigília e alterações de pensamento) compreendem escores de 0 (ausência de sintomas) a 2 (sintomas graves).[36] O estudo de validação brasileiro detectou acurácia semelhante aos dados internacionais, porém com ponto de corte consideravelmente mais elevado.[33]

Tabela 5.2
Instrumentos de avaliação de sintomas depressivos validados para a população idosa brasileira

	Instrumento original	Validação da versão brasileira em idosos			
Instrumentos	Autor, ano	Autor, ano	Método	Ponto de corte	Área sob a curva e IC 95%
Center for Epidemiological Scale - Depression (CES-D)	Radlof (1977)[30]	Batistoni e colaboradores (2007)[31]	Questionário autoaplicável	11	0,78 (0,72-0,84)[#]
Montgomery-Asberg Depression Rating Scale (MADRS)	Montgomery e Åsberg (1979)[32]	Portugal e colaboradores (2012)[33]	Questionário preenchido pelo avaliador	10	0,75 (0,64-0,86)[$]
Escala de Depressão Geriátrica (GDS)	Yesavage e colsaboradores (1983)[34]	Almeida e Almeida (1999)[35]	Entrevista com paciente	5	0,85 (0,79-0,91)[$]
Escala de Depressão na Demência de Cornell (ECDD)	Alexopoulos e colaboradores (1988)[36]	Portugal e colaboradores (2012)[33]	Questionário preenchido por informante colateral	13	0,71 (0,61-0,82)[$]
Patient Health Questionnaire - 2 (PHQ-2)	Kroenke e colaboradores (2003)[23]	Lino e colaboradores (2016)[22]	Questionário autoaplicável ou entrevista com paciente	1	0,77[&]
Inventário Neuropsiquiátrico (INP)	Cummings e colaboradores (1994)[37]	Camozzato e colaboradores (2015)[38]	Entrevista com o informante colateral	-[@]	-[@]

[#]Em relação ao GDS; [$]em relação ao diagnóstico pelo DSM-IV; [&]IC e erro padrão não informados no artigo; [@]Não avaliado especificamente para depressão.

Outros instrumentos frequentemente usados em pesquisa, mas sem estudos de validação para a população brasileira idosa, incluem o Zung Self-Rating Depression Scale, o BDI e o Hamilton Depression Rating Scale (HAM-D). Quanto aos dados psicométricos desses instrumentos, a acurácia em estudos de validade foi, em geral, considerada moderada (AUC <0,80), com exceção do GDS, que apresentou área sob a curva substancial (AUC = 0,85; IC 95% 0,79-0,91).[39]

Discussões acerca de variações na validade dos dados devido a vieses relacionados às fontes de informação são abundantes na literatura.[42] No caso de idosos, sobretudo aqueles com demência, a presença de sobrecarga dos informantes-cuidadores deve ser ponderada na interpretação das respostas aos instrumentos.[42] Dentre estes, apenas o INP contempla a mensuração dessa variável de confundimento,[38] e a validade dos resultados também poderia ser questionada para os métodos baseados em respostas fornecidas pelo examinando. A falta de consciência dos próprios sintomas depressivos foi relatada em idosos como decorrente de déficits cognitivos,[43] estigma social ou carência de informações acerca desses agravos,[44] entre outros fatores. Os efeitos adicionais de dificuldades de compreensão ou sensopercepção seriam esperados nos casos de emprego de instrumentos autoaplicáveis em pacientes com déficits cognitivos. De maneira similar, a validade dos métodos amparados na impressão do avaliador sofreria decréscimo nas situações de exames transversais e demandaria extenso treinamento e supervisão para a pontuação uniforme dos casos entre profissionais. Entretanto, a incorporação de aspectos psicopatológicos no MADRS poderia facilitar a aceitação do instrumento entre psiquiatras.

AVALIAÇÃO DA ANSIEDADE EM IDOSOS

O reconhecimento dos transtornos ansiosos é de grande importância para a assistência de idosos na atenção primária, considerando que se associam a buscas frequentes por atendimentos em saúde,[45] reduzem a qualidade de vida dos indivíduos acometidos[46] e podem mimetizar ou agravar condições médicas gerais, como doenças cardiovasculares.[47,48] Eles constituem um grupo de agravos reunidos no capítulo intitulado "Ansiedade ou transtornos relacionados ao medo", na CID-11, englobando o transtorno de ansiedade generalizada (TAG), o transtorno de pânico, a agorafobia, a fobia específica, o transtorno de ansiedade social, o transtorno de ansiedade de separação, o mutismo seletivo e outros transtornos ansiosos não especificados.[49]

Apesar da reconhecida prevalência em ambientes clínicos, alguns dos principais protocolos clínicos não incluíram instrumentos de avaliação formais para o diagnóstico e monitoramento desses quadros.[18,50] A diretriz do The Royal Australian College of General Practitioners (RACGP), por sua vez, recomenda o rastreio combinado de sintomas depressivos e ansiosos por meio da Depression, Anxiety and Stress Scale-21 (DASS-21, ainda não validada para a população idosa brasileira) e da Escala de Estresse Psicológico de Kessler (K10).[28]

No Brasil, o Inventário de Ansiedade Geriátrica (GAI, do inglês Geriatric Anxiety Inventory) provavelmente seja a ferramenta mais utilizada para a avaliação de ansiedade clinicamente significativa em idosos.[51,52] Trata-se de um questionário autoaplicável, com 20 itens, e as respostas são dicotômicas (sim/não). Em um estudo brasileiro, o ponto de corte de 13 pontos foi capaz de discriminar sujeitos com TAG, diagnosticado pelo DSM-IV, com sensibilidade de 83,3% e especificidade de 84,6%.[52]

A K10 é um instrumento de autopreenchimento, contendo 10 questões acerca da frequência com que o indivíduo experimentou sintomas depressivos e ansiosos durante as últimas quatro semanas.[53] As respostas são registradas em uma escala de até 5 pontos (5 – O tempo todo; 4 – A maior parte do tempo; 3 – Parte do tempo; 2 – Um pouco; 1 – Nunca). Em um estudo de validação para a população idosa brasileira, verificou-se que o escore de 14 pontos identificaria indivíduos acometidos com sensibilidade de 75,47% e especificidade de 85%.[54]

A Ham-A é um instrumento de 14 itens, que são preenchidos pelo examinador para a avaliação dos domínios psíquico e somático da ansiedade.[55] Cada questão é pontuada em uma escala Likert em 5 níveis. O instrumento foi validado para o rastreio de TAG em indivíduos com doença de Parkinson no Brasil.[56] O quadro ansioso foi diagnosticado por meio da entrevista padronizada MINI Plus, que se baseia nos critérios do DSM-IV. O ponto de corte de 10/11 identificou corretamente os casos com sensibilidade de 85,7% e especificidade de 63,5%.[56]

Outros instrumentos populares, mas que ainda não foram submetidos às etapas de validação para a população idosa brasileira, incluem o Inventário de Ansiedade de Beck (BAI) e o Inventário de Ansiedade Traço-Estado (IDATE).

A **Tabela 5.3** resume informações referentes aos instrumentos validados para a avaliação de ansiedade na população idosa brasileira.

AVALIAÇÃO DA FUNCIONALIDADE EM IDOSOS

A funcionalidade pode ser definida como a capacidade de gerir a própria vida ou cuidar de si mesmo.[57] Ela compreende a habilidade para manejar funções primordiais para a sobrevivência, como alimentar-se, realizar a higiene pessoal, vestir-se, transferir-se de um local a outro (atividades básicas de vida diária — AVDs); e para administrar questões mais complexas da vida, como gerenciar finanças, fazer compras, tomar decisões sobre a própria saúde, etc.[57]

O uso de instrumentos padronizados validados para a avaliação da funcionalidade é recomendação da Política Nacional de Saúde da Pessoa Idosa.[58] Quatro escalas são indicadas pelo Ministério da Saúde para esse propósito durante a avaliação global da pessoa idosa na atenção básica: o Índex de Independência nas Atividades de Vida Diária de Katz, o Questionário de Atividades Funcionais de Pfeffer (FAQ, do inglês Functional Activities Questionnaire), a Escala de Lawton e a Medida de Independência Funcional (MIF).[18]

■ Tabela 5.3
Instrumentos de avaliação de sintomas ansiosos validados para a população idosa brasileira

	Instrumento original	Validação da versão brasileira em idosos			
Instrumentos	Autor, ano	Autor, ano	Método	Ponto de corte	Área sob a curva e IC 95%
Escala de Ansiedade de Hamilton (Ham-A)	Hamilton (1959)[55]	Kummer e colaboradores (2010)[56]	Questionário preenchido pelo avaliador	10/11	0,77[$&]
Inventário de Ansiedade Geriátrica (GAI)	Pachana e colaboradores (2007)[51]	Massena e colaboradores (2015)[52]	Questionário autoaplicável	13	0,90[$&]
Escala de Estresse Psicológico de Kessler (K10)	Kessler e colaboradores (2003)[53]	Lins e colaboradores (2021)[54]	Questionário autoaplicável	14	-[@]
Inventário Neuropsiquiátrico (INP)	Cummings e colaboradores (1994)[37]	Camozzato e colaboradores (2015)[38]	Entrevista com o informante colateral	-[@]	-[@]

[$]Em relação ao diagnóstico pelo DSM-IV; [&]IC e erro padrão não informados; [@]Não avaliado especificamente para ansiedade.

O índex de Katz é a medida mais utilizada na avaliação das AVDs, abrangendo seis funções (capacidade para tomar banho, vestir-se, ir ao banheiro, transferência, continência e alimentação) e classificando os idosos em independentes ou dependentes para uma ou mais atividades.[59] A escala é respondida por um informante colateral, sendo o nível funcional do indivíduo classificado em categorias definidas por letras de A (independente para todas as atividades) a G (dependente para todas as atividades) ou, mais recentemente, em categoriais numéricas de 0 (independente para todas as atividades) a 6 (dependente para todas as atividades).[60]

A avaliação das AVDs conta com instrumentos que utilizam diferentes metodologias, como entrevistas dirigidas ao paciente, questionários de informações colaterais e testes "ecológicos", nos quais a funcionalidade é inferida pelo desempenho do paciente em tarefas.

O FAQ é uma ferramenta aplicada a um informante, com questões que medem a capacidade do idoso para gerenciar finanças, fazer compras, preencher apólices de seguros ou formulários para previdência social, jogar cartas, fazer café, preparar refeições, compreender programas de televisão, acompanhar acontecimentos, lembrar-se de compromissos e orientar-se na rua.[61,62] Cada item é pontuado em uma escala Likert de 4 níveis (0 = Normal; 1 = Faz com dificuldade; 2 = Necessita de ajuda; 3 = Não é capaz). O ponto de corte de 3 identificou sujeitos com alterações funcionais com sensibilidade de 75,93% (IC 95% 87,33-64,52) e especificidade de 80,36% (IC 95% 90,76-69,95).[62]

A Escala de Lawton, também referida como Escala de Lawton & Brody, é uma entrevista breve dirigida ao próprio paciente. As questões correspondem à capacidade para a realização de nove aspectos das AVDs (uso de telefone, uso de transporte, compras, preparo de refeições, arrumação da casa, realização de trabalhos domésticos, lavagem das roupas, manejo de medicamentos e gestão financeira),[63] e os itens são pontuados em três graus de dependência ("realiza sem assistência", "realiza com ajuda parcial" e "não consegue realizar"). A versão brasileira mostrou índices de confiabilidade satisfatórios, embora ainda seja necessário estudo de validação.[64]

A MIF verifica o desempenho do indivíduo para a realização de um conjunto de 18 tarefas, abrangendo autocuidados, controle esfincteriano, transferência, locomoção, comunicação e cognição social,[65] e os casos são classificados em uma escala de graus de dependência de sete níveis, sendo o valor 0 correspondente à dependência total, e o valor 7, correspondente à independência na realização das tarefas.[65]

A Direct Assessment of Functional Status-Revised (DAFS-R) consiste em uma bateria de habilidades cognitivas que se propõe a avaliar de modo objetivo a capacidade do paciente para a realização de atividades rotineiras. Ela apresenta os seguintes subtestes: (1) orientação temporal; (2) comunicação (simulações de uso de telefone, preencher um envelope); (3) gestão financeira (com tarefas de identificação de moedas e cédulas, realização de transações em dinheiro, preencher cheque, calcular saldo em conta); (4) realização de compras (memorizar lista de compras e selecionar itens a partir de uma lista escrita); (5) vestir-se e realizar a própria higiene (escovar os dentes, lavar as mãos e vestir casaco e sapatos); e (6) alimentar-se (utilização de talheres, servir e beber água).[66] O escore de 86 pontos possibilitou diferenciar indivíduos saudáveis daqueles com doença de Alzheimer (sensibilidade = 100%, especificidade = 96,7%). Já a pontuação de 93 distinguiu controles normais de sujeitos com comprometimento cognitivo leve (sensibilidade = 80,6%, especificidade = 84,4%).[66]

Outros instrumentos foram validados para a avaliação funcional de idosos brasileiros com demência, como: o Activities of Daily Living Questionnaire (ADLQ),[67] a Escala de Avaliação de Incapacidade em Demência (DAD)[68] e o Informant Questionnaire on Cognitive Decline on the Elderly (IQCODE).[69]

CONSIDERAÇÕES FINAIS

A trajetória em direção à modernização dos métodos pela psiquiatria atual, visando a afugentar críticas em relação à baixa confiabilidade das avaliações carregadas de subjetividade, abrange a necessidade de harmonização dos conceitos e dos procedimentos diagnósticos. Além disso, o uso de instrumentos validados favorece o exame em psicogeriatria, possibilitando a análise dimensional dos quadros clínicos subsindrômicos e de apresentações diversas daqueles observados em adultos jovens. Por essas razões, entende-se que o treinamento para a aplicação e interpretação dessas ferramentas é de grande relevância na formação profissional na área.

REFERÊNCIAS

1. Cheniaux E. Manual de psicopatologia. 5. ed. Rio de Janeiro: Guanabara Koogan; 2015.
2. Bastos CL. Manual do exame psiquico: uma introducao pratica a psicopatologia. 4. ed. Rio de Janeiro: Thieme Revinter; 2019.
3. Dalgalarrondo P. Psicopatologia e semiologia dos transtornos mentais. 3. ed. Porto Alegre: Artmed; 2019.
4. Jaspers K. Psicopatologia geral. São Paulo: Atheneu; 1979.
5. Broome MR, Harland R, Owen GS, Stringaris A, editors. The maudsley reader in phenomenological psychiatry. Cambridge: Cambridge University; 2012.
6. Bastos CL. O erro diagnóstico na prática psiquiátrica. Debates. 2010;2(6):6-10.
7. Aboraya A, France C, Young J, Curci K, Lepage J. The validity of psychiatric diagnosis revisited: the clinician's guide to improve the validity of psychiatric diagnosis. Psychiatry. 2005;2(9):48-55.
8. Szasz TS. The problem of psychiatric nosology: a contribution to a situational analysis of psychiatric operations. Am J Psychiatry. 1957;114(5):405-13.
9. Szasz TS. The myth of mental illness. In: Morris RJ, editor. Perspectives in abnormal behavior. New York: Pergamon; 1974. p. 4-11.
10. Mansanera A, Da Silva L. A influência das idéias higienistas no desenvolvimento da psicologia no Brasil. Psicol Estud. 2000;5(1):115-37.
11. Mayes R, Horwitz AV. DSM-III and the revolution in the classification of mental illness. J Hist Behav Sci. 2005;41(3):249-67.
12. Norton WA. A review of psychiatric rating scales. Can Psychiatr Assoc J. 1967;12(6):563-74.
13. Aboraya A, Nasrallah HA, Elswick DE, Ahmed E, Estephan N, Aboraya D, et al. Measurement-based care in psychiatry-past, present, and future. Innov Clin Neurosci. 2018;15(11-12):13-26.

14. Kessler D. Detection of depression and anxiety in primary care: follow up study. BMJ. 2002;325(7371):1016-7.

15. American Psychiatric Association. Diagnostic and statistical manual of mental disorders: DSM-5. 5th ed. Washington: APA; 2013.

16. Fiske A, Wetherell JL, Gatz M. Depression in older adults. Annu Rev Clin Psychol. 2009;5(1):363-89.

17. Beekman AT, Beurs E, van Balkom AJ, Deeg DJ, van Dyck R, van Tilburg W. Anxiety and depression in later life: co-occurrence and communality of risk factors. Am J Psychiatry. 2000;157(1):89-95.

18. Brasil. Ministério da Saúde. Envelhecimento e saúde da pessoa idosa [Internet]. Brasília: MS; 2007 [capturado em 7 maio 2022]. Disponível em: http://bvsms.saude.gov.br/bvs/publicacoes/abcad19.pdf.

19. Nutt DJ, Davidson JRT, Gelenberg AJ, Higuchi T, Kanba S, Karamustafalioğlu O, et al. International consensus statement on major depressive disorder. J Clin Psychiatry. 2010;71(suppl E1):e08.

20. Maurer DM, Raymond TJ, Davis BN. Depression: screening and diagnosis. Am Fam Physician. 2018;98(8):508-15.

21. The Royal Australian College of General Practitioners. Guidelines for preventive activities in general practice [Internet]. 9th ed. East Melbourne: RACGP; 2016 [capturado em 7 maio 2022]. Disponível em: https://www.racgp.org.au/download/Documents/Guidelines/Redbook9/17048-Red-Book-9th-Edition.pdf.

22. Lino VTS, Portela MC, Camacho LAB, Rodrigues NCP, Andrade MKN, O'Dwyer G. Rastreamento de problemas de idosos na atenção primária e proposta de roteiro de triagem com uma abordagem multidimensional. Cad Saúde Pública. 2016;32(7):1-12.

23. Kroenke K, Spitzer RL, Williams JBW. The patient health questionnaire-2: validity of a two-item depression screener. Med Care. 2003;41(11):1284-92.

24. Mitchell AJ, Coyne JC. Do ultra-short screening instruments accurately detect depression in primary care? A pooled analysis and meta-analysis of 22 studies. Br J Gen Pract. 2007;57(535):144-51.

25. Sheikh JI, Yesavage JA. Geriatric Depression Scale (GDS): recent evidence and development of a shorter version. Clin Gerontol. 1986;5(1-2):165-73.

26. Almeida OP, Almeida SA. Short versions of the geriatric depression scale: a study of their validity for the diagnosis of a major depressive episode according to ICD-10 and DSM-IV. Int J Geriatr Psychiatry. 1999;14(10):858-65.

27. Jorm A, Mackinnon A. Psychogeriatric assessment scales: user's guide. 4th ed. Canberra: Commonwealth Department of Health; 1995.

28. The Royal Australian College of General Practitioners. RACGP aged care clinical guide: silver book [Internet]. 5th ed. East Melbourne: RACGP; 2019 [capturado em 7 maio 2022]. Disponível em: https://www.racgp.org.au/clinical-resources/clinical-guidelines/key-racgp-guidelines/view-all-racgp-guidelines/silver-book/part-a/mental-health.

29. National Institute for Health & Clinic Excellence. Depression in adults: recognition and management. London: NICE; 2009.

30. Radloff LS. The CES-D scale: a self-report depression scale for research in the general population. Appl Psychol Meas. 1977;1(3):385-401.

31. Batistoni SST, Néri AL, Cupertino AP. Validade e confiabilidade da versão brasileira da Center for Epidemiological Scale - Depression (CES-D) em idosos brasileiros. Psico-USF. 2010;15(1):13-22.

32. Montgomery SA, Asberg M. A new depression scale designed to be sensitive to change. Br J Psychiatry. 1979;134:382-9.

33. Portugal MG, Coutinho ESF, Almeida C, Barca ML, Knapskog AB, Engedal K, et al. Validation of Montgomery-Åsberg rating scale and Cornell Scale for depression in dementia in Brazilian elderly patients. Int Psychogeriatr. 2012;24(8):1291-8.

34. Yesavage JA, Brink TL, Rose TL, Lum O, Huang V, Adey M, et al. Development and validation of a geriatric depression screening scale: a preliminary report. J Psychiat Res. 1983;17(1):37-49.

35. Almeida OP, Almeida SA. Confiabilidade da versão brasileira da Escala de Depressão em Geriatria (GDS) versão reduzida. Arq Neuro-Psiquiatr. 1999;57(2B):421-6.

36. Alexopoulos GS, Abrams RC, Young RC, Shamoian CA. Cornell scale for depression in dementia. Biol Psychiatry. 1988;23(3):271-84.

37. Cummings JL, Mega M, Gray K, Rosenberg-Thompson S, Carusi DA, Gornbein J. The neuropsychiatric inventory: comprehensive assessment of psychopathology in dementia. Neurology. 1994;44(12):2308-14.

38. Camozzato AL, Godinho C, Kochhann R, Massochini G, Chaves ML. Validity of the Brazilian version of the neuropsychiatric inventory questionnaire (NPI-Q). Arq Neuro-Psiquiatr. 2015;73(1):41-5.

39. Paradela EMP, Lourenço RA, Veras RP. Validação da escala de depressão geriátrica em um ambulatório geral. Rev Saúde Pública. 2005;39(6):918-23.

40. Cerejeira J, Lagarto L, Mukaetova-Ladinska EB. Behavioral and psychological symptoms of dementia. Front Neurol. 2012;3:73.

41. Stella F, Forlenza OV, Laks J, Andrade LP, Avendaño MAL, Sé EVG, et al. The Brazilian version of the Neuropsychiatric Inventory-Clinician rating scale (NPI-C): reliability and validity in dementia. Int Psychogeriatr. 2013;25(9):1503-11.

42. Pfeifer L, Drobetz R, Fankhauser S, Mortby ME, Maercker A, Forstmeier S. Caregiver rating bias in mild cognitive impairment and mild Alzheimer's disease: impact of caregiver burden and depression on dyadic rating discrepancy across domains. Int Psychogeriatr. 2013;25(8):1345-55.

43. Chemerinski E, Petracca G, Sabe L, Kremer J, Starkstein SE. The specificity of depressive symptoms in patients with alzheimer's disease. Am J Psychiatry. 2001;158(1):68-72.

44. Dong X, Chen R, Li C, Simon MA. Understanding depressive symptoms among community-dwelling chinese older adults in the greater chicago area. J Aging Health. 2014;26(7):1155-71.

45. Remes O, Wainwright N, Surtees P, Lafortune L, Khaw KT, Brayne C. Generalised anxiety disorder and hospital admissions: findings from a large, population cohort study. BMJ Open. 2018;8(10):e018539.

46. Brenes GA. Anxiety, depression, and quality of life in primary care patients. Prim Care Companion J Clin Psychiatry. 2007;9(6):437-43.

47. Katerndahl DA. The association between panic disorder and coronary artery disease among primary care patients presenting with chest pain: an updated literature review. Prim Care Companion J Clin Psychiatry. 2008;10(4):276-85.

48. Roy-Byrne PP, Craske MG, Stein MB. Panic disorder. Lancet. 2006;368(9540):1023-32.

49. World Health Organization. ICD-11 for mortality and morbidity statistics: version 02/2022 [Internet]. Geneva: WHO; 2022 [capturado em 7 maio 2022]. Disponível em: https://icd.who.int/browse11/l-m/en.

50. National Institute for Health and Excellence. Dementia: assessment, management and support for people living with dementia and their carers. London: National Institute for Health and Care Excellence; 2018.

51. Pachana NA, Byrne GJ, Siddle H, Koloski N, Harley E, Arnold E. Development and validation of the geriatric anxiety inventory. Int Psychogeriatr. 2007;19(1):103-14.

52. Massena PN, Araújo NB, Pachana N, Laks J, Pádua AC. Validation of the Brazilian Portuguese version of geriatric anxiety inventory – GAI-BR. Int Psychogeriatr. 2015;27(7):1113-9.

53. Kessler RC, Barker PR, Colpe LJ, Epstein JF, Gfroerer JC, Hiripi E, et al. Screening for serious mental illness in the general population. Arch Gen Psychiatry. 2003;60(2):184-9.

54. Lins GOA, Lima NAS, Sousa GS, Guimarães FJ, Frazão IS, Perrelli JGA. Validity and reliability of Kessler Psychological Distress Scale for Brazilian elderly: a cross-sectional study. Rev Bras Enferm. 2021;74(suppl 2):e20200365.

55. Hamilton M. The assessment of anxiety states by rating. Br J Med Psychol. 1959;32(1):50-5.

56. Kummer A, Cardoso F, Teixeira AL. Generalized anxiety disorder and the Hamilton anxiety rating scale in parkinson's disease. Arq Neuro-Psiquiatr. 2010;68(4):495-501.

57. Paixao Jr. CM, Reichenheim ME. Uma revisão sobre instrumentos de avaliação do estado funcional do idoso. Cad Saúde Pública. 2005;21(1):7-19.

58. Brasil. Ministério da Saúde. Portaria nº 2.528, de 19 de outubro de 2006. Aprova a política nacional de saúde da pessoa idosa. Brasília: MS; 2006.

59. Lino VTS, Pereira SRM, Camacho LAB, Ribeiro Filho ST, Buksman S. Adaptação transcultural da escala de independência em atividades da vida diária (escala de Katz). Cad Saúde Pública. 2008;24(1):103-12.

60. Duarte YAO, Andrade CL, Lebrão ML. O index de Katz na avaliação da funcionalidade dos idosos. Rev Esc Enferm USP. 2007;41(2):317-25.

61. Assis LO. Propriedades psicométricas do questionário de atividades de vida diária de Pfeffer [tese]. Belo Horizonte: Universidade Federal de Minas Gerais; 2014.

62. Dutra MC, Ribeiro RS, Pinheiro SB, Melo GF, Carvalho GA. Accuracy and reliability of the Pfeffer questionnaire for the Brazilian elderly population. Dement Neuropsychol. 2015;9(2):176-83.

63. Freitas EV, Miranda RD. Avaliação geriátrica ampla. In: Freitas EV, Py L, editores. Tratado de geriatria e gerontologia. 3. ed. Rio de Janeiro: Guanabara Koogan; 2013. p. 1375-87.

64. Santos RL, Virtuoso Júnior JS. Confiabilidade da versão brasileira da escala de atividades instrumentais da vida diária. Rev Bras Promoção Ssaúde. 2008;21(4):290-6.

65. Riberto M, Miyazaki MH, Jorge Filho D, Sakamoto H, Battistella LR. Reprodutibilidade da versão brasileira da medida de independência funcional. Acta Fisiátrica. 2001;8(1):45-52.

66. Pereira FS, Oliveira AM, Diniz BS, Forlenza OV, Yassuda MS. Cross-cultural adaptation, reliability and validity of the DAFS-R in a sample of Brazilian older adults. Arch Clin Neuropsychol. 2010;25(4):335-43.

67. Medeiros M, Guerra R. Tradução, adaptação cultural e análise das propriedades psicométricas do Activities of Daily Living Questionnaire (ADLQ) para avaliação funcional de pacientes com a doença de Alzheimer. Rev Bras fisioter. 2009;13(3):257-66.

68. Bahia VS, Carthery-Goulart MT, Novelli MM, Kato-Narita EM, Areza-Fegyveres R, Caramelli P, et al. Functional disability in alzheimer disease: a validation study of the brazilian version of the disability assessment for dementia (DAD-Br). Alzheimer Dis Assoc Disord. 2010;24(3):291-5.

69. Lourenço RA, Sanchez MAS. Accuracy of the Brazilian version of the informant questionnaire on cognitive decline in the elderly at screening for dementia in community-dwelling elderly participants: findings from FIBRA-RJ study. J Geriatr Psychiatry Neurol. 2014;27(3):212-9.

6 EXAMES COMPLEMENTARES LABORATORIAIS

Felipe Kenji Sudo

O processo de adoecimento da pessoa idosa resulta comumente do entrecruzamento de fatores psicológicos, sociais, econômicos, culturais e biológicos.[1] Ocorrências prevalentes nessa faixa etária, como a redução da mobilidade, o isolamento social, a privação sensorial, o luto e as perdas financeiras, sobrepõem-se a doenças crônicas e mudanças cerebrais típicas da idade.[2] Assim, a multiplicidade de elementos que incidem sobre a saúde física e mental dessa população confere uma complexidade particular ao diagnóstico e ao manejo dos seus agravos.[3]

De fato, as modificações nos sistemas corporais associadas ao envelhecimento, incluindo alterações em marcadores cardiovasculares, metabólicos, inflamatórios e endocrinológicos, podem predispor, agravar ou ainda mimetizar quadros psiquiátricos.[4,5] Essas transformações fisiológicas também têm impacto sobre a farmacocinética de diversos psicofármacos, ocasionando condições mórbidas.[6] Além disso, a incidência de eventos cerebrovasculares, traumatismos cerebrais, infecções agudas, carências nutricionais e desequilíbrios hidroeletrolíticos pode desencadear mudanças comportamentais agudas que devem ser diferenciadas de transtornos psiquiátricos e doenças neurodegenerativas.[7]

Com isso, a clínica em psicogeriatria não pode prescindir da análise sistemática dos variados aspectos biológicos que podem afetar a consciência, o humor e o comportamento de idosos. Para isso, o uso racional de recursos laboratoriais, em complemento à anamnese detalhada e aos exames físico e psíquico, é essencial ao processo de avaliação e monitoramento dos casos, evitando-se diagnósticos tardios ou equivocados, bem como terapêuticas inapropriadas ou danosas. Por outro lado, a indicação de procedimentos sem fundamentação científica ou sem benefícios claros ao paciente deve ser prevenida,[8-10] visto que pode representar aumento significativo nos custos em saúde.[11]

Neste capítulo, serão apresentadas algumas recomendações nacionais para a aplicação de exames de análises clínicas na prática em psicogeriatria.

AVALIAÇÃO GERIÁTRICA AMPLA

O envelhecimento saudável, princípio norteador de toda política de saúde voltada à população idosa,[12] é definido como "um processo contínuo de otimização da habilidade funcional e de oportunidades para manter e melhorar a saúde física e mental, promovendo independência e qualidade de vida ao longo da vida".[13] A partir desse paradigma, enfatizam-se a recuperação e a manutenção da funcionalidade no lugar da cura e da sobrevida dos idosos.[14]

Nesse sentido, a avaliação geriátrica ampla (AGA) constitui o conjunto de procedimentos diagnósticos indicado para a avaliação multidimensional do idoso[14] e objetiva determinar deficiências e habilidades nas áreas da saúde física, funcionalidade, saúde cognitiva e psicológica, bem como parâmetros sociais e ambientais, resultando na formulação de um plano terapêutico com enfoque na preservação e na melhoria da capacidade funcional.[3,15] Para isso, a AGA envolve a entrevista clínica e o exame físico, além da aplicação de instrumentos de rastreio, visando a avaliar a funcionalidade, a cognição, a mobilidade, a velocidade da marcha, o humor, as síndromes geriátricas e os aspectos socioambientais.[16]

A prescrição de exames laboratoriais de rotina, por sua vez, constitui prática controversa, de acordo com recomendações nacionais e internacionais.[3] Estes devem ser utilizados apenas após a avaliação clínico-funcional em casos de suspeita de condições específicas. A **Tabela 6.1** resume as indicações para exames laboratoriais na população idosa.[3,17,18]

AVALIAÇÃO DE PACIENTES COM DECLÍNIO COGNITIVO E DEMÊNCIA

A abordagem diagnóstica de idosos com suspeita de declínio cognitivo inclui as seguintes etapas: (1) avaliação de queixas cognitivas; (2) avaliação de déficits cognitivos objetivos; (3) análise do estado funcional; (4) diagnóstico diferencial de causas secundárias de alterações cognitivas; e (5) determinação da etiologia possível ou provável.[19] Enquanto os três passos iniciais dependem exclusivamente de anamnese e testagem cognitiva, a propedêutica nos demais estágios envolve também o exame físico e a investigação de parâmetros biológicos.[19]

As diretrizes da Academia Brasileira de Neurologia e do Ministério da Saúde para diagnóstico e tratamento da doença de Alzheimer (DA) abrangeram os procedimentos laboratoriais para a diferenciação desse agravo de uma variedade de condições que podem afetar a cognição de idosos,[20,21] como deficiências nutricionais e neuroinfecções

■ Tabela 6.1
Indicações de exames laboratoriais na população geriátrica

Exames	Frequência	Indicação
Hemograma	A cada 5 a 10 anos	Suspeita de anemia
Glicemia em jejum, hemoglobina glicada ou teste de tolerância oral à glicose	A cada 1 a 3 anos	Indivíduos com excesso de peso e adultos ≥ 45 anos
Dosagem sérica de colesterol total, HDL-C e triglicerídeos	A cada 5 anos, se exame normal; intervalos menores de acordo com o risco cardiovascular	Homens ≥ 35 anos ou ≥ 20 anos com alto risco para DAC Mulheres ≥ 45 anos ou ≥ 20 anos com alto risco para DAC
Dosagem sérica de TSH	A cada 5 anos	Apenas em mulheres; controverso em homens
Dosagem sérica de albumina, transferrina, pré-albumina	Não estabelecida	Como complemento da avaliação nutricional, se necessário
Vitamina D, vitamina B12, zinco, cálcio	Não estabelecida	Como complemento da avaliação nutricional, se necessário
Dosagem sérica de PSA	Não estabelecida	Individualizar a necessidade
Exame de urina tipo I	A cada 3 a 5 anos	Pessoas em risco (história pregressa, procedimentos invasivos)
Densitometria óssea	Não estabelecida	Mulheres ≥ 65 anos
Mamografia	A cada 2 anos	Mulheres entre 50 e 74 anos
Rastreamento de câncer de colo de útero	A cada 3 anos, após dois exames normais consecutivos no intervalo de um ano	Mulheres entre 25 e 59 anos, sexualmente ativas e que tenham a cérvice. Após os 60 anos, a indicação deve ser individualizada

HDL-C = lipoproteína de alta densidade (do inglês *high density lipoprotein*); DAC = doença arterial coronariana; TSH = hormônio tireoestimulante; PSA = antígeno específico da próstata; EAS = urinálise.

(**Tab. 6.2**). Além disso, a ABN divulgou recomendações semelhantes voltadas para o diagnóstico da demência vascular (DV).[22] Embora destinadas à investigação de casos suspeitos de DA e DV, essas recomendações também devem ser seguidas na avaliação inicial de alterações cognitivas por outras desordens neurodegenerativas.

Tabela 6.2
Listagem de exames laboratoriais recomendados para a avaliação inicial da doença de Alzheimer segundo as diretrizes nacionais

Exames	Academia Brasileira de Neurologia	Ministério da Saúde	Observações
Hemograma	•	•	
Glicemia em jejum	•	•	
Dosagem sérica de sódio e potássio	•	•	
Dosagem sérica de cálcio	•	•	
Dosagem sérica de ureia	•	•	
Dosagem sérica de creatinina	•	•	
Dosagem sérica de TSH	•	•	
Dosagem sérica de enzimas hepáticas	•	•	
Dosagem sérica de albumina	•		
Velocidade de hemossedimentação	•		
Dosagem sérica de vitamina B12 e ácido fólico	•	•	
Sorologia para sífilis (VDRL)	•	•	

(*Continua*)

■ **Tabela 6.2** (*Continuação*)
Listagem de exames laboratoriais recomendados para a avaliação inicial da doença de Alzheimer segundo as diretrizes nacionais

Exames	Academia Brasileira de Neurologia	Ministério da Saúde	Observações
Sorologia para HIV	•	•	Apenas para pessoas < 60 anos, com apresentações clínicas atípicas ou com sintomas sugestivos
Exame de LCS		•	Apenas para suspeita de câncer metastático, de infecção do SNC, sorologia sérica reativa para sífilis, hidrocefalia, idade < 55 anos, demência rapidamente progressiva ou não usual, imunossupressão e suspeita de vasculite do SNC
Tomografia computadorizada sem contraste ou ressonância magnética estrutural de crânio	•	•	Para excluir lesões estruturais que podem contribuir para demência, como infarto cerebral, neoplasia, coleções de líquido extracerebral. As avaliações visuais de atrofia hipocampal e de lesões vasculares devem ser conduzidas para investigar possíveis DA e DV

LCS = líquido cerebrospinal; SNC = sistema nervoso central; DA = doença de Alzheimer; DV = demência vascular ; VDRL = Teste não treponêmico (do inglês *venereal disease research laboratory*).
Fonte: Elaborada com base em Brasil[20] e Caramelli e colaboradores.[21]

O hemograma completo serve à investigação de anemia, de alterações carenciais e de outras condições hematológicas que podem predispor a alterações na perfusão cerebral e a danos à substância branca.[23,24] Alterações agudas e crônicas na glicemia são causas bem estabelecidas de alterações cognitivas e neurodegeneração.[25,26] Além disso, a hiponatremia aguda pode ser associada a dificuldades cognitivas por induzir ao edema astrocitário.[27] A hipocalemia aguda grave pode se manifestar como apatia, inquietude psicomotora e alterações cardiovasculares.[28] Distúrbios da calcemia parecem estar relacionados também a déficits motores e neuropsicológicos.[29] Ademais, níveis séricos anormais de ureia e creatinina podem indicar a presença de doença renal crônica, um fator de risco para encefalopatia urêmica e hipertensiva e para a doença cerebrovascular.[30] Da mesma forma, a encefalopatia hepática deve ser considerada em casos com provas de função hepática gravemente alteradas.[31]

O hipotireoidismo clínico tem sido amplamente compreendido como causador de dificuldades cognitivas e fator de risco para déficits progressivos em testagem neuropsicológica,[32] podendo ainda levar a mudanças no humor e quadros de letargia.[32] Já os baixos índices de vitamina B12 e folato podem levar ao acúmulo de homocisteína nos neurônios e no sangue, elevando o risco de neurodegeneração e doença vascular.[33] Do mesmo modo, quadros demenciais associados a neurossífilis e infecção pelo HIV são bastante descritos na literatura.[34,35]

A punção lombar para análise citológica, bioquímica e sorológica de líquido cerebrospinal (LCS) somente deve ser conduzida nos casos de suspeita de câncer metastático, de infecção do sistema nervoso central (SNC) e em pacientes com sorologia sérica reativa para sífilis, hidrocefalia, idade menor de 55 anos, demência rapidamente progressiva ou não usual, imunossupressão e suspeita de vasculite do SNC.[20]

Por fim, exames de neuroimagem (tomografia computadorizada ou ressonância magnética de crânio) devem ser solicitados para a identificação de doença cerebrovascular e atrofia cortical[21,22] e para a exclusão de outras condições que alteram a estrutural cerebral (p. ex., hidrocefalia normobárica, neoplasias, hematomas intracranianos, etc.).[20-22]

Alguns procedimentos não devem ser indicados na prática rotineira por não haver evidências suficientes que sustentem o uso sistemático. Contudo, estes podem ser recomendados no auxílio diagnóstico de casos específicos, a critério do avaliador. São exemplos dessa categoria: medidas cerebrais lineares ou volumétricas, tomografia computadorizada por emissão de fóton único (SPECT, do inglês *single photon emission computed tomography*), testes genéticos para demência de corpos de Lewy ou doença de Creutzfeld-Jakob, genotipagem da ApoE para DA, eletroencefalograma, tomografia por emissão de pósitrons (PET, do inglês *pósitron emission tomography*), marcadores genéticos para DA ou degeneração lobar frontotemporal e biomarcadores para DA em LCS, sangue ou medicina nuclear.[20]

AVALIAÇÃO DE *DELIRIUM*

Delirium é uma síndrome aguda, de curso flutuante, caracterizada por perturbações em funções cognitivas, sobretudo na consciência e na atenção.[19] Outras manifestações clínicas podem estar presentes, como alterações sensoperceptivas e psicomotoras, e mudanças em conteúdo de pensamento e de humor.[36] Acredita-se que o *delirium* seja consequência de insultos ao metabolismo oxidativo cerebral e à neurotransmissão, ocasionados por doenças infecciosas, distúrbios metabólicos, intoxicação ou abstinência de substâncias, entre outros fatores.[19,36]

Trata-se de um evento altamente prevalente na população idosa, especialmente em indivíduos com alterações cognitivas, e que sempre deve ser considerado em quadros de mudanças súbitas de comportamento.[36] A investigação desses casos envolve a anamnese detalhada, caracterizando a instalação tipicamente abrupta dos sintomas e o curso flutuante. É preciso verificar o histórico de uso de álcool e medicamentos, especialmente drogas anticolinérgicas e hipnótico-sedativas,[36] e deve ser pesquisada a histórica patológica pregressa para a detecção de possíveis condições precipitantes, como cirurgias, quedas, quadros dolorosos, doenças metabólicas (p. ex., diabetes melito), infecções agudas ou recorrentes, tratamentos médicos de início recente, entre outras.[36] Da mesma maneira, o exame físico deve buscar dados sugestivos de etiologias comumente associadas ao quadro, como doenças cerebrovasculares, fraturas, desidratação, infecções em vias urinárias e respiratórias, etc.[36,37]

Uma vez realizado o diagnóstico sindrômico, faz-se necessária a determinação do diagnóstico etiológico, a fim de conduzir o tratamento para o controle da causa-base. Embora a indicação de procedimentos deva ser direcionada pela suspeita clínica, protocolos básicos foram sugeridos por especialistas, incluindo hemograma, glicemia, ureia, creatinina, eletrólitos, hepatograma, proteína C-reativa (PCR), radiografia simples de tórax, oximetria de pulso e urinálise (EAS).[37,38]

Outros exames podem ser recomendados de acordo com os dados clínicos, como nos exemplos a seguir.[37,38]

- Suspeita de doença cardiovascular (dor torácica, amplitude respiratória reduzida, diaforese): eletrocardiograma, dosagem sérica de troponina, mioglobina e CK-MB, e d-dímero.
- Suspeita de doença endocrinológica (perda/ganho de peso, intolerância ao calor, ansiedade, depressão, diaforese, disfagia, palpitações, sinais ou sintomas de hipoglicemia): glicemia em jejum, dosagem de TSH, cortisolemia ou teste de estímulo do cortisol com hormônio adrenocorticotrófico (ACTH).
- Suspeita de doença em sistema gastrointestinal (dor abdominal, suspeita de cirrose hepática): medidas de função hepática, dosagem sérica de lipase e amônia.
- Suspeita de infecção: urocultura, hemocultura, radiografia de tórax, tomografia computadorizada, punção lombar.
- Suspeita de desnutrição: dosagem de vitamina B12, folato, albumina e pré-albumina.
- Suspeita de doença neurológica (sinais focais, convulsões): tomografia computadorizada de crânio, eletroencefalograma.
- Suspeita de doença renal: relação ureia/creatinina séricas, dosagem de eletrólitos.
- Suspeita de doença respiratória: gasometria arterial, oximetria.
- Suspeita de doença reumatológica: velocidade de hemossedimentação, PCR.
- Suspeita de desidratação ou hipovolemia: hemograma, osmolaridade sanguínea, gravidade específica da urina, relação ureia/creatinina séricas.

CONSIDERAÇÕES FINAIS

O diagnóstico em psicogeriatria resulta da avaliação criteriosa e contínua de múltiplos elementos clínicos e psicossociais, os quais podem convergir na modificação da cognição, do humor e do comportamento de idosos. Em particular, a maior relevância dos fatores biológicos sobre a psicopatologia dessa população, em comparação com indivíduos mais jovens, exige que o clínico tenha cautela redobrada na classificação dos agravos e na determinação de condutas terapêuticas. Nesse sentido, o uso racional de exames complementares é imprescindível para prevenir a negligência de condições relevantes, evitar erros diagnósticos e assegurar a maior efetividade no manejo dos quadros.

REFERÊNCIAS

1. Brasil. Ministério da Saúde. Envelhecimento e saúde da pessoa idosa [Internet]. Brasília: MS; 2007 [capturado em 20 maio 2022]. Disponível em: http://bvsms.saude.gov.br/bvs/publicacoes/abcad19.pdf.
2. World Health Organization. Mental health of older adults [Internet]. Geneva: WHO; 2017 [capturado em 20 maio 2022]. Disponível em: https://www.who.int/news-room/fact-sheets/detail/mental-health-of-older-adults.
3. Lourenço RA, Paixão Junior CM, Sanchez MAS, coordenadores. HUPE: série rotinas hospitalares: geriatria. Rio de Janeiro: UERJ; 2018.
4. Seeman TE, Singer BH, Rowe JW, Horwitz RU, McEwen BS. Price of adaptation: allostatic load and its health consequences: MacArthur studies of successful aging. Arch Intern Med. 1997;157(19):2259-68.
5. Juster RP, Marin MF, Sindi S, Nair NPV, Ng YK, Pruessner JC, et al. Allostatic load associations to acute, 3-year and 6-year prospective depressive symptoms in healthy older adults. Physiol Behav. 2011;104(2):360-4.
6. Cusack BJ. Pharmacokinetics in older persons. Am J Geriatr Pharmacother. 2004;2(4):274-302.
7. Oh ES, Fong TG, Hshieh TT, Inouye SK. Delirium in older persons: advances in diagnosis and treatment. JAMA. 2017;318(12):1161-74.
8. Sociedade Brasileira de Geriatria e Gerontologia. CBGG 2018: SBGG divulga recomendações sobre escolhas sensatas em saúde em parceria com Choosing Wisely Brasil [Internet]. Rio de Janeiro: SBGG; 2018 [capturado em 20 maio 2022]. Disponível em: https://sbgg.org.br/cbgg-2018-sbgg-divulga-recomendacoes-sobre-escolhas-sensatas-em-saude-em-parceria-com-choosing-wisely-brasil/.
9. Conselho Federal de Medicina. Resolução CFM nº 2.004/2012. Normatiza os procedimentos diagnósticos e terapêuticos da prática ortomolecular ou outros assemelhados, obedecendo aos postulados científicos oriundos de estudos clínico-epidemiológicos. Brasília: CFM; 2012.
10. Conselho Federal de Medicina. Código de ética médica. Brasília: CFM; 2019.
11. Gomes AFMM, Nunes AA. Avaliação da solicitação de exames laboratoriais em um hospital universitário: consequências para a clínica e a gestão. Cad Saúde Colet. 2019;27(4):412-9.
12. Brasil. Lei nº 10.741, de 1º de outubro de 2003. Dispõe sobre o estatuto do idoso e dá outras providências. Brasília: Presidência da República; 2003.
13. Organização Pan-americana da Saúde. Envelhecimento saudável [Internet]. Brasília: OPAS; 2021 [capturado em 20 maio 2022]. Disponível em: https://www.paho.org/pt/envelhecimento-saudavel#:~:text=O%20envelhecimento%20saud%C3%A1vel%20%C3%A9%20um,vida%20ao%20longo%20da%20vida.
14. Paixão Jr. CM, Reichenheim ME. Uma revisão sobre instrumentos de avaliação do estado funcional do idoso. Cad Saúde Pública. 2005;21(1):7-19.
15. Costa E, Monego E. Avaliação geriátrica ampla (AGA). Rev UFG. 2003;5(2):11-5.
16. Pilotto A, Cella A, Pilotto A, Daragjati J, Veronese N, Musacchio C, et al. Three decades of comprehensive geriatric assessment: evidence coming from different healthcare settings and specific clinical conditions. J Am Med Dir Assoc. 2017;18(2):192.e1-11.
17. Feitosa Filho GS, Peixoto JM, Pinheiro JES, Afiune Neto A, Albuquerque ALT, Moreira AAC, et al. Updated geriatric cardiology guidelines of the Brazilian Society of Cardiology: 2019. Arq Bras Cardiol. 2019;112(5):649-705.
18. Brasil. Ministério da Saúde. Rastreamento. Brasília: MS; 2010.

19. American Psychiatric Association. Diagnostic and statistical manual of mental disorders: DSM-5. 5th ed. Washington: APA; 2013.

20. Brasil. Ministério da Saúde. Portaria conjunta nº 13, de 28 de novembro de 2017. Aprova o protocolo clínico e diretrizes terapêuticas da doença de Alzheimer. Brasília: MS; 2017.

21. Caramelli P, Teixeira AL, Buchpiguel CA, Lee HW, Livramento JA, Fernandez LL, et al. Diagnóstico de doença de Alzheimer no Brasil: exames complementares. Dement Neuropsychol. 2011;5(3):167-77.

22. Engelhardt E, Tocquer C, Andre C, Moreira DM, Okamoto IH, Cavalcanti JLS. Demência vascular: critérios diagnósticos e exames complementares. Dement Neuropsychol. 2011;5(Supl 1):49-77.

23. Wolters FJ, Zonneveld HI, Licher S, Cremers LGM, Heart Brain Connection Collaborative Research Group, Ikram MK, et al. Hemoglobin and anemia in relation to dementia risk and accompanying changes on brain MRI. Neurology. 2019;93(9):e917-26.

24. Hshieh TT, Jung WF, Grande LJ, Chen J, Stone RM, Soiffer RJ, et al. Prevalence of cognitive impairment and association with survival among older patients with hematologic cancers. JAMA Oncol. 2018;4(5):686-93.

25. Liu Z, Zaid M, Hisamatsu T, Tanaka S, Fujiyoshi A, Miyagawa N, et al. Elevated fasting blood glucose levels are associated with lower cognitive function, with a threshold in non-diabetic individuals: a population-based study. J Epidemiol. 2020;30(3):121-7.

26. Moran C, Beare R, Wang W, Callisaya M, Srikanth V; Alzheimer's Disease Neuroimaging Initiative. Type 2 diabetes mellitus, brain atrophy, and cognitive decline. Neurology. 2019;92(8):e823-30.

27. Nowak KL, Yaffe K, Orwoll ES, Ix JH, You Z, Barrett-Connor E, et al. Serum sodium and cognition in older community-dwelling men. Clin J Am Soc Nephrol. 2018;13(3):366-74.

28. Veltri KT, Mason C. Medication-induced hypokalemia. P T. 2015;40(3):185-90.

29. Sardella A, Bellone F, Morabito N, Minisola S, Basile G, Corica F, et al. The association between hypoparathyroidism and cognitive impairment: a systematic review. J Endocrinol Invest. 2021;44(5):905-19.

30. Gorelick PB, Scuteri A, Black SE, Decarli C, Greenberg SM, Iadecola C, et al. Vascular contributions to cognitive impairment and dementia: a statement for healthcare professionals from the American Heart Association/ American Stroke Association. Stroke. 2011;42(9):2672-713.

31. Hadjihambi A, Arias N, Sheikh M, Jalan R. Hepatic encephalopathy: a critical current review. Hepatol Int. 2018;12(Suppl 1):135-47.

32. Chaker L, Cappola AR, Mooijaart SP, Peeters RP. Clinical aspects of thyroid function during ageing. Lancet Diabetes Endocrinol. 2018;6(9):733-42.

33. Malouf R, Sastre AA. Vitamin B12 for cognition. Cochrane Database Syst Rev. 2003;(3):CD004326.

34. Ropper AH. Neurosyphilis. N Engl J Med. 2019;381(14):1358-63.

35. Kopstein M, Mohlman DJ. HIV-1 encephalopathy and aids dementia complex. In: StatPearls [Internet]. Treasure Island: StatPearls Publishing; 2022 [capturado em 20 maio 20]. Disponível em: http://www.ncbi.nlm.nih.gov/books/NBK507700/.

36. Saxena S, Lawley D. Delirium in the elderly: a clinical review. Postgrad Med J. 2009;85(1006):405-13.

37. Kalish VB, Gillham JE, Unwin BK. Delirium in older persons: evaluation and management. Am Fam Physician. 2014;90(3):150-8.

38. Lourenço RA, Paixão Júnior CM, Sanchez MAS. HUPE: série rotinas hospitalares: geriatria. Rio de Janeiro: UERJ; 2018.

7 AVALIAÇÃO NEUROPSICOLÓGICA

Gabriel Correia Coutinho
Alina Lebreiro Guimarães Teldeschi
Neander Abreu

Este capítulo objetiva trazer informações úteis aos profissionais que encaminham pacientes para avaliação neuropsicológica (ANP) — em grande parte, médicos — e aos profissionais que trabalham na avaliação. Além disso, também visa a apresentar peculiaridades da ANP para idosos, bem como as principais indicações deste exame nessa faixa etária, e elencar algumas das perguntas que podem ser respondidas no laudo.

A ANP é um exame clínico que investiga as relações entre funções cognitivas (e expressão comportamental) e disfunções cerebrais e permite uma compreensão de aspectos emocionais e sociais do paciente.[1] A avaliação de idosos demanda entrevistas com diferentes fontes de informação (paciente e informante próximo), desempenho em testes padronizados para funções cognitivas, questionários (autorrelato e relato colateral) e observação clínica.[2] Além de documentar o funcionamento cognitivo do paciente, que engloba inteligência, memória, atenção e linguagem, a ANP pode e deve sugerir um diagnóstico sempre que possível.[3]

O método anatomoclínico é uma importante ferramenta para as demandas diagnósticas da avaliação de idosos, uma vez que a correlação entre o desempenho em determinados testes e as estruturas anatômicas é algo frequentemente estudado na neuropsicologia.[3] Esse aspecto pode ser de grande valia para auxiliar na determinação da etiologia de quadros degenerativos. Idealmente, todos os testes considerados neuropsicológicos deveriam trazer uma vasta literatura acerca de sua correlação estrutura-função.[4] Embora fornecer o diagnóstico etiológico possa extrapolar os limites de um exame complementar, é razoável que um encaminhador espere pistas sobre áreas cerebrais associadas ao perfil obtido na avaliação.

Outro aspecto importante se deve ao fato de que ainda existe certa desinformação acerca da neuropsicologia e dos métodos de ANP.

Uma das crenças (ingênuas, até certo ponto) diz respeito a uma sobrevalorização do papel dos testes neuropsicológicos para a avaliação. Não são raras as ocasiões em que neuropsicólogos são questionados sobre "testagem neuropsicológica" ou "testes para diagnóstico". O processo de avaliação engloba diferentes etapas em que os testes devem ser entendidos apenas como um dos possíveis instrumentos.

A neuropsicologia está longe de se restringir ao uso de testes, apesar da importância desses instrumentos para a mensuração de aspectos cognitivos. Os testes devem passar por estudos de propriedades psicométricas (validade e fidedignidade) e de normatização necessários para garantir qualidade. Alguns instrumentos de avaliação cognitiva (geralmente, de rastreio) não são de uso restrito do psicólogo, como, por exemplo, o Teste do Desenho do Relógio em suas inúmeras apresentações,[5] o Miniexame do Estado Mental original[6] e o Montreal Cognitive Assessment.[7] Esses instrumentos são frequentemente utilizados durante consultas médicas para uma estimativa ampla do funcionamento cognitivo do paciente. O uso dessas tarefas ocorre, em geral, após suspeição, por parte do médico, de algum declínio cognitivo. Muitas vezes, essa breve avaliação serve como alerta para a necessidade de ANP completa.

CONTRIBUIÇÕES DA AVALIAÇÃO NEUROPSICOLÓGICA

Embora o diagnóstico clínico não seja uma obrigatoriedade, um laudo deve sinalizar uma síntese que apresente o quadro clínico mais provável (p. ex., "provável síndrome demencial"). A provável participação de ANPs para quadros associados a declínio cognitivo é nítida desde os critérios propostos pela 4ª edição do *Manual diagnóstico e estatístico de transtornos mentais* (DSM-IV), apesar de menos comum, na época.[8] A presença de déficit de memória era obrigatória, além de outros déficits cognitivos que incluíssem perturbação no funcionamento executivo, afasia, apraxia ou agnosia. Os déficits deveriam ser suficientemente graves para se associarem a prejuízo no funcionamento ocupacional ou social. Apesar da obrigatoriedade de déficits cognitivos, não havia uma condição intermediária entre demência e envelhecimento normal, sendo mais simples um diagnóstico clínico sem ANP.

Os achados de Petersen e colaboradores[9] que demonstravam que indivíduos com déficit proeminente de memória, porém sem critérios para demência, teriam risco aumentado de progressão para demência (principalmente doença de Alzheimer [DA]) trazem um grande marco para a consolidação da ANP como parte fundamental para diagnóstico de quadros neurocognitivos. Além disso, a determinação de um quadro intermediário entre envelhecimento normal e demência reforça a necessidade de avaliação quantitativa.

PARA CADA AVALIAÇÃO, UMA NOVA PESQUISA CIENTÍFICA

O processo de avaliação deve seguir métodos específicos a fim de buscar uma prática baseada em evidências.[10] Cada ANP deve ser entendida como uma pesquisa clínica aplicada, e o laudo pode ser compreendido como um análogo de um artigo científico.

Assim como qualquer pesquisa clínica, uma avaliação tem uma pergunta inicial (queixas e/ou motivo do encaminhamento), e cabe ao neuropsicólogo interpretar as queixas e elaborar seus métodos para respondê-la.

A entrevista inicial permite a elaboração de hipóteses que devem ser testadas de acordo com métodos e instrumentos adequados. Como toda pesquisa, a avaliação neuropsicológica deve contar com dados quantitativos baseados em instrumentos com boas propriedades psicométricas e grupos normativos adequados, exceto em casos nos quais a ideia de normalidade estatística não se aplica.[10] Por instrumentos, consideramos não apenas os testes, mas também questionários e entrevistas estruturadas e semiestruturadas. Além disso, registros médicos, incluindo outros exames complementares, devem ser revisados. Os resultados obtidos devem ser entendidos à luz do histórico relatado e o neuropsicólogo deve checar, de forma imparcial, se as hipóteses foram corroboradas. Novas investigações podem ser necessárias, em caso de dúvidas.

ESPECIFICIDADES DA AVALIAÇÃO DO IDOSO

A prática clínica de idosos é claramente distinta daquela observada em outras faixas etárias. O neuropsicólogo que atua na infância sabe a idade esperada para uma criança começar a andar ou formar frases. Esses marcadores inexistem no envelhecimento, e uma determinação do que seria um envelhecimento "normal" é raro na literatura.[11] Por exemplo, existem evidências de que idosos saudáveis do ponto de vista cognitivo podem ter um discreto declínio da velocidade de processamento, porém nem todos apresentam esse declínio, e o "excesso" desse declínio é frequentemente observado em condições já denominadas patológicas.[12] A própria ideia de um grupo normativo em idosos representa um enorme desafio, uma vez que algumas faixas etárias apresentam prevalência de demência acima de 30%.[13]

Por definição, a ANP para casos de suspeita de declínio cognitivo deve ser clínica, cognitiva e funcional. A simples apresentação do motivo do encaminhamento e as queixas (autorrelato e informante colateral) iniciam a avaliação clínica.[14] Aspectos psicossociais, histórico de vida (incluindo aspectos acadêmicos e profissionais) de saúde geral, medicamentos em uso, entre outros, têm potencial relevância clínica e também devem ser considerados. Além disso, informações sobre funcionamento passado são fundamentais para entender os resultados quantitativos de testes e estimar a possibilidade de declínio cognitivo e funcional.[15] No caso de idosos, especificamente, é imprescindível considerar funcionamento passado antes de ter conclusões diagnósticas.[16]

Conforme mencionado, determinar a precisão do relato (considerando diferentes informantes) é um dos principais desafios na prática clínica. Serviços de ANP recebem pacientes com queixas cognitivas (memória e outros domínios), e diferentes variáveis podem se associar a padrões específicos. Além disso, outras variáveis devem ser consideradas a serem estudadas, como diferentes perfis clínicos (demência, ansiedade, depressão, entre outros), origem do paciente (comunidade ou ambiente clínico), níveis de escolaridade, estado geral de saúde, entre outros. Portanto, é necessário que o clínico tenha informações suficientes acerca do processo de encaminhamento, possíveis quadros clínicos associados, nível de escolaridade, saúde em geral e outros aspectos.

São frequentes os casos em que existe discordância entre autorrelato e relato colateral.[17] Pacientes com DA, por exemplo, frequentemente superestimam o desempenho e apresentam poucas queixas.[18] Por outro lado, indivíduos com desempenho cognitivo normal em testes podem apresentar queixas exacerbadas em entrevista clínica e preenchimento de formulários.[19] Quadros ansiosos e depressivos ou estressores psicossociais podem modificar o padrão de queixas.[20] Pacientes com maior grau de escolaridade podem ter maior precisão nas queixas frente a indivíduos com escolaridade mais baixa, que podem negligenciar o declínio cognitivo (**Tab. 7.1**).[21] A coleta de dados com informantes colaterais é parte dos critérios de transtornos neurocognitivos, segundo os principais manuais diagnósticos.[22,23]

Tabela 7.1
Possíveis manifestações clínicas associadas a domínios cognitivos específicos

Domínio cognitivo	Manifestação clínica/exemplos de situação do cotidiano
Atenção	▪ Dificuldade para se manter concentrado em uma mesma atividade (leitura, televisão, conversas) por períodos mais longos ▪ Dificuldade para se concentrar em conversa em situações nas quais está em ambiente com diversos estímulos (restaurante com pessoas conversando ao redor, sala com televisão ou rádio ligados) ▪ Começa a cometer erros por "descuido" (erros bobos) em atividades corriqueiras ▪ Em algumas situações, a dificuldade de atenção pode se manifestar na forma de lentidão de processamento
Funções executivas	▪ Dificuldade para tomar decisões, cometendo erros por não pensar em todas as possíveis consequências ▪ Dificuldade de flexibilizar comportamentos, cometendo erros por insistir em estratégias claramente equivocadas ▪ Dificuldade para se automonitorar e perceber os erros cometidos
Memória	▪ Dificuldade para se lembrar de eventos recentes ▪ Repete assuntos já abordados anteriormente sem conseguir se recordar ▪ Esquece de compromissos
Linguagem	▪ Dificuldade de encontrar palavras em uma conversa (frequentemente usa termos genéricos: coisa, aquilo, etc.) ▪ Comete erros gramaticais ▪ Discurso reduzido ▪ Dificuldade de compreensão

VINHETA

Paciente Antônia (nome fictício), 77 anos, sexo feminino, nível superior completo (formada em administração), encaminhada por seu geriatra devido a dificuldades de memória. Em entrevista inicial, filha relatou "pequenos esquecimentos" (nomes de pessoas e locais) e lentidão em processamento de informações (estaria mais lenta para compreender o que é dito a ela). Relato de dificuldades para acompanhar filmes (perde-se no enredo). Perde objetos com frequência (sic). Não tem mais hábito de ler. Não tem saído muito de casa. Não há relato de perda de independência em atividades de vida diária (vive sozinha e faz as atividades sem ajuda dos demais, porém com mais dificuldades). Paciente negou qualquer dificuldade; nega dificuldades de atenção e de memória.

A avaliação foi realizada em seis consultas, no total (quatro para testes, uma entrevista inicial e uma consulta devolutiva — retorno do laudo).

História patológica pregressa: cirurgias plásticas.

Medicamentos: em uso de paroxetina (para ansiedade) e pantoprazol.

Histórico familiar: DA senil (irmã mais velha).

Foram utilizados testes para memória auditivo (aquisição e retenção) e visuoespacial, memória semântica, funções executivas, atenção, além de questionários para sintomas ansiosos, depressivos e de funcionalidade.

Resultados e discussão:

A examinanda revelou-se cooperativa, tendo apresentado bom esforço. Observou-se repetição de assunto em diferentes ocasiões (provável esquecimento).

Há relato colateral (filha) sugerindo queixas subjetivas de memória (e preocupações). O desempenho em testes revelou-se dentro da variação da normalidade em todos os domínios investigados, à exceção da memória. O desempenho em testes de memória revelou significativo déficit de retenção de material ao longo tempo (perda de material apreendido em momento anterior); o desempenho revelou-se igualmente abaixo do esperado em tarefa de reconhecimento tardio (apresentação de escolhas). Não há perda de independência em atividades instrumentais de vida diária (relato em questionário). Os achados sugerem diagnóstico de comprometimento cognitivo leve (CCL) do tipo amnéstico — ou transtorno neurocognitivo maior, segundo o DSM-5. O perfil obtido é compatível com déficit do tipo amnésia temporal medial (perda de material sem melhora com pistas ou reconhecimento), aspecto que pode ter importância para a determinação da etiologia.

Comentário: o perfil específico indicando possível amnésia temporal medial pode sugerir processo mórbido compatível com DA. Esse diagnóstico pode demandar outros exames, porém o laudo pode trazer uma "pista" quanto a uma possível etiologia. As conclusões se baseiam no relato colateral, na discrepância do autorrelato com as impressões clínicas (diminuição do juízo crítico), na observação clínica e no desempenho em testes.

DEPRESSÃO E COGNIÇÃO

O padrão observado em transtorno depressivo maior (TDM) ou indivíduos com sintomas depressivos clinicamente significativos é similar ao observado em transtornos neuropsiquiátricos em faixas etárias diversas: alterações cognitivas, mas sem uma definição de perfil neuropsicológico específico. Há evidências de existir correlação entre gravidade dos sintomas depressivos e sintomas cognitivos.[24] Deve-se ressaltar que casos de depressão de início tardio (*late-life depression*) podem representar risco maior de progressão para demência;[25] um perfil com déficit de velocidade de processamento e em funções executivas pode ser comum nesses indivíduos.[26] Os déficits observados em indivíduos com depressão de início tardio podem afetar múltiplos domínios e podem ser estáveis (ou progressivos) mesmo em casos nos quais o tratamento medicamentoso se associa à melhora dos sintomas de humor.[27,28]

Existe correlação entre a gravidade dos sintomas depressivos e dos sintomas cognitivos.[24] O declínio cognitivo em idosos com sintomatologia depressiva pode se associar a déficit executivo, principalmente a tomada de decisão.[24] Trata-se de um perfil que demanda avaliação cautelosa, tendo em vista a relação entre funções executivas e independência em atividades instrumentais da vida diária (AIVDs).[29] Um perfil frequentemente observado nesses indivíduos é déficit nos processos de aquisição e evocação de informações, com maior preservação em etapa de reconhecimento.[29,30] Os déficits de evocação, apesar de terem maior preservação do reconhecimento, podem ter relação com déficits executivos dependentes de estruturas subcorticais.[31]

ANSIEDADE E COGNIÇÃO

Assim como descrito anteriormente, a relação entre sintomas ansiosos, transtorno de ansiedade generalizada (TAG) e outros transtornos ansiosos pode se associar a perfis heterogêneos.[32] Pacientes com TAG podem apresentar dificuldades cognitivas variadas,[33] porém TAG ou transtornos ansiosos em geral não costumam trazer déficit significativo ou riscos aumentados para progressão para demência.[34]

Déficit em memória de curto prazo pode ser observado em idosos com TAG,[35] e o impacto da ansiedade pode roubar recursos atencionais e prejudicar a alça fonológica, trazendo prejuízo em outras tarefas.[36] Rosnik e colaboradores[37] demonstraram que níveis mais elevados de cortisol durante a administração de testes se associavam a pior desempenho em testes, aspecto que corrobora a ideia de que os déficits representam "estado", e não, necessariamente, "traço". Outro estudo demonstrou perfil em tarefa de memória semelhante ao observado em depressão: déficit na aprendizagem e evocação tardia, mas com preservação em etapa de reconhecimento. Apesar do desempenho similar, o perfil observado em indivíduos com ansiedade não parece ter relação com alteração anatômica (prejuízo em estruturas córtico e/ou subcortical em indivíduos com depressão), sugerindo melhor prognóstico.[38]

COMPROMETIMENTO COGNITIVO LEVE (TRANSTORNO NEUROCOGNITIVO LEVE) E DEMÊNCIAS (TRANSTORNO NEUROCOGNITIVO MAIOR)

Conforme mencionado, alguns estudos[9,39] apresentaram critérios clínicos que indicavam a necessidade de avaliação quantitativa de aspectos cognitivos para diagnóstico de CCL. À época, o CCL amnéstico já era entendido como um estágio intermediário entre envelhecimento normal e DA. Estudos posteriores demonstraram que o CCL poderia ser subdivido entre diferentes apresentações clínicas (p. ex., amnésticos e não amnésticos) que, por sua vez, poderiam ser preditivos de conversão para diferentes tipos de demência — subtipos não amnésticos raramente converteriam para DA.

A indicação de uso de testes neuropsicológicos foi incorporada nos critérios diagnósticos para transtornos neurocognitivos no *Manual diagnóstico e estatístico de transtornos mentais* (DSM-5),[22] algo posteriormente reproduzido na *Classificação internacional de doenças* (CID-11).[23] Assim, os critérios para transtorno neurocognitivo leve exigem que o indivíduo tenha queixas ou preocupações com ao menos um domínio cognitivo e evidências de prejuízo no funcionamento cognitivo com base em desempenho deficitário em testes ajustados para idade. Para diagnóstico de transtorno neurocognitivo leve, o indivíduo não pode ter perda de independência em AIVDs.[22,23]

O DSM-5 destaca que indivíduos com queixas cognitivas, prejuízo em ao menos um domínio cognitivo evidenciado por testes adequados e perda de independência em AIVDs devem ser classificados como transtorno neurocognitivo maior.[22] A CID-11 manteve a tradicional nomenclatura de demência como uma discreta, mas importante divergência de critério diagnóstico frente ao DSM-5. Para o diagnóstico de demência, é necessário que o indivíduo tenha comprometimento em ao menos dois domínios cognitivos, diferentemente do critério proposto pelo DSM-5, que exige prejuízo em ao menos um domínio.

Um ponto importante e potencialmente abarcado pela ANP diz respeito ao estudo da etiologia dos quadros clínicos descritos. Tanto o DSM-5 como a CID-11 sugerem que os quadros de transtornos neurocognitivos e demência devam ter sua etiologia descrita. Como afirmado no início deste capítulo, a neuropsicologia sempre se ocupou de investigar a relação entre manifestações clínicas e estruturas cerebrais (método anatomoclínico), e diferentes perfis cognitivos podem estar associados a diferentes etiologias (**Tab. 7.2**). Mais ainda, alguns paradigmas foram estudados em populações idosas com demonstração de alguns perfis, especialmente de memória, estarem associados a perda de integridade em regiões cerebrais específicas, como porções temporais mediais.[40,41] Portanto, a ANP pode trazer informações importantes para o auxílio na determinação da etiologia.

■ Tabela 7.2
Relação entre domínios cognitivos e tipos de demência

Domínio		Síndromes demenciais							
		Doença de Alzheimer	Demência vascular	Demência de Lewy	Demência frontotemporal	Demência semântica	Afasia progressiva não fluente	Afasia progressiva logopênica	Síndrome corticobasal
Atenção		†	† a ††	††	† a ††			†	
Memória	Codificação	††	† a ††	† a ††	† a ††			Variável	
	Evocação (resgate)	††	††	† a ††	† a ††			Variável	
	Reconhecimento	††	†	† a ††	†			Variável	
	Memória semântica	†				††			
Linguagem	Erros motores de fala						††	† a ††	Variável
	Discurso	†				Fluente	Não fluente	Não fluente	
	Nomeação de objetos	†				††		† a ††	Variável
	Repetição de palavras isoladas						† a ††	†	Variável
	Repetição de sentenças							††	Variável

(Continua)

■ **Tabela 7.2**
Relação entre domínios cognitivos e tipos de demência

(Continuação)

Domínio		Síndromes demenciais							
		Doença de Alzheimer	Demência vascular	Demência de Lewy	Demência frontotemporal	Demência semântica	Afasia progressiva não fluente	Afasia progressiva logopênica	Síndrome corticobasal
Processamento visuoespacial	Déficit visuoperceptivo	†		††					††
	Déficit visuoconstrutivo	† a ††		††			†	† a ††	††
Funções executivas	Iniciação	† a ††	† a ††	† a ††	†† (variável)				Variável
	Flexibilidade	† a ††	† a ††	† a ††	†† (variável)				Variável
	Controle de impulsos	† a ††			†† (variável)				
Distúrbios comportamentais		†	† a ††	† a ††	††	† a ††			
Sinais/sintomas motores		†	† a ††	††					††

† Frequente
†† Muito frequente
Fonte: Adaptada de Burrell e Piguet.[42]

CONSIDERAÇÕES FINAIS

Esperamos que este capítulo tenha elucidado alguns dos aspectos principais inerentes à ANP do envelhecimento. Apesar de o nome da avaliação remeter à avaliação da cognição, outros aspectos são avaliados, como sintomas neuropsiquiátricos — principalmente pela grande relação com funcionamento cognitivo —, aspectos emocionais e funcionalidade. Dessa forma, o profissional que trabalha com neuropsicologia deve ter uma formação ampla, e avaliações realizadas por equipes multidisciplinares podem ter vantagens óbvias.

O profissional deve se lembrar de realizar encaminhamentos quando houver dúvidas quanto ao desempenho cognitivo, embora a ANP não se restrinja à cognição. A avaliação nessa faixa etária deve ser clínica, cognitiva e funcional, necessariamente havendo um exame de caráter artesanal e, portanto, examinador-dependente. O detalhamento de como a doença/lesão se manifesta em termos de perfil e funcionamento em atividades cotidianas e a descrição de forças e fraquezas podem ser de fundamental importância para o delineamento de intervenções.[15] Clínicos podem também encaminhar pacientes para investigação de resposta a tratamentos, entre outras aplicabilidades.

Para finalizar, apresentamos algumas perguntas que podem ser respondidas pela ANP, com base em Frerichs:[2]

- O paciente tem declínio frente ao nível pré-mórbido?
- O idoso tem demência?
- O idoso é capaz de lidar com suas finanças?
- Deve haver algum cuidado extra com direção de veículos?
- O paciente pode manusear seus medicamentos sem risco?
- Há indicação de cuidador?
- O perfil é sugestivo de processo degenerativo?
- O perfil é mais sugestivo de processo cortical ou subcortical?
- O déficit de memória é compatível com amnésia temporal medial?
- Qual tipo de programa de reabilitação está indicado?

REFERÊNCIAS

1. Lezak MD, Howieson DB, Loring DW, Hannay HJ, Fischer JS. Neuropsychological assessment. 4th ed. Oxford: Oxford University; 2004.
2. Frerichs R. When should an older adult be referred to neuropsychology. Can Alz Dis Rev. 2004;4-9.
3. Haase VG, Salles JF, Miranda MC, Malloy-Diniz L, Abreu N, Argollo N, et al. Neuropsicologia como ciência interdisciplinar: consenso da comunidade brasileira de pesquisadores/clínicos em neuropsicologia. Neuropsicologia Latinoamamericana. 2012;4(4):1-8.
4. Haase V, Júlio-Costa A. Como driblar a ilusão dos números? O bom uso dos testes neuropsicológicos. In: Júlio-Costa A, Moura R, Haase VG, organizadores. Compêndio de testes neuropsicológicos: atenção, funções executivas e memória. São Paulo: Hogrefe; 2017. p. 7-22.

5. Lourenço RA, Ribeiro-Filho ST, Moreira IFH, Paradela EMP, Miranda AS. The clock drawing test: performance among elderly with low education level. Braz J Psychiatry. 2008;30(4):309-15.

6. Santiago-Bravo G, Sudo FK, Assunção N, Drummond C, Mattos P. Dementia screening in Brazil: a systematic review of normative data for the mini-mental state examination. Clinics. 2019;79:1-10.

7. Cesar KG, Yassuda MS, Porto FH, Brucki SMD, Nitrini R. MoCA test: normative and diagnostic accuracy data for seniors with heterogeneous educational levels in Brazil. Arq Neuro-Psiquiatr. 2019;77(11):775-81.

8. American Psychiatric Association. Diagnostic and statistical manual of mental disorders: DSM-IV. 4th ed. Washington: APA; 1994.

9. Petersen RC, Smith GE, Waring SC, Ivnik RJ, Tangalos EG, Kokmen E. Mild cognitive impairment: clinical characterization and outcome. Arch Neurol. 1999;56(3):303-8.

10. Chelune GJ. Evidenced-based research and practice in clinical neuropsychology. Clin Neuropsychol. 2010;24(3):454-67.

11. Salthouse TA. Trajectories of normal cognitive aging. Psychol Aging. 2019;34(1):17-24.

12. Laukka EJ, MacDonald SWS, Fratiglioni L, Bäckman L. Preclinical cognitive trajectories for Alzheimer's disease and vascular dementia. J Int Neuropsychol Soc. 2012;18(2):191-9.

13. Nitrini R, Bottino CM, Albala C, Custodio Capuñay NS, Ketzoian C, Llibre Rodriguez JJ, et al. Prevalence of dementia in Latin America: a collaborative study of population-based cohorts. Int Psychogeriatr. 2009;21(4):622-30.

14. Mattos P, Coutinho G. Avaliação neuropsicológica do envelhecimento. In: Malloy-Diniz L, Fuentes D, Mattos P, Abreu N, organizadores. Avaliação neuropsicológica. 2. ed. Porto Alegre: Artmed; 2018. p. 232-43.

15. Schoenberg MR, Scott JG. The neuropsychology referral and answering the referral question. In: Schoenberg MR, Scott JG, editors. The little black book of neuropsychology: a syndrome-based approach. London: Springer; 2011. p. 1-37.

16. Stern Y. What is cognitive reserve? Theory and research application of the reserve concept. J Int Neuropsychol Soc. 2002;8(3):448-60.

17. Coutinho G, Drummond C, Teldeschi A, Mattos P. Awareness of memory deficits is useful to distinguish between depression and mild cognitive impairment in the elderly. Rev Bras Psiquiatr. 2016;38(3):231-4.

18. Mograbi DC, Morris RG. On the relation among mood, apathy, and anosognosia in Alzheimer's disease. J Int Neuropsychol Soc. 2014;20(1):2-7.

19. Jessen F, Amariglio RE, van Boxtel M, Breteler M, Ceccaldi M, Chételat G, et al. A conceptual framework for research on subjective cognitive decline in preclinical Alzheimer's disease. Alzheimers Dement. 2014;10(6):844-52.

20. Elfgren C, Gustafson L, Vestberg S, Passant U. Subjective memory complaints, neuropsychological performance and psychiatric variables in memory clinic attendees: a 3 year follow-up study. Arch Gerontol Geriatr. 2010;51(3):110-4.

21. van Oijen M, Jong FJ, Hofman A, Koudstaal PJ, Breteler MMB. Subjective memory complaints, education, and risk of Alzheimer's disease. Alzheimers Dement. 2007;3(2):92-7.

22. American Psychiatric Association. Diagnostic and statistical manual of mental disorders: DSM-5. 5th ed. Washington: APA; 2013.

23. World Health Organization. International statistical classification of diseases and related health problems: ICD-11. 11th ed. Geneva: WHO; 2022.

24. Biella MM, Siqueira ASS, Borges MK, Ribeiro ES, Magaldi RM, Busse AL, et al. Decision-making profile in older adults: the influence of cognitive impairment, premorbid intelligence and depressive symptoms. Int Psychogeriatr. 2020;32(6):697-703.

25. Elderkin-Thompson V, Kumar A, Bilker WB, Dunkin JJ, Mintz J, Moberg PJ, et al. Neuropsychological deficits among patients with late-onset minor and major depression. Arch Clin Neuropsychol. 2003;18(5):529-49.

26. Beblo T, Sinnamon G, Baune BT. Specifying the neuropsychology of affective disorders: clinical, demographic and neurobiological factors. Neuropsychol Rev. 2011;21(4):337-59.

27. Lee JS, Potter GG, Wagner HR, Welsh-Bohmer KA, Steffens DC. Persistent mild cognitive impairment in geriatric depression. Int Psychogeriatr. 2007;19(1):125-35.

28. Köhler S, Thomas AJ, Barnett NA, O'Brien JT. The pattern and course of cognitive impairment in late-life depression. Psychol Med. 2010;40(4):591-602.

29. Paula JJ, Malloy-Diniz LF. Executive functions as predictors of functional performance in mild Alzheimer's dementia and mild cognitive impairment elderly. Estud Psicol. 203;18(1):117-24.

30. Mesholam-Gately RI, Giuliano AJ, Zillmer EA, Barakat LP, Kumar A, Gur RC, et al. Verbal learning in older adults with minor and major depression. Arch Clin Neuropsychol. 2012;27(2):196-207.

31. Fossati P, Deweer B, Raoux N, Allilaire JF. Deficits in memory retrieval: an argument in favor of frontal subcortical dysfunction in depression. Encephale. 1995;21(4):295-305.

32. Bierman EJ, Comijs HC, Jonker C, Beekman ATF. Effects of anxiety versus depression on cognition in later life. Am J Geriatr Psychiatry. 2005;13(8):686-93.

33. Butters MA, Bhalla RK, Andreescu C, Wetherell JL, Mantella R, Begley AE, et al. Changes in neuropsychological functioning following treatment for late-life generalised anxiety disorder. Br J Psychiatry. 2011;199(3):211-8.

34. Bruijn RFAG, Direk N, Mirza SS, Hofman A, Koudstaal PJ, Tiemeier H, et al. Anxiety is not associated with the risk of dementia or cognitive decline: the Rotterdam study. Am J Geriatr Psychiatry. 2014;22(12):1382-90.

35. Mohlman J. Executive skills in older adults with GAD: relations with clinical variables and CBT outcome. J Anxiety Disord. 2013;27(1):131-9.

36. Eysenck MW, Calvo MG. Anxiety and performance: the processing-efficiency theory. Cogn Emot. 1992;6(6):409-34.

37. Rosnick CB, Rawson KS, Butters MA, Lenze EJ. Association of cortisol with neuropsychological assessment in older adults with generalized anxiety disorder. Aging Mental Health. 2013;17(4):432-40.

38. Mantella RC, Butters MA, Dew MA, Mulsant BH, Begley AE, Tracey B, et al. Cognitive impairment in late-life generalized anxiety disorder. Am J Geriatr Psychiatry. 2007;15(8):673-9.

39. Winblad B, Palmer K, Kivipelto M, Jelic V, Fratiglioni L, Wahlund L-O, et al. Mild cognitive impairment: beyond controversies, towards a consensus: report of the International Working Group on Mild Cognitive Impairment. J Intern Med. 2004;256(3):240-6.

40. Sarazin M, Beer C, Rotrou J, Fabrigoule C, Pasquier F, Legrain S, et al. Amnestic syndrome of the medial temporal type identifies prodromal AD: a longitudinal study. Neurology. 2007;69(19):1859-67.

41. Wolk DA, Dickerson BC. Fractioning episodic memory in Alzheimer's disease. Neuroimage. 2011;54(2):1530-9.

42. Burrell JR, Piguet O. Lifting the veil: how to use clinical neuropsychology to assess dementia. J Neurol Neurosurg Psychiatry. 2015;86(11):1216-24.

8 NEUROIMAGEM ESTRUTURAL E FUNCIONAL EM PSICOGERIATRIA

Guilherme Kenzzo Akamine
Eduardo César Q. Gonçalves
Tíbor Rilho Perroco

Os métodos de neuroimagem já ocupam espaço fundamental na avaliação diagnóstica de quadros demenciais, representando biomarcadores dessas doenças. Um outro contexto em que a neuroimagem é essencial é na avaliação de sintomas psiquiátricos e comportamentais que se iniciam com o envelhecimento, pois frequentemente são a primeira manifestação de doenças neurodegenerativas, vasculares e inflamatórias, que podem ser identificadas com o auxílio desses exames.[1]

Muitas vezes, os sintomas clínicos de demência se dissociam, tanto quantitativa como qualitativamente, dos achados da neuroimagem. Por exemplo, alguns pacientes manifestam sintomas com grau menor de atrofia do que outros. Uma das teorias que explicam essa dissociação é a teoria da reserva cognitiva, de acordo com a qual alguns fatores (p. ex., escolaridade, inteligência) melhoram a capacidade do cérebro de lidar com eventuais danos, reduzindo seus impactos na cognição.

Portanto, o papel da neuroimagem nas demências é dar **suporte** às hipóteses etiológicas preestabelecidas pelo psiquiatra ou ajudá-lo a afastá-las. Em outras palavras, os métodos de neuroimagem, por si sós, não são capazes de definir um diagnóstico, de acordo com a maior parte dos critérios diagnósticos propostos, mas podem **aumentar ou diminuir a probabilidade das hipóteses feitas *a priori***, a partir da clínica.

O psiquiatra que solicitar o exame deverá fornecer ao radiologista as informações relevantes para que ele possa interpretar as imagens da melhor forma (p. ex., caracterização clínica dos sintomas psiquiátricos, comportamentais e cognitivos; evolução no tempo; fatores de risco para diagnósticos diferenciais; hipóteses diagnósticas). Além disso, encorajamos tanto psiquiatras quanto radiologistas a utilizarem escalas visuais validadas para uma avaliação mais sistematizada e objetiva dos exames.

As tecnologias de imagem estrutural e funcional têm evoluído rapidamente nas últimas décadas. Com isso, além da investigação de demências e diagnósticos diferenciais de sintomas psiquiátricos e comportamentais de início tardio, há expectativas crescentes para uso da neuroimagem também em ambiente clínico, no contexto dos transtornos psiquiátricos primários, como apresentado ao final deste capítulo.

MÉTODOS DE IMAGEM

Os principais métodos de neuroimagem utilizados na prática clínica serão divididos em métodos de imagem estrutural e métodos de imagem molecular. Entre os primeiros, serão abordadas a tomografia computadorizada (TC) e a ressonância magnética (RM); e entre os demais, a tomografia por emissão de fóton único (SPECT) e a tomografia ou ressonância por emissão de pósitrons (PET *scan*).

IMAGEM ESTRUTURAL

A TC de crânio tem papel mais limitado do que a RM para o diagnóstico diferencial das demências. A comparação entre TC e RM na investigação de demências é apresentada na **Tabela 8.1**. Apesar de a TC ser considerada um método razoável na investigação de rotina das demências, **a RM deve ser o método de escolha**, quando possível.[2]

■ **Tabela 8.1**
Comparação das vantagens e desvantagens da TC *versus* RM de crânio

	Tomografia computadorizada	Ressonância magnética
Vantagens	Aquisição rápida das imagens Exclusão de hemorragias intra ou extra-axiais na emergência Menor custo, mais disponível	Maior valor preditivo para as etiologias degenerativas Maior sensibilidade para lesões cerebrovasculares pequenas (p. ex., infartos lacunares, micro-hemorragias)
Desvantagens	Radiação ionizante Menor visualização de estruturas da fossa posterior Artefatos produzidos por implantes metálicos	Exige maior cooperação por conta de artefatos de movimento (problemático para claustrofobia e pacientes agitados) Contraindicada se houver uso de marcapasso ou implantes paramagnéticos

A TC proporciona menos contraste entre os tecidos, prejudicando, por exemplo, a avaliação tanto de lesões de substância branca como de processos inflamatórios. Ela é útil principalmente para a exclusão de lesões que ocupam espaço e que podem afetar a cognição, como tumores (p. ex., metástases, meningiomas/gliomas, linfomas) e hematomas subdurais.

De forma geral, a TC tem menor sensibilidade do que a RM na detecção de predomínios regionais de atrofia. Entretanto, quando as imagens da TC são adquiridas de forma volumétrica e em cortes finos (disponível em alguns laboratórios), é possível reconstruí-las nos planos coronal e sagital para melhor avaliação das estruturas mesiais temporais e paramedianas (p. ex., precuneus), respectivamente. A TC, por sua vez, é um exame mais disponível no sistema de saúde, mais barato e que exige menos tempo de cooperação do paciente para a aquisição das imagens.

Já a RM, além de descartar outras lesões que afetam a cognição (de modo geral, com maior acurácia que a TC), também possibilita maior resolução para detectar a presença de atrofias cortical e subcortical, aumentando a especificidade do diagnóstico etiológico. A RM também delimita melhor a extensão de lesões cerebrovasculares (p. ex., hiperintensidades de substância branca de provável origem vascular, micro-hemorragias), mas exige um tempo maior de cooperação do paciente, podendo ser um impeditivo para pacientes com claustrofobia e para alguns pacientes com demência. As principais sequências da RM e seus possíveis achados são apresentados na **Tabela 8.2**.

■ **Tabela 8.2**
Sequências de aquisição de imagens da RM e seus possíveis achados

Sequência	Avaliação	Tempo de aquisição
T1	Atrofia de substância cinzenta	6-8 minutos
FLAIR (*fluid-attenuated inversion recovery*)	Doença vascular de substâncias branca e cinzenta	4-5 minutos
T2 (*turbo spin-eco*)	Doença vascular de substâncias branca e cinzenta (p. ex., núcleos subcorticais)	4-5 minutos
SWI (*susceptibility weighted imaging*) ou T2*	Micro-hemorragias	1-2 minutos
DWI (*diffusion weighted imaging*)	Restrição à difusão de água: acidente vascular cerebral (AVC) agudo, encefalite, doença de Creutzfeldt-Jakob, alguns tumores, entre outros	1-2 minutos

IMAGEM MOLECULAR

O PET *scan* pode ter finalidades diversas, a depender do traçador radioativo utilizado. O PET-FDG (fluordesoxiglicose - 18F-FDG) é o mais amplamente realizado na clínica e utiliza como traçador um análogo da glicose marcada radioativamente, que permite a visualização da taxa de metabolização cerebral da glicose. Altas taxas de metabolismo refletem a integridade da atividade sináptica, enquanto as áreas de hipometabolismo podem refletir a presença de neurodegeneração. A TC ou a RM podem ser adquiridas ao mesmo tempo e suas imagens podem ser acopladas ao PET, possibilitando correlação das informações funcionais com a estrutura anatômica.

O SPECT com traçador ^{99m}TC-HMPAO também é conhecido como cintilografia de perfusão cerebral. Por meio das medidas de perfusão, pode-se inferir como está a integridade da substância cinzenta. O SPECT pode ser solicitado com as mesmas indicações do PET-FDG, embora com menor desempenho na capacidade diagnóstica. Sua interpretação também é semelhante, e as áreas com hipoperfusão podem sugerir neurodegeneração. Outra desvantagem do SPECT em relação ao PET é a falta de informação anatômica estrutural para localizar as lesões com precisão. Por isso, no contexto de investigação de demências, **o PET-FDG deve ser preferível ao SPECT**, quando disponível.

Abordaremos também traçadores que detectam a presença de neuropatologias específicas, como o PET-amiloide e o SPECT-DaT (*dopamine transporter*), relevantes na investigação de doença de Alzheimer (DA) e de síndromes neurodegenerativas parkinsonianas, respectivamente.

DEMÊNCIA NA DOENÇA DE ALZHEIMER

RESSONÂNCIA MAGNÉTICA

A demência na doença de Alzheimer (DDA) pode se apresentar com várias síndromes clínicas, incluindo síndrome amnéstica (forma clássica), atrofia cortical posterior, variante disexecutiva/comportamental, afasia progressiva primária (APP) e síndrome corticobasal. A depender da síndrome, diferentes padrões de imagem serão observados.

Na forma amnéstica da DDA, a RM pode revelar uma atrofia cortical difusa, mas **predominando nas regiões mesiais temporais, hipocampos e precuneus** (**Fig. 8.1**). Além disso, os modelos hipotéticos da DA sugerem que a progressão da imagem da RM acompanha a evolução dos sintomas clínicos da DDA.[3]

Uma das escalas mais utilizadas na investigação diagnóstica de DDA é a escala MTA (Mesial Temporal Atrophy), também conhecida como Escala de Scheltens.[4] Ela avalia o grau de atrofia dos hipocampos, alcançando uma acurácia de 74% para discriminar pacientes com DDA de pacientes com comprometimento cognitivo leve (CCL), com sensibilidade de 81% e especificidade de 67%.[4] A avaliação da MTA deve ser feita em plano coronal na sequência em T1, ao nível da ponte anterior (**Fig. 8.2**).

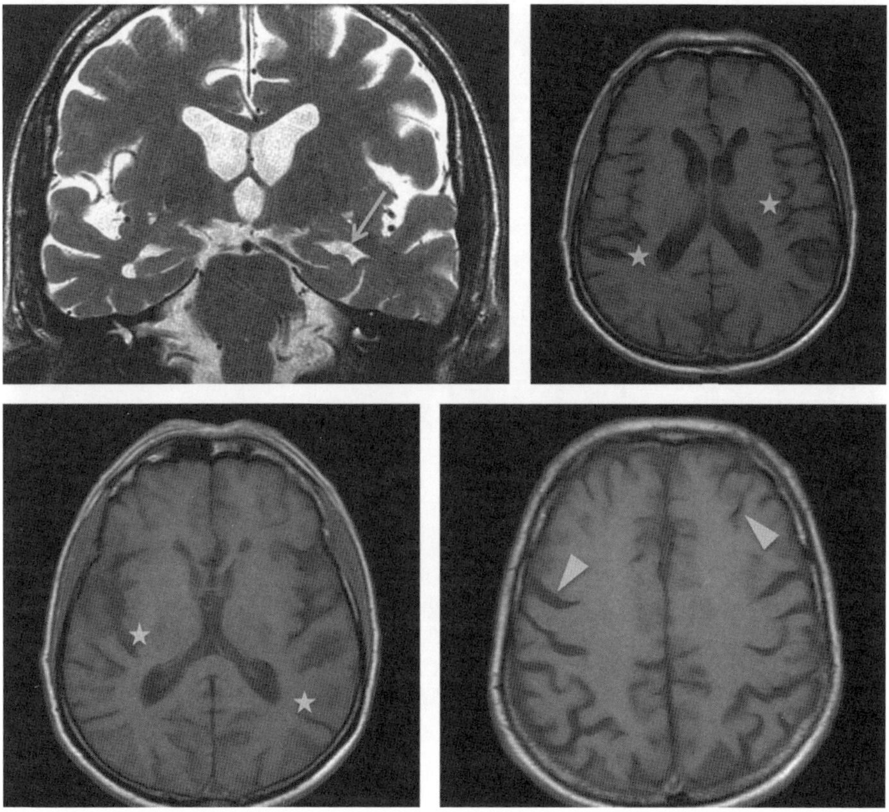

Figura 8.1
RM de paciente de 72 anos com DDA, revelando atrofia de hipocampos (seta), regiões temporais e parietais (estrelas), com extensão para córtex pré-frontal (cabeças de seta).
Fonte: Di Muzio.[6]

Para pacientes com idade inferior a 75 anos, escores de MTA ≥2 sugerem anormalidade; para pacientes com idade superior a 75 anos, escores ≥3 sugerem anormalidade. Contudo, o clínico deve ter cautela ao interpretar esses resultados. A atrofia hipocampal auxilia no diagnóstico, mas **não é patognomônica** da DDA, e também pode ocorrer em condições como esclerose mesial temporal, epilepsia de lobo temporal, lesões vasculares e, em graus variados, em outras doenças neurodegenerativas, como nas degenerações lobares frontotemporais (DLFT) e na demência com corpos de Lewy (DCL).

Mais recentemente, outra escala visual de fácil aplicabilidade, mas com enfoque na atrofia do córtex entorrinal (escala ERICA — Entorhinal Cortex Atrophy), tem sido

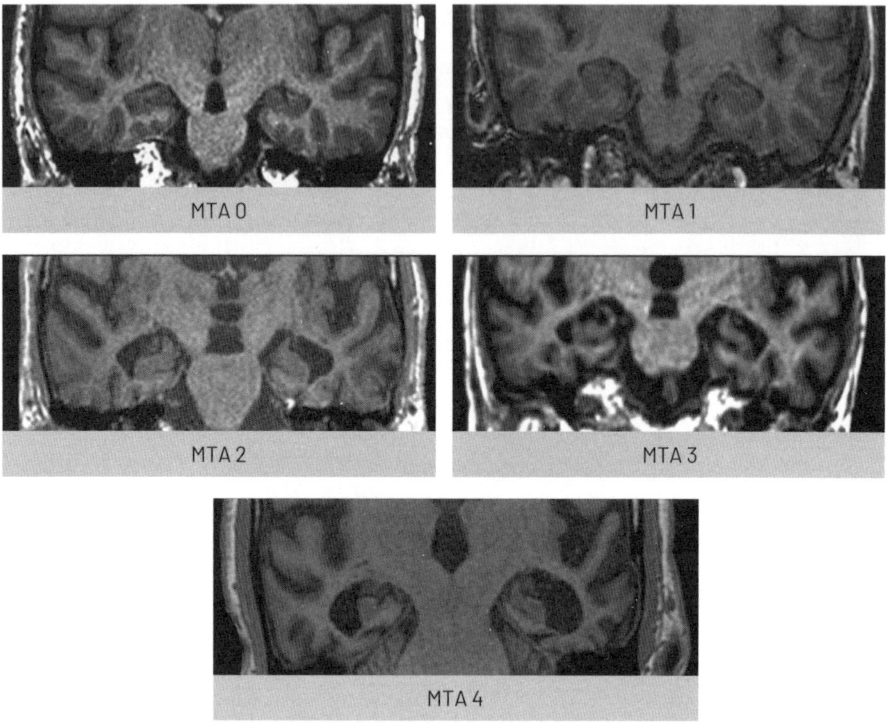

Figura 8.2
Escala visual MTA para atrofia mesial temporal. Os escores variam de 0 a 3 pontos. Para pacientes <75 anos de idade, escores ≥2 são anormais; para pacientes ≥75 anos, escores ≥3 são anormais.
Fonte: Di Muzio.[6]

estudada para o diagnóstico de DDA. O córtex entorrinal é uma região do lobo temporal precocemente acometida na DDA. A escala ERICA desempenhou uma acurácia diagnóstica de 91% para discriminar pacientes com DDA de pacientes com declínio cognitivo subjetivo, maior do que a acurácia obtida pela escala MTA (74%). A sensibilidade foi de 83%, e a especificidade, 98%.[6] Encorajamos o uso de ambas as escalas em conjunto, quando houver suspeita de DDA.

PET-FDG

Os achados típicos incluem **hipometabolismo glicolítico no cíngulo posterior e em regiões parietais e temporais posteriores**, às vezes de forma assimétrica (**Fig. 8.3**). Com a progressão da doença, pode haver extensão para o córtex pré-frontal. O exame

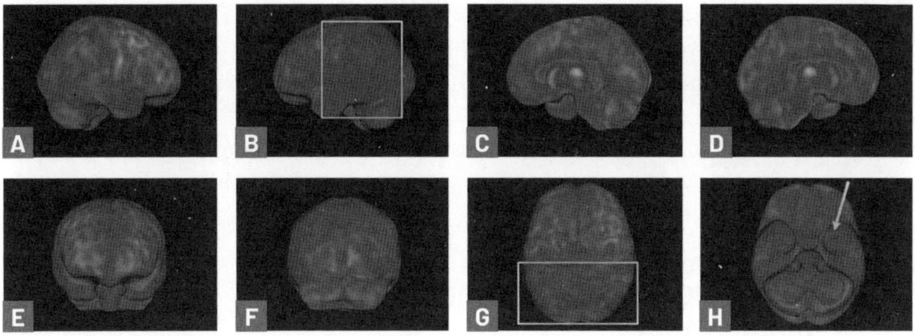

Figura 8.3
PET-FDG cerebral de paciente de 76 anos com a forma amnéstica da DDA. (A e B) Vistas laterais direita e esquerda, respectivamente; (C e D) mediais direita e esquerda, respectivamente; (E) anterior; (F) posterior; (G) superior; (H) inferior. Observa-se hipometabolismo temporoparietal (B e G) bilateral, incluindo as porções mesiais dos lobos temporais (H), de forma mais acentuada à esquerda.

alcança altas taxas de sensibilidade e especificidade (em estudos de caso-controle, 96 e 90%, respectivamente) com relação a indivíduos cognitivamente saudáveis.[7]

O PET-FDG pode ser solicitado quando existe suspeita clínica de DDA que não foi corroborada pela RM, isto é, quando não há atrofia nos locais esperados. O PET-FDG também tem papel valioso na **avaliação de pacientes com CCL**, nos quais esses mesmos achados típicos predizem a conversão para DDA com sensibilidade de 92% e especificidade de 89%.[8] Isso porque as alterações de imagem do PET-FDG precedem as alterações da RM, como descrito a seguir.

PET-AMILOIDE

O PET-amiloide é um método que detecta a deposição cortical de placas β-amiloides *in-vivo*, um fenômeno que pode ocorrer pelo menos 10 anos antes de os sintomas cognitivos surgirem. Por isso, um PET-amiloide positivo em indivíduos cognitivamente saudáveis indica a presença de alterações patológicas do *continuum* da DA.[9] O primeiro traçador desenvolvido para detectar deposição amiloide cerebral foi o [^{11}C]-PiB (*Pittsburgh compound B*) e, quando esse traçador específico é utilizado, o exame pode ser referido como PET-PiB. Outros radioisótopos à base de flúor também já foram desenvolvidos, garantindo maior tempo de meia-vida para esses compostos e favorecendo a logística do exame.

O PET-amiloide é útil na investigação de declínio cognitivo de causa incerta, e a DA se enquadra como uma de suas possíveis etiologias. Algumas dessas situações são: (1) CCL persistente ou progressivo sem outra explicação; (2) demência com curso clínico atípico (variantes atípicas da DDA) ou com causas comórbidas de declínio cognitivo; e (3) demência com início em idade pré-senil (≤65 anos).[10]

A interpretação do resultado é binária (positivo ou negativo). Seu valor preditivo negativo foi de 100% para a conversão de CCL para DDA em 28 meses (o exame negativo essencialmente **exclui a possibilidade de DDA**), enquanto o valor preditivo positivo foi de apenas 67%.[11] Sua positividade é particularmente útil na investigação de pacientes mais jovens (p. ex., pacientes ≤65 anos), nos quais o risco de patologia amiloide incidental (relacionada à idade) é menor. Em contrapartida, seu valor preditivo positivo cai em pacientes mais idosos.[12]

CURSO TEMPORAL DOS BIOMARCADORES DE NEUROIMAGEM

Na DA, os biomarcadores de neuroimagem **ficam alterados em estágios diferentes da doença**, pois acompanham os aspectos de sua fisiopatologia. No modelo teórico clássico proposto por Jack e colaboradores,[13] a deposição da proteína β-amiloide induz uma aceleração da fosforilação da proteína tau; mais tardiamente, nesse processo, ocorrem disfunções neuronais e sinápticas (neurodegeneração).

A **Figura 8.4** ilustra sua evolução temporal: o PET-amiloide é o primeiro a mostrar anormalidades (acúmulo cortical de β-amiloide), seguido do PET-tau (exame ainda restrito ao contexto de pesquisa) e do PET-FDG/SPECT (disfunções neuronal e sináptica). A RM revelando atrofia cerebral é o último exame de neuroimagem a se alterar.[3]

Como o PET-amiloide pode ser positivo desde os estágios pré-clínicos da doença, ele não se correlaciona com a presença de sintomas clínicos. Em outras palavras, ele não tem papel no estadiamento do declínio cognitivo. Já o PET-FDG e, principalmente, a RM são considerados **biomarcadores de neurodegeneração e suas alterações estão associadas à severidade dos sintomas clínicos**.[3]

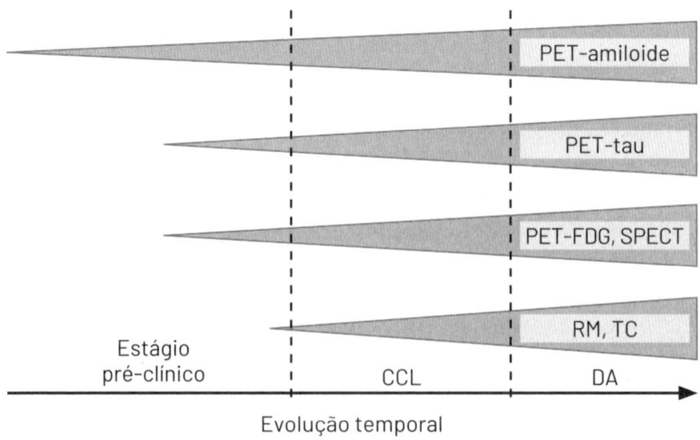

Figura 8.4
Curso temporal das alterações de neuroimagem ao longo do processo degenerativo da DA.

DEGENERAÇÃO LOBAR FRONTOTEMPORAL

Como o nome descreve, a DLFT cursa com atrofia variável nos lobos frontais e temporais, com atrofias cortical e subcortical, alargando os sulcos até o aspecto de "giros em ponta de faca". A atrofia é geralmente focal e assimétrica, e sua distribuição correlaciona-se com a apresentação da variante clínica da DLFT em questão. A distribuição da atrofia tem um gradiente anteroposterior, tendendo a preservar as estruturas cerebrais posteriores. O hipocampo também pode estar acometido e, portanto, apenas sua avaliação volumétrica não é suficiente para diferenciar da DDA.

Na investigação complementar da DLFT, a neuroimagem funcional com estudos de medicina nuclear (PET-FDG e SPECT) pode evidenciar, respectivamente, hipometabolismo e hipoperfusão das regiões acometidas pela doença, antes mesmo de surgirem as alterações estruturais à RM.

DEMÊNCIA FRONTOTEMPORAL VARIANTE COMPORTAMENTAL

A demência frontotemporal variante comportamental (DFTVC) é a forma mais comum da síndrome DLFT, com a maioria dos casos entre pessoas com menos de 65 anos. A atrofia ocorre usualmente em **estruturas frontotemporais incluindo ínsula, cíngulo anterior, lobo temporal anterior, estriado, amígdala e tálamo, geralmente com maior grau de atrofia no hemisfério direito** (**Fig. 8.5**). Essa distribuição é associada ao quadro clínico comportamental de desinibição, apatia, perda de empatia, hiperoralidade e sintomas compulsivos.

VARIANTES LINGUÍSTICAS

Quando as estruturas do hemisfério dominante são predominantemente acometidas (hemisfério esquerdo, na maioria das pessoas), a DLFT pode se apresentar clinicamente como APP (quando os déficits de linguagem são os sintomas cognitivos mais proeminentes no início da doença). As duas variantes de APP mais prevalentes causadas por DLFT são a APP variante não fluente e a APP variante semântica. Na primeira, a atrofia se concentra em áreas perissilvianas esquerdas, comprometendo também o córtex insular e os giros frontal inferior e temporal superior, com relativa preservação de estruturas mesiais temporais. Já a APP variante semântica caracteriza-se por atrofia predominante do lobo temporal, especialmente em suas porções anterior e lateral e nos giros para-hipocampal e fusiforme.

DEMÊNCIA COM CORPOS DE LEWY E DEMÊNCIA NA DOENÇA DE PARKINSON

Há várias doenças neurodegenerativas que cursam com demência e parkinsonismo, entre elas, a DCL e a demência na doença de Parkinson (DDP). Ambas podem ser compreendidas dentro de um mesmo espectro, por terem as inclusões intraneuronais de α-sinucleína

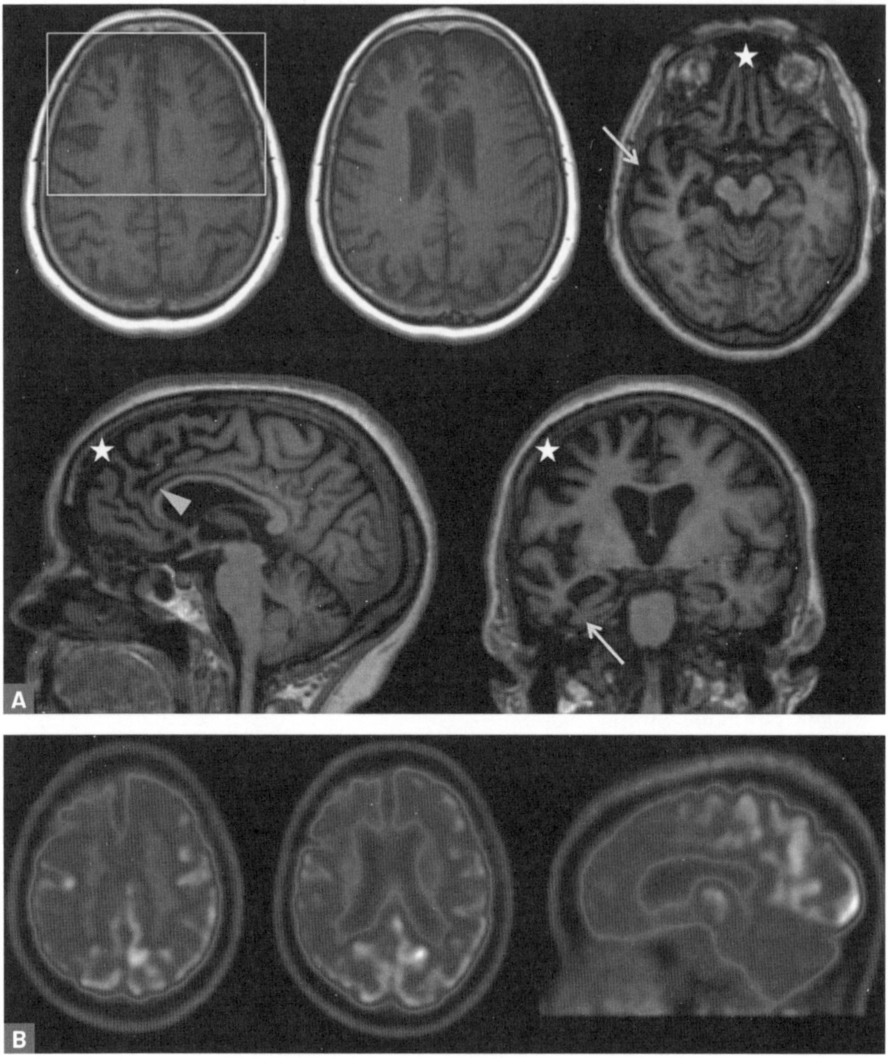

■ **Figura 8.5**
Paciente de 60 anos com diagnóstico de DFT variante comportamental. (A) RM evidenciando atrofia mais importante em estruturas anteriores do que posteriores (retângulo). Mais especificamente, a atrofia acomete os lobos frontais (estrelas), o cíngulo anterior (cabeça de seta) e os lobos temporais e hipocampos (setas), com maior intensidade à direita. (B) O PET-FDG dessa mesma paciente revela hipometabolismo em regiões semelhantes às acometidas na RM.

como parte de sua fisiopatologia. Nos estágios iniciais da doença de Parkinson, as deposições de α-sinucleína tendem a se concentrar na substância *nigra* e no *locus coeruleus*, enquanto, na DCL, a neuropatologia se expande precocemente por regiões corticais.

A RM pode não fornecer informações específicas de DCL, revelando, frequentemente, apenas uma atrofia cortical difusa. Estudos de anatomopatologia têm evidenciado copatologia com DA em mais da metade dos casos diagnosticados com DCL,[14,15] e, por isso, pode-se encontrar atrofia de regiões temporais.

Já a neuroimagem funcional pode evidenciar um padrão de hipometabolismo (no PET-FDG) ou hipoperfusão (no SPECT) em **córtex visual primário (occipital), regiões parietais posteriores e córtex temporal lateral**, com extensões variadas para lobos frontais. O **sinal da ilha do cíngulo** pode ser identificado nesses exames (mas não é obrigatório), consistindo em hipometabolismo/hipoperfusão occipital e em precuneus, poupando o cíngulo posterior (**Fig. 8.6**).[16]

Exames de neuroimagem molecular, como o SPECT com 99mTc-TRODAT-1 ou o DaTSCAN, são realizados com ligantes para os transportadores pré-sinápticos de dopamina nos núcleos da base. Esses exames são capazes de detectar o **déficit dopaminérgico das vias nigroestriatais**, presente tanto na DCL como na DDP. Com isso, eles ajudam a diferenciar a DCL e a DDP de doenças fora do espectro das patologias por α-sinucleína.[15,16]

DEMÊNCIA VASCULAR

Lesões cerebrovasculares são a causa de até 20% de todos os tipos de demência (e talvez até mais em nosso meio) e podem estar associadas à DA ou a outras doenças neurode-

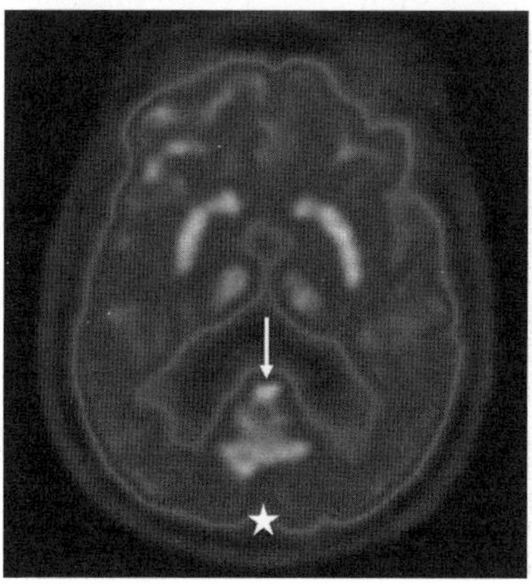

Figura 8.6
PET-FDG em plano axial de paciente com DCL, revelando o sinal da ilha do cíngulo. Esse sinal consiste em hipometabolismo occipital (estrela) e de precuneus (não mostrado), com preservação relativa do cíngulo posterior (seta).

generativas de forma mista.[16] Atualmente, a demência vascular (DV) é compreendida como um diagnóstico "guarda-chuva" que engloba todas as alterações cerebrovasculares de causas hemorrágicas, isquêmicas (de grandes e pequenos vasos) e por hipoperfusão. Os exames de neuroimagem estrutural se tornaram imperativos para o diagnóstico adequado desses tipos de lesões.

Os critérios para a definição de DV propostos pelo National Institute of Neurological Disorders and Stroke (NINDS) e pela Association Internationale pour la Recherche et l'Enseignement en Neurosciences (AIREN) em 1993 e revisados em 2003 baseiam-se na topografia e gravidade das lesões vasculares evidenciadas em neuroimagem estrutural.[18]

A **DV de grandes vasos** abrange os subtipos descritos como demência pós-AVC, demência multi-infartos e demência por infarto estratégico, que resultam de lesão em região estratégica para a cognição (p. ex., hipocampo, tálamo paramediano e redes talamocorticais).

As sequências adquiridas na RM (especialmente T2 e FLAIR, com imagens hiperintensas marcando as áreas acometidas por lesões vasculares) são mais sensíveis que a TC para caracterizar a extensão e a distribuição dessas lesões (**Fig. 8.7**). Já as regiões com sinal hipointenso em aquisições em T1 representam a destruição tecidual causada por infartos completos.[19]

A **DV de pequenos vasos** pode resultar de múltiplos infartos lacunares ou de lesões progressivas e confluentes de substância branca (hiperintensidades de substância branca nas sequências FLAIR e T2 da RM). A **escala visual de Fazekas** para lesões em substância branca auxilia na quantificação dessas lesões hiperintensas (**Fig. 8.8**).[20,21]

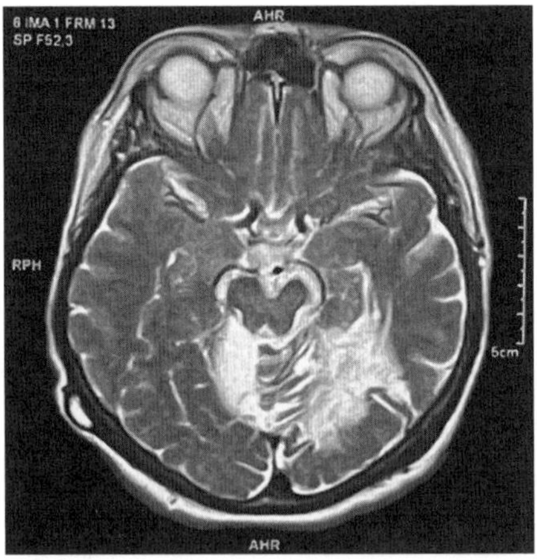

Figura 8.7
Infarto isquêmico antigo em giro occipitotemporal medial esquerdo. A paciente tinha diagnóstico de DV por doença de grandes vasos, apresentando déficits visuoperceptivos e desorientação topográfica significativos.

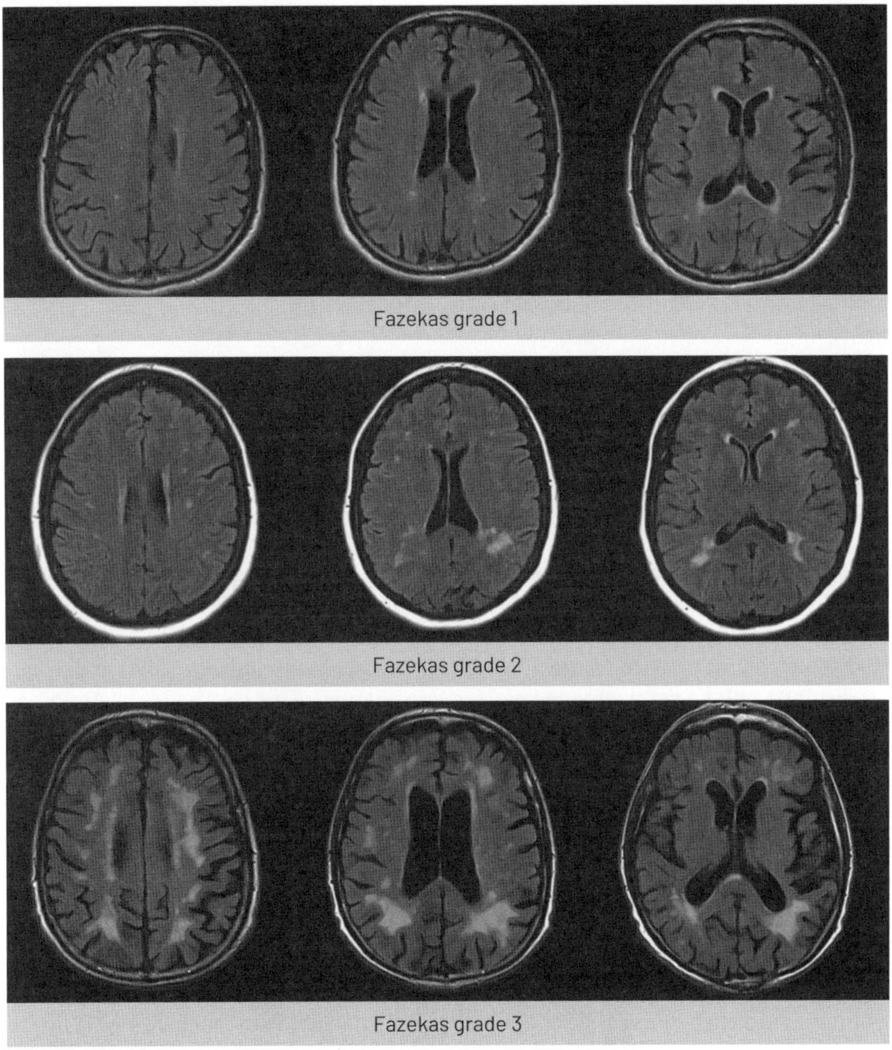

■ **Figura 8.8**
Escala visual de Fazekas para lesões vasculares em substância branca. A escala leva em consideração a distribuição de lesões em substância branca periventricular (0 = ausente; 1 = linear "em ponta de lápis"; 2 = em halo; 3 = sinal periventricular irregular estendendo ao parênquima) e em substância branca profunda (0 = ausente; 1 = focos puntiformes; 2 = início de áreas de confluência; 3 = extensas áreas de confluência de lesões).
Fonte: Di Muzio.[21]

Quanto maior a extensão das lesões e o seu grau de confluência, mais provável se torna o surgimento de sintomas cognitivos, neurológicos e neuropsiquiátricos (**Fig. 8.9**).

As principais etiologias da DV de pequenos vasos são a hipertensão arterial sistêmica (lesões com distribuição em regiões nucleocapsulares, tálamos, tronco encefálico e cerebelo) e a angiopatia amiloide cerebral (distribuição cortical ou córtico-subcortical, inclusive com maior risco de hemorragias e micro-hemorragias nesses locais). Há também condições de etiologia genética que podem cursar com comprometimento de pequenos vasos, como a arteriopatia cerebral autossômica dominante com infartos subcorticais e leucoencefalopatia (CADASIL, do inglês *cerebral autosomal dominant arteriopathy with subcortical infarcts and leukoencephalopathy*).

HIDROCEFALIA DE PRESSÃO NORMAL

A hidrocefalia de pressão normal (HPN) é a expressão clínica de uma drenagem liquórica inadequada, levando ao alargamento dos ventrículos e das fissuras corticais.[22] Os achados de neuroimagem incluem:

- ventriculomegalia **desproporcional à atrofia** — pode ser verificada por meio de um índice de Evans >0,3 (calculado como a razão entre a maior largura dos cornos frontais e a maior largura da face interna do osso do crânio no mesmo corte) (**Fig. 8.10A**);
- ângulo calosal estreito (entre 50 e 80º) — calculado em imagem coronal perpendicular ao plano determinado pela comissura anterior e a comissura posterior, ao nível da comissura posterior (**Fig. 8.10B**);

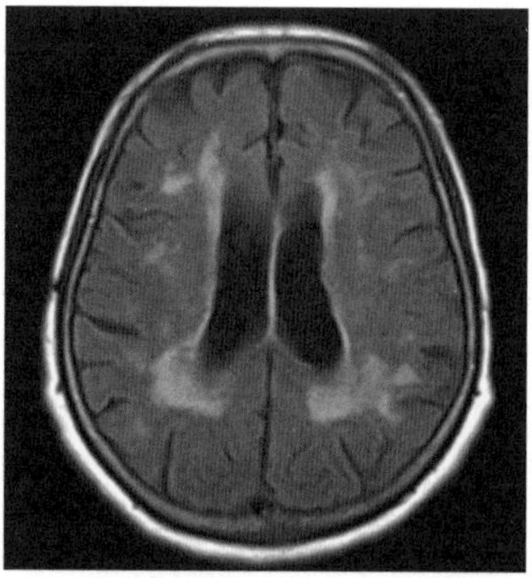

Figura 8.9
Paciente de 72 anos, hipertensa e diabética de longa data com mau controle pressórico, apresentando quadro amnéstico e disexecutivo progressivo e depressão há 5 anos. RM na sequência FLAIR evidencia lesões hiperintensas difusas e confluentes em substância branca profunda (Fazekas 3).

- alargamentos focais de sulcos, principalmente na fissura sylviana (**Fig. 8.10B**);
- apagamento dos sulcos na alta convexidade e nas porções mediais do cérebro (**Fig. 8.10B**);
- *flow-void* no aqueduto cerebral (visualizado como hipossinal do líquido cerebrospinal (LCS) na RM ponderada em T2), indicando fluxo liquórico acelerado;
- alterações de substância branca periventricular (visualizadas, principalmente na RM, como hiperintensidades em FLAIR), sugerindo edema transependimário;
- ausência de fatores obstrutivos da circulação liquórica (p. ex., aderências ventriculares pós-cirúrgicas, compressão tumoral extrínseca) — neste caso, estaríamos diante de uma hidrocefalia obstrutiva (não comunicante).

NEUROIMAGEM EM TRANSTORNOS PSIQUIÁTRICOS PRIMÁRIOS

O papel da neuroimagem no diagnóstico dos transtornos psiquiátricos primários ainda é incerto, e ela não deve ser utilizada de forma rotineira na prática clínica. Resumidamente, isso se deve ao fato de que as anormalidades encontradas na maioria dos transtornos psiquiátricos mostraram tamanhos de efeito pequenos, proporcionando acurácia diagnóstica insuficiente. Além disso, **muitos dos achados encontrados são inespecíficos para uma correta diferenciação entre as categorias nosológicas utilizadas na psiquiatria atualmente.**[23]

Sua aplicação clínica mais aceita, atualmente, é para os casos em que é necessário **afastar lesões cerebrais** que podem causar secundariamente esses transtornos. Por

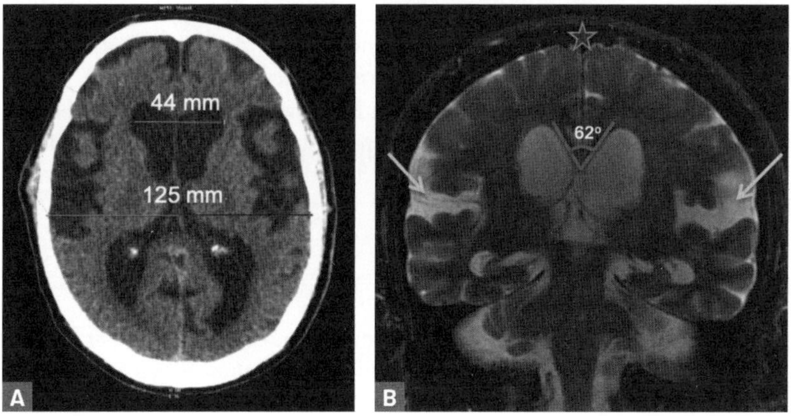

Figura 8.10
Paciente com HPN. (A) Ventriculomegalia com índice de Evans de 0,35. (B) Alargamento das fissuras sylvianas desproporcional à atrofia (setas), com encavalamento dos giros corticais na alta convexidade (estrela) e ângulo calosal agudo.

exemplo, lesões estruturais, como AVC e tumores, podem ser causas de psicose; doenças neurodegenerativas, como a DDA, podem levar à depressão.

Já no contexto de pesquisa, as inovações recentes dos métodos de imagem têm permitido avanços (1) na compreensão da neurobiologia dos diversos transtornos psiquiátricos, (2) na identificação e no tratamento profilático de indivíduos de risco como prevenção de deterioração clínica e (3) na predição de resposta aos tratamentos.[23]

Veja a seguir algumas das anormalidades comumente encontradas na literatura para alguns transtornos, a saber, transtorno depressivo maior (TDM), esquizofrenia e transtorno bipolar (TB). Convém ressaltar ainda que se trata de uma síntese de estudos incluindo populações de idades mistas e, portanto, os resultados não são específicos para a população geriátrica.

TRANSTORNO DEPRESSIVO MAIOR

Schmaal e colaboradores,[24] em estudo do consórcio ENIGMA, mostraram que adultos deprimidos tinham menor espessura cortical do que os controles no córtex orbitofrontal, na ínsula, nos lobos temporais e nos cíngulos anterior e posterior.

Em relação ao cíngulo, alterações especificamente na **porção subgenual do cíngulo anterior** (sgACC) são consistentemente encontradas na literatura, como **redução volumétrica e hiperfunção.**[25] Essa região é implicada na regulação do humor e no processamento de estímulos emocionais, inclusive sendo alvo de tratamentos neuromodulatórios (p. ex., estimulação cerebral profunda, estimulação magnética transcraniana). A redução da hiperatividade do sgACC está associada à resposta aos tratamentos antidepressivos.[26]

Alargamento dos ventrículos laterais e uma discreta atrofia hipocampal podem ser observados principalmente em sujeitos com episódios depressivos recorrentes, mas não em indivíduos no primeiro episódio depressivo da vida.[27]

Grande ênfase também tem sido dada às **alterações de conectividade cerebral** na depressão maior. Estudos com DTI (*diffusion tensor imaging*) revelam perda da integridade de tratos de substância branca que conectam diversas estruturas límbicas (p. ex., amígdala, giro do cíngulo, estriado) com o córtex pré-frontal.[28]

TRANSTORNO BIPOLAR

Em metanálise do ENIGMA, Hibar e colaboradores[29] mostraram reduções de espessura cortical em regiões frontais, temporais e parietais em ambos os hemisférios cerebrais de pacientes com TB. Essas alterações se revelaram **mais difusas ao longo do córtex e com maiores tamanhos de efeito** do que as encontradas no estudo de Schmaal e colaboradores[24] mencionado anteriormente, que analisou indivíduos com TDM.

Nos indivíduos com TB, os maiores tamanhos de efeito foram para a *pars opercularis* (região do córtex pré-frontal ventrolateral), o córtex frontal médio-rostral e o giro fusiforme, todos à esquerda. É interessante observar que os indivíduos em uso de lítio tiveram aumento da espessura de certas áreas corticais e de volume hipocampal quando comparados a controles saudáveis, possivelmente por conta dos efeitos neuroprotetores do lítio; já o uso de anticonvulsivantes esteve particularmente associado a reduções de espessura cortical e de volume hipocampal.

Ao analisar estruturas subcorticais, Hibar e colaboradores[30] encontraram reduções volumétricas em hipocampo e tálamo, além de alargamento de ventrículos laterais. Quando os pacientes com TB tipo 1 foram comparados diretamente com aqueles com TB tipo 2, não houve diferenças estatisticamente significativas nessas estruturas.

Anormalidades extensas da substância branca também foram reveladas em estudos de DTI, mesmo em tratos não relacionados às áreas frontais e límbicas. Um maior tempo de duração do TB e o uso de anticonvulsivantes e antipsicóticos se correlacionaram positivamente com essas alterações.[31]

ESQUIZOFRENIA

Indivíduos com esquizofrenia apresentam reduções difusas da espessura e da área de superfície cortical, com maiores tamanhos de efeito para regiões frontais e temporais. Essas reduções de espessura cortical foram mais proeminentes ainda nos pacientes em uso de antipsicóticos, com maior intensidade de sintomas e maior duração da doença.[32]

Quanto às estruturas subcorticais, ocorrem reduções volumétricas em amígdala, hipocampo, *nucleus accumbens* e tálamo, assim como um menor volume intracraniano. Também são observados aumentos de volume dos ventrículos laterais, do putame e do globo pálido.[33] Anormalidades difusas da substância branca também foram reportadas.

Estudos com imagem funcional apontam hipoatividade de regiões pré-frontais, parietais, temporais, occipitais e cíngulo, além de algumas áreas com hiperatividade, como o putame e as regiões sensório-motoras.[33]

CONSIDERAÇÕES FINAIS

A neuroimagem estrutural e funcional em psiquiatria, e principalmente em psicogeriatria, evoluiu bastante na última década, mas ainda tem muito a avançar, sobretudo na correlação dos sintomas clínicos do paciente com a imagem.

Além disso, é sempre de grande auxílio ao médico clínico e ao assistente do paciente estar aberto a reavaliar as imagens, seja com o uso de escalas e/ou com uma "simples" reavaliação visual. Isso pode tornar mais acurado o diagnóstico no caso específico e também pode ajudar o clínico a aprimorar seus pedidos ao radiologista e/ou médico nuclear.

Assim, "ver as imagens" é sempre a melhor conduta, além de auxiliar para a evolução da neuroimagem em psicogeriatria.

REFERÊNCIAS

1. Wise EA, Rosenberg PB, Lyketsos CG, Leoutsakos JM. Time course of neuropsychiatric symptoms and cognitive diagnosis in National Alzheimer's Coordinating Centers volunteers. Alzheimers Dement. 2019;11:333-9.
2. Bertelson JA, Ajtai B. Neuroimaging of dementia. Neurol Clin. 2014;32(1):59-93.
3. Jack CR Jr, Knopman DS, Jagust WJ, Petersen RC, Weiner MW, Aisen PS, et al. Tracking pathophysiological processes in Alzheimer's disease: an updated hypothetical model of dynamic biomarkers. Lancet Neurol. 2013;12(2):207-16.
4. Masdeu JC. Neuroimaging of diseases causing dementia. Neurol Clin. 2020;38(1):65-94.
5. Scheltens P, Leys D, Barkhof F, Huglo D, Weinstein HC, Vermersch P, et al. Atrophy of medial temporal lobes on MRI in "probable" Alzheimer's disease and normal ageing: diagnostic value and neuropsychological correlates. J Neurol Neurosurg Psychiatry 1992;55(10):967-72.
6. Di Muzio B. Medial temporal lobe atrophy score. Radiopaedia. 2016 Jan 1.
7. Enkirch SJ, Traschütz A, Müller A, Widmann CN, Gielen GH, Heneka MT, et al. The ERICA score: an MR imaging–based visual scoring system for the assessment of entorhinal cortex atrophy in Alzheimer disease. Radiology. 2018;288(1):226-333.
8. Bohnen NI, Djang DSW, Herholz K, Anzai Y, Minoshima S. Effectiveness and safety of 18F-FDG-PET in the evaluation of dementia: a review of the recent literature. J Nucl Med. 2012;53(1):59-71.
9. Drzezga A, Grimmer T, Riemenschneider M, Lautenschlager N, Siebner H, Alexopoulus P, et al. Prediction of individual clinical outcome in MCI by means of genetic assessment and (18)F-FDG-PET. J Nucl Med. 2005;46(10):1625-32.
10. Jack CR Jr, Bennet DA, Blennow K, Carrillo MC, Dunn B, Haeberlein SB, et al. NIA-AA research framework: toward a biological definition of Alzheimer's disease. Alzheimers Dement. 2018;14(4):535-62.
11. Johnson KA, Minoshima S, Bohnen NI, Donohoe KJ, Foster NL, Herscovitch P, et al. Appropriate use criteria for amyloid PET: a report of the amyloid imaging task force, the Society of Nuclear Medicine and Molecular Imaging, and the Alzheimer's Association. Alzheimers Dement. 2013;9(1):e1-16.
12. Nordberg A, Carter SF, Rinne J, Drzezga A, Brooks DJ, Vandenberghe R, et al. A European multicentre PET study of fibrillar amyloid in Alzheimer's disease. Eur J Nucl Med Mol Imaging. 2013;40(1):104-14.
13. Jansen WJ, Ossenkoppele R, Knol DL, Tijms BM, Scheltens P, Verhey FRJ, et al. Prevalence of cerebral amyloid pathology in persons without dementia: a meta-analysis. JAMA. 2015;313(19):1924-38.
14. Staffaroni AM, Elahi FM, McDermott D, Marton K, Karageorgiou E, Sacco S, et al. Neuroimaging in dementia. Semin Neurol. 2017;37(5):510-37.
15. Yousaf T, Dervenoulas G, Valkimadi PE, Politis M. Neuroimaging in Lewy body dementia. J Neurol. 2019;266(1):1-26.
16. Álvarez-Linera Prado J, Jiménez-Huete A. Neuroimaging in dementia: clinical-radiological correlation. Radiologia. 2019;61(1):66-81.
17. Walker Z, Costa DC, Walker RWH, Shaw K, Gacinovic S, Stevens T, et al. Differentiation of dementia with Lewy bodies from Alzheimer's disease using a dopaminergic presynaptic ligand. J Neurol Neurosurg Psychiatry. 2002;73(2):134-40.
18. van Straaten ECW, Scheltens P, Knol DL, van Buchem MA, van Dijk EJ, Hofman PAM, et al. Operational definitions for the NINDS-AIREN criteria for vascular dementia: an interobserver study. Stroke. 2003;34(8):1907-12.
19. Barkhof F, Fox NC, Bastos-Leite AJ, Scheltens P. Neuroimaging in dementia. Berlin: Springer; 2011.
20. Graff-Radford J. Vascular cognitive impairment. Continuum. 2019;25(1):147-64.
21. Di Muzio B. Fazekas scale for white matter lesions. Radiopaedia. 2015 May 18.
22. Graff-Radford NR, Jones DT. Normal pressure hydrocephalus. Continuum. 2019;25(1):165-86.
23. First MB, Drevets WC, Carter C, Dickstein DP, Kasoff L, Kim KL, et al. Clinical applications of neuroimaging in psychiatric disorders. Am J Psychiatry. 2018;175(9):915-6.

24. Schmaal L, Hibar DP, Sämaan PG, Hall GB, Baune BT, Jahanshad N, et al. Cortical abnormalities in adults and adolescents with major depression based on brain scans from 20 cohorts worldwide in the ENIGMA major depressive disorder working group. Mol Psychiatry. 2017;22(6):900-9.

25. Gray JP, Müller VI, Eickhoff SB, Fox PT. Multimodal abnormalities of brain structure and function in major depressive disorder: a meta-analysis of neuroimaging studies. Am J Psychiatry. 2020;177(5):422-34.

26. Dunlop BW, Mayberg HS. Neuroimaging-based biomarkers for treatment selection in major depressive disorder. Dialogues Clin Neurosci. 2014;16(4):479-90.

27. Schmaal L, Veltman DJ, van Erp TGM, Sämann PG, Frodl T, Jahanshad N, et al. Subcortical brain alterations in major depressive disorder: findings from the ENIGMA major depressive disorder working group. Mol Psychiatry. 2016;21(6):806-12.

28. van Velzen LS, Kelly S, Isaev D, Aleman A, Aftanas LI, Bauer J, et al. White matter disturbances in major depressive disorder: a coordinated analysis across 20 international cohorts in the ENIGMA MDD working group. Mol Psychiatry. 2020;25(7):1511-25.

29. Hibar DP, Westlye LT, Doan NT, Jahanshad N, Cheung JW, Ching CRK, et al. Cortical abnormalities in bipolar disorder: an MRI analysis of 6503 individuals from the ENIGMA bipolar disorder working group. Mol Psychiatry. 2018;23(4):932-42.

30. Hibar DP, Westlye LT, van Erp TGM, Rasmussen J, Leonardo CD, Faskowitz J, et al. Subcortical volumetric abnormalities in bipolar disorder. Mol Psychiatry. 2016;21(12):1710-6.

31. Favre P, Pauling M, Stout J, Hozer F, Sarrazin S, Abé C, et al. Widespread white matter microstructural abnormalities in bipolar disorder: evidence from mega- and meta-analyses across 3033 individuals. Neuropsychopharmacology. 2019;44(13):2285-93.

32. Cheon E, Bearden CE, Sun D, Ching CRK, Andreassen OA, Schmaal L, et al. Cross disorder comparisons of brain structure in schizophrenia, bipolar disorder, major depressive disorder, and 22q11.2 deletion syndrome: a review of ENIGMA findings. Psychiatry Clin Neurosci. 2022;76(5):140-61.

33. Keshavan MS, Collim G, Guimond S, Kelly S, Prasad KM, Lizano P, et al. Neuroimaging in schizophrenia. Neuroimaging Clin N Am. 2019;30(1):73-83.

PARTE III

SÍNDROMES ANSIOSAS E DO HUMOR

9 DEPRESSÃO GERIÁTRICA: CLÍNICA, DIAGNÓSTICO E TRATAMENTO

Bruno Rabinovici Gherman
Eduardo Trachtenberg
Gilberto Sousa Alves

O transtorno depressivo maior (TDM) é uma condição clínica altamente prevalente, frequentemente associada à perda na qualidade de vida e na funcionalidade.[1,2] Além do humor deprimido persistente, vários sintomas heterogêneos podem ocorrer, incluindo alterações do sono, peso, agitação psicomotora ou lentificação, falta de concentração, fadiga ou perda de energia, sentimentos de inutilidade e culpa e ideação suicida.[3]

Em indivíduos acima de 60 anos, a depressão é o segundo transtorno psiquiátrico mais frequente[4] e é caracterizada pela grande heterogeneidade clínica e no curso evolutivo, elevada recorrência clínica e maior risco de evolução para o declínio cognitivo e conversão para demência.[5,6] A grande prevalência de sintomas depressivos subclínicos, em geral insuficientes para caracterizar um episódio maior depressivo, é outro aspecto notável. Do ponto de vista terapêutico, as estratégias envolvem medidas variadas, contemplando o tratamento farmacológico, as abordagens das comorbidades clínicas, a estimulação cognitiva e, em alguns casos, a neuromodulação.

Neste capítulo, serão discutidas de forma abrangente as principais manifestações sintomatológicas e as abordagens diagnóstica e terapêutica no idoso com sintomas depressivos ou episódio maior depressivo.

EPIDEMIOLOGIA

Um número crescente de estudos vem investigando a presença de sintomas depressivos em idosos. Os dados são controversos, uma vez que, em alguns estudos, a prevalência é marcadamente inferior à de populações mais jovens, enquanto outros não replicam essas conclusões.[7] A prevalência de depressão em estudos populacionais como o CACHE count foi de 1 a 4%.[8] Já a prevalência de sintomas depressivos clinicamente relevantes é mais elevada, situando-se entre 8 e 16%.

A prevalência de depressão no idoso sofre grande variação em função da população e do país estudados, bem como da metodologia empregada nos estudos. O consórcio EURODEP, que usou um questionário específico em alguns países europeus, reportou uma prevalência de 8,8% na Islândia, de 23,6% na Alemanha, e de 13% na Suécia.[9] Já em um estudo comunitário em Taiwan, a prevalência encontrada foi de 21,2%.[10] Adotando os critérios da *Classificação internacional de doenças* (CID-10) na América Central, um estudo populacional com 17 mil pacientes encontrou uma prevalência de 2,3% em Porto Rico, 13,8% na República Dominicana, 4,9% em Cuba, e 0,5% na Nigéria.[11] Contudo, usando o questionário EURODEP na mesma população, as cifras de depressão foram significativamente maiores, chegando a 38% em algumas populações.[11] No Brasil, uma metanálise que incluiu mais de 15 mil idosos demonstrou uma prevalência média de TDM de 7%. Já a prevalência de sintomas depressivos clinicamente significativos foi de 26%.[12]

A depressão na população geriátrica tem características especiais, uma vez que os pacientes têm fatores específicos relacionados a doenças das quais padecem, o entorno em que vivem, sua situação social e fatores demográficos como trabalho, estado civil, etc. O fato de estar ou se sentir sozinho, comum nessa faixa etária, predispõe homens e mulheres à depressão.[13] Dentre os estressores ambientais, a falta de apoio da rede social tem sido associada a quadros depressivos em idosos. Em um estudo feito na Tailândia, por exemplo, apenas 38% dos idosos deprimidos acima dos 80 anos tinha uma boa rede de apoio.[14] Em um estudo sueco, a o TDM teve um incremento importante de incidência em pessoas com antecedentes de sintomas depressivos ao longo da vida em comparação com pessoas sem esse antecedente.[15] A maioria dos estudos reporta que a proporção de depressão é mais alta em mulheres que em homens. Além disso, as viúvas, os idosos que vivem isolados, os mais pobres e os pacientes com doença crônica ou institucionalizados têm maior prevalência de depressão.[7] Como exemplo, em pacientes com doenças crônicas, a prevalência pode alcançar 25%, e nos pacientes institucionalizados varia de 25 a 50%.[16] Já está demonstrada a associação entre doença cardiovascular e depressão, com muitos casos em que os sintomas depressivos precedem a enfermidade clínica.[17]

FATORES PSICOSSOCIAIS

A limitação funcional dos idosos está relacionada com a depressão e com sentimentos de inutilidade. Como exemplo, um estudo americano encontrou associação positiva entre sintomas depressivos e alterações da marcha.[18] O isolamento também é um fator importante, tendo em vista que por si mesmo pode provocar a depressão ou agravá-la. Um estudo chinês encontrou uma prevalência de quase 37% em idosos abandonados em zonas rurais do país.[19]

Outros fatores predisponentes mais frequentes nessa idade são: luto, internações hospitalares, perda de laços sociais, aposentadoria e ser um cuidador, em geral do cônjuge ou dos pais mais idosos. Dentre os fatores de proteção, a percepção de bom suporte social é um aspecto significativo. No tocante ao curso evolutivo, uma elevada recorrência, entre 33 e 65%, foi observada em estudos de atenção básica, em período de seguimento entre 3 e 23 anos. Além disso, a refratariedade no tratamento pode alcançar 10 a 17% entre indivíduos depressivos.[20]

HIPÓTESES ETIOLÓGICAS

Fatores multidimensionais podem interagir na ocorrência de sintomas depressivos em idosos.[21] Embora o substrato dessas modificações seja amplo e pouco conhecido, os sintomas provavelmente resultam de uma complexa interação envolvendo os estressores ambientais, o envelhecimento e as próprias modificações neurobiológicas associadas a doenças clínicas comórbidas.[22,23] Apesar de fatores genéticos receberem menor peso dentre os eventos desencadeadores de depressão acima dos 60 anos, modificações epigenéticas ao longo do ciclo de vida podem propiciar maior vulnerabilidade à apresentação clínica da depressão, conforme apontado pela literatura.[22]

FATORES AMBIENTAIS

Uma grande proporção de indivíduos com depressão geriátrica refere eventos de vida estressores, com estreita relação temporal com a eclosão dos sintomas depressivos. É plausível que esses eventos de vida, em particular a doença física, possam desencadear episódios depressivos.[24] Solidão e falta de satisfação na vida também parecem ser fatores de risco relevantes para a depressão em idosos[24] (**Quadro 9.1**), e o aumento da prevalência de doenças físicas, bem como dificuldades motoras e exposição à dor crônica, é fator predisponente. Um pico de incidência de suicídio, mais comum a partir dos 50 anos, pode ter relação com a perda do vínculo com trabalho, divórcio ou morte de familiar, isolamento e baixa interação social.

Quadro 9.1
Fatores de risco e protetores de comportamento suicida no idoso

Fatores de risco	Fatores protetores
▪ Comportamento suicida prévio e presença de ideação suicida ▪ Transtornos mentais e transtorno por uso de substâncias ▪ Estado civil: viúvos, divorciados ▪ Transtornos e traços de personalidade impulsivos ▪ Doença ou limitação física ▪ Eventos vitais estressantes	▪ Hábitos de vida saudáveis ▪ Apoio de família e amigos ▪ Boa capacidade de lidar com problemas ao longo da vida ▪ Não ter consumo de álcool e outras drogas ▪ Atividade física ▪ Prática religiosa e sentimento de ter um propósito na vida

Fonte: Elaborada com base em España.[25]

FATORES EPIGENÉTICOS E LIGADOS AO ENVELHECIMENTO

O papel dos estressores ambientais na neurobiologia da depressão, tanto em adultos como em idosos, também tem sido observado cada vez mais. Possivelmente, esses eventos desencadeiam uma série de alterações no eixo hipotálamo-hipófise-adrenal (HHA), como o aumento do cortisol sérico, das citosinas pró-inflamatórias (p. ex., a interleucina [IL]10) e do fator de necrose tumoral-α (TNF-α, do inglês *tumor necrosis factor alpha*), bem como a redução do fator neurotrófico derivado do cérebro (BDNF, do inglês *brain-derived neurotrophic factor*) e das citocinas anti-inflamatórias, como a IL6.[26] A ativação inflamatória, inclusive, destaca-se como um mecanismo-chave para a manutenção e o agravamento de sintomas depressivos, com repercussões na microestrutura cerebral dos pacientes com TDM.[27] Nos idosos com histórico de depressão de longa data e múltiplos episódios pregressos, também se observa prejuízo na supressão do eixo HHA pelo teste de dexametasona.[28] Mais recentemente, outro fator neurotrófico, derivado de linha de células da glia (GDNF, do inglês *glial cell line-derived neurotrophic factor*), mostrou-se associado à neurobiologia da depressão geriátrica, sendo demonstrada uma correlação entre a gravidade da depressão e os níveis reduzidos de GDNF.[29]

FATORES VASCULARES E NEURODEGENERATIVOS

A depressão geriátrica, sobretudo de início tardio, é associada ao risco mais elevado para todas as causas de demência, principalmente a demência vascular (DV) e a doença de Alzheimer (DA).[30] Mudanças biológicas subjacentes à depressão geriátrica podem se associar à desconexão de circuitos neurais e à desregulação neuroendócrina,[23] e diversos estudos de neuroimagem têm demonstrado alterações morfológicas no sistema nervoso central (SNC), com variações consideráveis entre os achados. Anormalidades estruturais cerebrais, particularmente no cíngulo, no córtex pré-frontal dorsolateral, no hipocampo e na amígdala, são descritas na depressão geriátrica, principalmente a de início tardio. Lesões vasculares, muitas vezes reconhecidas como hiperintensidades de substância branca (SB), têm sido associadas com a presença e a intensidade de sintomas depressivos, como postulado pela "hipótese vascular da depressão", formulada na década de 1990 por Alexopoulos e colaboradores.[31] Estudos de coorte retrospectivo, como o realizado em Taiwan com quase 10 mil pacientes, sugerem que a depressão é um fator de risco independente para a DV.[32] A perda neuronal, principalmente nos hipocampos, tem sido consistentemente relacionada aos sintomas depressivos. Possivelmente, a apoptose neuronal hipocampal se correlaciona à maior ativação do eixo HHA, ao aumento das citocinas inflamatórias e à alteração do processamento emocional na depressão.[33,34] Além disso, alterações corticais e microscópicas na SB foram amplamente reportadas.[35] Mettenburg e colaboradores[36] descreveram maior difusividade radial em regiões específicas, principalmente circuitos límbicos e frontais, sugerindo lesão subjacente de mielina. Um mecanismo possível para a desmielinização é isquemia crônica da substância branca induzida pela doença cerebrovascular, sobretudo em artérias de menor calibre, conhecidas como vasos perfurantes.[37]

MANIFESTAÇÕES CLÍNICAS

A idade de início é um indicador importante na depressão geriátrica, sendo didaticamente dividida em dois grupos: início precoce e início tardio (após os 60 anos). Transtornos depressivos iniciados no adulto jovem podem ser persistentes ou recorrentes, continuando a se manifestar na terceira idade, em geral com pior prognóstico em termos de remissão sintomática. Os quadros de início tardio, por sua vez, apresentam mecanismos neurobiológicos distintos relacionados a degeneração neuronal, fatores de risco como hipertensão e dislipidemias ou outras doenças clínicas.[38] Pacientes com depressão vascular tendem a ter mais disfunção cognitiva do tipo executiva, associada à redução de fluência verbal, retardo psicomotor e anedonia. Além disso, esses pacientes têm histórico familiar de menor peso para transtornos psiquiátricos[38] (**Tab. 9.1**).

Pacientes acima dos 60 anos muito frequentemente apresentam sintomas depressivos subsindrômicos, os quais, apesar de insuficientes para o diagnóstico de TDM, provocam prejuízo na qualidade de vida e na funcionalidade. Indivíduos idosos costumam ter muito mais perda funcional em relação a pacientes mais jovens. Os déficits funcionais incluem desistir de atividades, isolar-se do convívio social, permanecer muito tempo na cama, sentir-se desamparado, depender de outros para atividades cotidianas e apresentar negativismo extremo.

O diagnóstico é dificultado pela presença da perda e do luto, comuns nessa idade. Obviamente, essas perdas são parte constituinte do envelhecimento, e a tristeza seguida

■ Tabela 9.1
Características diferenciais entre depressão do adulto e depressão geriátrica

Depressão adulto	Depressão geriátrica
▪ Sintomas afetivos predominantes (ansiedade, ideação de ruína, labilidade afetiva, choro recorrente)	▪ Sintomas afetivos menos proeminentes; queixas físicas (somatoformes) são mais comuns e geram preocupação importante
▪ Sintomas cognitivos têm frequência mais variável e são menos percebidos pelo paciente	▪ Queixas cognitivas recorrentes e de maior gravidade (esquecimento, dificuldades na organização e no gerenciamento)
▪ Menor ocorrência de comorbidades clínicas	▪ Frequentemente associada a doença crônica (autoimune, motora), alteração metabólica, cardiovascular, etc.
▪ Possível causalidade multifatorial: genética, ambiente, características de personalidade. Sem correlação com alterações macroestruturais cerebrais	▪ Na depressão de início tardio, fatores ligados ao envelhecimento têm papel mais relevante. Correlação frequente com lesões vasculares e outras atrofias no hipocampo e no córtex pré-frontal

de uma grande perda é natural. No entanto, o critério de luto foi excluído do *Manual diagnóstico e estatístico de transtornos mentais* (DSM-5),[3] em vista da frequente associação entre a perda de um ente querido e a evolução para quadros depressivos clínicos.

Humor deprimido é um dos sintomas nucleares da depressão em qualquer faixa etária. Entretanto, esse sintoma pode não ser proeminente em muitos casos de depressão em pacientes idosos. Outros sintomas, como queixas somáticas, perda de apetite, fadiga e queixas cognitivas, são mais prevalentes na depressão geriátrica. Pode haver preocupação excessiva com sensações corporais (dor, constipação), perda ponderal, ansiedade, ruminações obsessivas e queixa de uma "sensação ruim" em vez de tristeza.

Um quadro depressivo no idoso pode ainda se associar a sintomas psicóticos, geralmente com temática congruente com o humor. Os conteúdos mais comuns dos sintomas delirantes em idosos deprimidos são culpa, hipocondria, niilismo, persecutório e ciúmes. Os pacientes com maior risco de psicose incluem aqueles que apresentam transtorno por uso de substâncias ou com declínio cognitivo. Eventualmente, pode haver sintomas catatoniformes, inclusive com rigidez, mutismo e negativismo, com recusa alimentar e de ingesta hídrica. Nesses casos, a gravidade dos sintomas, sobretudo pelo risco de desidratação, desnutrição, infecção e outras complicações clínicas, torna necessária, em grande parte dos casos, a internação hospitalar (**Quadro 9.2**).

Doenças clínicas frequentemente estão associadas à depressão na terceira idade. Nesses casos, é comum que os sintomas afetivos e cognitivos característicos da depressão sejam erroneamente interpretados como uma consequência natural das restrições e da perda da qualidade de vida trazida pela enfermidade clínica. Doenças cardiovasculares, doenças pulmonares crônicas, câncer, DA, doença de Parkinson, artrite e fraturas se associam a depressão ou sintomatologia depressiva. Desordens endócrinas como hipotireoidismo, disfunções adrenais e redução de níveis de testosterona são implicadas, em alguns casos. Em um recente estudo de corte transversal na Índia, as comorbidades mais encontradas em pacientes com depressão de início tardio foram hipertensão (56%), doença cerebrovascular (36%), diabetes (33%), doença cardiovascular (23%) e anemia (23%). Já nos pacientes com depressão iniciada antes dos 65 anos, as comorbidades mais comuns são hipertensão, anemia, artrite e diabetes. Cabe ressaltar que a média de idade no primeiro grupo era bastante superior ao do segundo grupo. Em relação aos sintomas, o primeiro grupo tinha maior prevalência de hiporexia e queixas somáticas, o que vai ao encontro de

■ Quadro 9.2
Preditores de gravidade para depressão geriátrica

- Alterações da neuroimagem: atrofia frontal ou temporal, doença vascular isquêmica subcortical, infartos estratégicos
- Fatores ambientais: separação, aposentadoria, perda de ente querido, ausência de suporte familiar
- Presença de doença crônica e síndrome dolorosa
- Episódios prévios depressivos
- Cronicidade ou maior intensidade dos sintomas

estudos anteriores.[39] A perda ponderal, comum na depressão em idosos, deixa o paciente mais vulnerável a outras condições clínicas. Por outro lado, um estudo longitudinal sugere que a perda de massa muscular associada à idade esteja relacionada a maiores incidências de depressão tardia e à persistência de sintomatologia depressiva.[40]

Da mesma forma, a depressão pode piorar o prognóstico de outras doenças, classicamente, da isquemia miocárdica. Uma recente metanálise com quase 200 mil indivíduos encontrou um aumento de 31% no risco de mortalidade por doença cardiovascular em idosos deprimidos.[41] Um fator importante a ser considerado em idosos é que muitos medicamentos de uso frequente podem gerar ou piorar sintomas depressivos. A lista inclui antineoplásicos, corticoides, antiparkinsonianos, metoclopramida, interferon e anti-hipertensivos.

Em relação a queixas cognitivas, sua prevalência em idosos deprimidos é maior do que em jovens. Sintomas cognitivos são preditores importantes de declínio progressivo de memória na depressão de início tardio.[42] Um dos fatores de risco para o aparecimento de demência é a depressão.[43] Uma metanálise concluiu que a depressão duplica o risco de demência e DA quando se usam instrumentos diagnósticos com critérios do DSM.[44]

Outra metanálise ainda mais recente concluiu que o risco de conversão para demência em idosos com depressão diagnosticada segundo os critérios GMS (Geriatric Mental State) foi de aproximadamente 50%, o que significaria que quase 10% dos casos incidentes de demência poderiam ser associados ao diagnóstico pré-existente de depressão.[45] Um estudo observacional longitudinal publicado recentemente que realizou o seguimento de 16 mil idosos durante aproximadamente 6 anos encontrou que os idosos que tiveram depressão na idade adulta-jovem (e depois se mantiveram em remissão) não tiveram risco aumentado de demência durante o tempo de seguimento. Entretanto, os sujeitos que tiveram depressão tanto na vida adulta quanto na velhice tinham maior risco de desenvolver quadros demenciais, sugerindo que a persistência ou a recorrência de quadros depressivos seja fator de risco para demência. Os autores sugerem a necessidade de monitorar de forma intensiva o declínio cognitivo em idosos com antecedente de depressão, especialmente depressões recorrentes ou resistentes.[46]

A clássica descrição de pseudodemência depressiva é caracterizada por sintomas cognitivos suficientemente graves, ao ponto de mimetizar uma síndrome demencial. Entretanto, sua apresentação é menos insidiosa e é acompanhada de baixo engajamento, lentificação psicomotora e desempenho flutuante nas testagens cognitivas. A pseudodemência deve ser manejada principalmente com antidepressivos, buscando-se a remissão sintomática sempre que possível.

O termo depressão da DA foi proposto para pacientes com critérios para o diagnóstico dessa demência associados a pelo menos três sintomas depressivos (humor deprimido, anedonia, perda de apetite, alteração do sono, isolamento social, sentimentos de menos valia, alterações psicomotoras, irritabilidade, fadiga e pensamentos suicidas).[47]

DEPRESSÃO E SUICÍDIO

Outro tema relevante na depressão geriátrica é o suicídio. As taxas de suicídio chegam ao dobro da população geral, sendo mais comuns em idosos do sexo masculino e caucasianos. Entre as diferentes faixas etárias, os idosos têm ainda maior chance de êxito letal,[48] especialmente pelo uso mais frequente de métodos letais, principalmente entre o sexo masculino. Em uma série de autópsias psicológicas realizadas nos Estados Unidos, na Escandinávia e no Reino Unido, mais de 70% dos idosos que faleceram por suicídio tinham diagnóstico de depressão.[49] Os fatores de risco para suicídio incluem, além do histórico de depressão, presença de transtornos mentais comórbidos, tentativas prévias de suicídio, isolamento social, desemprego, conflitos familiares, histórico familiar de suicídio, impulsividade, psicose e desesperança. A presença de comorbidade clínica, principalmente se associada a dor crônica e incapacidade, aumenta esse risco.

Um estudo longitudinal recente evidenciou que a disfunção executiva, mesmo na ausência de um episódio depressivo maior ou demência, aumenta o risco de suicídio, principalmente em pacientes com mais de 75 anos, que vivem sozinhos e que têm baixo nível socioeconômico.[50] Muitas vítimas de suicídio tiveram desfecho letal na ocasião do primeiro episódio depressivo, perdendo-se o potencial de intervenção.[51] Contudo, em muitos casos, os idosos que se suicidam haviam visitado um clínico geral em um período de dias antes do evento. Portanto, é importante que os clínicos perguntem a seus pacientes sobre ideação suicida. Não há evidência de que perguntar ativamente sobre o tema desperte essas ideias nos pacientes.[52]

AVALIAÇÃO DIAGNÓSTICA

A abordagem diagnóstica dos sintomas depressivos em idosos deve incluir um roteiro minucioso (**Fig. 9.1**). O exame físico e os exames laboratoriais são importantes para descartar causas clínicas que possam causar ou intensificar os sintomas (função tireoidiana, hemograma, vitaminas, sorologias), tendo em vista que é abrangente o espectro de doenças que podem ser confundidas com quadros depressivos (**Quadro 9.3**). A neuroimagem pode ser útil em alguns casos, especialmente na vigência de fatores de risco vasculares e nas apresentações clínicas predominantemente disexecutivas, com lentificação motora e do pensamento ou sinais neurológicos sugestivos, como quedas repetidas e perda do controle esfincteriano. Deve-se sempre levar em conta a possibilidade de comorbidades clínicas e o uso de medicamentos como fatores causadores ou intensificadores do quadro depressivo. Portanto, deve-se incluir exames laboratoriais de bioquímica em todos os casos, bem como a avaliação da função cardíaca.

A avaliação cognitiva geralmente é necessária, e o uso de entrevistas estruturadas é de grande valia, como o MEEM (Miniexame do Estado Mental) e o MOCA (Montreal Cognitive Assessment).[53] A avaliação funcional deve incluir o exame da marcha, do peso, do estado nutricional (peso, exames laboratoriais) e da execução de atividades do cotidiano. Também deve ser avaliado o ambiente onde o paciente vive, assim como o suporte social e familiar que ele tem. Além disso, sempre que possível, familiares, acompanhantes ou cuidadores com contato mais próximo devem ser entrevistados. O uso de escalas como a PHQ-9 (Patient Health Questionnaire-9) e a GDS (Geriatric

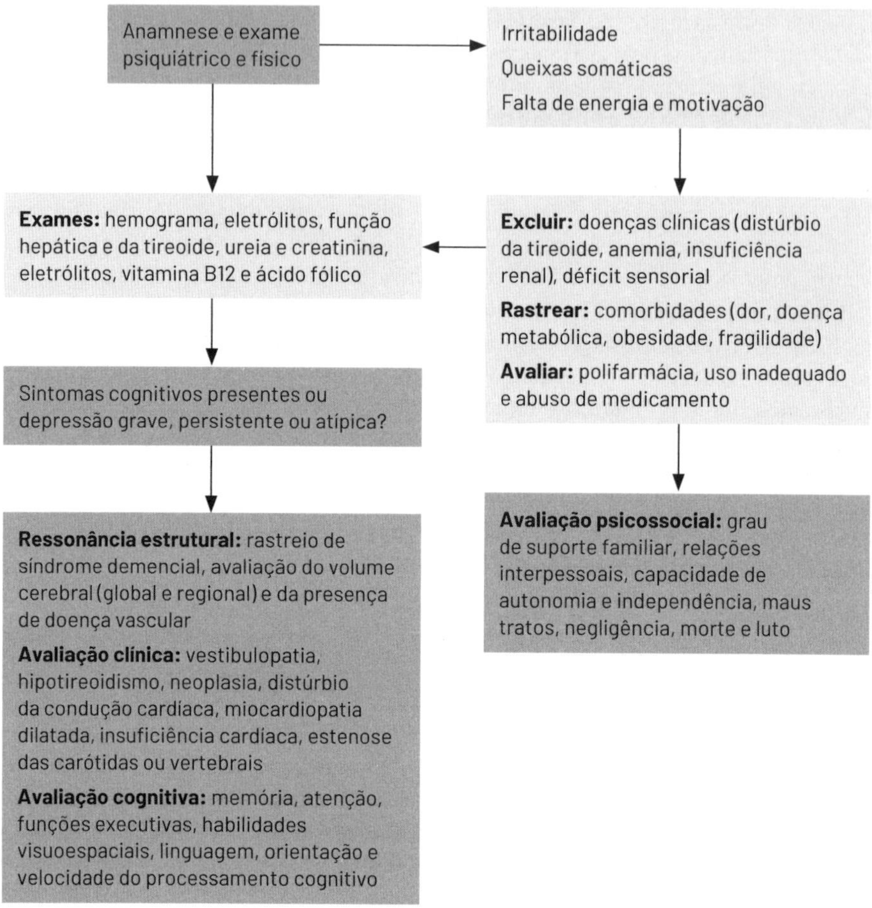

■ **Figura 9.1**
Investigação inicial dos quadros de depressão geriátrica.

■ **Quadro 9.3**
Diagnóstico diferencial da depressão geriátrica

- Doença de Alzheimer ou demência vascular
- Estados confusionais (*delirium* hipoativo)
- Demência frontotemporal
- Uso nocivo, abuso ou dependência de benzodiazepínico, polifarmácia
- Síndromes paraneoplásicas, doenças autoimunes
- Anemias, hipotireoidismo, distúrbio hidroeletrolítico

Depression Scale) pode ser de grande auxílio no diagnóstico e no acompanhamento dos sintomas ao longo do tratamento.[54,55]

TRATAMENTO

A depressão geriátrica é uma condição tratável, e seu objetivo é a remissão completa dos sintomas. Assim como em populações mais jovens, os idosos tendem a ter boa resposta a antidepressivos.[56] São revisadas as principais abordagens terapêuticas do TDM geriátrica.

PRINCÍPIOS GERAIS E ESCOLHA DO ALVO TERAPÊUTICO

Os antidepressivos são considerados o tratamento de primeira linha e podem apresentar efeito protetor contra suicídio nessa população.[57] A literatura sugere que os antidepressivos são mais eficazes que o placebo no tratamento da depressão em diferentes fases da vida.[57] Em idosos, os antidepressivos parecem ter efeito protetor contra suicídio.[57]

Contudo, há informações discrepantes na literatura. Em revisão sistemática, Tham e colaboradores questionam o benefício do tratamento medicamentoso em idosos com depressão, reportando taxas de resposta e remissão comparáveis entre tratamento ativo e placebo.[58] Recidivas e recaídas costumam ser mais frequentes na depressão de início tardio em comparação a indivíduos jovens.[57] Além disso, fatores como idade avançada, apatia, ansiedade ou doença física comórbida, disfunção executiva, melhora lenta e maior gravidade dos sintomas têm sido correlacionados à pior resposta clínica.[57,59] Em idosos, podem ocorrer mais interações medicamentosas, além de mudanças farmacocinéticas e possivelmente farmacodinâmicas próprias do envelhecimento.

Kok e Reynolds, em uma metanálise, relataram evidência robusta de benefício para tratamento com antidepressivos e eletroconvulsoterapia (ECT). Foram incluídos 51 estudos clínicos randomizados e controlados com placebo, em sujeitos com 55 anos ou mais, e a taxa de resposta foi bastante semelhante à obtida entre adultos com idade média de 42 anos. O número necessário para tratar (NNT) de 6.7 entre idosos também foi comparável ao de coortes mais jovens (NNT=6.1). Idade superior a 65 anos foi um fator associado à pior resposta ao tratamento, e a eficácia dos antidepressivos diminuiu com o aumento da idade.[56] O tratamento não farmacológico inclui psicoterapia, exercício físico e ECT.

Os preditores de pior resposta ao tratamento foram idade avançada, maior gravidade de doença, melhora lenta, duração mais longa do episódio atual, comorbidade com transtornos de ansiedade, doença física concomitante e prejuízo em função executiva, segundo uma revisão sistemática.[52]

TRATAMENTO MEDICAMENTOSO

Assim como em adultos, o objetivo é a remissão completa de sintomas, e o risco de novos episódios é maior entre idosos com sintomas residuais e entre aqueles recuperados que mantêm prejuízo funcional e/ou psicossocial.[57]

Deve-se considerar a adesão ao tratamento como um dos pilares do tratamento medicamentoso. O estigma em relação à doença, as preocupações com eventos adversos, as interações medicamentosas, as comorbidades e a polifarmácia são fatores que influenciam a adesão ao tratamento e devem ser abordados e discutidos com pacientes e familiares também como parte do plano terapêutico.

Os inibidores seletivos da recaptação de serotonina (ISRSs) geralmente são a primeira opção de escolha, em função de melhor tolerabilidade, facilidade de uso e maior segurança, principalmente citalopram, escitalopram e sertralina. A fluoxetina, devido ao maior número de interações medicamentosas, e a paroxetina, devido ao efeito anticolinérgico, costumam ser evitadas em idosos.[57] Opções de segunda linha são duloxetina, mirtazapina, venlafaxina, desvenlafaxina e bupropiona, quando os ISRSs falham. A duloxetina pode ser usada especialmente em pacientes com dor crônica. Em um estudo randomizado em depressão geriátrica, a duloxetina foi superior não apenas na melhora da depressão, mas também na dor (lombar e de outras causas).[60]

Alguns efeitos adversos merecem atenção especial com os ISRSs (**Tab. 9.2**), como o prolongamento do QT com citalopram, disfunção sexual, hiponatremia (em até 10% dos pacientes), sangramentos (incluindo gastrointestinal) e risco de queda. A perda de densidade mineral óssea — e consequente risco de fraturas — apresenta controvérsia na literatura, com alguns estudos mostrando associação,[61] e outros, não.[62] Também deve-se estar atento a perda ponderal, agitação, síndrome serotoninérgica e efeitos anticolinérgicos.

Tabela 9.2
Eventos adversos relacionados ao uso de antidepressivos em idosos

Classe	Efeitos adversos comuns	Observações
ISRS		Ajuste ou redução normalmente não são necessários, exceto para o citalopram
Citalopram	Náusea, vômitos, diarreia, dispepsia, disfunção sexual, hiponatremia	Alargamento do intervalo QT, doses menores que em adultos são necessárias
Escitalopram	Vide citalopram	
Paroxetina	Vide citalopram	Diversas interações medicamentosas, atenção especial com anticoagulantes e medicamentos que afetem função plaquetária

(*Continua*)

■ **Tabela 9.2** (*Continuação*)
Eventos adversos relacionados ao uso de antidepressivos em idosos

Classe	Efeitos adversos comuns	Observações
Sertralina	Vide citalopram	
Fluoxetina	Vide citalopram	
ISRSN		Em geral, não é necessário redução da dose em idosos
(Des)venlafaxina	Náusea, tontura, xerostomia, cefaleia	
Duloxetina	Náusea, xerostomia, sonolência, cefaleia	
ADT	Sedação, xerostomia constipação, hipotensão postural, taquicardia/ Arritmia	Iniciar e aumentar mais lentamente do que em adultos
Amitriptilina		
Nortriptilina		
IMAO		
Tranilcipromina	Hipotensão postural, alterações do sono	Poucas evidências em idosos, restrição dietética pode limitar seu uso
Agomelatina	Ansiedade, cefaleia, tontura, sonolência	
Bupropiona	Tremor, tontura, cefaleia	
Mirtazapina	Aumento de apetite, ganho ponderal, sonolência	
Vortioxetina	Náusea, perda de apetite, pesadelos	
Outros		Em geral, não é necessário redução da dose em idosos

ADT = antidepressivos tricíclicos; ISRS = inibidores seletivos da recaptação de serotonina; ISRSN = inibidores seletivos de recaptação da serotonina e noradrenalina; IMAO = inibidores da monoamina oxidase.

Há poucos estudos comparando ISRSs e inibidores seletivos da recaptação de noradrenalina (IRSNs) nos idosos. Um ensaio randomizado em pacientes institucionalizados mostrou menor tolerância à venlafaxina em relação à sertralina.[63] Um grande estudo comparando ISRSs e IRSNs em idosos mostrou superioridade de duloxetina, sertralina e paroxetina em relação ao placebo.[64] A falha em obter remissão com a primeira linha de tratamento medicamentoso com ISRSs ou IRSNs entre idosos deprimidos alcança 55 a 81% dos sujeitos tratados, tornando fundamental conhecer algoritmos e estratégias terapêuticas sequenciais que abordem situações de resistência ao tratamento também entre idosos.[65] Sabe-se que a depressão aumenta o risco de demência, e, se tratando de depressão em pacientes já com diagnóstico de demência, os antidepressivos parecem ser pouco eficazes; no entanto, nos pacientes somente com depressão, o tratamento com antidepressivos parece reduzir o risco de demência.[57]

A ESCOLHA DO ANTIDEPRESSIVO

O CANMAT 2016 reforça a sugestão de começar com doses baixas e aumentar gradualmente, mas não deixar de aumentar a dose.[66] A recomendação de escolha de antidepressivos e tratamentos sequenciais em idosos ainda é pouco estabelecida na literatura. Apesar disso, de acordo com alguns consensos internacionais, como o CANMAT, os antidepressivos de primeira linha para depressão geriátrica são duloxetina (com evidência nível 1), mirtazapina, sertralina, venlafaxina e vortioxetina (com evidência nível 2), e citalopram, escitalopram e desvenlafaxina (com evidências nível 3-4).[66,67] Curiosamente, Blumberger e colaboradores[68] criticaram a escolha de algumas dessas medicações pelo CANMAT como sendo de primeira linha, alegando, por exemplo, que não há ensaios clínicos randomizados para desvenlafaxina nessa população. A bupropiona pode ser considerada principalmente para pacientes com queixas de letargia, fadiga e sedação. Hipertensão diastólica é um efeito colateral possível e, devido ao risco de convulsão, é contraindicada em epiléticos. A agomelatina foi testada em idosos, em um estudo randomizado de seis semanas, comparado com placebo não publicado. Não houve diferença entre o grupo que recebeu 25 mg do medicamento e o placebo, nem na escala de Montgomery, nem na taxa de resposta.[69]

Já a vortioxetina, em uma análise *post hoc* de 12 estudos com um total de 1.508 pacientes, nas doses de 5 a 20 mg, em pacientes acima de 55 anos, foi superior ao placebo em todas as doses, porém em algumas amostras sem significância estatística. A droga foi bem tolerada.[70]

POTENCIAIS EFEITOS COLATERAIS E EFEITOS ADVERSOS A LONGO PRAZO

Há uma tendência à melhor tolerabilidade com ISRSs em relação a outras classes, sendo os antidepressivos tricíclicos (ADT), particularmente a nortriptilina, reservados para a depressão resistente.

A paroxetina tem sido por vezes considerada menos segura para idosos devido aos seus efeitos anticolinérgicos. Entretanto, estudos recentes não demonstraram associação da paroxetina com aumento da mortalidade, risco de demência ou piora nos testes cognitivos.[71] Nos últimos anos, tem crescido a literatura sobre o potencial da farmacogenômica no tratamento da depressão geriátrica, porém ainda são aguardados mais estudos sobre sua eficácia e custo-efetividade.[72]

TRATAMENTO DA DEPRESSÃO RESISTENTE E ESTRATÉGIAS DE POTENCIALIZAÇÃO

Em caso de falha de um medicamento usado em dose máxima tolerada e aprovada, deve-se decidir entre trocar o antidepressivo, associar um novo antidepressivo ao anterior ou potencializar o antidepressivo com outro medicamento.[56] Para considerar que um ensaio com determinado antidepressivo foi falho em idosos, o tempo deve ser maior do que em adultos. Via de regra, em casos de não resposta, opta-se pela troca e, havendo resposta parcial, mantém-se o medicamento e procede-se à combinação de outro antidepressivo ou à potencialização. A taxa de resposta a um primeiro ensaio com antidepressivo parece situar entre 50 e 65%.[62]

A potencialização do antidepressivo com lítio, em depressão refratária na população geriátrica, foi a estratégia que mostrou maior eficácia, em uma revisão sistemática, com taxa de resposta de 42% (95% CI, 21-65%).[73] Um estudo multicêntrico de coorte sugere que a potencialização com lítio parece ter melhores resultados em depressão geriátrica do que em depressão em adultos.[74]

Em relação ao aripiprazol, um ensaio clínico placebo controlado com adição de aripiprazol (dose alvo 10 mg até o máximo de 15 mg ao dia) à venlafaxina em dose de 300 mg, em uma amostra de 181 pacientes, com idade média de 66 anos, resultou em taxa de remissão de 42 *versus* 29% com placebo (NNT = 6,6; 95% IC 3,5-81,8). Os eventos adversos mais encontrados foram acatisia e parkinsonismo.[56,65]

A quetiapina de liberação estendida foi superior, em monoterapia, na dose de 50 a 300 mg ao placebo, em 335 pacientes idosos com depressão. No entanto, a taxa de descontinuação no grupo que recebeu quetiapina foi maior que o dobro que no grupo placebo.[75] Uma recente revisão sistemática de cinco estudos concluiu que o metilfenidato é eficaz na depressão geriátrica, potencializando citalopram. Os autores sugerem iniciar com doses baixas e aumentar inicialmente até 10 ou 20 mg/dia, conforme resposta e tolerância.[76] A memantina se mostrou tão eficaz quanto placebo na potencialização do citalopram em depressão geriátrica.[77] Um estudo sobre disfunção cognitiva em depressão geriátrica sugere que alguns tipos específicos de déficits cognitivos podem predizer resposta ao escitalopram.[78] Kaneriya e colaboradores[79] sugerem que alterações em alguns testes neurocognitivos podem ser preditores de resposta na potencialização do aripiprazol, no tratamento farmacológico de depressão geriátrica. Embora a associação entre depressão e alterações inflamatórias seja conhecida, inclusive com um subgrupo de pacientes com idosos apresentando marcadores inflamatórios aumentados, não há evidências sustentando o uso de anti-inflamatórios nessa população.[80]

Em um ensaio clínico randomizado, a estimulação magnética transcraniana (EMT) profunda se mostrou uma intervenção segura, eficaz e bem tolerada em pacientes com depressão geriátrica.[81]

O tempo de manutenção do tratamento, uma vez que a remissão foi alcançada, ainda é objeto de debate. Segundo protocolos de especialistas no assunto, é recomendável considerar a retirada do antidepressivo um ano após a remissão alcançada, nos casos de primeiro episódio depressivo. Já pacientes que tiveram dois episódios de depressão devem continuar com a terapia por dois anos e, nos casos de três ou mais episódios, há indicação de uso do medicamento por tempo indefinido.[56] Outros fatores que influenciam na decisão de manutenção do tratamento são a preferência do paciente, a gravidade do episódio, o número de esquemas necessários para se atingir a remissão, o número de anos entre episódios de depressão, a tolerabilidade do medicamento e a presença de fatores de risco para recorrência do quadro depressivo, como cronicidade, deficiência relacionada a doenças médicas e falta de apoio social. A manutenção do antidepressivo após remissão resultou em NNT = 3,6 (95% CI, 2,8-4,8) para evitar nova recaída.[56]

TRATAMENTO NÃO MEDICAMENTOSO

INTERVENÇÕES PSICOLÓGICAS

A maioria das revisões sistemáticas sobre o tema inclui pacientes mais jovens, e a generalização dos resultados para a população mais idosa é incerta.

Em uma recente revisão sistemática, Jonsson e colaboradores[82] avaliaram 14 ensaios clínicos que abordavam diversas modalidades de psicoterapia como forma de tratamento da depressão/sintomas depressivos em pacientes de 65 anos ou mais. Os estudos incluíam a terapia de resolução de problemas (TRS), a terapia cognitivo-comportamental (TCC) e a terapia de reminiscências/revisão de vida. Muitos dos estudos avaliados foram classificados como de baixa qualidade de evidência (por conta de tamanho amostral, vieses, inconsistências), e a impressão global é de que a TRS é eficaz e que pode ser indicada em casos leves a moderados, como potencialização de antidepressivo (ou monoterapia, na impossibilidade do tratamento medicamentoso). Um fator pouco abordado nos estudos foi o impacto da cognição no sucesso do tratamento, mas devido ao fato de a TRS ser uma intervenção menos complexa do que a TCC clássica, esta provavelmente seria mais adequada nesses casos. Os resultados com TCC e terapia de reminiscência também foram promissores, porém limitados pelo pequeno número de estudos.[82] A terapia de grupo também se mostrou associada à melhora significativa em indivíduos com depressão geriátrica.[83] Técnicas de reabilitação e terapia ocupacional foram avaliadas em número suficiente de estudos e não são recomendadas pelos resultados ineficazes.[84]

EXERCÍCIO FÍSICO

Uma revisão de três metanálises (com quase 1.500 indivíduos, em 16 estudos) que avaliou o impacto do exercício físico nos sintomas depressivos em idosos mostrou redução significativa dos sintomas depressivos, favorecendo a realização de exercícios físicos aeróbicos. Recomenda-se que o exercício seja considerado como parte essencial do tratamento da depressão em idosos, tendo em vista que, além de melhorar os sintomas da doença, previne doenças cardiovasculares e quedas. Por fim, não houve relatos de eventos adversos sérios; portanto, o exercício pode ser considerado como uma intervenção segura nessa população.[85]

CONSIDERAÇÕES FINAIS

A depressão geriátrica é uma condição heterogênea, frequentemente associada a múltiplos fatores, como envelhecimento; presença de comorbidades clínicas, como doenças crônicas; limitação funcional e maior fragilidade; luto e mudanças socioculturais características da faixa etária. Portanto, suas manifestações clínicas se diferenciam dos transtornos afetivos na vida adulta, especialmente pela ocorrência mais frequente de sintomas somáticos e cognitivos. A abordagem diagnóstica pode ser desafiadora e costuma abranger uma propedêutica muitas vezes extensiva, incluindo exames clínicos, laboratoriais, cognitivos e de neuroimagem.

A abordagem terapêutica da depressão geriátrica tem como objetivo a melhora dos sintomas afetivos, cognitivos e somáticos, assim como a reabilitação funcional. O uso de antidepressivos é considerado o tratamento de primeira linha na depressão geriátrica e sua escolha deve privilegiar a segurança e a tolerabilidade, uma vez que fatores como polifarmácia e múltiplos efeitos adversos potenciais podem ameaçar o tratamento. Assim como em adultos jovens, o tratamento não farmacológico é fundamental na maior parte dos casos, e as principais estratégias não medicamentosas envolvem a neuromodulação (discutida em capítulo específico), a psicoterapia de grupo ou individual e a atividade física.

REFERÊNCIAS

1. Falagas ME, Vardakas KZ, Vergidis PI. Under-diagnosis of common chronic diseases: prevalence and impact on human health. Int J Clin Pract. 2007;61(9):1569-79.
2. Williams DR, González HM, Neighbors H, Nesse R, Abelson JM, Sweetman J, et al. Prevalence and distribution of major depressive disorder in African Americans, Caribbean blacks, and non-Hispanic whites: results from the National Survey of American Life. Arch Gen Psychiatry. 2007;64(3):305-15.
3. American Psychiatric Association. Diagnostic and statistical manual of mental disorders: DSM-5. 5th ed. Washington: APA; 2013.
4. Panza F, Frisardi V, Capurso C, D'Introno A, Colacicco AM, Imbimbo BP, et al. Late-life depression, mild cognitive impairment, and dementia: possible continuum? Am J Geriatr Psychiatry Off J Am Assoc Geriatr Psychiatry. 2010;18(2):98-116.
5. Keller MB, Boland RJ. Implications of failing to achieve successful long-term maintenance treatment of recurrent unipolar major depression. Biol Psychiatry. 1998;44(5):348-60.
6. Alexopoulos GS, Kiosses DN, Choi SJ, Murphy CF, Lim KO. Frontal white matter microstructure and treatment response of late-life depression: a preliminary study. Am J Psychiatry. 2002;159(11):1929-32.

7. Osborn DPJ, Fletcher AE, Smeeth L, Stirling S, Bulpitt CJ, Breeze E, et al. Factors associated with depression in a representative sample of 14 217 people aged 75 and over in the United Kingdom: results from the MRC trial of assessment and management of older people in the community. Int J Geriatr Psychiatry. 2003;18(7):623-30.
8. Steffens DC, Skoog I, Norton MC, Hart AD, Tschanz JT, Plassman BL, et al. Prevalence of depression and its treatment in an elderly population: the cache county study. Arch Gen Psychiatry. 2000;57(6):601-7.
9. Copeland JRM, Beekman ATF, Braam AW, Dewey ME, Delespaul P, Fuhrer R, et al. Depression among older people in Europe: the EURODEP studies. World Psychiatry. 2004;3(1):45-9.
10. Chong MY, Tsang HY, Chen CS, Tang TC, Chen CC, Yeh TL, et al. Community study of depression in old age in Taiwan: prevalence, life events and socio-demographic correlates. Br J Psychiatry. 2001;178(1):29-35.
11. Guerra M, Prina AM, Ferri CP, Acosta D, Gallardo S, Huang Y, et al. A comparative cross-cultural study of the prevalence of late life depression in low and middle income countries. J Affect Disord. 2016;190:362-8.
12. Barcelos-Ferreira R, Izbicki R, Steffens DC, Bottino CMC. Depressive morbidity and gender in community-dwelling Brazilian elderly: systematic review and meta-analysis. Int Psychogeriatr. 2010;22(5):712-26.
13. Klug G, Lacruz ME, Emeny RT, Häfner S, Ladwig KH, Huber D. Aging without depression: a cross-sectional study. Psychodyn Psychiatry. 2014;42(1):5-22.
14. Aung MN, Moolphate S, Aung TNN, Katonyoo C, Khamchai S, Wannakrairot P. The social network index and its relation to later-life depression among the elderly aged ≥80 years in Northern Thailand. Clin Interv Aging. 2016;11:1067-74.
15. Sigström R, Waern M, Gudmundsson P, Skoog I, Östling S. Depressive spectrum states in a population-based cohort of 70-year olds followed over 9 years. Int J Geriatr Psychiatry. 2018;33(8):1028-37.
16. Jongenelis K, Pot AM, Eisses AMH, Beekman ATF, Kluiter H, Ribbe MW. Prevalence and risk indicators of depression in elderly nursing home patients: the AGED study. J Affect Disord. 2004;83(2-3):135-42.
17. O'Neil A, Williams ED, Stevenson CE, Oldenburg B, Berk M, Sanderson K. Co-morbid cardiovascular disease and depression: sequence of disease onset is linked to mental but not physical self-rated health: results from a cross-sectional, population-based study. Soc Psychiatry Psychiatr Epidemiol. 2012;47(7):1145-51.
18. Brandler TC, Wang C, Oh-Park M, Holtzer R, Verghese J. Depressive symptoms and gait dysfunction in the elderly. Am J Geriatr Psychiatry. 2012;20(5):425-32.
19. He G, Xie J, Zhou J, Zhong Z, Qin C, Ding S. Depression in left-behind elderly in rural China: Prevalence and associated factors: depression in left-behind elderly. Geriatr Gerontol Int. 2016;16(5):638-43.
20. Steinert C, Hofmann M, Kruse J, Leichsenring F. The prospective long-term course of adult depression in general practice and the community: a systematic literature review. J Affect Disord. 2014;152-154:65-75.
21. Akiskal HS, McKinney WT. Overview of recent research in depression: integration of ten conceptual models into a comprehensive clinical frame. Arch Gen Psychiatry. 1975;32(3):285-305.
22. Alexopoulos GS. Depression in the elderly. Lancet. 2005;365(9475):1961-70.
23. Maletic V, Raison CL. Neurobiology of depression, fibromyalgia and neuropathic pain. Front Biosci. 2009;14(14):5291-338.
24. Murphy M, O'Leary E. Depression, cognitive reserve and memory performance in older adults. Int J Geriatr Psychiatry. 2009;25(7):665-71.
25. Espanha. Sistema Nacional de Salud España. Guía de práctica clínica de prevención y tratamiento de la conducta suicida. Madrid: Sistema Nacional de Salud España; 2012.
26. Anisman H. Cascading effects of stressors and inflammatory immune system activation: implications for major depressive disorder. J Psychiatry Neurosci. 2009;34(1):4-20.
27. Carvalho AF, Miskowiak KK, Hyphantis TN, Kohler CA, Alves GS, Bortolato B, et al. Cognitive dysfunction in depression - pathophysiology and novel targets. CNS Neurol Disord Drug Targets. 2014;13(10):1819-35.
28. Hatzinger M, Hemmeter UM, Baumann K, Brand S, Holsboer-Trachsler E. The combined DEX-CRH test in treatment course and long-term outcome of major depression. J Psychiatr Res. 2002;36(5):287-97.
29. Diniz BS, Nunes PV, Machado-Vieira R, Forlenza OV. Current pharmacological approaches and perspectives in the treatment of geriatric mood disorders. Curr Opin Psychiatry. 2011;24(6):473-7.

30. Diniz BS, Butters MA, Albert SM, Dew MA, Reynolds CF. Late-life depression and risk of vascular dementia and Alzheimer's disease: systematic review and meta-analysis of community-based cohort studies. Br J Psychiatry J Ment Sci. 2013;202(5):329-35.

31. Alexopoulos GS, Meyers BS, Young RC, Campbell S, Silbersweig D, Charlson M. 'Vascular depression' hypothesis. Arch Gen Psychiatry. 1997;54(10):915-22.

32. Lin WC, Hu LY, Tsai SJ, Yang AC, Shen CC. Depression and the risk of vascular dementia: a population-based retrospective cohort study: Depression and risk for vascular dementia. Int J Geriatr Psychiatry. 2017;32(5):556-63.

33. Rajkowska G, Miguel-Hidalgo JJ, Dubey P, Stockmeier CA, Krishnan KRR. Prominent reduction in pyramidal neurons density in the orbitofrontal cortex of elderly depressed patients. Biol Psychiatry. 2005;58(4):297-306.

34. Auning E, Selnes P, Grambaite R, Šaltytė Benth J, Haram A, Løvli Stav A, et al. Neurobiological correlates of depressive symptoms in people with subjective and mild cognitive impairment. Acta Psychiatr Scand. 2015;131(2):139-47.

35. Alves GS, Carvalho AF, Sudo FK, Oertel-Knochel V, Knochel C, Carvalho LA, et al. Structural neuroimaging findings in major depressive disorder throughout aging: a critical systematic review of prospective studies. CNS Neurol Disord Drug Targets. 2014;13(10):1846-59.

36. Mettenburg JM, Benzinger TL, Shimony JS, Snyder AZ, Sheline YI. Diminished performance on neuropsychological testing in late life depression is correlated with microstructural white matter abnormalities. NeuroImage. 2012;60(4):2182-90.

37. Alves GS, Sudo FK, Alves CE de O, Ericeira-Valente L, Moreira DM, Engelhardt E, et al. Diffusion tensor imaging studies in vascular disease: a review of the literature. Dement Neuropsychol. 2012;6(3):158-63.

38. Taylor WD, Aizenstein HJ, Alexopoulos GS. The vascular depression hypothesis: mechanisms linking vascular disease with depression. Mol Psychiatry. 2013;18(9):963-74.

39. Singh R, Ahuja SK, Singh A, Shakya M, Pathak U, Rure D. Prevalence of medical comorbidity in early onset versus late-onset depression in Vindhya region. Ind Psychiatry J. 2021;30(Suppl 1):S103-7.

40. Carvalho AF, Maes M, Solmi M, Brunoni AR, Lange S, Husain MI, et al. Is dynapenia associated with the onset and persistence of depressive and anxiety symptoms among older adults? Findings from the Irish longitudinal study on ageing. Aging Ment Health. 2021;25(3):468-75.

41. Wei J, Hou R, Zhang X, Xu H, Xie L, Chandrasekar EK, et al. The association of late-life depression with all-cause and cardiovascular mortality among community-dwelling older adults: systematic review and meta-analysis. Br J Psychiatry. 2019;215(2):449-55.

42. Zahodne LB, Stern Y, Manly JJ. Depressive symptoms precede memory decline, but not vice versa, in non--demented older adults. J Am Geriatr Soc. 2014;62(1):130-4.

43. Bunce D, Batterham PJ, Mackinnon AJ, Christensen H. Depression, anxiety and cognition in community--dwelling adults aged 70 years and over. J Psychiatr Res. 2012;46(12):1662-6.

44. Cherbuin N, Kim S, Anstey KJ. Dementia risk estimates associated with measures of depression: a systematic review and meta-analysis. BMJ Open. 2015;5(12):e008853.

45. 45. Santabárbara Serrano J, Sevil Pérez A, Olaya B, Gracia García P, López Antón R. Depresión tardía clínicamente relevante y riesgo de demencia: revisión sistemática y metaanálisis de estudios prospectivos de cohortes. Rev Neurol. 2019;68:493-502.

46. 46. Lee ATC, Fung AWT, Richards M, Chan WC, Chiu HFK, Lee RSY, et al. Risk of incident dementia varies with different onset and courses of depression. J Affect Disord. 2021;282:915-20.

47. Rosenberg PB, Onyike CU, Katz IR, Porsteinsson AP, Mintzer JE, Schneider LS, et al. Clinical application of operationalized criteria for depression of Alzheimer's disease. Int J Geriatr Psychiatry. 2005;20(2):119-27.

48. van Orden KA, Witte TK, Cukrowicz KC, Braithwaite SR, Selby EA, Joiner TE. The interpersonal theory of suicide. Psychol Rev. 2010;117(2):575-600.

49. Waern M, Rubenowitz E, Runeson B, Skoog I, Wilhelmson K, Allebeck P. Burden of illness and suicide in elderly people: case-control study. BMJ. 2002;324(7350):1355.

50. Oh DJ, Han JW, Bae JB, Kim TH, Kwak KP, Kim BJ, et al. Executive dysfunction and risk of suicide in older adults: a population-based prospective cohort study. J Neurol Neurosurg Psychiatry. 2021;92(5):528-33.

51. Alexopoulos GS, Chester JG. Outcomes of geriatric depression. Clin Geriatr Med. 1992;8(2):363-76.

52. Conwell Y, Thompson C. Suicidal behavior in elders. Psychiatr Clin North Am. 2008;31(2):333-56.

53. Nasreddine ZS, Phillips NA, Bédirian V, Charbonneau S, Whitehead V, Collin I, et al. The Montreal cognitive assessment, MoCA: a brief screening tool for mild cognitive impairment. J Am Geriatr Soc. 2005;53(4):695-9.

54. Phelan E, Williams B, Meeker K, Bonn K, Frederick J, LoGerfo J, et al. A study of the diagnostic accuracy of the PHQ-9 in primary care elderly. BMC Fam Pract. 2010;11:63.

55. Sheikh JI, Yesavage JA. Geriatric Depression Scale (GDS): recent evidence and development of a shorter version. Clin Gerontol. 1986;5(1-2):165-73.

56. Kok RM, Reynolds CF. Management of depression in older adults: a review. JAMA. 2017;317(20):2114-22.

57. Alexopoulos GS. Mechanisms and treatment of late-life depression. Transl Psychiatry. 2019;9(1):188.

58. Tham A, Jonsson U, Andersson G, Söderlund A, Allard P, Bertilsson G. Efficacy and tolerability of antidepressants in people aged 65 years or older with major depressive disorder: systematic review and a meta-analysis. J Affect Disord. 2016;205:1-12.

59. Tunvirachaisakul C, Gould RL, Coulson MC, Ward EV, Reynolds G, Gathercole RL, et al. Predictors of treatment outcome in depression in later life: a systematic review and meta-analysis. J Affect Disord. 2018;227:164-82.

60. Nelson JC, Wohlreich MM, Mallinckrodt CH, Detke MJ, Watkin JG, Kennedy JS. Duloxetine for the treatment of major depressive disorder in older patients. Am J Geriatr Psychiatry. 2005;13(3):227-35.

61. Rabenda V, Nicolet D, Beaudart C, Bruyère O, Reginster JY. Relationship between use of antidepressants and risk of fractures: a meta-analysis. Osteoporos Int. 2013;24(1):121-37.

62. Saraykar S, John V, Cao B, Hnatow M, Ambrose CG, Rianon N. Association of selective serotonin reuptake inhibitors and bone mineral density in elderly women. J Clin Densitom. 2018;21(2):193-9.

63. Oslin DW, Ten Have TR, Streim JE, Datto CJ, Weintraub D, DiFilippo S, et al. Probing the safety of medications in the frail elderly: evidence from a randomized clinical trial of sertraline and venlafaxine in depressed nursing home residents. J Clin Psychiatry. 2003;64(8):875-82.

64. Thorlund K, Druyts E, Wu P, Balijepalli C, Keohane D, Mills E. Comparative efficacy and safety of selective serotonin reuptake inhibitors and serotonin-norepinephrine reuptake inhibitors in older adults: a network meta-analysis. J Am Geriatr Soc. 2015;63(5):1002-9.

65. Lenze EJ, Mulsant BH, Blumberger DM, Karp JF, Newcomer JW, Anderson SJ, et al. Efficacy, safety, and tolerability of augmentation pharmacotherapy with aripiprazole for treatment-resistant depression in late life: a randomised, double-blind, placebo-controlled trial. Lancet. 2015;386(10011):2404-12.

66. MacQueen GM, Frey BN, Ismail Z, Jaworska N, Steiner M, Lieshout RJV, et al. Canadian Network for Mood and Anxiety Treatments (CANMAT) 2016 clinical guidelines for the management of adults with major depressive disorder: section 6. Special populations: youth, women, and the elderly. Can J Psychiatry Rev Can Psychiatr. 2016;61(9):588-603.

67. Lam RW, Ismail Z, MacQueen GM, Milev RV, Parikh SV, Ravindran AV, et al. Response to letter regarding CANMAT recommendations for the pharmacological treatment of late-life depression. Can J Psychiatry. 2017;62(5):353-4.

68. Blumberger D, Conn D, Kennedy JS, Mulsant BH, Pollock BG, Rabheru K, et al. Some of the CANMAT recommendations for the pharmacological treatment of late-life depression are not congruent with available evidence or expert opinion. Can J Psychiatry Rev Can Psychiatr. 2017;62(5):351-2.

69. Howland RH. Critical appraisal and update on the clinical utility of agomelatine, a melatonergic agonist, for the treatment of major depressive disease in adults. Neuropsychiatr Dis Treat. 2009;5:563-76.

70. Nomikos GG, Tomori D, Zhong W, Affinito J, Palo W. Efficacy, safety, and tolerability of vortioxetine for the treatment of major depressive disorder in patients aged 55 years or older. CNS Spectr. 2017;22(4):348-62.

71. Beyer JL, Johnson KG. Advances in pharmacotherapy of late-life depression. Curr Psychiatry Rep. 2018;20(5):34.

72. Brender R, Mulsant BH, Blumberger DM. An update on antidepressant pharmacotherapy in late-life depression. Expert Opin Pharmacother. 2021;22(14):1909-17.

73. Cooper C, Katona C, Lyketsos K, Blazer D, Brodaty H, Rabins P, et al. A systematic review of treatments for refractory depression in older people. Am J Psychiatry. 2011;168(7):681-8.

74. Buspavanich P, Behr J, Stamm T, Schlattmann P, Bschor T, Richter C, et al. Treatment response of lithium augmentation in geriatric compared to non-geriatric patients with treatment-resistant depression. J Affect Disord. 2019;251:136-40.

75. Katila H, Mezhebovsky I, Mulroy A, Berggren L, Eriksson H, Earley W, et al. Randomized, double-blind study of the efficacy and tolerability of extended release quetiapine fumarate (Quetiapine XR) monotherapy in elderly patients with major depressive disorder. Am J Geriatr Psychiatry. 2013;21(8):769-84.

76. Smith KR, Kahlon CH, Brown JN, Britt RB. Methylphenidate use in geriatric depression: a systematic review. Int J Geriatr Psychiatry. 2021;36(9):1304-12.

77. Omranifard V, Shirzadi E, Samandari S, Afshar H, Maracy MR. Memantine add on to citalopram in elderly patients with depression: a double-blind placebo-controlled study. J Res Med Sci. 2014;19(6):525-30.

78. Alexopoulos GS, Manning K, Kanellopoulos D, McGovern A, Seirup JK, Banerjee S, et al. Cognitive control, reward-related decision making and outcomes of late-life depression treated with an antidepressant. Psychol Med. 2015;45(14):3111-20.

79. Kaneriya SH, Robbins-Welty GA, Smagula SF, Karp JF, Butters MA, Lenze EJ, et al. Predictors and moderators of remission with aripiprazole augmentation in treatment-resistant late-life depression: an analysis of the IRL-grey randomized clinical trial. JAMA Psychiatry. 2016;73(4):329-36.

80. Forbes MP, O'Neil A, Lane M, Agustini B, Myles N, Berk M. Major depressive disorder in older patients as an inflammatory disorder: implications for the pharmacological management of geriatric depression. Drugs Aging. 2021;38(6):451-67.

81. Kaster TS, Daskalakis ZJ, Noda Y, Knyahnytska Y, Downar J, Rajji TK, et al. Efficacy, tolerability, and cognitive effects of deep transcranial magnetic stimulation for late-life depression: a prospective randomized controlled trial. Neuropsychopharmacol. 2018;43(11):2231-8.

82. Jonsson U, Bertilsson G, Allard P, Gyllensvärd H, Söderlund A, Tham A, et al. Psychological treatment of depression in people aged 65 years and over: a systematic review of efficacy, safety, and cost-effectiveness. PloS One. 2016;11(8):e0160859.

83. Tavares LR, Barbosa MR. Efficacy of group psychotherapy for geriatric depression: a systematic review. Arch Gerontol Geriatr. 2018;78:71-80.

84. Steinman LE, Frederick JT, Prohaska T, Satariano WA, Dornberg-Lee S, Fisher R, et al. Recommendations for treating depression in community-based older adults. Am J Prev Med. 2007;33(3):175-81.

85. Catalan-Matamoros D, Gomez-Conesa A, Stubbs B, Vancampfort D. Exercise improves depressive symptoms in older adults: an umbrella review of systematic reviews and meta-analyses. Psychiatry Res. 2016;244:202-9.

10 TRANSTORNO BIPOLAR NO IDOSO

Gilberto Sousa Alves
Aníbal Diniz
Felipe Kenji Sudo

O transtorno bipolar (TB) é uma condição potencialmente grave, caracterizada por mudanças de humor periódicas, euforia e desinibição, geralmente acompanhadas por disfunção cognitiva e prejuízo funcional. No início dos anos 2000, um quarto dos indivíduos vivendo com TB já eram idosos.[1] A neurobiologia do TB em pacientes idosos permanece amplamente discutida, estando possivelmente associada ao envelhecimento cerebral e às alterações na estrutura e conectividade cerebral, particularmente nos lobos frontal e temporal.[2] Por sua vez, fatores genéticos e ambientais parecem estar associados em menor extensão com as características clínicas nesse grupo etário, em comparação aos indivíduos que iniciam o TB na vida adulta.[3] Neste capítulo, serão discutidos aspectos diagnósticos e terapêuticos do TB em indivíduos idosos.

EPIDEMIOLOGIA

A prevalência estimada de TB na vida adulta pode variar de 2,8 a 6,5%.[4] Na população idosa, sua prevalência ainda é pouco conhecida. Estudos como o *Epidemiologic Catchment Area Study*, envolvendo cerca de 20 mil pacientes ambulatoriais, estimou em 0,2% no grupo de 45-64 anos,[5] enquanto outro estudo populacional encontrou uma prevalência de 0,6% em adultos com 65 anos ou mais.[6]

As taxas de mortalidade, incluindo suicídio, parecem reduzidas entre os pacientes idosos com TB quando comparados à população geral, embora as evidências a respeito ainda sejam insuficientes para uma conclusão.[7] Fatores como uso de drogas, ausência de suporte familiar, abandono do tratamento e traços impulsivos de personalidade podem se correlacionar ao risco aumentado para suicídio, como proposto pela International Society for Bipolar Disorders Task Force.[8] Evidências também relataram maior uso de serviços ambulatoriais de psiquiatria geral e psicogeriatria entre os pacientes com TB quando comparados com indivíduos com depressão unipolar.[9]

O cotejo clínico do TB em indivíduos idosos inclui o primeiro episódio maniforme, a conversão da depressão para o TB durante a velhice e a mania secundária, que pode ocorrer devido à doença neurológica, endócrina e infecciosa ou ao uso de medicamentos.[10] Além disso, quadros psicóticos, com características esquizoafetivas, catatônicas ou depressivas, podem representar a apresentação inicial do TB de início tardio.[10]

O surgimento do primeiro episódio de mania após os 50 anos é menos comum em comparação com idades mais jovens.[11] Uma coorte que acompanhou 74 pacientes em idades mistas descobriu que 6 deles desenvolveram seu primeiro episódio maníaco após os 50 anos. Esses dados sugerem que, do total de pacientes com diagnóstico de TB, aproximadamente 8% apresentarão manifestações tardias da doença.[11] O TB de início tardio tem sido tradicionalmente definido como aquele com início após os 60 anos, contudo, a International Society for Bipolar Disorder Task Force recomendou que esse critério fosse reduzido para incluir as pessoas com 50 anos ou mais, de modo que se possa englobar mais anos de vida nos estudos.[10]

CLASSIFICAÇÃO E DIAGNÓSTICO

Em relação aos sistemas de classificação, no *Manual diagnóstico e estatístico de transtornos mentais* (DSM-5)[12] (**Tab. 10.1**) e na *Classificação internacional de doenças* (CID-11),[13] as manifestações clínicas do TB em idosos e em outras faixas etárias são essencialmente

■ Tabela 10.1
Critérios diagnósticos para doença bipolar (DSM-5)

Critérios diagnósticos do DSM-5 para um episódio maníaco e hipomaníaco	
Episódio maníaco	**Episódio hipomaníaco**
Perturbações do humor (elevado, expansivo ou irritável), quase todos os dias por pelo menos uma semana.	Perturbações do humor com duração mínima de quatro dias consecutivos e presente na maior parte do dia, quase todos os dias.
Aumento de energia e atividade, três (ou mais) dos seguintes sintomas (quatro, se o humor é apenas irritável): (1) autoestima inflada ou grandiosidade; (2) redução da necessidade de sono; (3) discurso mais loquaz que o habitual ou pressão para continuar falando; (4) fuga de ideias/pensamentos acelerados; (5) distratibilidade; (6) aumento da atividade dirigida a objetivos; (7) envolvimento em atividades de risco.	Aumento de energia e atividade, três (ou mais) dos seguintes sintomas (quatro, se o humor é apenas irritável): (1) autoestima inflada ou grandiosidade; (2) redução da necessidade de sono; (3) discurso mais loquaz que o habitual ou pressão para continuar falando; (4) fuga de ideias/pensamentos acelerados; (5) distratibilidade; (6) aumento da atividade dirigida a objetivos; (7) envolvimento em atividades de risco.

(*Continua*)

■ **Tabela 10.1**
Critérios diagnósticos para doença bipolar (DSM-5)

(Continuação)

Critérios diagnósticos do DSM-5 para um episódio maníaco e hipomaníaco	
Episódio maníaco	**Episódio hipomaníaco**
O episódio não é atribuível aos efeitos fisiológicos de uma substância ou a outra condição médica.	O episódio não é atribuível aos efeitos fisiológicos de uma substância ou a outra condição médica.
Critérios diagnósticos do DSM-5 para episódio depressivo maior	
Cinco (ou mais) dos seguintes sintomas na maioria dos dias durante um período de duas semanas: (1) humor deprimido; (2) diminuição do interesse/prazer nas atividades; (3) mudança no apetite/peso; (4) insônia/hipersonia; (5) agitação/retardo psicomotor; (6) perda de energia; (7) inutilidade/culpa inapropriada; (8) dificuldade de concentração; e (9) ideação/plano suicida ou tentativa de suicídio.	
O episódio não é atribuível aos efeitos fisiológicos de uma substância ou a outra condição médica.	

Fonte: American Psychiatric Association.[12]

idênticas, embora indivíduos idosos possam apresentar o transtorno com peculiaridades em relação a frequência, gravidade e curso da doença.

Em comparação à CID-10 e ao DSM-5, a definição dos episódios de hipomania na CID-11 ganhou maior destaque, o que reflete a prevalência crescente dessa condição, inclusive em indivíduos idosos. Também em comparação à CID-10 e ao DSM-IV-TR, a ocorrência do "aumento de energia e atividade" passou a ser exigido na CID-11 como critério essencial de inclusão.

A mania aguda em idosos sem demência costuma apresentar alterações cognitivas variadas, especialmente no controle inibitório, na função executiva e na atenção alternada, e é característica chave no diagnóstico do TB tipo 1. Esse episódio se caracteriza por humor tipicamente eufórico ou elado, muitas vezes intercalado com períodos de extrema irritabilidade ou agitação. A percepção subjetiva de pensamentos acelerados, alterações no comportamento (sobretudo maior impulsividade e desinibição) e a redução da necessidade de sono são frequentes nos episódios de mania.

As características clínicas do TB em idosos diferem em relação à população adulta, com sintomas de hipersexualidade e antecedentes familiares de transtorno do humor menos comum reportados no primeiro grupo (**Tab. 10.2**). As comorbidades psiquiátricas, em especial os transtornos de humor e por uso de substância, que são comuns no TB em geral, são menos frequentes em idosos em comparação com adultos, enquanto comorbidades clínicas, como hipertensão, diabetes e dislipidemias, estão presentes em maior frequência no TB do idoso.[10] O TB no envelhecimento também está mais

■ **Tabela 10.2**
Características distintivas entre TB no idoso e em adultos

	Bipolares idosos	Bipolares jovens
Prevalência	Baixa	Elevada
Comorbidade médica e uso de polifarmácia	Elevada	Baixa
Proporção fem-masc	2:1	1:1
Eventos psicossociais predisponentes	Elevada	Variável
Disfunção executiva e da atenção	Elevada	Menos frequente
Sintomas de mania e depressão	Frequência mais elevada de sintomas depressivos; uso de antidepressivo é mais frequente	Similar; uso de antidepressivo associado à virada maníaca
Comorbidade com transtorno da personalidade	Baixa	Elevada
Mania secundária	Frequente	Rara
Uso de antidepressivos	Frequente	Menos frequente

Fonte: Elaborada com base em Hein e colaboradores[10] e Shobassy.[11]

associado a doenças cerebrovasculares, pior resposta ao tratamento e maior risco de deterioração cognitiva ou demência.[11] De fato, acredita-se que exista um segundo pico de episódios maníacos na terceira idade, e, portanto, seria um subtipo de mania relacionado a eventos vasculares, como o acidente vascular cerebral (AVC), ou a fatores de risco, como hipertensão, diabetes melito, dislipidemia e doença arterial coronariana. Observou-se que essas comorbidades e fatores de risco foram mais prevalentes entre indivíduos idosos hospitalizados por mania.[14] Aproximadamente 1 em cada 5 pacientes com TB do idoso experimenta ciclagem rápida, definidos por quatro ou mais episódios depressivos ou maniformes em um ano.[10]

A investigação de anormalidades microestruturais constitui uma abordagem promissora na investigação da neurobiologia da demência no TB. De acordo com uma ampla revisão de estudos *post mortem*, atrofia dendrítica e perda de células gliais foram detectadas principalmente no córtex pré-frontal medial no TB.[15] Em comparação a indivíduos que desenvolveram TB na vida adulta, sujeitos com TB de início no envelhecimento podem apresentar alterações volumétricas mais proeminentes no núcleo caudado.[10]

Os déficits cognitivos mais frequentemente relatados no TB do idoso estão relacionados à disfunção executiva, afetando o pensamento abstrato, o controle inibitório e a capacidade de decisão, além de prejuízos na fluência verbal, na atenção sustentada, nas habilidades psicomotoras e na memória episódica auditivo-verbal. Nos indivíduos com histórico de TB ao longo da vida adulta, o declínio cognitivo pode estar associado ao envelhecimento, à carga cumulativa do transtorno (p. ex., a gravidade clínica e os eventos adversos relacionados ao tratamento), além da presença de comorbidades médicas e alterações estruturais cerebrais, como a desconexão em circuitos frontolímbicos e temporais e as lesões da substância branca. No entanto, é difícil descartar a participação de mecanismos biológicos intrínsecos que, em última análise, regulam positivamente os sinais intracelulares relacionados à neurodegeneração.[15]

ABORDAGEM DIAGNÓSTICA DO TRANSTORNO BIPOLAR EM IDOSOS

Algumas particularidades no diagnóstico e manejo do TB em idosos diferenciam essa condição do TB adulto (**Tab. 10.3**). Um idoso apresentando sintomas de mania, estados mistos ou depressão requer uma cuidadosa avaliação diagnóstica diferencial para excluir qualquer doença orgânica e identificar quaisquer condições médicas potencialmente tratáveis. A investigação laboratorial deve incluir painel metabólico abrangente, hemograma completo, função tireoidiana, triagem toxicológica e avaliações mais especializadas (como neuroimagem e estudos especializados — eletroencefalograma e punção lombar), conforme indicado pela história e pelo exame físico ou neurológico.

■ Tabela 10.3
Manejo de condições físicas frequentemente presentes no tratamento do TB em idosos

Cuidado com	Como abordar
Biotransformação reduzida	▪ Preferir usar lorazepam em vez de diazepam ▪ Evitar usar indutores da Citocromo P450 (CBZ) ▪ Metabolismo deficiente de CYP1A2 pode ser um problema em 12% dos idosos
Biodisponibilidade reduzida	▪ Monitorar níveis de estabilizador de humor a cada 1-2 semanas durante os primeiros dois meses; manter níveis séricos baixos no idosos: lítio (0.4-1 mEq/L), valproato (65 a 90 µg/mL) ▪ Avaliar depuração renal, ureia e creatinina séricas a cada 1-3 meses após a linha de base.

(*Continua*)

■ **Tabela 10.3** (*Continuação*)
Manejo de condições físicas frequentemente presentes no tratamento do TB em idosos

Cuidado com	Como abordar
Fragilidade	▪ Evitar sedação grave ▪ Monitorar risco de quedas ▪ Aconselhamento familiar ▪ Considerar admissão hospitalar ▪ Reduzir para a menor dosagem efetiva possível de antipsicótico ou estabilizador de humor ▪ Fisioterapia
Síndrome metabólica	▪ Preferir uso a curto prazo de olanzapina no caso de diabetes (mude para outro antipsicótico, quando for possível)
Interações farmacológicas	▪ CBZ + bloqueador de canais de Ca^{++} = risco de intoxicação por CBZ; monitorar níveis de CBZ ▪ Lítio + anti-inflamatórios não esteroidais/metildopa/diurético de alça/inibidor de COX-2 = risco de intoxicação por lítio; evitar combinação ou monitorar cuidadosamente lítio sérico ▪ Valproato + meropenem/imipenem = diminui níveis de valproato. Evitar esta combinação ▪ Valproato + sulfonilureias (glimepirida) = diminui níveis de valproato; risco de hipoglicemia; diminui níveis de valproato ▪ Warfarina-antidepressivos = risco de sangramento; evitar ou diminuir níveis de varfarina
Sinais de toxicidade	▪ Cognição prejudicada, tremor grosseiro, letargia, fraqueza, hiper-reflexia, ataxia, disartria, bradicardia, hipotensão, oligúria, febre ▪ Monitorar cautelosamente sinais vitais, diurese, nível neurológico ▪ Reduzir drasticamente ou suspender o estabilizador de humor ▪ Considerar internação quando nível de consciência rebaixado, piora dos sintomas ▪ Administrar drogas monitorando
Função renal diminuída	▪ Ajustar diariamente a dose de lítio para níveis menores ▪ Monitorar filtração glomerular no caso de lesão renal pré-existente

A ocorrência de sintomas depressivos no TB, em geral mais frequente que sintomas hipomaníacos ou maníacos, pode dificultar o diagnóstico.[16] Além disso, o primeiro episódio do TB na velhice costuma ter menor intensidade sintomática e polaridade depressiva predominante.[17] Por outro lado, até 25% dos pacientes diagnosticados com transtorno depressivo maior (TDM) podem apresentar características de TB.[18] Assim como em pacientes jovens e adultos, o reconhecimento de sintomas maníacos típicos no paciente idoso é uma necessidade primária para o diagnóstico adequado: aceleração do pensamento, premência da fala, distração, labilidade afetiva, aumento da energia e atividade e redução do sono podem levar à reconsideração do diagnóstico de TB em pacientes anteriormente categorizados como TDM.[19]

Um grande número de estudos tem relatado alterações cognitivas entre pacientes idosos com TB, sendo os domínios mais comprometidos a velocidade de processamento e o funcionamento executivo. Evidências mais recentes têm demonstrado que esse padrão cognitivo é um traço característico do TB em geral, e algumas evidências foram coletadas sobre uma piora desses déficits funcionais em pacientes mais velhos.[20] Além disso, o risco de distúrbios cognitivos induzidos pelo medicamento também deve ser considerado, especialmente quando são aplicadas polifarmácia e doses mais elevadas.[21]

Em geral, a própria idade tem sido considerada um fator de risco importante para efeitos colaterais associados a medicamento, incluindo maior risco de quedas, insuficiência renal aguda e sintomas parkinsonianos. Assim, adultos mais velhos têm risco aumentado de desenvolver várias reações adversas, principalmente relacionadas com a toxicidade do medicamento, a presença de um processo patológico em comorbidade e o uso de múltiplos medicamentos. A segurança do paciente deve ser uma grande preocupação nesses casos. O gerenciamento de medicamentos requer o monitoramento de níveis séricos terapêuticos seguros, bem como a detecção rápida de efeitos colaterais.[22] Uma revisão recente também definiu um subgrupo de idosos com TB, cujas características clínicas, e possivelmente de aspectos da fisiopatologia, caracterizavam uma entidade clínica específica. Esses sujeitos podem representar até 25% da população idosa com TB, tendo sido o quadro designado como transtorno bipolar de idade avançada (TBIA). No entanto, a validade desse diagnóstico ainda aguarda mais evidências de estudos clínicos e ensaios controlados para a determinação da melhor intervenção para esses casos.[8]

Embora pouco seja conhecido a respeito do papel do medicamento na conectividade neuronal, a experiência clínica comprova o maior número de efeitos adversos entre idosos com TB, incluindo discinesia tardia, tontura e sedação. A biodisponibilidade de um medicamento psicotrópico pode ser alterada pela absorção gastrointestinal, redução da massa muscular associada a uma maior porcentagem de gordura no corpo humano, redução do metabolismo de primeira passagem hepático e biotransformação hepática, bem como diminuição da albumina sérica. Tomadas em conjuntos, as alterações farmacocinéticas relacionadas com a idade justificam a regra geral de "começar em doses baixas e progredir lentamente" (*start low, go slow*).

Indivíduos idosos com TB estão entre os grupos de maior risco para o desenvolvimento de síndrome metabólica, principalmente os que estão em uso de olanzapina e clozapina.[23] Curiosamente, a evidência crescente apoia os efeitos da ingestão crônica de lítio no atraso da progressão da neurodegeneração em pacientes com hipertensão arterial com alto risco de desenvolver doença de Alzheimer (DA).[24] O risco de queda pode aumentar em pacientes internados usando lítio, anticonvulsivantes, antipsicóticos e antidepressivos.[25] O uso de anticonvulsivantes, por sua vez, pode aumentar em duas vezes o risco de fratura óssea em indivíduos mais idosos.[26]

TRATAMENTO

RECOMENDAÇÕES INTERNACIONAIS PARA O TRATAMENTO DO TB EM IDOSOS

A necessidade de promover um uso racional do medicamento e da intervenção não farmacológica justificou o desenvolvimento de diretrizes para o tratamento do TB em adultos. Como resultado, as publicações da American Psychiatric Association (APA), da Canada Centre for Mineral and Energy Tecnhology (CANMET) e da World Federation of Societies of Biological Psychiatry (WFSBP) têm alcançado popularidade crescente. Algumas das principais questões sublinhadas pelas diretrizes são segurança, tolerabilidade e interações potencialmente indesejáveis.

As recomendações a seguir para o tratamento de pacientes idosos com TB foram baseadas em diretrizes clínicas,[18,27-29] resultados de estudos populacionais mistos, pequenas séries de casos[30] e relatórios sobre eficácia e tolerabilidade de agentes nessa população. De 998 ensaios clínicos avaliando TB registrados no American Clinical Trial Registry, apenas 9 recrutaram especificamente pacientes mais velhos.[31] Destacam-se as diferenças na farmacocinética e nas comorbidades psiquiátricas e médicas gerais e o uso concomitante de múltiplos medicamentos, que são alguns dos fatores que podem influenciar a resposta ao tratamento e a tolerabilidade e devem ser considerados pelos médicos ao assistirem esses pacientes.

De forma geral, o nível de evidência para o TB aponta para a escassez de estudos controlados e randomizados que recomendem a prescrição segura e eficaz do lítio, do valproato e de outros estabilizadores de humor em pacientes mais velhos. Apesar disso, um grande esforço tem sido feito por algumas revisões[1,32] para resumir as evidências sobre o manejo e o tratamento do TB em idosos.

TRATAMENTO FARMACOLÓGICO

MANEJO DE EMERGÊNCIA DA MANIA AGUDA

Quando a terapia oral é possível, antipsicóticos atípicos, incluindo risperidona, olanzapina, quetiapina e valproato devem ser considerados no tratamento precoce da agitação aguda. Benzodiazepínicos (clonazepam e lorazepam) não devem ser usados em monoterapia, mas podem ser adjuvantes úteis para sedar pacientes agitados. Em doentes que recusam medicamentos orais, devem ser consideradas olanzapina, ziprasidona e aripiprazol intramusculares ou uma combinação de haloperidol e benzodiazepínico. O valproato sódico por via intravenosa e o divalproex oral de liberação prolongada (ER, do inglês *extended release*) demonstraram melhorar a mania aguda em estudos recentes. Os antidepressivos devem ser diminuídos e descontinuados. O uso de novos agentes, como o brexipiprazole, aprovado pela Food and Drug Administration (FDA) em 2015, antagonista de receptores 5-HT2A e forte bloqueador D2, ainda não teve sua efetividade e segurança estabelecidas em idosos.[33]

MANEJO DA MANIA AGUDA

Indivíduos maníacos não tratados ou aqueles que usam outros medicamentos devem iniciar com agentes de primeira linha (**Fig. 10.1**), os quais, para o tratamento da mania aguda em monoterapia, incluem lítio, valproato (ou divalproex e divalproex ER), quetiapina, aripiprazol, paliperidona (acima de 6 mg) e risperidona.[34] Para mania disfórica ou mista, valproato ou carbamazepina ou antipsicóticos atípicos podem ter melhor eficácia do que o lítio.[35-37] O ácido valproico pode ser preferido ao lítio na mania secundária, particularmente associada a AVC e demência, bem como em sujeitos com insuficiência renal e distúrbios cardíacos, enquanto o lítio pode ser mais seguro em indivíduos com doenças hepáticas e em pacientes que usam varfarina.[37,38] A carbamazepina deve ser utilizada com precaução, devido às interações medicamentosas e ao risco de síndrome de Steven-Johnson.[28] A genotipagem do HLA-B-1502 foi aconselhada para reduzir o

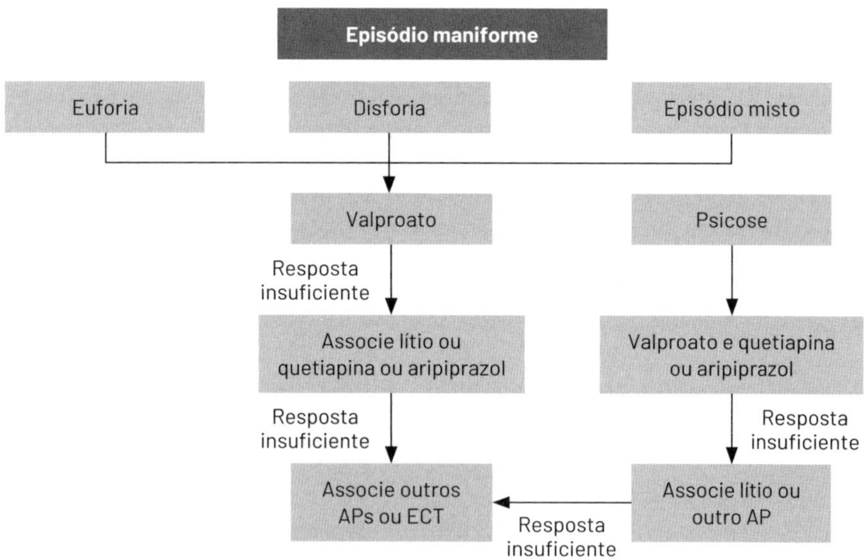

Figura 10.1
Algoritmo para episódio maníaco em pacientes idosos com TB.
Fonte: Elaborada com base em Yatham e colaboradores[27] e Grunze e colaboradores.[40]
AP = antipsicótico atípico; ECT = eletroconvulsoterapia.

risco de reações de hipersensibilidade quando se utiliza carbamazepina.[28] A oxcarbazepina produz menos interações medicamentosas, mas o risco de hiponatremia e os resultados inconclusivos dos estudos que avaliam seu efeito na mania reduziram-na para uma opção de terceira linha.[27] Conforme mencionado, a olanzapina e a clozapina devem ser evitadas em pacientes com risco de síndrome metabólica.[28] A risperidona é categorizada como um agente de primeira linha em uma diretriz,[37] mas efeitos extrapiramidais podem piorar a função motora em indivíduos mais idosos, e existem apenas dados limitados em relação à sua eficácia em estados mistos. A ziprasidona pode ser eficaz, mas o potencial de toxicidade cardíaca deve ser uma preocupação quando administrada em idosos.[37] A tolerabilidade do lítio é menor nos idosos e a neurotoxicidade ocorre em concentrações consideradas seguras na população adulta em geral, e sua depuração diminui com a idade devido à filtração glomerular menos eficiente. Além disso, os fármacos comumente usados por pessoas mais velhas, como diuréticos tiazídicos, inibidores da ECA e anti-inflamatórios não esteroidais, podem aumentar as concentrações séricas de lítio.[39]

Embora menos de 10% dos pacientes em mania aguda recebam monoterapia, os pesquisadores recomendam que os clínicos devam evitar a terapia combinada em indivíduos mais velhos com TB, de modo que as interações medicamentosas e os efeitos colaterais possam ser minimizados.[28,37] Somente quando a resposta à monoterapia for insatisfatória, deve-se adicionar um agente de primeira linha alternativo. A combinação de lítio com valproato pode ter eficácia 1,5 vez melhor do que a monoterapia com qualquer droga.[28] Outra terapia adjuvante de primeira linha inclui combinações dos seguintes agentes com lítio ou divalproex: risperidona, quetiapina, olanzapina, aripiprazol ou asenapina.[34] Estudos sugeriram que cerca de 20% mais pacientes poderiam responder com terapia combinada do que com estabilizador de humor em monoterapia.[27]

Os pacientes que são intolerantes ou não responsivos à monoterapia ou à terapia combinada com agentes de primeira linha devem então receber um agente de segunda linha. A terapia de segunda linha inclui agentes de monoterapia (carbamazepina, carbamazepina ER, haloperidol e ECT) ou terapia combinada (lítio + divalproex). Embora a ECT possa ser uma opção eficaz para o tratamento da mania aguda, os estudos não têm sido rigorosos, portanto, mais dados são necessários para incluí-la entre a primeira linha de intervenção. O haloperidol demonstrou ser mais eficaz na mania aguda do que lítio, divalproex, quetiapina, aripiprazol, ziprasidona, carbamazepina, asenapina e lamotrigina. No entanto, vários autores aconselham que o uso de haloperidol deva ser limitado a curtos períodos, uma vez que pode aumentar o risco de um episódio depressivo.[27,28]

As opções de terceira linha mostraram-se benéficas em pequenos ensaios, mas ainda são necessários estudos adicionais para recomendar sua aplicação formal. Esses agentes são, em monoterapia, clorpromazina, clozapina, oxcarbazepina e tamoxifeno. Estratégias combinadas de terceira linha incluem lítio ou divalproex + haloperidol, lítio + carbamazepina e tamoxifeno adjuvante.[27]

Os agentes que apresentaram resultados negativos nos ensaios e, portanto, não são recomendados para o tratamento da mania aguda são gabapentina, topiramato, lamotrigina, verapamil e tiagabina. As combinações que não mostram benefícios em estados maníacos são risperidona + carbamazepina e olanzapina + carbamazepina.[27,28] Esta última terapia combinada pode aumentar o risco de dislipidemia e ganho de peso e, por isso, não deve ser usada em pacientes idosos com TB e sobrepeso.[28]

Os antidepressivos devem ser descontinuados e fatores que podem perpetuar os sintomas maníacos, como medicamento prescrito, uso/abuso de drogas ilícitas ou uma doença endócrina, devem ser descartados. Os pacientes devem ser aconselhados a evitar estimulantes, como cafeína e álcool, e diminuir gradualmente o uso de nicotina.[27] Hipnóticos e sedativos devem ser descontinuados assim que os sintomas melhorarem.[18]

De acordo com o estudo STEP-AD, o subgrupo com TB mais idoso que alcançou a remissão sintomática teve uma dose média diária de 689 (± 265) mg de lítio, valor próximo da dose mínima recomendada para adultos jovens com esse transtorno. O valproato também foi utilizado em doses mais baixas em idosos com TB do que em indivíduos mais jovens, mas as doses médias diárias estavam dentro da faixa recomendada para adultos jovens.[41]

MANEJO DA DEPRESSÃO BIPOLAR AGUDA

Os pacientes virgens de tratamento devem começar com um agente de primeira linha (**Fig. 10.2**). De acordo com a diretriz da CANMAT, agentes de primeira linha em monoterapia são lítio, lamotrigina, quetiapina e lurasidona,[33,34] mas o consenso de Taiwan incluiu apenas a quetiapina como agente de primeira linha para a de-

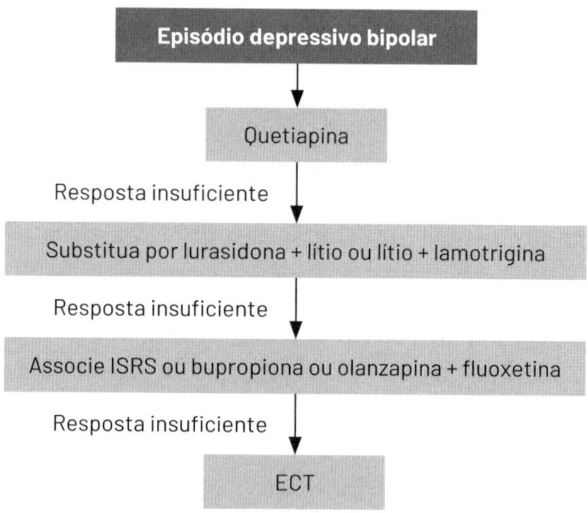

Figura 10.2
Algoritmo para episódio depressivo em pacientes idosos com TB.
Fonte: Elaborada com base em Yatham e colaboradores,[34] Grunze e colaboradores[40] e Zhang e colaboradores.[46]

pressão bipolar aguda.[28] A Associação Britânica de Psicofarmacologia recomendou quetiapina e lamotrigina como opções de primeira linha.[18] A resposta anterior a um medicamento parece ser preditor confiável para o sucesso do tratamento a longo prazo.[40] As estratégias combinadas de primeira linha incluem lítio ou divalproex + lurasidona,[34] e, de segunda linha, bupropiona + inibidor seletivo da recaptação de serotonina (ISRS), olanzapina + fluoxetina e ECT.[34] A WFSBP contraindicou o lítio em monoterapia para a depressão bipolar devido a dados inconclusivos; por outro lado, a combinação de lítio e lamotrigina foi considerada a primeira escolha quando a monoterapia falhou.[40] A quetiapina e a quetiapina XR foram aceitas como agente de primeira opção em todas as diretrizes.

A controvérsia nesse campo é abundante. Uma metanálise recente relatou que a superioridade estatística dos agentes ativos em relação ao placebo foi identificada em apenas metade dos ensaios. A evidência foi declarada inconsistente, desfavorável ou mal estudada para vários tratamentos. Por exemplo, os autores relataram que não havia um estudo bem conduzido mostrando a eficácia do lítio na depressão bipolar aguda.[42] Um estudo prospectivo multicêntrico com a lamotrigina mostrou melhora significativa na depressão (57,4% de remissão e 64,8% de resposta) e melhora do *status* funcional em idosos deprimidos bipolares.[43] No entanto, a necessidade de administrá-la lentamente para evitar efeitos colaterais dermatológicos pode dificultar a utilização em fases bipolares agudas. O valproato tem sido pouco estudado até o presente nessa fase da doença. A quetiapina provou ser superior ao placebo em 5 ensaios clínicos, embora o tamanho de efeito tenha sido moderado. A combinação olanzapina + fluoxetina obteve maior tamanho de efeito para o manejo da depressão bipolar em uma metanálise recente, embora questões metodológicas e a alta taxa de abandono (38,5%) possam ter influenciado os resultados.[42]

O uso de antidepressivos na depressão bipolar aguda tem sido objeto de debate há muito tempo. Os antidepressivos em monoterapia foram considerados contraindicados em pacientes com TB devido à fraca evidência de eficácia.[40] Um grande ensaio duplo-cego com placebo que avaliou a monoterapia com antidepressivo na depressão bipolar (estudo EMBOLDEN II) não demonstrou superioridade de 20 mg de paroxetina sobre o placebo, conforme avaliação pela Escala de Avaliação da Depressão de Montgomery-Åsberg (MADRS, do inglês Montgomery-Åsberg Depression Rating Scale), após 8 semanas.[44] Em geral, a associação de olanzapina e fluoxetina foi indicada para TB, embora não haja especificação desse uso para TB geriátrico.[45] Por sua vez, uma metanálise recente de ensaios randomizados, duplos-cegos e controlados concluiu que antidepressivos não eram superiores a placebo no tratamento da depressão bipolar.[46] A evidência da pesquisa sobre o risco de virada maníaca com antidepressivos é inconsistente.[28]

MANEJO DO ESTADO DE MANIA MISTA

As recomendações para o episódio misto foram pouco abordadas na literatura, particularmente devido à definição imprecisa de estado misto.[16] Pacientes classificados como exibindo estados mistos podem apresentar episódios depressivos mais graves e estados maníacos um pouco mais leves do que aqueles que apresentam somente mania.

Algumas evidências sugeriram a superioridade do valproato em relação ao lítio em estados mistos, mas essa recomendação ainda é objeto de controvérsia.

TERAPIA DE MANUTENÇÃO

O período de continuidade é definido como os primeiros 6 meses após o episódio agudo, enquanto o período de manutenção refere-se aos 6-12 meses após remissão de sintomas agudos.[28] Atualmente, não há consenso internacional para a indicação do tratamento de manutenção. Embora as diretrizes norte-americanas sugerissem que o tratamento da fase de manutenção deve ser adotado após cada episódio, as recomendações europeias indicaram a necessidade para ele somente após o segundo episódio e com um intervalo de <3 anos entre os dois episódios. As diretrizes da WFSBP recomendaram terapia de manutenção apenas para: (1) pacientes com primeiro episódio, sintomas graves e história familiar psiquiátrica; (2) aqueles com um segundo episódio, com história familiar psiquiátrica ou sintomas graves; e (3) aqueles com um terceiro episódio.[28]

De acordo com a recomendação mais recente do CANMAT,[34] lítio, quetiapina, lamotrigina e asenapina são consideradas estratégias de primeira linha em monoterapia, tanto para prevenção da mania como da depressão. Divalproato e aripiprazol também são opções de primeira linha, embora com evidências menos robustas na prevenção da mania.[34] As diretrizes da WFSBP não incluíram valproato como escolha de primeira linha e consideraram o lítio a opção mais efetiva para a prevenção de recaída a longo prazo, especialmente para os indicadores "qualquer episódio" ou mania.[29] O CANMAT também incluiu a ziprasidona para prevenir episódios maníacos, enquanto as recomendações britânicas e da WFSBP incluíam aripiprazol para prevenir a mania.[18,29] Aripiprazol também pode ter algum efeito na prevenção da ciclagem rápida.[29] Olanzapina, risperidona LAI (mania) e carbamazepina (mania) e a associação de ziprazidona ou lurasidona com lítio ou divalproex foram recomendadas como tratamentos de segunda linha.[34] O tratamento adjuvante com topiramato, oxcarbazepina e gabapentina produziu resultados inconsistentes.[27,28]

O papel dos antidepressivos na fase de manutenção é discutível, considerando que mais de 50% dos pacientes podem apresentar sintomas depressivos residuais.[47] No entanto, a evidência ainda é fraca para recomendar o uso a longo prazo de antidepressivos em TB.[29]

MANEJO DAS REAÇÕES ADVERSAS DA TERAPIA

Como regra, o clínico deve estar ciente dos problemas farmacológicos envolvendo biodisponibilidade e interação entre diferentes classes de drogas. Eventos adversos comuns e raros devem ser monitorados cuidadosamente nas primeiras semanas de tratamento.

Nos últimos anos, o maior potencial de efeitos adversos tem desmotivado a prescrição de lítio no TB em idosos. Estima-se que para cada nova prescrição de lítio, há pelo menos três outras de valproato,[30] e um exemplo é o efeito do lítio sobre a função da tireoide. Embora a evidência sobre essa questão continue a ser contestada, o envelhecimento tem sido considerado um elemento importante na farmacocinética corporal, especialmente pela redução da depuração e da distribuição de lítio. Evidências anteriores relataram uma prevalência duas vezes maior de hipotireoidismo entre pacientes com TB,[48] mesmo que nenhum consenso de evidência tenha ocorrido e resultados negativos também possam ter sido observados.[49] O manejo de alguns problemas comuns relatados ao longo do tratamento do TB em idosos é brevemente resumido na **Tabela 10.3**.

Além disso, o monitoramento das interações medicamentosas é um ponto de grande preocupação, uma vez que um número considerável de medicamentos pode diminuir a excreção urinária de lítio e aumentar o risco de neurotoxicidade, incluindo enzima conversora da angiotensina (ECA), furosemida, diuréticos tiazídicos e anti-inflamatórios não esteroidais. Mais frequentemente, as complicações relacionadas com lítio compreendem disfunção renal, reações dérmicas, absorção reduzida de magnésio e cálcio, níveis plasmáticos elevados de cálcio e magnésio e ganho de peso.

TRATAMENTO NÃO FARMACOLÓGICO

ELETROCONVULSOTERAPIA E ESTIMULAÇÃO MAGNÉTICA TRANSCRANIANA

A ECT é considerada um procedimento de baixo risco em indivíduos mais velhos, associado à redução nas taxas de hospitalização e morbimortalidade[50] e é abordada em capítulo específico.

INTERVENÇÕES PSICOTERAPÊUTICAS E PSICOSSOCIAIS

Embora a farmacoterapia seja considerada o tratamento de primeira linha, a maioria das diretrizes recomenda psicoterapia e reabilitação psicossocial em regime contínuo. Entre as intervenções adequadas para pacientes com TB mais velhos, a terapia cognitivo-comportamental (TCC) e a terapia interpessoal são as modalidades de preferência, devido à presença de um componente psicoeducacional mais bem caracterizado.[51] A terapia interpessoal e a terapia centrada na família também foram incluídas nas recomendações clínicas.[18]

Um número relativamente pequeno de estudos controlados apoia intervenções biológicas ou psicossociais específicas para cuidados agudos ou a longo prazo em pacientes idosos com TB. Além disso, a falta de maiores amostras, grupos etários homogêneos, múltiplos medicamentos em uso e comorbidades médicas podem ser confundidores potenciais na maioria desses estudos.

A psicoterapia para indivíduos com TB tem como objetivo diminuir tanto os sintomas evidentes como os leves/subclínicos e melhorar a qualidade de vida. Identificar e lidar com sintomas prodrômicos por meio da TCC mostrou melhora na adesão ao tratamento e na manutenção da estabilidade do ritmo social.[52] Além disso, ensinar os indivíduos sobre a relação entre o estresse, o contexto ambiental, a ruptura dos ciclos de sono/vigília, de um lado, e o início dos sintomas, do outro, pode prevenir os fatores desencadeantes associados à vulnerabilidade dos episódios de humor e influenciar positivamente o curso a longo prazo da doença.[51]

Em resumo, estudos adicionais sobre psicoterapia e outras intervenções não farmacológicas são necessários para a melhor compreensão do papel dessas intervenções no curso do TB. Medidas psicoeducativas direcionadas aos familiares podem reduzir a sobrecarga relacionada aos cuidados, além de possibilitar o aconselhamento acerca da necessidade de medidas protetivas ao patrimônio, como, por exemplo, a curatela e a tomada de decisão apoiada.

CONSIDERAÇÕES FINAIS

O contínuo envelhecimento populacional tem sido acompanhado pelo aumento da prevalência do TB em idosos, tornando-a uma importante condição clínica em serviços de psicogeriatria. Os mecanismos neurobiológicos associados ao TB em idosos, embora não claramente compreendidos, parecem incluir envelhecimento cerebral, alterações vasculares e metabólicas e, em menor escala, fatores genéticos. As diferentes apresentações clínicas, como quadros psicóticos e catatônicos, a polifarmácia e a menor aderência ao tratamento representam um desafio no campo diagnóstico e terapêutico. Apesar da evidência emergente trazida pela literatura, os esforços terapêuticos que visam a tratar sintomas depressivos e maníacos no TB em idosos também são limitados por algumas lacunas importantes na eficácia, segurança e tolerabilidade dos medicamentos. As diretrizes terapêuticas reúnem a evidência atual e podem fornecer uma intervenção mais racional em sintomas agudos ou de longa duração. Pacientes idosos com TB devem ser cautelosamente acompanhados, sempre que possível, por familiares, em relação à aderência ao tratamento, ao esquema de titulação das doses, e aos exames clínico e laboratorial.

REFERÊNCIAS

1. Sajatovic M, Madhusoodanan S, Coconcea N. Managing bipolar disorder in the elderly: defining the role of the newer agents. Drugs Aging. 2005;22(1):39-54.
2. Oertel-Knöchel V, Reuter J, Reinke B, Marbach K, Feddern R, Alves G, et al. Association between age of disease-onset, cognitive performance and cortical thickness in bipolar disorders. J Affect Disord. 2015;174:627-35.
3. Martino DJ, Strejilevich SA, Manes F. Neurocognitive functioning in early-onset and late-onset older patients with euthymic bipolar disorder. Int J Geriatr Psychiatry. 2013;28(2):142-8.
4. Bauer M, Pfennig A. Epidemiology of bipolar disorders. Epilepsia. 2005;46(Suppl 4):8-13.
5. Regier DA, Boyd JH, Burke JD Jr, Rae DS, Myers JK, Kramer M, et al. One-month prevalence of mental disorders in the United States: based on five epidemiologic catchment area sites. Arch Gen Psychiatry. 1988;45(11):977-86.
6. Préville M, Boyer R, Grenier S, Dubé M, Voyer P, Punti R, et al. The epidemiology of psychiatric disorders in Quebec's older adult population. Can J Psychiatry. 2008;53(12):822-32.
7. Dhingra U, Rabins PV. Mania in the elderly: a 5-7 year follow-up. J Am Geriatr Soc. 1991;39(6):581-3.
8. Sajatovic M, Strejilevich SA, Gildengers AG, Dols A, Jurdi RKA, Forester BP, et al. A report on older-age bipolar disorder from the International Society for Bipolar Disorders Task Force. Bipolar Disord. 2015;17(7):689-704.
9. Bartels SJ, Forester B, Miles KM, Joyce T. Mental health service use by elderly patients with bipolar disorder and unipolar major depression. Am J Geriatr Psychiatry. 2000;8(2):160-6.

10. Hein L, Dols A, Eyler LT. Bipolar disorders in older adults. In: Hantke N, Etkin A, O'Hara R, editors. Handbook of mental health and aging. 3rd ed. Cambridge: Academic Press; 2020. p. 135-47.
11. Shobassy A. Elderly bipolar disorder. Curr Psychiatry Rep. 2021;23(2):5.
12. American Psychiatric Association. Diagnostic and statistical manual of mental disorders: DSM-5. 5th ed. Washington: APA; 2013.
13. Angst J, Ajdacic-Gross V, Rössler W. Bipolar disorders in ICD-11: current status and strengths. Int J Bipolar Disord. 2020;8:3.
14. Abé C, Ekman CJ, Sellgren C, Petrovic P, Ingvar M, Landén M. Manic episodes are related to changes in frontal cortex: a longitudinal neuroimaging study of bipolar disorder 1. Brain. 2015;138(Pt 11):3440-8.
15. Valiengo LCL, Stella F, Forlenza OV. Mood disorders in the elderly: prevalence, functional impact, and management challenges. Neuropsychiatr Dis Treat. 2016;12:2105-14.
16. Bowden CL. Pharmacological treatments for bipolar disorder: present recommendations and future prospects. Curr Top Behav Neurosci. 2011;5:263-83.
17. Nivoli AMA, Murru A, Pacchiarotti I, Valenti M, Rosa AR, Hidalgo D, et al. Bipolar disorder in the elderly: a cohort study comparing older and younger patients. Acta Psychiatr Scand. 2014;130(5):364-73.
18. Goodwin GM; Consensus Group of the British Association for Psychopharmacology. Evidence-based guidelines for treating bipolar disorder: revised second edition: recommendations from the British Association for Psychopharmacology. J Psychopharmacol. 2009;23(4):346-88.
19. Goldberg JF, Perlis RH, Bowden CL, Thase ME, Miklowitz DJ, Marangell LB, et al. Manic symptoms during depressive episodes in 1,380 patients with bipolar disorder: findings from the STEP-BD. Am J Psychiatry. 2009;166(2):173-81.
20. Gunning-Dixon FM, Murphy CF, Alexopoulos GS, Majcher-Tascio M, Young RC. Executive dysfunction in elderly bipolar manic patients. Am J Geriatr Psychiatry. 2008;16(6):506-12.
21. Diniz BS, Nunes PV, Machado-Vieira R, Forlenza OV. Current pharmacological approaches and perspectives in the treatment of geriatric mood disorders. Curr Opin Psychiatry. 2011;24(6):473-7.
22. Sherrod T, Quinlan-Colwell A, Lattimore TB, Shattell MM, Kennedy-Malone L. Older adults with bipolar disorder: guidelines for primary care providers. J Gerontol Nurs. 2010;36(5):20-9.
23. McIntyre RS, Danilewitz M, Liauw SS, Kemp DE, Nguyen HTT, Kahn LS, et al. Bipolar disorder and metabolic syndrome: an international perspective. J Affect Disord. 2010;126(3):366-87.
24. Kessing LV, Forman JL, Andersen PK. Does lithium protect against dementia? Bipolar Disord. 2010;12(1):87-94.
25. Lavsa SM, Fabian TJ, Saul MI, Corman SL, Coley KC. Influence of medications and diagnoses on fall risk in psychiatric inpatients. Am J Health-Syst Pharm. 2010;67(15):1274-80.
26. Mezuk B, Morden NE, Ganoczy D, Post EP, Kilbourne AM. Anticonvulsant use, bipolar disorder, and risk of fracture among older adults in the veterans health administration. Am J Geriatr Psychiatry. 2010;18(3):245-55.
27. Yatham LN, Kennedy SH, Parikh SV, Schaffer A, Beaulieu S, Alda M, et al. Canadian Network for Mood and Anxiety Treatments (CANMAT) and International Society for Bipolar Disorders (ISBD) collaborative update of CANMAT guidelines for the management of patients with bipolar disorder: update 2013. Bipolar Disord. 2013;15(1):1-44.
28. Bai YM, Chang CJ, Tsai SY, Chen YC, Hsiao MC, Li CT, et al. Taiwan consensus of pharmacological treatment for bipolar disorder. J Chin Med Assoc. 2013;76(10):547-56.
29. Grunze H, Vieta E, Goodwin GM, Bowden C, Licht RW, Möller HJ, et al. The World Federation of Societies of Biological Psychiatry (WFSBP) guidelines for the biological treatment of bipolar disorders: update 2012 on the long-term treatment of bipolar disorder. World J Biol Psychiatry. 2013;14(3):154-219.
30. Shulman KI. Lithium for older adults with bipolar disorder: should it still be considered a first-line agent? Drugs Aging. 2010;27(8):607-15.
31. U. S. National Library of Medicine. Clinical Trials on geriatric bipolar disorder [Internet]. Bethesda: NIH, 2022 [capturado em 29 maio 2022]. Disponível em: https://clinicaltrials.gov/ct2/results?term=Geriatric+Bipolar+Disorder+AND+treatment&Search=Search.
32. Aziz R, Lorberg B, Tampi RR. Treatments for late-life bipolar disorder. Am J Geriatr Pharmacother. 2006;4(4):347-64.

33. Vasudev A, Chaudhari S, Sethi R, Fu R, Sandieson RM, Forester BP. A review of the pharmacological and clinical profile of newer atypical antipsychotics as treatments for bipolar disorder: considerations for use in older patients. Drugs Aging. 2018;35(10):887-95.

34. Yatham LN, Kennedy SH, Parikh SV, Schaffer A, Bond DJ, Frey BN, et al. Canadian Network for Mood and Anxiety Treatments (CANMAT) and International Society for Bipolar Disorders (ISBD) 2018 guidelines for the management of patients with bipolar disorder. Bipolar Disord. 2018;20(2):97-170.

35. Smith LA, Cornelius V, Warnock A, Tacchi MJ, Taylor D. Acute bipolar mania: a systematic review and meta--analysis of co-therapy vs. monotherapy. Acta Psychiatr Scand. 2007;115(1):12-20.

36. Ceron-Litvoc D, Soares BG, Geddes J, Litvoc J, Lima MS. Comparison of carbamazepine and lithium in treatment of bipolar disorder: a systematic review of randomized controlled trials. Hum Psychopharmacol. 2009;24(1):19-28.

37. Grunze H, Vieta E, Goodwin GM, Bowden C, Licht RW, Moller HJ, et al. The World Federation of Societies of Biological Psychiatry (WFSBP) guidelines for the biological treatment of bipolar disorders: update 2009 on the treatment of acute mania. World J Biol Psychiatry. 2009;10(2):85-116.

38. López-Álvarez J, Agüera-Ortiz LF, Marín-Mayor M. Abordaje terapéutico del trastorno bipolar en ancianos: tratamientos específicos y características especiales. Psicogeriatría. 2009;1(2):115-25.

39. Sproule BA, Hardy BG, Shulman KI. Differential pharmacokinetics of lithium in elderly patients. Drugs Aging. 2000;16(3):165-77.

40. Grunze H, Vieta E, Goodwin GM, Bowden C, Licht RW, Möller HJ, et al. The World Federation of Societies of Biological Psychiatry (WFSBP) guidelines for the biological treatment of bipolar disorders: update 2010 on the treatment of acute bipolar depression. World J Biol Psychiatry. 2010;11(2):81-109.

41. Al Jurdi RK, Marangell LB, Petersen NJ, Martinez M, Gyulai L, Sajatovic M. Prescription patterns of psychotropic medications in elderly compared with younger participants who achieved a 'recovered' status in the systematic treatment enhancement program for bipolar disorder. Am J Geriatr Psychiatry. 2008;16(11):922-33.

42. Selle V, Schalkwijk S, Vázquez GH, Baldessarini RJ. Treatments for acute bipolar depression: meta-analyses of placebo-controlled, monotherapy trials of anticonvulsants, lithium and antipsychotics. Pharmacopsychiatry. 2014;47(2):43-52.

43. Sajatovic M, Gildengers A, Jurdi EKA, Gyulai L, Cassidy KA, Greenberg RL, et al. Multisite, open-label, prospective trial of lamotrigine for geriatric bipolar depression: a preliminary report. Bipolar Disord. 2011;13(3):294-302.

44. McElroy SL, Weisler RH, Chang W, Olausson B, Paulsson B, Brecher M, et al. A double-blind, placebo-controlled study of quetiapine and paroxetine as monotherapy in adults with bipolar depression (EMBOLDEN II). J Clin Psychiatry. 2010;71(2):163-74.

45. Pacchiarotti I, Bond DJ, Baldessarini RJ, Nolen WA, Grunze H, Licht RM, et al. The International Society for Bipolar Disorders (ISBD) task force report on antidepressant use in bipolar disorders. Am J Psychiatry. 2013;170(11):1249-62.

46. Zhang Y, Yang H, Yang S, Liang W, Dai P, Wang C, et al. Antidepressants for bipolar disorder: a meta-analysis of randomized, double-blind, controlled trials. Neural Regen Res. 2013;8(31):2962-74.

47. Arvilommi P, Suominen K, Mantere O, Leppämäki S, Valtonen HM, Isometsä E. Maintenance treatment received by patients with bipolar I and II disorders--a naturalistic prospective study. J Affect Disord. 2010;121(1-2):116-26.

48. Juurlink DN, Mamdani MM, Kopp A, Rochon PA, Shulman KI, Redelmeier DA. Drug-induced lithium toxicity in the elderly: a population-based study. J Am Geriatr Soc. 2004;52(5):794-8.

49. Kupka RW, Nolen WA, Post RM, McElroy SL, Altshuler LL, Denicoff KD, et al. High rate of autoimmune thyroiditis in bipolar disorder: lack of association with lithium exposure. Biol Psychiatry. 2002;51(4):305-11.

50. Shelef A, Mazeh D, Berger U, Baruch Y, Barak Y. Acute electroconvulsive therapy followed by maintenance electroconvulsive therapy decreases hospital re-admission rates of older patients with severe mental illness. J ECT. 2015;31(2):125-8.

51. Frank E, Swartz HA, Kupfer DJ. Interpersonal and social rhythm therapy: managing the chaos of bipolar disorder. Biol Psychiatry. 2000;48(6):593-604.

52. Lam DH, Watkins ER, Hayward P, Bright J, Wright K, Kerr N, et al. A randomized controlled study of cognitive therapy for relapse prevention for bipolar affective disorder: outcome of the first year. Arch Gen Psychiatry. 2003;60(2):145-52.

11 TRANSTORNOS DE ANSIEDADE EM IDOSOS

Eric de Medeiros Costa
Alberto Stoppe Junior
Gilberto Sousa Alves

Os transtornos de ansiedade figuram entre as condições psiquiátricas mais comuns. Estima-se que cerca de 260 milhões de pessoas no mundo sofram com níveis disfuncionais de ansiedade, grande parte delas sem o seguimento específico adequado. A ausência de tratamento adequado para esses transtornos está associada de maneira crescente a maiores níveis de prejuízo funcional e de morbimortalidade. A comorbidade com transtornos do humor, abuso de substâncias e outras condições clínicas é reportada com frequência.[1]

Apesar do crescimento da população idosa em todo o mundo, existem poucos dados sobre a epidemiologia e neurobiologia dos transtornos ansiosos nessa faixa etária. Assim como em outros transtornos psiquiátricos em idosos, existem diferenças significativas entre transtornos de ansiedade que surgem após 65 anos e quadros de início na vida adulta e que permanecem após o envelhecimento. No primeiro caso, há maior relação com quadros neurodegenerativos, doenças físicas e medicamentos. Nos pacientes ansiosos que envelhecem, é bastante frequente a presença de sintomas depressivos ou mesmo a comorbidade com quadros de transtorno depressivo, que podem, inclusive, mascarar o transtorno ansioso de base. Particularidades clínicas na apresentação dos sintomas nessa faixa etária, o impacto na funcionalidade e qualidade de vida e a frequente associação com depressão e doença física fazem com que a ansiedade disfuncional em idosos exija um capítulo à parte na psicogeriatria.[1,2]

EPIDEMIOLOGIA

Os dados sobre a prevalência de transtornos de ansiedade apresentam importantes variações, em geral refletindo discrepâncias na amostra e no método entre os estudos, que relatam uma prevalência entre 3,8 e 25%.[2] A idade é uma variável relevante na epidemiologia dos transtornos de ansiedade. A população mundial tem envelhecido rapidamente: entre 2015 e 2050, estima-se que a parcela da população mundial acima de 60 anos avance de 12 para cerca de 22%.[3] Considerando-se que o início de transtornos ansiosos primários geralmente ocorra na adolescência e idade adulta jovem, é dada pouca atenção à ansiedade disfuncional em indivíduos mais velhos e suas particularidades. Neste cenário, a ansiedade em idosos já foi descrita como "um gigante silencioso", visto que a prevalência não é desprezível nessa população: em 2008, Bryant e colaboradores[4] realizaram revisão sistemática e encontraram prevalência de até 14% em idosos. Por outro lado, Lenze e Wetherell,[5] em artigo de revisão, relatam prevalências significativamente mais baixas (**Tab. 11.1**).

Em idosos, o transtorno de ansiedade generalizada (TAG), assim como em adultos jovens, é o tipo de transtorno de ansiedade mais frequente, seguido pelas fobias. Possivelmente, sua ocorrência mais frequente em idosos tenha associação com mecanismos neurobiológicos relacionados ao envelhecimento. Idosos ansiosos costumam apresentar menos sintomas decorrentes de hiperativação autonômica. Além disso, alterações na estrutura cerebral e no sistema nervoso periférico decorrentes da idade avançada reduzem a propensão a respostas autonômicas disfuncionais comuns em pacientes mais jovens. Em idosos, quadros associados à preocupação constante, como o TAG, costumam estar mais presentes.[5]

■ Tabela 11.1
Estimativas de prevalência de transtornos de ansiedade em idosos em quatro grandes estudos populacionais

	Longitudinal Aging Study Amsterdam (LASA)[6]	Epidemiologic Catchment Area (ECA)[7]	Australian National Mental Health and Well-being Study (NMHWS)[8]	Canadian Community Health Survey (CCHS)[9]
N	3107	5702	1792	12792
Idade	55 - 85	>65 anos	>55	>65
TAG	7,30%	1,90%	2,40%	Não avaliado
Fobia social	Não avaliado	Não avaliado	0,60%	1,30%
Agorafobia	Não avaliado	Não avaliado	0,80%	0,60%
Transtorno de pânico	1%	0,10%	0,80%	0,80%
TOC	0,60%	0,80%	0,10%	Não avaliado

TAG = transtorno de ansiedade generalizada; TOC = transtorno obsessivo-compulsivo.
Fonte: Lenze e Wetherell.[5]

O impacto da ansiedade disfuncional em idosos torna-se ainda mais relevante do ponto de vista epidemiológico quando se fala em síndrome ansiosa, e não necessariamente em transtornos: a despeito de terem ou não um transtorno de ansiedade, a prevalência de idosos com queixas ansiosas varia de 15 a 52% em amostras da comunidade, e 15 a 56% em *settings* médicos.[10]

No entanto, a maneira como se apresenta a síndrome ansiosa nessa população e sua interface com outros aspectos clínicos são os fatores mais decisivos na discussão deste capítulo.

APRESENTAÇÃO CLÍNICA

PARTICULARIDADES DIAGNÓSTICAS

A necessidade de reconhecer e tratar os transtornos ansiosos em pacientes idosos tem como desafios algumas particularidades clínicas. A apresentação atípica dos sintomas e a tendência à descrição das queixas de maneira diferente de pacientes mais jovens tornam a investigação dos transtornos de ansiedade mais difícil na população idosa.[10]

De maneira geral, idosos com síndromes ansiosas, incluindo indivíduos sem déficits cognitivos relevantes, atribuem suas queixas a causas "médicas", supostamente físicas, ou mais "palpáveis". A obtenção de informações de fontes próximas ao paciente é fundamental para uma abordagem assertiva aos transtornos de ansiedade.[5] Assim como as demais entidades clínicas em psiquiatria, é necessário enfatizar que as síndromes ansiosas são diagnósticos de exclusão: ou seja, para uma síndrome ansiosa explicar-se por um transtorno de ansiedade primário, o conjunto de sintomas não pode ser mais bem explicado por alguma causa clínica orgânica. O exercício do diagnóstico diferencial torna-se ainda mais fundamental na população idosa, cuja reserva funcional encontra-se reduzida e, de forma proporcional, tem maior prevalência de comorbidades clínicas.[5]

APRESENTAÇÃO DOS SINTOMAS

Diversos estudos já avaliaram a apresentação de sintomas ansiosos em pacientes idosos e suas particularidades, em relação a outras faixas etárias.

Utilizando ainda os critérios da quarta edição do *Manual diagnóstico e estatístico de transtornos mentais* (DSM-IV), um estudo populacional comparativo realizado em 2018[10] comparou a sintomatologia do TAG em pacientes jovens e idosos (**Tab. 11.2**).

Na comparação entre os dois grupos, com médias de 32 e 71 anos, houve diferenças em diversas variáveis, destacando-se estatisticamente as perturbações do sono, mais presentes em idosos do que em jovens (83,3 vs. 68,8%). Esse achado representa uma das marcas da apresentação dos transtornos ansiosos em idosos. Brenes e colaboradores[10] demonstraram por estudo populacional em 2009 que, inclusive, as perturbações do sono em idosos com transtornos de ansiedade tendem a ser atípicas em relação às de outras faixas etárias: enquanto a insônia do paciente ansioso jovem é tipicamente

■ **Tabela 11.2**
Comparação de sintomas entre pacientes portadores de TAG idosos e jovens de acordo com o DSM-IV

Critérios de DSM-IV	Idosos	Jovens
Dificuldade para descansar e preocupação constante	++++	++++
Cansaço fácil	++++	+++
Tensão muscular	++++	+++
Perturbação do sono	++++	+++
Reasseguramento por preocupação excessiva	++++	++
Irritabilidade	++++	++++
Procrastinação diante de preocupações	+++	++++

Fonte: Elaborada com base em Brenes e colaboradores.[2]

inicial, demonstrou-se que as insônias inicial, intermediária e terminal em idosos ansiosos foram referidas por 61, 85 e 74% dos pacientes, respectivamente.

Outro aspecto notável nos transtornos de ansiedade é a preocupação excessiva. Pacientes jovens tendem a ter níveis consistentemente mais altos de preocupação, quando isso é aferido objetivamente por escalas.[11] Entretanto, os padrões de preocupação de pacientes idosos parecem ser diferentes dos mais jovens.[12] Pacientes jovens tendem a se preocupar mais em relação ao futuro, às relações interpessoais, às finanças e à saúde de entes queridos, enquanto idosos com transtornos ansiosos tiveram a própria saúde e o bem-estar da família como principais preocupações (**Tab. 11.3**).[12]

O desempenho cognitivo é um aspecto de fundamental importância e reconhecimento no manejo de idosos portadores de transtornos de ansiedade. Evidências consistentes sugerem que a ansiedade disfuncional está associada a prejuízo cognitivo em pacientes idosos. Enquanto em pacientes mais jovens sugere-se uma relação de "U invertido" entre níveis de ansiedade e *performance* cognitivas, estudos realizados ainda na primeira década dos anos 2000 demonstraram haver relação direta entre altos níveis de ansiedade e prejuízo cognitivo.[8] Um dos primeiros e mais relevantes estudos clínicos relacionando ansiedade e cognição em idosos demonstrou que idosos ansiosos apresentam prejuízo cognitivo em campos específicos: indivíduos com TAG têm memória episódica prejudicada.[8] Contudo, a magnitude dos sintomas cognitivos na síndrome ansiosa parece menos dramático e global do que nas síndromes depressivas. Estima-se que os pensamentos de preocupação, quase que intrusivos, afetem o processamento da memória, com menor reserva funcional do que em indivíduos jovens, sem afetar tanto outros domínios da cognição.[13] Quanto a prejuízos especí-

■ **Tabela 11.3**
Comparação entre os domínios de preocupação mais comuns entre pacientes ansiosos idosos e jovens

Domínios de preocupação	Idosos	Jovens
Própria saúde	82,3%	34,4%
Bem-estar familiar	54%	10%
Atividades rotineiras	21%	11%
Saúde dos demais	16,6%	46,9%
Futuro	16%	30%
Finanças	9,8%	15,6%
Trabalho	0 %	9,4%
Escola	0 %	7,8%

Fonte: Altunoz e colaboradores.[12]

ficos à atenção, a literatura tem dados conflitantes, sobretudo pela dificuldade na aferição objetiva desse domínio. Apesar disso, evidências em favor da associação entre sintomas de ansiedade como fatores de risco para o declínio cognitivo vêm sendo discutidas mais recentemente.

Gulpers e colaboradores,[14] em metanálise com 20 estudos, cujas amostras variaram entre 178 e 22 mil indivíduos, evidenciaram uma associação entre sintomas ansiosos e prejuízo cognitivo e a possível conversão para quadros demenciais. Ansiedade disfuncional predispôs comprometimento cognitivo (quatro estudos, risco relativo [RR]: 1,77, intervalo de confiança de 95% [IC]: 1,38-2,26, z = 4,50, p <0,001) e demência (seis estudos, RR: 1,57, p = 0,040) na comunidade, sendo esta última análise conduzida por estudos com idade média de 80 anos ou mais. Entre as amostras clínicas de comprometimento cognitivo leve (CCL), a ansiedade não aumentou a conversão em demência (RR: 1,21, p = 0,200). Desta forma, evidências consistentes da ansiedade como preditor da conversão para demência são conflitantes para idosos com CCL; no entanto, nos indivíduos acima de 80 anos, sintomas ansiosos disfuncionais parecem ter maior relação com a conversão para demência.[14]

COMORBIDADES

Assim como em pacientes mais jovens, o transtorno depressivo maior (TDM) está entre transtornos comórbidos mais comuns em idosos com transtornos de ansiedade[15] e está associado a pior prognóstico de ambos os transtornos.[16] Em muitos casos, o quadro depressivo é mais evidente e os sintomas ansiosos são interpretados como parte do quadro depressivo. Dados de história clínica podem auxiliar, sobretudo quando o transtorno de ansiedade precede o quadro depressivo, e essa diferenciação é importante para o estabelecimento de terapêuticas e de prognóstico.

Aproximadamente 80% dos adultos com idade ≥65 anos têm pelo menos alguma doença crônica, e isso pode ser ainda maior entre aqueles com transtornos de ansiedade.[6] Pacientes idosos com ansiedade e distúrbios relacionados relatam taxas mais altas de diabetes, síndromes gastrointestinais e demência.[5,17,18] Incontinência urinária crônica, deficiência auditiva e hipertensão foram associadas a taxas elevadas de sintomas de ansiedade ou transtornos relacionados a esta.[15] Ansiedade comórbida em pacientes com doenças clínicas, particularmente doenças cardiovasculares, está associada a risco aumentado de mortalidade.[19,20]

DIAGNÓSTICO DIFERENCIAL

O diagnóstico diferencial diante de transtornos de ansiedade em idosos torna-se mais desafiador frente a indivíduos adultos, sobretudo pela ocorrência mais frequente de comorbidades clínicas. Nesses casos, é fundamental avaliar se a síndrome ansiosa se justifica por outras causas senão o próprio transtorno de ansiedade. Devem ser avaliados as doenças associadas, os medicamentos em uso (p. ex., analgésicos, corticosteroides, benzodiazepínicos [BDZs]), assim como o abuso de substâncias (p. ex., álcool, tabaco, estimulantes, etc.). Condições como hipertireoidismo, doenças cardiopulmonares, lesões cerebrais e quadros demenciais devem ser avaliadas sob a perspectiva de identificar se estão contribuindo ou justificando por completo ou ao menos parcialmente para os sintomas de ansiedade.

Portanto, além de história clínica e exame psíquico, exames laboratoriais e de imagem constituem parte da avaliação médica do paciente idoso com queixas ansiosas. Devido ao fato de a maioria dos idosos portar alguma comorbidade clínica, o exercício do diagnóstico diferencial enfrenta uma fronteira tênue: ter doença clínica não impede o paciente de também ter um diagnóstico psiquiátrico, e vice-versa. Estas podem ser doenças independentes ou ser etiologicamente relacionadas.[21]

TRATAMENTO

TRATAMENTO MEDICAMENTOSO

Após a identificação da síndrome ansiosa e das características clínicas peculiares aos pacientes idosos, sugere-se o algoritmo para o tratamento dos transtornos de ansiedade apresentado na **Figura 11.1**. A cada etapa da avaliação em que não haja uma ideal resposta, deve-se investigar ativamente possíveis causas clínicas que justifiquem a síndrome.

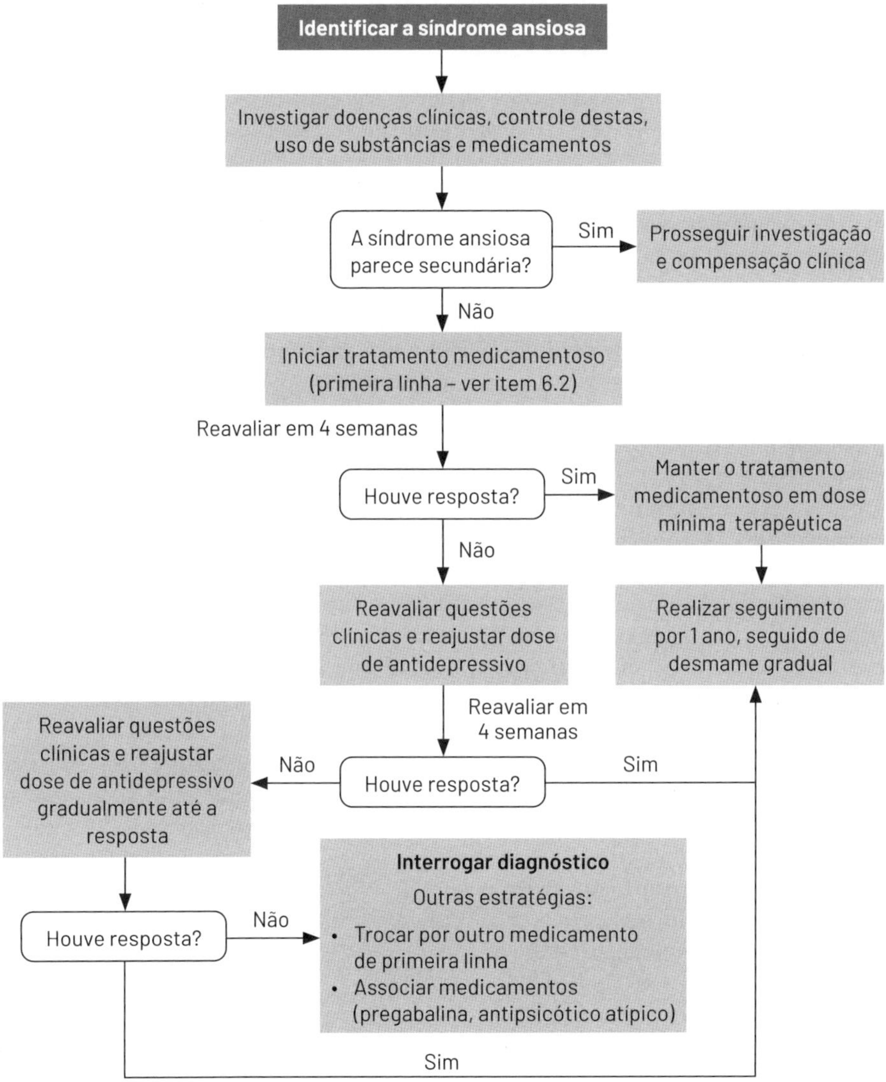

■ **Figura 11.1**
Fluxograma para tratamento de transtornos de ansiedade em pacientes idosos.

Os medicamentos de primeira escolha no tratamento das síndromes ansiosas em idosos são discutidos a seguir.

TRANSTORNOS ANSIOSOS EM IDOSOS: HÁ UM MEDICAMENTO IDEAL?

A maioria absoluta dos estudos relacionados ao tratamento de transtornos de ansiedade em idosos direciona-se à TAG e ao transtorno de pânico. A literatura sugere que a farmacoterapia com antidepressivos e/ou anticonvulsivantes é tão efetiva aos idosos quanto ao público mais jovem.[21]

Os antidepressivos inibidores seletivos da recaptação da serotonina (ISRSs) e os inibidores seletivos da recaptação de serotonina e noradrenalina (IRSNs) são considerados primeira linha para o tratamento dos transtornos ansiosos em idosos. No entanto, não há estudos que sustentem um antidepressivo ideal para essa faixa etária, mas alguns trabalhos ressaltam a efetividade de um ou outro antidepressivo.[21] A sertralina tem sido efetiva no TAG, inclusive com superioridade à terapia cognitivo-comportamental (TCC), em seguimento de um ano.[21,22] A monoterapia com escitalopram também tem evidências[23,24] no público idoso, assim como o citalopram, em ensaio mínimo de seis meses.[25] Em relação a IRSN, duloxetina e venlafaxina foram efetivas no tratamento do TAG.[26] Dois outros fármacos, a buspirona e pregabalina, foram considerados eficazes no tratamento do TAG de acordo com as recomendações do Canadian Network for Mood and Anxiety Treatments (CANMAT).[18] Mokhber e colaboradores[27] demonstraram eficácia semelhante à da sertralina para a buspirona em um seguimento de um ano, embora seus achados não tenham sido replicados posteriormente. Quanto à pregabalina, um dos mais robustos estudos[28] demonstrou boa resposta e tolerabilidade a sintomas ansiosos, comparada ao placebo. Sua ação como adjuvante a antidepressivos no tratamento do TAG comórbido a episódio depressivo maior também foi considerada efetiva.[28]

No transtorno de pânico, a paroxetina é considerada tão efetiva quanto a TCC, em curso de um ano, com sustentação do efeito por seis meses de seguimento, com ressalva importante a respeito da farmacocinética pouco previsível desse fármaco.[29] Escitalopram, sertralina e citalopram[30] também são considerados efetivos, em seguimento de um ano. Ensaio pequeno também demostra o efeito benéfico de fluvoxamina[31] no TAG, no transtorno de pânico e no transtorno obsessivo-compulsivo (TOC) nessa faixa etária. A mirtazapina, quando utilizada no tratamento de episódios depressivos, também exerce efeito sobre a ansiedade.[32]

O uso de BDZs em transtornos de ansiedade, particularmente em idosos, deve ser evitado. Seu uso deve ser restrito a situações pontuais e não é recomendado a longo prazo no tratamento de transtornos de ansiedade nessa população, devido à maior sensibilidade dos idosos aos efeitos colaterais potencialmente danosos dessa classe.[18] Apesar da já conhecida necessidade de cautela na prescrição de BDZs em idosos, na prática, estudos demonstram uso muito maior, por vezes crônico, de BDZ em idosos. Estudos apontam que entre 45 e 60% dos pacientes com mais de 55 anos com transtornos de ansiedade são prescritos com BDZs, o que representa uma porcentagem superior aos que são prescritos com ISRSs.[30] Em outro estudo realizado no Japão em 796 pacientes com diagnóstico de transtorno de ansiedade, 70% estavam em uso de BDZs, e apenas 43,2% em uso de antidepressivos.[33] O uso prolongado, apesar de não recomendado, é frequente. No Netherland Study of Depression and Anxiety, encontrou-se 15% de uso de BDZs, sendo 82,5% uso crônico.[34] Além disso, verifica-se pouca eficácia no uso prolongado de BDZs para transtornos de ansiedade, e muitas vezes seu uso continuado ocorre por dependência ao fármaco.[35]

Devido ao pior perfil de segurança e efeitos adversos, antidepressivos tricíclicos devem ser evitados no tratamento de transtornos ansiosos em idosos, sobretudo em primeira escolha.[31] Existem poucas evidências que sustentem o uso de antipsicóticos nesses casos.

SEGURANÇA E TOLERABILIDADE

Pacientes idosos são mais suscetíveis a efeitos colaterais dos medicamentos psicotrópicos. As alterações fisiológicas típicas do envelhecimento (perda de massa muscular, aumento da gordura corporal, redução da filtração glomerular, etc.) afetam a farmacocinética e a farmacodinâmica de diversos medicamentos. Nessa faixa etária, o volume de distribuição das drogas é alterado com frequência, assim como a redução das funções hepática e renal podem prejudicar o *clearance* medicamentoso.[18] Para mensurar a dimensão dessa preocupação, uma extensa metanálise[32] demonstrou, em 2012, que aproximadamente metade dos antidepressivos disponíveis apresentam alterações de *clearance* relacionados à idade.[32]

O desafio torna-se ainda maior devido ao fato dessas alterações fisiológicas típicas do envelhecimento serem variáveis entre os indivíduos. Assim, o risco de interações medicamentosas e efeitos adversos é de mais difícil avaliação, devendo ser particularizada às comorbidades de cada indivíduo, com seguimento próximo.[20]

As interações medicamentosas são outra grande preocupação, principalmente em idosos que geralmente fazem uso de vários medicamentos. Uma revisão importante publicada no JAMA[36] evidenciou que, na população estadunidense, aproximadamente 30% dos pacientes idosos utilizavam cinco medicamentos continuamente, 80% faziam uso de ao menos um medicamento, e praticamente metade dos idosos ingeria algum suplemento alimentar ou vitamínico.

Os ISRSs não são isentos de efeitos colaterais potencialmente danosos a pacientes idosos. Qualquer medicamento dessa classe pode levar a alterações no tempo de protrombina (INR), favorecendo alterações da coagulação e risco de sangramento.[37] Há diretrizes que, inclusive, recomendam o uso, concomitante ao ISRS, de inibidores de bomba de próton, quando o paciente em questão já faz uso de anti-inflamatórios não esteroidais ou antiagregantes plaquetários.[38] Altas doses de citalopram estão associadas a possível prolongamento eletrocardiográfico do intervalo QT, de acordo com a Food and Drug Administration (FDA), embora o significado dessa alteração na mortalidade e no risco de arritmias ventriculares seja questionado por estudos mais recentes.

No idoso, um dos efeitos adversos que deve ser monitorado devido aos riscos potenciais é a hiponatremia. A síndrome de secreção inadequada de hormônio antidiurético tem sido relacionada aos antidepressivos, particularmente os ISRSs, sendo umas das causas mais associadas ao aumento de morbimortalidade por uso de antidepressivos em idosos.[39] Além do antidepressivo, possivelmente outros fatores clínicos associados, como o uso de diuréticos, contribuem para a hiponatremia.[38]

Apesar dessas preocupações envolvendo os ISRSs, essa classe é uma das mais frequentes no tratamento de síndromes ansiosas em pacientes cardiopatas. Uma metanálise demonstrou que a prescrição e o seguimento adequado com ISRSs para pacientes cardiopatas com indicação clínica para uso de antidepressivos reduziu a mortalidade cardiovascular e as readmissões hospitalares devido à síndrome coronariana, indicando que, nesse tipo de quadro, tratar os transtornos ansiosos possivelmente melhore prognóstico da doença arterial coronariana.[39]

Antidepressivos tricíclicos e antipsicóticos devem ser evitados em idosos, pois, principalmente em pacientes cardiopatas, estão associados a aumento do risco cardiovascular, ganho de peso e hipotensão ortostática. Os tricíclicos, sobretudo, aumentam risco de efeitos quinidina-*like* na condução elétrica cardíaca, incrementando risco de arritmias ventriculares e doença isquêmica do coração.[39]

Os BDZs estão relacionados à elevação do risco de fraturas, principalmente de quadril, e parecem aumentar o risco em função crescente à dose.[40,41] Em estudo com 217 idosos com fratura de quadril × 1.214 controles, o uso de BDZs estava associado com fratura de quadril (RR = 1,7), sendo o risco maior no primeiro mês (RR = 5,6), com doses acima de 3 mg (ou equivalente) de diazepan (RR =1,8).[42] Além das fraturas, o uso crônico de BDZs está relacionado a déficits cognitivos na vigência da utilização em todas as idades, particularmente em idosos.[43]

Em pacientes com uso crônico de BDZs, a descontinuação ou ao menos a redução de dose deve ser objetivo do tratamento, e aconselhamento e redução gradativa de dose podem ter bons resultados.[44] Um estudo de metanálise encontrou que diversas técnicas podem ser usadas com bom resultado. A associação de abordagem psicoterápica com redução gradativa de dose aumenta a eficácia, enquanto a troca abrupta de medicamento tem menor eficácia que a redução gradativa.[45] A descontinuação de BDZ pode levar à melhora da mobilidade, do equilíbrio, da memória e da atenção.[46]

TRATAMENTO PSICOLÓGICO

A TCC tem as evidências mais robustas entre as abordagens psicológicas para o tratamento de transtornos de ansiedade em idosos, com as técnicas de relaxamento e a terapia cognitiva com algumas evidências.[20] No entanto, a magnitude do efeito gera controvérsias. Há metanálises que sugerem efeito da TCC tão grande quanto a farmacoterapia em idosos com transtornos de ansiedade,[42] enquanto outros trabalhos apontam maior eficácia da psicoterapia em pacientes de idade produtiva.[43,44]

Estudos de caso-controle demonstraram que a inclusão de exercício físico regular reduziu as chances de desenvolvimento de transtornos de ansiedade em idosos.[45]

Relatos de caso e estudos anedóticos sugerem que abordagens menos sistematizadas, como grupos de atividade e de socialização, podem ser muito benéficos nos transtornos de ansiedade em idosos, particularmente em casos mais leves.

CONSIDERAÇÕES FINAIS

Apesar de menos comuns que em pacientes mais jovens, os transtornos de ansiedade em idosos têm relevância epidemiológica, e sua ocorrência não deve ser negligenciada. Nesse contexto, há muitos desafios, como a identificação correta, o exercício do diagnóstico diferencial e o tratamento adequado, levando em conta as possíveis comorbidades do paciente idoso, visando ao tratamento seguro.

Devido a maior risco e maior sensibilidade aos efeitos adversos dos medicamentos em idosos, deve-se priorizar abordagens não farmacológicas: higiene do sono, psicoterapia, atividade física e grupos de atividade/socialização. No uso de fármacos, deve-se iniciar preferencialmente com antidepressivos e evitar o uso de BDZs, os quais, se forem usados, devem ser em doses baixas, pelo menor tempo possível (no máximo, 8 semanas), sempre com orientação sobre uso breve e riscos.

No tratamento de insônia, devem ser utilizadas drogas como trazodona, mirtazapina e com devida vigilância a estados confusionais. E para a indução de sono, pode ser utilizado o zolpidem, também com atenção a possibilidades de confusão e da ocorrência de parassonias.

REFERÊNCIAS

1. Villagrasa B, Olaya B, Lopez-Anton R, de la Camara C, Lobo A, Santabárbara J. Prevalence of anxiety disorder among older adults in Spain: a meta-analysis. J Affect Disord. 2019;246:408-17.
2. Brenes GA, Guralnik JM, Williamson JD, Fried LP, Simpson C, Simonsick EM, et al. The influence of anxiety on the progression of disability. J Am Geriatr Soc. 2005;53(1):34-9.
3. World Health Organization. World report on ageing and health. Geneva: WHO; 2015.
4. Bryant C, Jackson H, Ames D. The prevalence of anxiety in older adults: methodological issues and a review of the literature. J Affect Disord. 2008;109(3):233-50.
5. Lenze EJ, Wetherell JL. A lifespan view of anxiety disorders. Dialogues Clin Neurosci. 2011;13(4):381-99.
6. Beekman AT, Bremmer MA, Deeg DJ, van Balkom AJ, Smit JH, Beurs E, et al. Anxiety disorders in laterlife: a report from the longitudinal aging study Amsterdam. Int J Geriatr Psychiatry. 1998;13(10):717-26.
7. Flint AJ. Epidemiology and comorbidity of anxiety disorders in the elderly. Am J Psychiatry. 1994;151(5):640-9.
8. Trollor JN, Anderson TM, Sachdev PS, Brodaty H, Andrews G. Prevalence of mental disorders in the elderly: the Australian National Mental Health and Well-Being Survey. Am J Geriatr Psychiatry. 2007;15(6):455-66.
9. Cairney J, Corna LM, Veldhuizen S, Herrmann N, Streiner DL. Comorbid depression and anxiety in later life: patterns of association, subjective well-being, and impairment. Am J Geriatr Psychiatry. 2008;16(3):201-8.
10. Brenes GA, Miller ME, Stanley MA, Williamson JD, Knudson M, McCall WV. Insomnia in older adults with generalized anxiety disorder. Am J Geriatr Psychiatry. 2009;17(6):465-72.
11. Behar E, Alcaine O, Zuellig AR, Borkovec TD. Screening for generalized anxiety disorder using the Penn State Worry Questionnaire: a receiver operating characteristic analysis. J Behav Ther Exp Psychiatry. 2003;34(1):25-43.
12. Altunoz U, Kokurcan A, Kirici S, Bastug G, Ozel-Kizil ET. Clinical characteristics of generalized anxiety disorder: older vs. young adults. Nord J Psychiatry. 2018;72(2):97-102.
13. Mantella RC, Butters MA, Dew MA, Mulsant BH, Begley AE, Tracey B, et al. Cognitive impairment in late-life generalized anxiety disorder. Am J Geriatr Psychiatry. 2007;15(8):673-9.

14. Gulpers B, Ramakers I, Hamel R, Köhler S, Voshaar RO, Verhey F. Anxiety as a predictor for cognitive decline and dementia: a systematic review and meta-analysis. Am J Geriatr Psychiatry. 2016;24(10):823-42.
15. Schoevers RA, Deeg DJH, van Tilburg W, Beekman ATF. Depression and generalized anxiety disorder: co-occurrence and longitudinal patterns in elderly patients. Am J Geriatr Psychiatry. 2005;13(1):31-9.
16. Wetherell JL, Ayers CR, Nuevo R, Stein MB, Ramsdell J, Patterson TL. Medical conditions and depressive, anxiety, and somatic symptoms in older adults with and without generalized anxiety disorder. Aging Ment Health. 2010;14(6):764-8.
17. Qureshi SU, Kimbrell T, Pyne JM, Magruder KM, Hudson TJ, Petersen NJ, et al. Greater prevalence and incidence of dementia in older veterans with posttraumatic stress disorder. J Am Geriatr Soc. 2010;58(9):1627-33.
18. Mehta KM, Simonsick EM, Penninx BWJH, Schulz R, Rubin SM, Satterfield S, et al. Prevalence and correlates of anxiety symptoms in well-functioning older adults: findings from the health aging and body composition study. J Am Geriatr Soc. 2003;51(4):499-504.
19. Tully PJ, Baker RA, Knight JL. Anxiety and depression as risk factors for mortality after coronary artery bypass surgery. J Psychosom Res. 2008;64(3):285-90.
20. Katzman MA, Bleau P, Blier P, Chokka P, Kjernisted K, Van Ameringen M, et al. Canadian clinical practice guidelines for the management of anxiety, posttraumatic stress and obsessive-compulsive disorders. BMC psychiatry. 2014;14(Suppl 1):S1.
21. Schuurmans J, Comijs H, Emmelkamp PMG, Gundy CMM, Weijnen I, van den Hout M, et al. A randomized, controlled trial of the effectiveness of cognitive-behavioral therapy and sertraline versus a waitlist control group for anxiety disorders in older adults. Am J Geriatr Psychiatry. 2006;14(3):255-63.
22. Schuurmans J, Comijs H, Emmelkamp PMG, Weijnen IJC, van den Hout M, van Dyck R. Long-term effectiveness and prediction of treatment outcome in cognitive behavioral therapy and sertraline for late-life anxiety disorders. Int Psychogeriatr. 2009;21(6):1148-59.
23. Lenze EJ, Rollman BL, Shear MK, Dew MA, Pollock BG, Ciliberti C, et al. Escitalopram for older adults with generalized anxiety disorder: a randomized controlled trial. JAMA. 2009;301(3):295-303.
24. Mohamed S, Osatuke K, Aslam M, Kasckow J. Escitalopram for comorbid depression and anxiety in elderly patients: a 12-week, open-label, flexible-dose, pilot trial. Am J Geriatr Pharmacother. 2006;4(3):201-9.
25. Blank S, Lenze EJ, Mulsant BH, Dew MA, Karp JF, Shear MK, et al. Outcomes of late-life anxiety disorders during 32 weeks of citalopram treatment. J Clin Psychiatry. 2006;67(3):468-72.
26. Katz IR, Reynolds CF 3rd, Alexopoulos GS, Hackett D. Venlafaxine ER as a treatment for generalized anxiety disorder in older adults: pooled analysis of five randomized placebo-controlled clinical trials. J Am Geriatr Soc. 2002;50(1):18-25.
27. Mokhber N, Azarpazhooh MR, Khajehdaluee M, Velayati A, Hopwood M. Randomized, single-blind, trial of sertraline and buspirone for treatment of elderly patients with generalized anxiety disorder. Psychiatry Clin Neurosci. 2010;64(2):128-33.
28. Karaiskos D, Pappa D, Tzavellas E, Siarkos K, Katirtzoglou E, Papadimitriou GN, et al. Pregabalin augmentation of antidepressants in older patients with comorbid depression and generalized anxiety disorder-an open-label study. Int J Geriatr Psychiatry. 2013;28(1):100-5.
29. Hendriks GJ, Keijsers GPJ, Kampman M, Oude Voshaar RC, Verbraak MJPM, Broekman TG, et al. A randomized controlled study of paroxetine and cognitive-behavioural therapy for late-life panic disorder. Acta Psychiatr Scand. 2010;122(1):11-9.
30. Rampello L, Alvano A, Raffaele R, Malaguarnera M, Vecchio I. New possibilities of treatment for panic attacks in elderly patients: escitalopram versus citalopram. J Clin Psychopharmacol. 2006;26(1):67-70.
31. Wylie ME, Miller MD, Shear MK, Little JT, Mulsant BH, Pollock BG, et al. Fluvoxamine pharmacotherapy of anxiety disorders in later life: preliminary open-trial data. J Geriatr Psychiatry Neurol. 2000;13(1):43-8.
32. Gardner M, Malone DC, Sey M, Babington MA. Mirtazapine is associated with less anxiolytic use among elderly depressed patients in long-term care facilities. J Am Med Dir Assoc. 2004;5(2):101-6.
33. Uchida H, Suzuki T, Mamo DC, Mulsant BH, Kikuchi T, Takeuchi H, et al. Benzodiazepine and antidepressant use in elderly patients with anxiety disorders: a survey of 796 outpatients in Japan. J Anxiety Disord. 2009;23(4):477-81.

34. Manthey L, van Veen T, Giltay EJ, Stoop JE, Neven AK, Penninx BWJH, et al. Correlates of (inappropriate) benzodiazepine use: the Netherlands Study of Depression and Anxiety (NESDA). Br J Clin Pharmacol. 2011;71(2):263-72.
35. Pélissolo A, Maniere F, Boutges B, Allouche M, Richard-Berthe C, Corruble E. Anxiety and depressive disorders in 4,425 long term benzodiazepine users in general practice. Encephale. 2007;33(1):32-8.
36. Pérez Benitez CI, Smith K, Vasile RG, Rende R, Edelen MO, Keller MB. Use of benzodiazepines and selective serotonin reuptake inhibitors in middle-aged and older adults with anxiety disorders: a longitudinal and prospective study. Am J Geriatr Psychiatry. 2008;16(1):5-13.
37. Baldwin DS, Anderson IM, Nutt DJ, Allgulander C, Bandelow B, den Boer JA, et al. Evidence-based pharmacological treatment of anxiety disorders, post-traumatic stress disorder and obsessive-compulsive disorder: a revision of the 2005 guidelines from the British Association for Psychopharmacology. J Psychopharmacol. 2014;28(5):403-39.
38. Boyce RD, Handler SM, Karp JF, Hanlon JT. Age-related changes in antidepressant pharmacokinetics and potential drug-drug interactions: a comparison of evidence-based literature and package insert information. Am J Geriatr Pharmacother. 2012;10(2):139-50.
39. Coupland C, Dhiman P, Morris R, Arthur A, Barton G, Hippisley-Cox J. Antidepressant use and risk of adverse outcomes in older people: population based cohort study. BMJ. 2011;343:d4551.
40. Qato DM, Alexander GC, Conti RM, Johnson M, Schumm P, Lindau ST. Use of prescription and over-the-counter medications and dietary supplements among older adults in the United States. JAMA. 2008;300(24):2867-78.
41. Laporte S, Chapelle C, Caillet P, Beyens MN, Bellet F, Delavenne X, et al. Bleeding risk under selective serotonin reuptake inhibitor (SSRI) antidepressants: a meta-analysis of observational studies. Pharmacol Res. 2017;118:19-32.
42. Chang CM, Wu ECH, Chang IS, Lin KM. Benzodiazepine and risk of hip fractures in older people: a nested case-control study in Taiwan. Am J Geriatr Psychiatry. 2008;16(8):686-92.
43. Boeuf-Cazou O, Bongue B, Ansiau D, Marquié JC, Lapeyre-Mestre M. Impact of long-term benzodiazepine use on cognitive functioning in young adults: the VISAT cohort. Eur J Clin Pharmacol. 2011;67(10):1045-52.
44. Gier NAH, Gorgels WJMJ, Lucassen PLBJ, Voshaar RO, Mulder J, Zitman F. Discontinuation of long-term benzodiazepine use: 10-year follow-up. *Fam Pract.* 2011;28(3):253-9.
45. Parr J, Kavanagh D, Cahill L, Mitchell G, Young RM. Effectiveness of current treatment approaches for benzodiazepine discontinuation: a meta-analysis. Addiction. 2009;104(1):13-24.
46. Tsunoda K, Uchida H, Suzuki K, Watanabe K, Yamashima T, Kashima H. Effects of discontinuing benzodiazepine-derivative hypnotics on postural sway and cognitive functions in the elderly. Int J Geriatr Pschiatry. 2010;25(12):1259-65.

12 EMERGÊNCIAS EM PSICOGERIATRIA

Lucas Alves Pereira
Leonardo Baldaçara
Clarissa Dantas de Andrade

Emergências psiquiátricas podem ser caracterizadas como condições em que há um distúrbio de pensamento, emoções ou comportamento, nas quais um atendimento médico se faz necessário imediatamente, a fim de evitar maiores prejuízos à saúde psíquica, física e social do indivíduo ou eliminar possíveis riscos à sua vida ou à de outros.[1] A falta de treinamento, as concepções equivocadas e principalmente o estigma são fontes de insegurança para muitos profissionais da saúde que se deparam com pacientes agitados e/ou agressivos, inclusive idosos. Por essas e outras razões, as emergências psiquiátricas são um tema bastante relevante. Além do manejo técnico, as situações de emergências psiquiátricas estão associadas a potenciais desdobramentos de cunho ético e legal, com especial destaque às internações involuntárias. Portanto, trata-se de um assunto complexo e abrangente.[2]

A população mundial apresenta o maior percentual de idosos da sua história e envelhece em ritmo acelerado, dado o aumento da expectativa de vida.

O envelhecimento da população traz como uma de suas consequências o aumento na prevalência dos problemas de saúde característicos do idoso: doenças cardiovasculares, neoplasias, diabetes, doenças reumatológicas e alguns transtornos mentais.[3]

Essa faixa etária apresenta maiores taxas de morbidade e mortalidade quando comparada ao restante da população e, naturalmente, demanda mais internações hospitalares e atendimentos em unidades de urgência e emergência, inclusive por questões psiquiátricas, assim como requer mais cuidados por parte dos serviços de psiquiatria e mais atenção das políticas públicas de saúde. Todavia, a despeito da crescente demanda por atendimentos de urgência e emergência em psiquiatria pela população geriátrica, são raros os serviços de emergências psiquiátricas (SEP) públicos no Brasil e a presença de psiquiatras e outros profissionais especializados em saúde mental nos serviços de emergências em hospitais gerais (SEHGs).[2]

É importante citar que indivíduos que padecem de transtornos mentais crônicos se tornam biologicamente idosos de forma precoce, já na quinta ou sexta década de vida, demandando o mesmo cuidado clínico de indivíduos cronologicamente idosos. Os que têm diagnóstico de esquizofrenia, por exemplo, têm redução, em média, de 15 anos na expectativa de vida, sendo as doenças cardiovasculares a principal causa de mortalidade nesse grupo.[2]

O atendimento às situações de emergências psiquiátricas deve incluir também o encaminhamento adequado para o seguimento ambulatorial. Portanto, os SEPs devem estar articulados com os Centros de Atenção Psicossocial (CAPSs), as unidades básicas de saúde e os ambulatórios multiprofissionais.[2] Porém, o que tem ocorrido na prática após o primeiro atendimento é que na maioria das vezes a perspectiva de continuação do acompanhamento psiquiátrico é desfavorável, pois frequentemente os pacientes não conseguem atendimento para o seguimento. Nesse cenário, observa-se uma verdadeira "peregrinação" dos indivíduos idosos em busca de atendimento especializado, e muitas vezes acabam recorrendo novamente ao SEP ou ao pronto-socorro, com demandas ambulatoriais como renovação de receitas, uma vez que não conseguiram atendimento de psiquiatria geral ou especializado em psicogeriatria.[2] Ademais, no contexto da crise econômica decorrente da pandemia da covid-19, tornou-se ainda mais comum que os adultos com mais de 60 anos não tenham conseguido arcar com os custos necessários para manter os planos de saúde, fazendo com que migrassem da atenção suplementar para o Sistema Único de Saúde (SUS), tornando, assim, corriqueiro o exemplo supracitado.

O atendimento aos pacientes idosos em situação de emergência é particularmente desafiador, tendo em vista as comorbidades comumente associadas, a polifarmácia e os problemas psicossociais subjacentes. Nesses casos, a avaliação psiquiátrica depende da interpretação correta da complexa interdependência de sistemas funcionais envolvidos nas operações mentais. Não apenas funções do próprio sistema nervoso central (SNC) apoiam esses sistemas, mas a homeostase sistêmica também constitui um pano de fundo importante na perfeita orquestração dessas funções. Um idoso padecente de pneumonia bacteriana, por exemplo, pode sofrer intenso impacto em seu funcionamento cognitivo e comportamental em decorrência da infecção, podendo, inclusive, apresentar quadro de *delirium* ou catálise da instalação de um quadro demencial.[3]

AVALIAÇÃO INICIAL DO IDOSO EM SITUAÇÃO DE EMERGÊNCIA PSIQUIÁTRICA

Os objetivos principais da abordagem psiquiátrica em um serviço de emergência são: conduzir uma avaliação adequada, identificar uma hipótese diagnóstica e prover tratamento de emergência. Para tanto, é necessário um serviço devidamente estruturado. Situações de urgência e emergência psiquiátricas em idosos podem ser consequência tanto da agudização de um transtorno mental preexistente como de condições psiquiátricas de início tardio, que podem ser primárias ou decorrentes de doenças clínicas ou neurológicas (**Fig. 12.1**).

Situações de emergências psiquiátricas podem acontecer em qualquer local, portanto, os pacientes idosos são atendidos em diferentes ambientes, como enfermarias, unidades de terapia intensiva (UTIs), unidades coronarianas e unidades de longa permanência. Os médicos frequentemente classificam os sintomas apresentados por esses pacientes de forma categorial, dicotomicamente como "psiquiátricos" ou "físicos".[4] Todavia, é comum que pacientes idosos com transtornos psiquiátricos apresentem sintomas físicos, e pacientes idosos fisicamente doentes apresentem sintomas psiquiátricos, concomitantemente. Além disso, medicamentos prescritos para tratar outras doenças médicas (sistêmicas) podem causar sintomas psiquiátricos, e medicamentos psicotrópicos podem ter efeitos colaterais que imitam outros distúrbios médicos ou neurológicos sistêmicos. Quando pacientes idosos com distúrbios comportamentais são identificados, independentemente do cenário, deve-se descartar outros distúrbios médicos sistêmicos e comórbidos, incluindo infecções; distúrbios hidroeletrolíticos, cardiovasculares, neurológicos e endócrinos; e medicamentos que podem ocasionar confusão mental, incluindo *delirium*, depressão, transtorno neurocognitivo maior (TNC), intoxicação/retirada de substâncias e psicose. A **Tabela 12.1** traz uma classificação das emergências psiquiátricas.[2,4]

É recomendado, antes de qualquer intervenção farmacológica, observar as alterações farmacodinâmicas e farmacocinéticas inerentes à faixa etária em questão, elencadas nos **Quadros 12.1** e **12.2**.

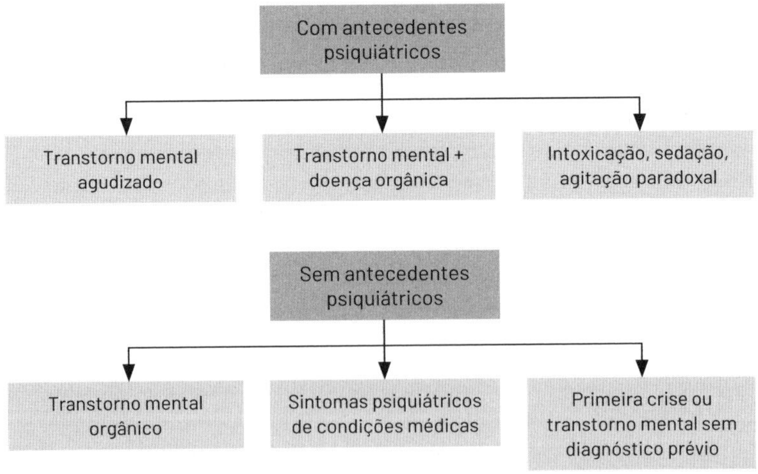

■ **Figura 12.1**
Avaliação inicial na unidade de emergência.

■ Tabela 12.1
Classificação das emergências psiquiátricas

Emergência	Específicos
Apresentação	Depressão Comportamento suicida Agitação psicomotora Psicose *Delirium* Abuso de substâncias psicoativas Maus tratos e negligência Polifarmácia e Iatrogenias
Local de apresentação	Pronto-socorro Unidade de terapia intensiva Unidade psiquiátrica Enfermaria médica/cirúrgica Unidade de longa permanência Casa de repouso Ambulatório Domicílio
Tipo de intervenção	Intervenção psicossocial Intervenção farmacológica Intervenção médico-cirúrgica Intervenção comportamental

Fonte: Elaborada com base em Pereira;[2] Tueth e Zuberi[4] e Ganguli, Dodge e Mulsant.[5]

■ Quadro 12.1
Alterações fisiológicas *versus* alterações farmacocinéticas

- Redução do fluxo sanguíneo intestinal: ↓ da taxa de absorção do fármaco no plasma
- Menor filtração glomerular: ↓ da taxa de eliminação do fármaco
- Redução do fluxo sanguíneo hepático: ↓ depuração hepática
- Diminuição da massa magra e aumento do tecido adiposo: alteração no volume de distribuição de fármacos lipossolúveis e ↑ da ½ vida

Fonte: Pereira.[2]

■ Quadro 12.2
Alterações fisiológicas *versus* alterações farmacodinâmicas

- Sistema colinérgico: ↓ de receptores
- Sistema dopaminérgico: ↓ de célula nos núcleos da base; efeitos extrapiramidais
- Sistema noradrenérgico: ↓ da NA sérica
- Sistema histaminérgico/gabaérgico: ↓ número de receptores: ↑ da sensibilidadade

Fonte: Pereira.[2]

DEPRESSÃO

Um episódio depressivo por si só não configura uma situação de emergência psiquiátrica. No entanto, pacientes com episódio depressivo em curso, mas que não estão em situação de urgência ou emergência, frequentemente procuram atendimento nos SEPs. Essa procura vem aumentando a cada dia no Brasil, no contexto da já mencionada escassez de ambulatórios multiprofissionais e da superlotação dos CAPSs. Enquanto o CAPS exercer a função de ambulatório, ele não exercerá bem sua função primordial, que é a assistência psicossocial.[2]

Embora a depressão seja o transtorno psiquiátrico mais comum nos idosos, ela permanece mal reconhecida e subtratada. Apesar de as experiências de vida na população geriátrica estarem associadas a uma série de perdas físicas e eventos difíceis da vida, em que a tristeza pode ser considerada uma resposta normal, a depressão não pode ser considerada uma consequência natural do envelhecimento.[5] Quando ocorre, o transtorno depressivo está associado a incapacidade física, precipitação do declínio funcional, aumento do risco de hospitalização, diminuição da qualidade de vida e aumento do uso de serviços médicos e da mortalidade.[5-7]

Pacientes que apresentam depressão grave frequentemente são encaminhados ao SEHG quando estão muito comprometidos clinicamente e emerge a suspeita de doença clínica em curso. Nesse contexto de atendimento ao idoso, deve-se sempre aventar a hipótese de depressão, entre outras doenças psiquiátricas, principalmente para os pacientes que apresentam síndrome consumptiva, tendo em vista que os transtornos mentais são a segunda maior causa da referida síndrome. Muitos pacientes, por exemplo, apresentam rebaixamento do nível de consciência em razão de hiponatremia, decorrente da diminuição da ingesta de sódio que ocorre no contexto da diminuição do volume alimentar global ingerido.[2]

Apesar de a depressão no idoso seguir os mesmos critérios diagnósticos do adulto jovem, algumas características na apresentação dos sintomas no idoso podem confundir o reconhecimento desse transtorno. A presença de uma variedade de sintomas físicos, o uso de vários medicamentos, a ideia errônea de que alguns sintomas podem ser atribuídos ao envelhecimento e a vergonha e/ou dificuldade com que o indivíduo lida com seus sintomas emocionais podem "mascarar" o diagnóstico correto da depressão.

EPIDEMIOLOGIA

Estudos relatam até 5% de prevalência de transtorno depressivo maior (TDM) (depressão grave) e uma prevalência de 8 a 27% para depressão menor.[8-10] A depressão maior está presente em 5 a 12% dos pacientes hospitalizados e em 12 a 16% dos pacientes residentes em casa de repouso ou asilos.[11]

FATORES DE RISCO

Idosos são suscetíveis ao desenvolvimento de um transtorno do humor pois apresentam vários fatores de risco biológicos e psicossociais, como doenças clínicas, incapacidade funcional, isolamento social, morte de pessoas próximas, vulnerabilidades genéticas e o próprio acúmulo desses fatores estressores.[12] As doenças clínicas se correlacionam com a depressão em uma relação bidirecional, em que uma predispõe a outra.[13] Cerca de um quinto dos pacientes submetidos a cateterismo cardíaco ou em recuperação de infarto agudo do miocárdio (IAM) recente e cerca de um terço dos pacientes nos primeiros 12 meses após o IAM apresentam episódio depressivo.[14,15] A mortalidade pós-IAM é maior nesses pacientes, sugerindo que a depressão contribui para a patogênese da doença cardíaca.[16] Similar correlação entre depressão e doença clínica se aplica a uma série de outras condições, incluindo doença cerebrovascular e TNC.[17]

AVALIAÇÃO

Os transtornos do humor são significativamente subdiagnosticados na população geriátrica. Na atenção primária, metade de todos os pacientes idosos com transtornos do humor não são identificados quando deprimidos.[18,19] O reconhecimento da depressão por médicos nas unidades de emergência gerais também é insatisfatório.[2]

Devemos realizar avaliações psiquiátrica e neurológica completas, bem como ter conhecimento sobre os medicamentos e as substâncias psicoativas de abuso. É imprescindível a investigação das habilidades funcionais, do engajamento na comunidade, do estilo de vida e das perdas recentes. Consultar membros da família, cuidadores e amigos para corroborar a história é fundamental.[10]

A depressão com sintomas cognitivos, por vezes mencionada como "pseudodemência", diz respeito ao transtorno depressivo que apresenta sintomas cognitivos pronunciados, podendo ser confundido com um quadro TNC clássico. A presença de sintomas do humor, perda do interesse e prazer, ideias de culpa, autonegligência, história prévia de transtorno depressivo e ideação suicida podem sugerir depressão. Entretanto, é comum a presença de transtorno depressivo associado a um TNC. É recomendado, na vigência na dúvida diagnóstica, proceder o tratamento, uma vez que a depressão não tratada leva ao pior prognóstico, principalmente quando associada

Quadro 12.3
Fatores que podem dificultar o diagnóstico da depressão no idoso

- Frequentemente apresentam queixas somáticas vagas ou sobreposição de sintomas de doença médica que pode mimetizar ou mascarar sintomas depressivos subjacentes
- Os sintomas geralmente ocorrem após um evento estressor importante, portanto, são interpretados como "compreensíveis", sem necessidade de mais intervenção
- Concomitância de comprometimento cognitivo ou demência devido à sobreposição de sintomas (p. ex., apatia, afastamento emocional, regressão, diminuição da concentração) e alteração da memória
- Pacientes idosos podem estigmatizar a depressão e, portanto, são menos propensos a aceitar o diagnóstico e aderir ao tratamento

a um quadro demencial.[2] Devemos dar prosseguimento à investigação diagnóstica, posto que é comum que um episódio depressivo no idoso seja o início de um quadro de declínio cognitivo e funcional processual.

MANEJO

Geralmente, os pacientes geriátricos deprimidos em situação de urgência ou emergência chegam ao SEP ou ao SEHG devido ao comprometimento clínico ou pelo risco de suicídio. A depressão é o fator de risco mais comum em idosos que cometeram suicídio, sendo relatada em até 85% dos casos, e deve-se sempre, de maneira adequada, abordar esse tópico na avaliação do paciente deprimido.[20]

A primeira medida no pronto-socorro com relação ao idoso deprimido é a avaliação do risco. É essencial a presença de um familiar ou cuidador para o planejamento da terapêutica. Deve-se avaliar não só o risco de suicídio, mas a capacidade do idoso em seguir as orientações e cuidar-se. A depressão não tratada está associada ao aumento da mortalidade por problemas médicos comórbidos, suicídio, aumento do risco de incapacidade e comprometimento do funcionamento psicossocial.[20,21] Vale ressaltar ainda que a incapacidade de diagnosticar a depressão, seja nas unidades de emergências ou no atendimento ambulatorial, pode causar excesso de solicitações de exames laboratoriais e prescrições de medicamentos caros, entre outros tratamentos.[21]

O tratamento inclui metas como aliviar os sintomas depressivos, reduzir o risco de recorrência e recaídas, melhorar a qualidade de vida e diminuir a morbi-mortalidade.[6,8] Deve-se pensar em proceder com a internação psiquiátrica quando os pacientes mais graves apresentam ideias e/ou intenção suicidas, já tentaram o suicídio, têm dificuldade de gerir ou negligenciam o seu tratamento, apresentam sintomas psicóticos, e quando apresentam comorbidades clínicas que poderiam complicar o tratamento da depressão ambulatorialmente. Para os casos menos graves, outras formas de tratamento devem ser usadas, como internação em hospital-dia, programa de consultas regulares com psiquiatra e psicólogo e, sobretudo, manejo e supervisão domiciliar pela família e cuidadores. Na impossibilidade de medidas adequadas em domicílio, a indicação é observação e até mesmo internação. Idosos com muitas comorbidades clínicas e saúde física precária devem ser encaminhados para internação em hospital geral, com acompanhamento conjunto das diversas especialidades necessárias.[9,10]

Um dilema vivido pelos psiquiatras que trabalham nos SEPs se dá quando existe indicação de internação psiquiátrica de um idoso deprimido, por exemplo. Primeiramente, muitos SEPs não contam com os materiais necessários ("carrinho de parada", monitor cardíaco, drogas inotrópicas positivas, antiarrítmicos, entre outros matérias básicos) para manejo de eventuais complicações de doenças clínicas.[2] Em segundo lugar, muitas enfermarias de hospitais psiquiátricos públicos são mistas, ou seja, pacientes dos gêneros femininos e masculinos são internados no mesmo ambiente. Nesse contexto, por exemplo, proceder com a internação de uma idosa de 65 anos deprimida com alto risco de suicídio em uma enfermaria com indivíduos jovens em fase maníaca do transtorno bipolar (TB), agitados, eventualmente desinibidos sexualmente, pode ocasionar um desfecho catastrófico. É corriqueiro também que as equipes de profissionais estejam em número reduzido nas referidas unidades, aquém da necessidade mínima para fornecer os cuidados que o paciente idoso frágil geralmente demanda.

Nas emergências, deve-se focar o tratamento em agentes indutores do sono, alguns antipsicóticos atípicos e orientações para o seguimento ambulatorial, e eventualmente na vigilância ininterrupta pela família no que tange ao risco de autoextermínio nos pacientes de alto risco. Para os pacientes que recebem alta após a avaliação no SEP, não recomendamos a prescrição de antidepressivos (ADs) na unidade de emergência para uso no seguimento, como regra. Grande proporção dos pacientes gravemente deprimidos padece do TB.[2] Portanto, nesses casos, o tratamento com AD deve ser evitado e mesmo contraindicado, posto o risco potencial de agravar o risco de suicídio, mediante ativação da angústia e da ansiedade, e ocasionar uma virada maníaca ou sintomas mistos. Contudo, caso a reavaliação em ambulatório seja exequível em dias ou semanas, a prescrição de AD pode ser útil.

A escolha de um agente AD é sempre individualizada, baseada em evidências científicas, nas caraterísticas do paciente e da doença, e na possibilidade de aquisição. Deve-se optar por AD com baixa toxicidade nos pacientes com alto risco de suicídio, assim devemos evitar a prescrição de antidepressivos tricíclicos (ADTs). Ademais, a intoxicação por ADT é considerada uma das mais letais emergências psiquiátricas,[22] o que exige mais cautela em uma eventual prescrição. Cabe ressaltar que os ADTs não são a primeira opção para a população idosa e devem ser evitados sempre que possível.[22]

SUICÍDIO

A população geriátrica representa a faixa etária com o maior risco de morte por suicídio entre todos os grupos etários no Brasil.[23] Essa população é mais propensa a viver isolada socialmente, tende a ter menos histórias de tentativas prévias, e a ideação ou o planejamento de autoextermínio são ainda mais difíceis de serem descobertos a tempo. Nos Estados Unidos, por exemplo, a razão de tentativas para suicídios efetivados é em torno de 4:1 entre idosos, enquanto entre jovens é de 8:1 a 20:1, indicando que as tentativas dos idosos são mais fatais.[23]

Na realidade brasileira, pacientes idosos que porventura cheguem a tentar autoextermínio normalmente recebem atendimento no SEHG. Após a estabilização do quadro clínico, esses pacientes recebem alta com encaminhamento para consulta com psiquiatra ou acompanhamento psicológico, o que dificilmente eles conseguem nos serviços públicos. Ademais, na maioria dos casos, os pacientes são liberados sem avaliação adequada do risco de suicídio, o que certamente tem relação com suicídios consumados.[2]

EPIDEMIOLOGIA

Os adultos mais velhos correm maior risco de suicídio do que qualquer outro segmento da população, atingindo a taxa de 15,6 por 100 mil indivíduos em 2002 nos Estados Unidos.[3,20] No Brasil, os idosos suicidam-se principalmente com enforcamento, estrangulamento e sufocação (1º lugar), seguido por uso de armas de fogo (segunda causa entre homens) e por salto de grandes alturas (segunda causa entre mulheres).[23] Apesar de ainda subnotificada, a morte por suicídio representa aproximadamente 1% do total de óbitos no Brasil, com cerca de 12 suicídios para cada 100 mil homens, e 2,5 para cada 100 mil mulheres.[23]

Intervenções agressivas e imediatas são necessárias quando se identifica risco de suicídio na população em apreço. Mais de 70% dos idosos vítimas de suicídio visitaram seu médico de cuidados primários um mês antes de tentar o autoextermínio. Destes, quase um terço foi visto até uma semana antes do ato de suicídio.[24]

FATORES DE RISCO E CONSEQUÊNCIAS

Doença psiquiátrica em curso ou mesmo em remissão é o fator de risco mais importante, pois aproximadamente 90% das pessoas que cometem suicídio têm doença mental.[24] A depressão é o diagnóstico mais comum em idosos vítimas de suicídio, enquanto no adulto mais jovem o abuso de substâncias concomitante a um transtorno do humor é mais frequente.[25] Os idosos com depressão que foram vítimas de suicídio padeciam do primeiro episódio depressivo[25,26] (**Quadro 12.4**).

O segundo transtorno psiquiátrico mais comum associado ao suicídio em idosos é o transtorno por uso de substâncias, particularmente o álcool.[27] O abuso ou dependência de derivados etílicos está associado ao suicídio como fator de risco independente, ou exacerbando doenças psiquiátricas ou físicas comórbidas ou, ainda, como causa de perdas de apoios sociais.[26,27] Estima-se, com base em estudos de autópsia psicológica, que 3 a 44% dos idosos suicidas tinham algum transtorno por uso de substâncias.[26]

Transtornos psicóticos primários, transtornos de ansiedade e transtornos da personalidade parecem desempenhar um papel menor no suicídio entre idosos do que em pacientes mais jovens.[28] As doenças físicas são consideradas fator predisponente para suicídio em idosos, particularmente vítimas de suicídio com idade superior a 80 anos.[29]

Quadro 12.4
Suicídio em idosos

- Grupo etário com maior risco no Brasil.[21]
- Tentativas de suicídio/suicídios efetivados é em torno de 4:1 entre idosos. Entre jovens, é de 8:1 a 20:1.[3]
- 70% das vítimas idosas de suicídio visitaram seu médico no mês em que o cometeram.[3]
- Tendem a admitir suas ideações suicidas quando o tópico é introduzido.[32]

Doenças como insuficiência cardíaca congestiva, doença pulmonar crônica e convulsões são consideradas fatores de risco independentes para o suicídio, assim como HIV/aids, doença de Huntington, neoplasias malignas, esclerose múltipla, úlcera péptica, doença renal, lúpus eritematoso estão relacionados ao aumento da mortalidade por suicídio.[30] Além disso, deficiência visual, distúrbio neurológico e neoplasias malignas podem estar associados independentemente ao suicídio em idosos. A dor não tratada ou subtratada, a ansiedade antecipatória em relação à progressão da doença física, o medo da dependência de outros e de sobrecarregar a família são os principais agravantes nos idosos suicidas com doença física. Estressores sociais acompanham a vida dos pacientes e tendem a se aglomerar nas semanas ou meses que precedem uma tentativa de suicídio. São exemplos de estressores sociais: aposentadoria, falecimento de entes queridos, isolamento social e aumento das limitações físicas. Alguns correlatos biológicos do suicídio foram identificados.[29,30]

Os sistemas serotoninérgico, noradrenérgico e neuroendócrino são mais comumente implicados na neurobiologia do suicídio.[31] As anormalidades no sistema serotoninérgico central têm sido associadas à predisposição a atos impulsivos e agressivos. Várias revisões examinaram a evidência do papel dos sistemas de neurotransmissores na biologia do suicídio nos idosos.[31]

AVALIAÇÃO

As estratégias de intervenção clínica dirigidas a indivíduos com alto risco de suicídio de acordo com fatores demográficos, psiquiátricos, sociais e médicos podem ser mais eficazes na prevenção do suicídio do que as intervenções que identificam apenas indivíduos com ideação ou comportamento suicida.[33,34] O fato de que a maioria dos idosos foi vista por seu médico no mês anterior à sua morte, juntamente com a constatação de que a maioria das vítimas de suicídio teve episódios depressivos tardiamente sugerem que a detecção e o tratamento da depressão podem ser uma forma eficaz de prevenir suicídio no idoso.

A probabilidade de suicídio e comportamentos suicidas não fatais aumenta com fatores de risco adicionais. Portanto, o papel do médico é reconhecer os pacientes de maior risco ao determinar situações psicossociais e clínicas associadas com maior probabilidade de suicídio. A avaliação deve incluir indagações sobre tentativas prévias de suicídio, episódios de depressão, psicose, mania, transtorno por uso de substâncias e/ou do controle de impulsos, apoios sociais e eventos estressantes recentes.[29]

MANEJO

O primeiro passo no manejo de um idoso com potencial suicida deve centrar-se na avaliação exaustiva do nível e da intensidade do risco. O psiquiatra deve decidir acerca da necessidade de internação com base nas seguintes variáveis: gravidade do risco, capacidade e eficiência da rede social familiar para monitorar e prevenir tentativas (evitando o acesso aos meios, como armas), grau de acesso e adesão ao tratamento ambulatorial, a emergências e/ou hospital-dia. O tratamento hospitalar deve ser destinado aos pacientes cujo transtorno não pode ser manejado de maneira segura em ambulatório ou hospital-dia.

É importante salientar que a internação é um recurso fundamental para o tratamento dos idosos nos serviços de psiquiatria, e, quando qualquer dúvida existir sobre tais variáveis, o psiquiatra não deve hesitar em indicá-la como medida protetora.[34] Essa medida objetiva fornecer a monitorização adequada a fim de evitar que o doente recorra à autólise, e permite ainda a avaliação de condições psiquiátricas coexistentes, resposta clínica aos psicofámarcos e à psicoterapia por meio das consultas regulares, bem como a posterior transição para tratamento ambulatorial. Esse tratamento otimizado após crises graves é essencial na sequência do acompanhamento, uma vez que os idosos sobreviventes do comportamento suicida continuam a ser um grupo de alto risco e precisam de uma estreita monitorização.[35]

A eletroconvulsoterapia (ECT) é a primeira opção para pacientes idosos com grave risco de suicídio e rede sociofamiliar carente, assim como em casos refratários a psicofármacos ou em que o idoso apresente contraindicação para o uso deles.[35] Essa importante modalidade terapêutica deveria estar presente em todos os serviços de maior complexidade psiquiátrica, porém, por questões ideológicas, é rara no SUS, e seu uso está quase restrito aos pacientes que têm planos de saúde e/ou condições de custear os valores desse valioso tratamento.

Na fase aguda, recomenda-se que idosos com comportamento suicida sempre recebam antipsicóticos mais sedativos e que tenham efeito antidepressivo (p. ex., quetiapina) em doses eficazes. O uso do lítio também está associado a redução da ideação suicida, mesmo na depressão unipolar,[35] e, sempre que possível, deve ser indicado em associação ao antipsicótico, mas com cuidado redobrado nessa população. Ansiolíticos também podem ser necessários para a redução da angústia e da ansiedade, além de manterem o paciente menos capaz de engendrar ações contra si.

Em relação ao manejo do tratamento após a tentativa de suicídio, infelizmente, na realidade brasileira, a maior parte dos pacientes que tentam suicídio não recebe atendimento psiquiátrico, pois são raros os serviços públicos de emergência que contam com esses profissionais na equipe. Após o atendimento realizado pelos médicos que oferecem os primeiros socorros, muitas vezes é o serviço de psicologia que fornece o amparo técnico para a decisão sobre a alta.[2]

AGITAÇÃO PSICOMOTORA

O manejo da agitação e agressão em idosos representa um desafio significativo no serviço de emergência. A população geriátrica é particularmente suscetível a efeitos adversos de medicamentos devido a comorbidades, polifarmácia e possíveis interações medicamentosas, além das já referidas mudanças nas propriedades farmacocinéticas e farmacodinâmicas. Portanto, o tratamento agudo e a longo prazo da agitação em idosos deve combinar medicamentos e intervenções comportamentais. Ajustar o ambiente físico, retirar pacientes angustiados do ambiente estressor, falar calmamente, promover interações e atividades sociais apropriadas podem diminuir alterações do comportamento. Sintomas psicóticos que ocorrem durante o curso da demência parecem estar associados a deterioração cognitiva mais rápida, propensão à agressão no idoso e aumento da carga de trabalho do cuidador. Portanto, o tratamento psicossocial dos sintomas psicóticos deve envolver a participação ativa da família e dos cuidadores. Educação, apoio e descanso devem ser oferecidos a todos os cuidadores para evitar o *burnout*, que pode interferir na capacidade de cuidar do idoso.[2,3,35]

Inicialmente, deve-se tentar conter a agitação aguda com medidas não farmacológicas, quando o psiquiatra julgar possível e dependendo de cada caso. Medidas de contenção física podem ser executadas por equipes treinadas. O paciente contido no leito deve estar isolado de outros e precisa ser avaliado em curtos espaços de tempo, prevenindo-se a desidratação e outras complicações.[36] O uso de escalas que permitem uma avaliação objetiva e igualitária da psicomotricidade é importante, tanto para avaliar a intensidade do comportamento agitado como para mensurar o efeito das intervenções psicofarmacológicas no comportamento motor. A American Association for Emergency Psychiatry (AAEP) propõe a triagem e o manejo fora da sala de emergência por meio do uso da Behavioral Activity Rating Scale (BARS) por se basear na observação clínica, que mede a gravidade do comportamento agitado por meio de um único item que descreve sete níveis de gravidade (de um estado de sedação a um estado de agitação). A referida escala foi traduzida e validada para o português do Brasil, para avaliação da psicomotricidade de pacientes com transtornos mentais[37] (**Quadro 12.5**).

MANEJO FARMACOLÓGICO

Quando a agitação implica riscos imediatos a terceiros ou ao próprio paciente, medidas rápidas devem ser tomadas, geralmente recorrendo-se aos psicofármacos quando as medidas não farmacológicas falham.[36]

É importante saber a etiologia da agitação, para se proceder a uma escolha mais racional do tipo de agente farmacológico.[36] A agitação no caso de uma catatonia

Quadro 12.5
Versão em português do Brasil da Behavioral Activity Rating Scale (BARS-BR)

1. Difícil ou incapaz de despertar
2. Adormecido, porém responde normalmente ao contato verbal ou físico
3. Sonolento, parece sedado
4. Calmo e desperto (nível de atividade normal)
5. Sinais de agitação (física ou verbal) aparente, acalma-se sob instruções
6. Extremamente ou continuamente agitado, não requer contenção física
7. Violento, requer contenção física

Fonte: Pereira e colaboradores.[36]

hipercinética, por exemplo, responde bem à administração de benzodiazepínico (BDZ) endovenoso (EV), mas pode responder mal ao uso de antipsicóticos. Na agitação em contexto de *delirium*, ao contrário, o antipsicótico pode auxiliar, e o BDZ, agravar o quadro. O tratamento farmacológico deve ser realizado preferencialmente por via oral.

As informações sobre os psicofármacos disponíveis até o momento não permitem estabelecer com precisão as doses adequadas aos idosos; além disso, os eventos adversos variam bastante entre as diferentes classes de medicamentos e também individualmente entre os sujeitos em uso. Os ensaios clínicos disponíveis não fornecem evidência suficiente para afirmar a superioridade de qualquer composto.[2,35] Os antipsicóticos de segunda geração têm sido mais estudados nos idosos, porém as populações dos estudos têm menos comorbidades do que os pacientes habitualmente encontrados nos atendimentos, trazendo à tona inúmeras questões de aspecto prático.

A escolha do medicamento ideal recai sobre as poucas evidências disponíveis acerca de eficácia e eventos adversos. Não há, até o momento, nenhum antipsicótico, típico ou atípico, aprovado pela Food and Drug Administration (FDA) ou pela Agência Nacional de Vigilância Sanitária (Anvisa) para uso em idosos com demência ou outras psicoses.[2,38] Os medicamentos habitualmente considerados de primeira escolha para agitação e transtornos de conduta no idoso são os antipsicóticos e, portanto, também são as substâncias mais usadas para esses casos.[38] Os antipsicóticos típicos e de baixa potência (sedativos) apresentam forte efeito anticolinérgico, podendo ocasionar sedação, hipotensão postural (que aumenta o risco de quedas e fraturas) e alterações eletrocardiográficas, estando também mais associados com o desenvolvimento de *delirium*.[38] Portanto, a clorpromozina, a levomepromazina e a tioridazina devem ser evitadas em idosos[2]. Por sua vez, os antipsicóticos de alta potência e com forte ação antipsicótica causam, com mais frequência, síndromes extrapiramidais, como parkinsonismo, acatisia, acinesia e discinesia tardia.[38] Por não dispormos no Brasil de antipsicóticos atípicos injetáveis de ação rápida neste momento, quando necessário, pode-se considerar o uso de haloperidol intramuscular em doses baixas ou a formulação solução dessa mesma substância, desde que com todos os devidos cuidados e respeitando os efeitos colaterais[2] (**Quadro 12.6**).

Os antipsicóticos atípicos apresentam melhor relação eficácia/eventos adversos em comparação aos antipsicóticos convencionais e podem desempenhar papel importante no controle do comportamento agitado e da psicose em idosos.[38] Os efeitos colaterais, especialmente os extrapiramidais, como parkinsonismo, distonia e discinesia tardia, são consideravelmente menos frequentes com essas substâncias. O perfil de eventos adversos difere entre as substâncias dependendo do efeito sobre receptores adrenérgicos, muscarínicos ou histaminérgicos, e incluem sedação, hipotensão ortostática e efeitos anticolinérgicos.[38]

A agitação pode ainda ser secundária a diversas causas clínicas e neurológicas. No **Quadro 12.7** estão apresentados alguns diagnósticos diferenciais.

■ Quadro 12.6
Medicamentos para uso oral disponíveis no Brasil – sugestões para idosos

- Risperidona (apresentação em solução e comprimidos): 0,25 a 2 mg ao dia – pico: 1h – meia-vida: 3 a 24h
- Haloperidol (apresentação em solução e comprimidos): 1 a 2,5 mg ao dia – pico: 1 a 4h – meia-vida: 15 a 37h
- Quetiapina* (comprimidos): 12,5 a 50 mg ao dia - pico: 1,2 a 1,8h – meia-vida: 7 a 12h
- Lorazepam** (comprimidos): 0,5 a 2 mg ao dia - pico: 2h – meia-vida: 20 a 40h
- Clonazepam*** (apresentação em solução e comprimidos): 0,25 a 2 mg ao dia – pico 1 a 3h – meia-vida: 30 a 40 horas

* Caso seja necessário o uso de doses maiores de quetiapina, considerar mudança de estratégia, tendo em vista o bloqueio de bombas de recaptura de noradrenalina por estar relacionado ao recrudescimento da agitação.
** Evitar nos casos de *delirium*. Útil para indivíduos com insuficiência hepática, sem encefalopatia hepática em curso.
*** Evitar nos casos de *delirium*.
Fonte: Elaborado com base em Pereira.[2]

■ Quadro 12.7
Diagnósticos diferenciais de agitação psicomotora

- Hipoglicemia
- Hipóxia
- Traumatismo cranioencefálico
- Sangramento
- Hiper e hipotermia
- Meningite ou sepse
- Acidente vascular encefálico
- Estados pós-ictais ou *status epilepticus*
- Tumores encefálicos
- Doenças tireoidianas
- Hiperparatireoidismo
- Doença de Wilson
- Doença de Huntington
- Hemorragia subaracnóidea

PSICOSE

As psicoses nos idosos podem ser manifestações de uma variedade de condições neuropsiquiátricas e representam um desafio diagnóstico significativo para o clínico. As manifestações psicóticas na população geriátrica podem ser divididas em psicose de início precoce, com sintomas que se prolongam até a terceira idade, e psicose de início tardio.[38] O aparecimento de sintomas psicóticos no final da vida pode ser o primeiro sinal de doença clínica ou neurológica, ou ainda uma condição induzida por uma substância, portanto, merecem uma avaliação cuidadosa na unidade de emergência e no seguimento.[38] A agitação é uma manifestação comum da psicose tardia, e inquietação e resistência aos cuidados são comportamentos comuns nos pacientes demenciados. Doenças clínicas e fatores ambientais (estimulação excessiva) também podem contribuir para os episódios de agitação no idoso.[38,39]

EPIDEMIOLOGIA

A prevalência de esquizofrenia e transtornos esquizofreniformes varia entre 0,2 e 0,9%.[38] Por outro lado, 16 a 23% da população idosa apresenta psicoses "orgânicas", sendo a demência a principal causa.[38,39] Mais de 50% dos idosos com demência apresentam pensamento paranoide e alucinações em algum momento,[39,40] e cerca de 10% dos casos de esquizofrenia ocorrem em pacientes com mais de 45 anos. A esquizofrenia de início tardio (60 anos ou mais) é extremamente rara e não é uma entidade comumente reconhecida.

FATORES DE RISCO

A incidência de psicose geralmente aumenta com a idade. A deterioração das áreas corticais, como os lobos frontal e temporal, bem como as alterações neuroquímicas comuns no envelhecimento, podem estar implicadas no aumento da incidência de psicose.[38,39] Outros fatores de risco possíveis são deficiência auditiva e visual, isolamento social, déficits cognitivos e uso de substâncias e de múltiplos medicamentos.[38]

AVALIAÇÃO

As entidades mais comuns no grupo das psicoses de início tardio são demência, *delirium*, transtornos psicóticos primários, transtornos do humor e sintomas psicóticos secundários a causas clínicas. Nesses casos, deve-se incluir avaliações clínica, neurológica e psiquiátrica para definir a causalidade dos sintomas. Exames de rotina incluem hemograma completo, perfil metabólico, dosagem de vitamina B12 e folato e de função tireoidiana, eletrocardiograma e, se necessário, exame de imagem. A avaliação cuidadosa de todos os medicamentos e a história de uso de substâncias psicoativas também é de suma importância.[3,35]

SINTOMAS PSICÓTICOS NA DEMÊNCIA

As demências são caracterizadas pelos sintomas cognitivos com consequências funcionais (prejuízo das atividades de vida diária) e principalmente psicológicos e comportamentais. Neste último grupo, estão os sintomas psicóticos e depressivos e a agitação, que estão entre as principais causas de busca por emergências e internação e são o principal motivo de institucionalização.[40,41] Visto sua importância, tais situações recebem denominação própria e são chamadas sintomas comportamentais e psicológicos das demências (SCPDs). Muitas síndromes demenciais podem evoluir progressivamente para SCPDs, enquanto outras podem iniciar os sinais mais evidentes por meio de SCPDs.[31]

EPIDEMIOLOGIA

Afeta cerca de 8 a 10% das pessoas com mais de 65 anos e quase 50% das pessoas com mais de 85 anos.[10] A doença de Alzheimer (DA) é a causa mais comum de demência, seguida de demência vascular (DV) e demência com corpos de Lewy (DCL).[39]

AVALIAÇÃO

O primeiro passo na avaliação do distúrbio comportamental em pacientes com demência é verificar as variáveis clínicas, farmacológicas e ambientais que poderiam precipitar a alteração do comportamento. A neurobiologia das manifestações comportamentais envolve uma correlação entre a diminuição da função colinérgica e o esgotamento dos níveis de serotonina e norepinefrina. Em sintomas depressivos e de agitação, a desregulação de ácido γ-aminobutírico (GABA, do inglês gamma-aminobutyric acid), serotonina e norepinefrina tem associação com agressividade e impulsividade.[39,40]

MANEJO

Agressividade e agitação são comuns nas demências e, apesar de serem frequentemente transitórias, essas situações estão relacionadas à entrada em instituições de cuidados. O manejo medicamentoso é limitado, e é recomendada a associação do tratamento comportamental com o uso de psicofármaco, porém considerando bastante os custos e benefícios. O primeiro passo é o diagnóstico diferencial e o melhor tratamento específico para a causa. Entre as principais causas estão os sintomas deliroides secundários ao prejuízo cognitivo; mesmo assim, são transitórios e podem ser manejados de forma não medicamentosa. Entretanto, outras causas merecem atenção,[2] conforme o **Quadro 12.8**.

Uma vez identificada a causa, independentemente da conduta, é necessária a implementação das medidas comportamentais gerais, depois, parte-se para as medidas medicamentosas. Entretanto, em casos de agitação severa, recomenda-se primeiro as medidas medicamentosas e posteriormente as ambientais. O ideal é iniciar por medicamentos por via oral, em baixas doses (pelo menos um terço da dose para

Quadro 12.8
Causas de agitação nas demências

- Sintomas deliroides (delírio secundário ao prejuízo cognitivo)
- Intoxicação medicamentosa (p. ex., por estimulantes)
- Ansiedade
- Sintomas extrapiramidais (acatisia)
- Estado confusional agudo
- Insônia
- Estados vegetativos (fome, sede, constipação ou retenção urinária)

Fonte: Elaborado com base em Pereira.[2]

adultos) e fracionadas (duas ou três vezes ao dia), a fim de evitar os efeitos colaterais. É importante atentar para as interações medicamentosas, que podem, inclusive, piorar o quadro de agitação.

Há evidência de que os antipsicóticos atípicos possam ser utilizados para a redução da agitação e da agressividade, como risperidona, quetiapina e olanzapina. Os antipsicóticos mais incisivos, principalmente a risperidona e os típicos, também podem agravar sintomas extrapiramidais nos portadores de demência com corpos de Lewy e de demência na doença de Parkinson. Antipsicóticos podem aumentar o risco de mortalidade, tendo em vista seus efeitos cardiovasculares e a lentificação da psicomotricidade.

DELIRIUM

O *delirium* é um estado sindrômico caracterizado por alteração do nível de consciência, déficit de atenção e outras alterações da cognição, podendo apresentar-se nas formas hiperativa, hipoativa ou mista. É uma condição cada vez mais comum entre pessoas hospitalizadas e acomete principalmente idosos e debilitados. Trata-se de uma emergência médica, sendo comprovada sua ligação com maiores taxas de mortalidade, maior tempo de internação e maiores índices de institucionalização. O mecanismo fisiopatológico ainda não está bem definido, e a alteração na neurotransmissão é o mecanismo mais provável.[3,35,41]

O *delirium* deve ser pensado como "insuficiência cerebral aguda", uma síndrome multifatorial análoga à insuficiência cardíaca aguda, e essa visão pode fornecer uma nova abordagem para elucidar o funcionamento do cérebro e sua fisiopatologia. O referido início agudo em resposta a insultos nocivos, como cirurgia ou sepse maior, pode ajudar a lançar luz sobre a reserva cognitiva, ou seja, a resiliência do cérebro para suportar fatores externos. Nesse contexto, o estado sindrômico em questão pode servir como um marcador de vulnerabilidade cerebral. Evidências recentes sugerem que a trajetória do envelhecimento cognitivo "normal" pode não ser um declínio linear suave, senão uma série de declínios e recuperações pontuais diante dos insultos à saúde, como ocorre no estado confusional agudo.[3,35,41]

EPIDEMIOLOGIA

A prevalência de *delirium* em idosos varia conforme as características individuais, o local de atendimento e a sensibilidade do método de detecção. Sua prevalência na comunidade como um todo é baixa (1 a 2%), mas aumenta com a idade, chegando a 14% entre pessoas com mais de 85 anos. Atinge entre 10 e 30% das pessoas idosas que vão a setores de emergência, e sua presença pode indicar uma doença clínica de base. A prevalência em pacientes admitidos em hospitais varia de 14 a 24%, com estimativas da incidência dessa condição durante a hospitalização variando de 6 a 56% em hospitais em geral. Além disso, ocorre em 15 a 53% dos idosos no pós-operatório, e em 70 a 87% daqueles em unidades intensivas; em até 60% das pessoas em instituições para idosos ou em locais de atendimento pós-agudo; e em até 83% de todas as pessoas no fim da vida.[3,35,41]

FATORES DE RISCO

Os fatores ambientais são prejuízo funcional, imobilizações, história de quedas, baixos níveis de atividade e uso de drogas e medicamentos com propriedades psicoativas (principalmente álcool e anticolinérgicos). Os fatores genéticos e fisiológicos são transtornos neurocognitivos maiores e leves. Em concomitância com demência, é referido como *delirium* sobreposto à demência (DSD). Nesse caso, o prejuízo cognitivo prévio dificulta o diagnótico de *delirium*. A prevalência de DSD em pacientes varia de 1,4 a 70%.[3,35,41]

AVALIAÇÃO

Ao mesmo tempo que a maioria dos indivíduos que apresentam *delirium* tem recuperação completa com ou sem tratamento específico, o reconhecimento e a intervenção precoces costumam reduzir sua duração. Porém, por diversas vezes ele passa despercebido por profissionais de saúde e chega a apresentar taxas de não detecção de até 70%.[40] A abordagem do paciente deve incluir a identificação de fatores predisponentes e precipitantes, bem como intervenções adequadas visando à resolução do quadro de base. O diagnóstico depende da avaliação clínica cuidadosa, envolvendo uma coleta de história ampla (doenças, medicamentos, início e curso dos sintomas) e exames físico, neurológico e psíquico acurados (**Quadro 12.9**). No entanto, essa condição pode progredir até estupor, coma, convulsões ou morte, principalmente quando a causa subjacente continua sem tratamento.

Além das complicações das condições clínicas prévias, uma das principais causas de *delirium* em idosos é a medicamentosa, seja devido ao uso incorreto das doses prescritas ou à origem iatrogênica. É importante lembrar que esse grupo é mais sensível aos efeitos adversos dos medicamentos, principalmente os de efeito sedativo e anticolinérgico, e ressaltar que idosos são mais propensos a prejuízos sensoriais (deficiência visual e auditiva por exemplo), imobilizações e maior risco de quedas (**Quadro 12.10**).

MANEJO

O tratamento precisa ser ágil, dados os altos índices de morbimortalidade relacionados ao *delirium*, devendo ser principalmente dirigido à correção da etiologia, mas também abordando os fatores agravantes (**Quadro 12.11**). Na estratégia terapêutica adotada, deve-se sempre considerar os fatores precipitantes e predisponentes de cada caso. Gerir o *delirium* implica identificar e gerir a causa subjacente. A maioria das evidências apoia o uso de haloperidol, sendo as doses mais elevadas associadas a efeitos adversos.[3,35]

■ Quadro 12.9
Diagnóstico diferencial de *delirium*

	Delirium	Demência	Depressão	Psicose
Início	Agudo	Gradual	Variável	Variável
Curso	Flutuante	Progressivo	Recorrente	Crônico
Consciência	Alterada	Normal	Normal	Normal
Atenção	Prejudicada	Normal (até a fase avançada)	Pode ser prejudicada	Pode ser prejudicada
Orientação	Flutuante	Prejudicada	Normal	Normal
Alucinações	Comuns	Raras (até a fase avançada)	Raras	Comuns
Duração	Horas-meses	Meses-anos	Semanas--meses	Meses-ano

Fonte: Elaborado com base em Piechniczek-Buczek.[3]

■ Quadro 12.10
Delirium anticolinérgico (síndrome anticolinérgica central)

Ocorrência típica	Características	Tratamento
Ocorre principalmente em idosos e/ou pacientes que usam ADTs associados a outros fármacos com propriedades anticolinérgicas.	Confusão mental Desorientação Alucinações visuais Agitação psicomotora	A interrupção do medicamento leva a uma melhora em poucos dias, na maioria dos casos. A sostigmina (um agente pró-colinérgico de ação central) pode ser administrada tanto de forma intravenosa como intramuscular para esclarecer o diagnóstico.

ADT: antidepressivo tricíclico.
Fonte: Pereira e colaboradores.[22]

■ Quadro 12.11
Tratamento não farmacológico do *delirium*

- Reorientação dos pacientes
- Correção dos déficits sensoriais
- Medidas para normalizar o ciclo do sono
- Evitar desidratação ou desnutrição
- Mobilização precoce
- Melhora da adequação ambiental do quarto
- Analgesia adequada e cuidados gerais

ABUSO DE SUBSTÂNCIAS

O abuso e a dependência de substâncias psicoativas na população geriátrica é um problema de saúde pública, mas ainda é uma das condições frequentemente ignoradas pelos gestores. O problema tende a aumentar nos próximos anos à medida que o número de idosos cresce. Atualmente, a maioria dos pacientes com transtorno por abuso de substâncias é atendida em hospitais gerais, tornando imperativo que os clínicos se familiarizem com critérios diagnósticos, fatores de risco, consequências e opções de tratamento para o melhor manejo dos casos.[3,35]

EPIDEMIOLOGIA

As estimativas sugerem que a prevalência de abuso ou dependência de álcool em pessoas com 65 anos ou mais variem de 0,6 a 3,7%, e que cerca de 50% dessa população use álcool pelo menos ocasionalmente, 40% bebam regularmente, e 10% a 22% consumam álcool diariamente.[3,35] Aproximadamente 4 a 10% dos pacientes atendidos pela atenção primária atendem aos critérios de dependência de álcool (um adicional de 10 a 15% são consumidores pesados, mas não são considerados dependentes do álcool). A prevalência do uso de *Cannabis* e cocaína pelos idosos americanos é 0,7 e 0,04%, respectivamente.[3]

FATORES DE RISCO

As taxas de abuso e dependência de álcool em geral parece diminuir à medida que a idade aumenta, seja pelo declínio no consumo ou pela subdetecção. O consumo global de álcool também diminuiu, e as taxas de abstinência aumentam com o avanço da idade.[35] Cerca de dois terços dos idosos são "bebedores de início precoce", ou seja, iniciaram o uso ainda jovens.[35] Por outro lado, "bebedores de início tardio" começam a consumir álcool mais tarde, muitas vezes em resposta a eventos traumáticos, como aposentadoria, morte de um cônjuge, necessidade de assistência médica e mais limitações físicas.[35] Fatores como estar solteiro, sedentarismo, ser do sexo masculino, viver sozinho e ter história prévia de uso ou abuso de álcool estão associados ao aumento do risco de abuso de álcool na vida adulta.[35]

As alterações fisiológicas ligadas ao processo de envelhecimento fazem com que os idosos sejam mais vulneráveis aos efeitos tóxicos do álcool, pois o teor de gordura aumenta, diminuem a massa corporal magra e a percentagem de água corpórea, que é necessária para distribuição de substâncias solúveis, como álcool. Ademais, também ocorre uma diminuição da atividade da enzima álcool desidrogenase no estômago, amplificando a referida vulnerabilidade. As mesmas mudanças biológicas que aumentam o efeito do álcool também aumentam o efeito de medicamentos e drogas ilícitas, causando maior vulnerabilidade aos efeitos de drogas e interações medicamentosas. Por exemplo, os idosos processam BDZs e opiáceos de forma diferente dos adultos mais jovens.[35]

Por serem afetados por doenças crônicas e normalmente serem assistidos por mais médicos, os idosos são mais suscetíveis a receber prescrições de medicamentos. O álcool pode interagir com muitos desses fármacos e ocasionar efeitos diretos sobre a capacidade metabólica do fígado, aumentando o potencial de efeitos colaterais em pacientes geriátricos. Idosos etilistas têm taxas aumentadas de doença hepática, além de cânceres de cabeça e pescoço, esôfago, pulmão e da mama. O uso crônico de etanol pode causar miopatia e neuropatia periférica, que, juntas, podem ocasionar alterações do equilíbrio, contribuindo também para a ocorrência de alterações da marcha, que, junto à osteoporose, podem resultar em maiores taxas de fraturas de quadril, por exemplo.[3] Adicionalmente, várias síndromes que envolvem comprometimento da função cerebral podem ocorrer em idosos que abusam de álcool (*delirium*, encefalopatia de Wernicke). Essas síndromes frequentemente são sobrepostas e estão associadas a déficits cognitivos (demência, comprometimento cognitivo leve [CCL]). Muitas vezes, o motivo da visita a um SEHG é doença gastrointestinal e sangramento (como rompimento de varizes esofágicas). O consumo crônico de álcool está ainda associado a comorbidades psiquiátricas significativas, especificamente transtornos do humor, ansiedade, comprometimento cognitivo, transtornos da personalidade e esquizofrenia.

O uso de *Cannabis* por adultos mais velhos é o mais prevalente entre as drogas ilícitas. A crescente aceitação desse uso, tanto medicinal como recreacional, também pode representar riscos a essa população. A maconha pode causar comprometimento da memória de curto prazo, aumento das frequências cardíaca e respiratória e elevação da pressão arterial, além de aumentar em quatro vezes o risco de IAM na primeira hora após o uso da maconha.[42] Esses riscos podem ser pronunciados em idosos cujos sistemas cognitivos ou cardiovasculares já estão comprometidos.

Os BDZs são amplamente prescritos para a população idosa, a despeito das várias contraindicações. Ademais, os idosos são grandes consumidores de medicamentos que não demandem receita médica para compra, o que aumenta ainda mais o risco de interações farmacológicas.

AVALIAÇÃO

A avaliação da emergência oferece uma oportunidade única para a detecção do uso abusivo do álcool. Muitas vezes, o diagnóstico é perdido, seja pela suposição arbitrária de que o idoso não abusa de álcool ou pela crença de que a qualidade de vida dos idosos permanecerá pobre, mesmo que o abuso de substâncias seja tratado com sucesso. Além disso, muitos idosos com transtornos relacionados ao álcool consideram estarem rompendo valores morais, o que, por sua vez, cria vergonha e medo do estigma, e isso os impede de procurar ajuda ou admitir o uso. Os clínicos podem apresentar dificuldades em diagnosticar pacientes com transtornos ligados ao consumo de álcool, pois os referidos transtornos apresentam uma variedade de sintomas inespecíficos (quedas, alterações do sono, confusão mental, irritabilidade). A própria estereotipagem (os médicos percebem menos problemas de álcool nas mulheres, nas pessoas com maior grau de escolaridade e maior poder socioeconômico) também é um empecilho importante para o diagnóstico. A triagem é recomendada em todos os idosos, principalmente os que vivem momentos de transição na vida ou apresentam sintomas físicos inespecíficos.

Várias ferramentas de triagem breves, práticas e bem validadas para alcoolismo estão disponíveis. Os questionários CAGE (acrônimo referente às suas quatro perguntas — *Cut down, Annoyed by criticism, Guilty e Eye-opener*) e MAST-G (Michigan Alcoholism Screening Test-geriatric Version) são duas ferramentas que foram validadas para uso em adultos mais velhos. Entretanto, esses instrumentos não distinguem entre consumo atual e comportamento prévio. Dados suplementares sobre a frequência e as quantidades de ingesta recente devem ser investigadas.

MANEJO

É uma tarefa importante para o médico de emergência a detecção dos problemas de abuso de substâncias na população geriátrica e indicar o tratamento adequado para cada caso. Em idosos toxicodependentes, os problemas médicos comórbidos, as limitações do autocontrole, a suscetibilidade a estados inflamatórios e os próprios efeitos adversos dos tratamentos farmacológicos podem aumentar o risco de complicações na retirada da substância. História de síndromes de abstinência grave, convulsões, *delirium tremens* ou condições médicas comórbidas instáveis devem ser indicações de internação para desintoxicação. Após a alta, os pacientes devem ser encaminhados para tratamento em hospital-dia ou ambulatorial, onde intervenções psicológicas como psicoeducação, aconselhamento e entrevistas motivacionais podem ser fornecidos.

MAUS-TRATOS E NEGLIGÊNCIA

A ocorrência de maus-tratos e negligência contra o idoso é um problema grave e crescente na sociedade atual. Sua extensão real não é conhecida devido a detecção limitada, subnotificação e descrições variadas do mesmo problema. A American Medical Association (AMA) define abuso e negligência aos idosos como “um ato de omissão que resulta em dano ou ameaça de danos à saúde ou ao bem-estar de uma pessoa idosa”.[43] Os maus-tratos no idoso podem assumir muitas formas, incluindo abuso físico, abuso psicológico, negligência do cuidador e exploração financeira.

EPIDEMIOLOGIA

Estima-se que mais de 2 milhões de idosos são maltratados todos os anos nos Estados Unidos.[35] O abuso de idosos ocorre em todos os segmentos da sociedade e em todos os ambientes. Os abusadores são mais frequentemente membros da família, e cerca de dois terços são filhos ou cônjuges das vítimas. Os idosos também são abusados em hospitais, casas de repouso e outras instituições.

FATORES DE RISCO

Várias características dos idosos e dos seus cuidadores podem estar associadas a um risco aumentado de maus-tratos. A deficiência cognitiva da vítima, a vida compartilhada com o agressor e a dependência para atividades da vida diária podem ser fatores de risco. Outros fatores predisponentes incluem isolamento social, alto grau de dependência do cuidador e idade avançada. O perfil do agressor inclui dependência dos idosos para apoio financeiro e moradia (dependência invertida), bem como presença de abuso de substâncias e transtornos da personalidade.

AVALIAÇÃO

Identificar maus-tratos costuma ser difícil, pois as vítimas podem relutar em apresentar relatos fidedignos da situação por medo de retaliação ou por estarem incapazes devido ao próprio comprometimento cognitivo. O diagnóstico de abuso de idosos deve ser considerado em todos os pacientes geriátricos que apresentem lesões múltiplas em vários estágios de evolução ou quando as lesões forem inexplicáveis. A negligência deve ser suspeitada quando uma pessoa idosa com recursos adequados e designada por acompanhante apresentar negligência significativa em higiene, nutrição ou assistência médica, como consultas perdidas ou prescrições não preenchidas.[35]

Uma abordagem sem pré-julgamento, centrada na empatia, costuma ser eficaz. A avaliação documentada em prontuário, incluindo a caracterização das lesões e a descrição literal dos eventos é particularmente importante e pode ser inserida como prova em uma audiência de julgamento criminal ou de tutela. Para identificação de possíveis vítimas de abuso, o médico deve fazer uma anamnese cuidadosa e pormenorizada. É recomendado que inicialmente o paciente seja entrevistado sem a presença do cuidador. A entrevista deve iniciar com perguntas gerais e abertas, sobre as percepções de segurança do paciente em casa, em sua rua e no bairro. Posteriormente, a discussão deve abordar questões acerca do responsável pelos cuidados e assistência e, somente em seguida, direcionar para perguntas mais específicas sobre maus-tratos.

MANEJO

A avaliação deve centrar-se na garantia da segurança para o idoso. Pacientes que estão em risco, por exemplo, não devem ser autorizados a regressar ao ambiente onde o abuso ou negligência ocorre. No entanto, há uma relutância por parte de muitos psiquiatras em denunciar os maus-tratos contra o idoso, em virtude do ceticismo de que tal conduta vá melhorar a situação; do medo de irritar o agressor; da dificuldade de solicitar o apoio de membros da família do paciente; e, às vezes, da falta de cooperação da própria pessoa abusada. Porém, todos os profissionais de saúde são obrigados por lei a relatar supostos maus-tratos de idoso e comunicar as autoridades responsáveis (**Quadro 12.12**).

■ **Quadro 12.12**
Estatuto do Idoso

Art. 99. Expor a perigo a integridade e a saúde, física ou psíquica, do idoso, submetendo-o a condições desumanas ou degradantes ou privando-o de alimentos e cuidados indispensáveis, quando obrigado a fazê-lo, ou sujeitando-o a trabalho excessivo ou inadequado.

Fonte: Ministério da Saúde.[41]

POLIFARMÁCIA E IATROGENIAS

Diante da suspeita de iatrogenia, os medicamentos supostamente envolvidos devem ser descontinuados com prontidão, e o psiquiatra deve notificar o médico-assistente responsável pela prescrição a respeito dessa modificação. Em geral, deve-se simplificar a prescrição do idoso de forma responsável, descartando medicamentos mal indicados ou sem evidência de benefício e associações manipuladas. Os ADTs devem ser usados com cuidado nos idosos, pois podem ocasionar constipação, hipotensão postural, além de alterações da condução e da disfunção cardíaca, especialmente em pacientes com doença arterial coronariana subjacente.[22] O lítio tem uma estreita margem terapêutica, e os pacientes mais velhos estão em maior risco de desenvolver toxicidade. O uso concomitante com anti-inflamatórios não esteroides (AINEs), tiazídicos, furosemida, inibidores da enzima conversora de angiotensina (IECAs) e bloqueadores do receptor de angiotensina (BRAs) deve ser cauteloso e supervisionado, pois tende a elevar os níveis séricos do lítio. Deve-se atentar ainda para a restrição salina e a desidratação no paciente que usa lítio, também pelo risco de intoxicação. O uso dos BDZs deve ser cauteloso, principalmente pelo risco de queda. Na emergência, pode-se usar o flumazenil, antagonista BDZ, nos casos de intoxicação.

Quase 11% das visitas de SEHG em pacientes com mais de 65 anos são causadas por reações adversas aos medicamentos, em comparação com apenas 4% na população geral.[38] Esse achado está relacionado principalmente ao fato de que os idosos têm taxas de metabolismo e excreção de drogas prejudicadas, o que resulta em desfechos clínicos adversos. Alguns efeitos colaterais podem ser prontamente corrigidos: efeitos extrapiramidais (p. ex., distonia) de antipsicóticos, antivertiginosos ou antieméticos podem ser tratados com prometazina injetável, com rápida reversão dos sintomas. Efeitos hipoglicemiantes da insulina podem ser corrigidos com a adequação da dose.

INTOXICAÇÕES

A maior parte delas (cerca de 85%) é acidental, enquanto 7,5% associam-se a tentativa de suicídio. É comum a troca de medicamentos entre idosos sem prescrição médica. Recomenda-se observar se houve troca e uso inadvertido de medicamentos por parte do idoso intoxicado, na avaliação de emergência (**Quadro 12.13**).

Quadro 12.13
Agentes mais comumente envolvidos em intoxicações no idoso

- Produtos de limpeza
- Cosméticos
- Corpos estranhos
- Plantas
- Xaropes
- Agentes tópicos
- Pesticidas
- Produtos alimentares
- Hidrocarbonetos
- Outros químicos
- Sedativos/hipnóticos
- Antipsicóticos
- Álcool
- Antidepressivos
- Anti-histamínicos
- Analgésicos
- Antimicrobianos

Fonte: Riba e Ravindranath.[44]

CONSIDERAÇÕES FINAIS

O atendimento à população geriátrica nas unidades de emergência é complexo e, muitas vezes, multifatorial. Além do diagnóstico correto, é importante que o médico forneça aos idosos orientações adequadas, seja para a admissão ou para a alta. Muitas vezes, essas orientações também se estendem à família e aos cuidadores do paciente.

É importante relatar a dificuldade de comparar pesquisas sobre emergências psiquiátricas, pois existem muitos modelos diferentes de trabalhos. O atendimento a uma situação de emergência/urgência psiquiátrica aguda pode ocorrer em casa, no ambulatório, em clínicas de internação, em unidades de emergência psiquiátrica, na unidade de emergência geral e em outros locais ou situações. Isso depende dos pacientes, das políticas e das características de cada país. Além disso, a heterogenia e a falta de padronização nos modelos de atendimento em emergências psiquiátricas são maiores para a população idosa. Considerando a elevada morbimortalidade dos idosos por causas psiquiátricas diretas e indiretas, entre elas o suicídio e as alterações orgânicas graves subjacentes aos quadros de *delirium*, cabe aos profissionais de saúde atender melhor à demanda crescente nessa faixa etária, o que só será possível por meio do conhecimento de um perfil detalhado dessa população. Assim, as novas políticas de atenção nos diversos níveis (primário, secundário, terciário) de assistência à saúde poderão tornar-se, cada vez mais, custo-efetivas.

REFERÊNCIAS

1. Friedmann CT, Lesser IM, Auerbach E. Psychiatric urgency as assessed by patients and their therapists at an adult outpatient clinic. Hosp Community Psychiatry. 1982;33(8):663-4.
2. Pereira LA. Emergências psiquiátricas em idosos. In: Baldaçara L, Cordeiro DC, Calfat ELB, Cordeiro Q, Tung TC, organizadores. Emergências psiquiátricas. 2. ed. Rio de Janeiro: Guanabara-Koogan; 2018. cap. 22.
3. Piechniczek-Buczek J. Psychiatric emergencies in the elderly population. Emerg Med Clin North Am. 2006;24(2):467-90.

4. Tueth MJ, Zuberi P. Life-threatening psychiatric emergencies in the elderly: overview. J Geriatr Psychiatry Neurol. 1999;12(2):60-6.
5. Ganguli M, Dodge HH, Mulsant BH. Rates and predictors of mortality in an aging, rural, community-based cohort: the role of depression. Arch Gen Psychiatry. 2002;59(11):1046-52.
6. Unutzer J, Patrick DL, Diehr P, Simon G, Grembowski D, Katon W. Quality adjusted life years in older adults with depressive symptoms and chronic medical disorders. Int Psychogeriatr. 2000;12(1):15-33.
7. Huang BY, Cornoni-Huntley J, Hays JC, Huntley RR, Galanos AN, Blazer DG. Impact of depressive symptoms on hospitalization risk in community-dwelling older persons. J Am Geriatr Soc. 2000;48(10):1279-84.
8. Meldon SW, Emerman CL, Schubert DS. Recognition of depression in geriatric ED patients by emergency physicians. Ann Emerg Med. 1997;30(4):442-7.
9. Friedhoff AJ, Ballenger J, Bellack AS, Carpenter WT Jr, Chui HC, Dobrof R, et al. Diagnosis and treatment of depression in late life. JAMA. 1992;268(8):1018-24.
10. Blazer D. Depression in the elderly. N Engl J Med. 1989;320(3):164-6.
11. Koenig HG. Depressive disorders in older medical inpatients. Am Fam Physician. 1991;44(4):1243-50.
12. Carney RM, Freedland KE, Eisen SA, Rich MW, Jaffe AS. Major depression and medication adherence in elderly patients with coronary artery disease. Health Psychol. 1995;14(1):88-90.
13. Lesperance F, Frasure-Smith N, Talajic M. Major depression before and after myocardial infarction: its nature and consequences. Psychosom Med. 1996;58(2):99-110.
14. van Melle JP, Jonge P, Spijkerman TA, Tijssen JGP, Ormel J, van Veldhuisen DJ, et al. Prognostic association of depression following myocardial infarction with mortality and cardiovascular events: a meta-analysis. Psychosom Med. 2004;66(6):814-22.
15. Krishnan KRR. Biological risk factors in late life depression. Biol Psychiatry. 2002;52(3):185-92.
16. Harman JS, Schulberg HC, Mulsant BH, Reynolds 3rd CF. The effect of patient and visit characteristics on diagnosis of depression in primary care. J Fam Pract. 2001;50(12):1068.
17. Shah S, Harris M. A survey of general practitioner's confidence in their management of elderly patients. Aust Fam Physician. 1997;26(Suppl 1):S12-7.
18. Birrer RB, Vemuri SP. Depression in later life: a diagnostic and therapeutic challenge. Am Fam Physician. 2004;69(10):2375-82.
19. Schulz R, Drayer RA, Rollman BL. Depression as a risk factor for non-suicide mortality in the elderly. Biol Psychiatry 2002;52(3):205-25.
20. DasGupta K. Treatment of depression in elderly patients: recent advances. Arch Fam Med. 1998;7(3):274-80.
21. Szanto K, Mulsant BH, Houck PR, Miller MD, Mazumdar S, Reynolds CF 3rd. Treatment outcome in suicidal vs. non-suicidal elderly patients. Am J Geriatr Psychiatry. 2001;9(3):261-8.
22. Pereira LA, Sena EP, Henrique-Araújo R. Antidepressivos tricíclicos em psiquiatria. In: Associação Brasileira de Psiquiatria; Nardi AE, Silva AG, Quevedo JL, organizadores. PROPSIQ Programa de Atualização em Psiquiatria: ciclo 11. Porto Alegre: Artmed Panamericana; 2021. p. 9-63. (Sistema de Educação Continuada a Distância, v. 1).
23. Brasil. Ministério da Saúde. Saúde Brasil 2006: uma análise da desigualdade em saúde [Internet]. Brasília: MS; 2006 [capturado em 23 maio 2021]. Disponível em: https://bvsms.saude.gov.br/bvs/publicacoes/10001021537.pdf.
24. Waern M, Runeson BS, Allebeck P, Beskow J, Rubenowitz E, Skoog I, et al. Mental disorder in elderly suicides: a case-control study. Am J Psychiatry. 2002;159(3):450-5.
25. Blow FC, Brockmann LM, Barry KL. Role of alcohol in late-life suicide. Alcohol Clin Exp Res. 2004;28(5 Suppl):48S-56S.
26. Conwell Y, Olsen K, Caine ED, Flannery C. Suicide in later life: psychological autopsy findings. Int Psychogeriatr. 1991;3(1):59-66.
27. Conwell Y, Duberstein PR, Caine ED. Risk factors for suicide in later life. Biol Psychiatry. 2002;52(3):193-204.
28. Rich CL, Warstadt GM, Nemiroff RA, Fowler RC, Young D. Suicide, stressors, and the life cycle. Am J Psychiatry. 1991;148(4):524-7.

29. Juurlink DN, Herrmann N, Szalai JP, Kopp A, Redelmeier DA. Medical illness and the risk of suicide in the elderly. Arch Intern Med. 2004;164(11):1179-84.

30. Harris EC, Barraclough BM. Suicide as an outcome for medical disorders. Medicine. 1994;73(6):281-96.

31. Rifai AH, Reynolds CF, Mann JJ. Biology of elderly suicide. Suicide Life Threat Behav. 1992;22(1):48-61.

32. Bharucha AJ, Satlin A. Late-life suicide: a review. Harv Rev Psychiatry. 1997;5(2):55-65.

33. Myers JK, Weissman MM, Tischler GL, Holzer CE 3rd, Leaf PJ, Orvaschel H, et al. Six-month prevalence of psychiatric disorders in three communities 1980 to 1982. Arch Gen Psychiatry. 1984;41(10):959-67.

34. Koenig HG, George LK, Schneider R. Mental health care for older adults in the year 2020: a dangerous and avoided topic. Gerontologist. 1994;34(5):674-9.

35. Sikka V, Kalra S, Galwankar S. Psychiatric emergencies in the elderly. Emerg Med Clin North Am. 2015;33(4):825-39.

36. Pereira LA, Silva AG, Hemanny C, Jesus R, Moromizato M, Vieira T, et al. Translation, transcultural adaptation, and validation of the behavioral activity rating scale (BARS) for the Brazilian population. Trends Psychiatry Psychother. 2021 Feb 6.

37. Baldaçara L, Ismael F, Leite V, Pereira LA, Santos RM, Gomes Júnior VP, et al. Brazilian guidelines for the management of psychomotor agitation. Part 1. Non-pharmacological approach. Braz J. Psychiatry. 2019;41(2):153-67.

38. Targum SD, Abbott JL. Psychoses in the elderly: a spectrum of disorders. J Clin Psychiatry. 1999;60(Suppl 8):4-10.

39. Wragg RE, Jeste DV. Overview of depression and psychosis in Alzheimer's disease. Am J Psychiatry. 1989;146(5):577-87.

40. Baldaçara L, Borgio JGF, Araújo C, Nery-Fernandes F, Lacerda ALT, Moraes WAS, et al. Relationship between structural abnormalities in the cerebellum and dementia, posttraumatic stress disorder and bipolar disorder. Dement Neuropsychol. 2012;6(4):203-211.

41. Brasil. Ministério da Saúde. Estatuto do idoso. Brasília: MS; 2003.

42. National Institute on Drug Abuse. Marijuana abuse. Bethesda: NIDA; 2012.

43. American Medical Association. Diagnostic and treatment guidelines on elder abuse and neglect. Chicago: AMA; 1994.

44. Riba MB, Ravindranath D. Clinical manual of emergency psychiatry. Washington: APP; 2010.

PARTE IV

SÍNDROMES DEMENCIAIS

13

COMPROMETIMENTO COGNITIVO LEVE

Maria da Glória A. C. Portugal

O comprometimento cognitivo leve (CCL) é considerado um estágio que antecede o comprometimento da capacidade de realizar as atividades de vida diária.[1]

Um dos dilemas atuais da clínica psicogeriátrica é a melhor compreensão da transição do envelhecimento cognitivo saudável para a demência, uma vez que já se sabe, por exemplo, que as alterações neurobiológicas da doença de Alzheimer (DA) são apresentadas muitos anos antes do início de seus primeiros sintomas clínicos.[2]

O CCL é uma síndrome heterogênea que pode ser causada por uma ou várias patologias, e cerca de metade dos casos é decorrente da DA. Assim como na demência, a incidência e a prevalência do CCL aumentam com a idade.[3,4] Sua evolução clínica é variável, e esse quadro pode se manter relativamente estável, progredir para demência ou até mesmo regredir com recuperação total.[4] Obviamente, a possibilidade de evoluir para demência representa nossa maior preocupação, e a caracterização dos subgrupos mais vulneráveis é muito importante no manejo dos pacientes com CCL.

A prevalência de CCL é alta na população em geral, apresentando-se em cerca de 15 a 20% em pessoas com 65 anos ou mais, taxa que se compara à prevalência populacional estimada de demência de cerca de 10 a 12%.[3] A taxa de progressão para demência varia de 8 a 15% ao ano, enquanto na população geral esse risco é muito menor, em torno de 1 a 2% ao ano.[5]

O diagnóstico acurado e precoce do CCL é de grande importância a fim de elaborar medidas preventivas e terapêuticas e propor uma futura utilização de agentes modificadores de doença nessa fase, na qual a neurodegeneração é menor e a resposta ao tratamento é possivelmente mais favorável.

Assim, são apresentados neste capítulo os principais aspectos do quadro clínico, da etiopatogenia, e dos fatores de risco do CCL, bem como as ferramentas diagnósticas disponíveis e as recomendações terapêuticas.

QUADRO CLÍNICO E DIAGNÓSTICO

Na história clínica, é importante caracterizar os domínios cognitivos afetados, o quanto eles afetam as funções diárias e o curso temporal dos sintomas, incluindo a velocidade de início e o padrão de progressão do quadro.

Deve-se questionar sobre condições clínicas prévias e atuais que podem afetar a cognição, como, por exemplo, doenças cardiovasculares, doença de Parkinson, história de acidente vascular cerebral (AVC) ou de traumatismo craniano e uso de medicamentos.[6] Além disso, também é preciso pesquisar história familiar de demência de início precoce (anterior aos 65 anos) e de demência em parentes de primeiro grau, sugerindo formas genéticas hereditárias de demência.

Na suspeita de declínio cognitivo a partir da anamnese, o paciente deve ser encaminhado para testagem neuropsicológica para que sejam mais bem caracterizadas as alterações cognitivas leves. É importante lembrar que o resultado da testagem neuropsicológica deve levar em conta fatores culturais, educacionais, bem como fatores confundidores muito frequentes, como depressão, ansiedade e privação de sono.

Em contextos assistenciais que não dispõem de testagem neuropsicológica, o médico assistente pode lançar mão de instrumentos de triagem cognitiva com o objetivo de avaliar e documentar quantitativamente o desempenho do paciente em cada domínio cognitivo. O Miniexame do Estado Mental (MEEM),[7] o Montreal Cognitive Assessment (MoCA)[8] e a Bateria CERAD[9] são alguns exemplos de instrumentos de triagem cognitiva que podem ser utilizados pelo médico assistente.

O MEEM é a bateria breve de rastreio cognitivo mais utilizada na prática clínica e em pesquisas, apresentando utilidade bem comprovada na avaliação de demência, mas tem pouca acurácia para distinguir a cognição normal do CCL. Ele avalia a orientação têmporo-espacial, a memória de registro imediato e de recordação tardia, a atenção, o cálculo, a linguagem e a praxia, de modo que pode auxiliar na análise desses domínios separadamente. Além disso, tem pontuação máxima de 30 pontos, e seus pontos de corte diferem dependendo da escolaridade.[7]

Uma ferramenta de triagem comumente usada e especialmente desenvolvida para avaliação cognitiva no CCL é o MoCA. Sua pontuação varia de 0 a 30, e uma pontuação <24 sugere perda cognitiva. O MoCA requer cerca de 10 minutos para sua aplicação e é útil na detecção precoce de CCL.[8]

A bateria CERAD (do inglês Consortium to Establish a Registry for Alzheimer's Disease) tem boa sensibilidade e especificidade para o diagnóstico de CCL e consiste em uma bateria que reúne a combinação de outros instrumentos menores, como o teste de fluência verbal e a versão reduzida do teste de nomeação de Boston, junto à avaliação de memória imediata, de evocação e de reconhecimento por meio de lista de palavras e avaliação de praxia construtiva e de evocação tardia.[9]

Como a determinação da progressão do diagnóstico de CCL para demência ocorre a partir da avaliação da funcionalidade, ou seja, da capacidade do indivíduo de realizar as suas atividades da vida diária com independência, é importante que o médico questione um informante próximo em relação a esse aspecto e, se possível, que ele realize a aplicação de escala padronizada para avaliação de atividades instrumentais da vida diária. O Questionário de atividades funcionais de Pfeffer é composto por 10 perguntas que avaliam, por exemplo, a capacidade de administração financeira, manejo dos medicamentos em uso, preparo de refeições, deslocamento para locais próximos, entre outras tarefas. Sua pontuação varia de 0 a 30, sendo que quanto maior o escore, pior a funcionalidade, e um escore ≥5 já representa impacto significativo na funcionalidade.[10]

O diagnóstico de CCL deve ser considerado em pacientes que apresentam declínio em um ou mais domínios cognitivos em relação ao seu nível de desempenho anterior, corroborado pela história e por exame neuropsicológico, mas que não interfere significativamente na sua funcionalidade diária. Se interferir significativamente na funcionalidade do paciente, ele já preenche critérios para demência.

O CCL pode ser classificado como "amnéstico", quando o desempenho prejudicado na memória é o achado principal, ou "não amnésico", quando há um prejuízo cognitivo em um ou mais domínios diferentes da memória. O CCL também pode ser classificado como de "domínio único" ou de "multidomínio", se mais de um domínio cognitivo estiverem afetados.[11] Na **Figura 13.1**, é apresentado um fluxograma para diagnóstico do CCL.

O quadro clínico que atualmente denominamos CCL já recebeu diversas denominações ao longo das últimas décadas. Em 1962, por exemplo, foi denominado esquecimento benigno da senescência; em 1986, comprometimento da memória associado à idade; e, em 1994, declínio cognitivo associado ao envelhecimento.[13]

Em 1995, o estudo longitudinal Canadian Study of Health and Aging propôs uma categorização diagnóstica mais abrangente, denominada comprometimento cognitivo sem demência (CIND, do inglês *cognitive impairment no dementia*), que consiste em uma entidade clínica inclusiva e heterogênea que engloba os comprometimentos cognitivos causados por qualquer condição clínica.

Em comparação a isso, os critérios diagnósticos do CCL, ao excluírem os indivíduos cujo declínio cognitivo possa ser atribuído a uma condição médica, neurológica, psiquiátrica ou farmacológica preexistente, selecionam uma amostra de indivíduos com comprometimento cognitivo mais homogênea, com o ônus de uma perda da sensibilidade diagnóstica dessa condição.[14]

Em 1999, Petersen e colaboradores[15] propuseram os critérios diagnósticos para o CCL que foram descritos como a presença de: queixa cognitiva, preferencialmente confirmada por familiar; confirmação objetiva das queixas cognitivas por testes específicos, desde que essas alterações não fossem suficientes para caracterizar uma síndrome demencial; funções cognitivas globais preservadas; e atividades de vida diária (AIVDs) preservadas ou minimamente alteradas.[15]

Em 2013, as categorias equivalentes ao CCL e à demência foram definidas, respectivamente, na quinta versão do *Manual diagnóstico e estatístico de transtornos mentais* (DSM-5) como transtorno neurocognitivo leve e transtorno neurocognitivo maior. Os critérios para o diagnóstico de transtorno neurocognitivo leve estão listados a seguir:[16]

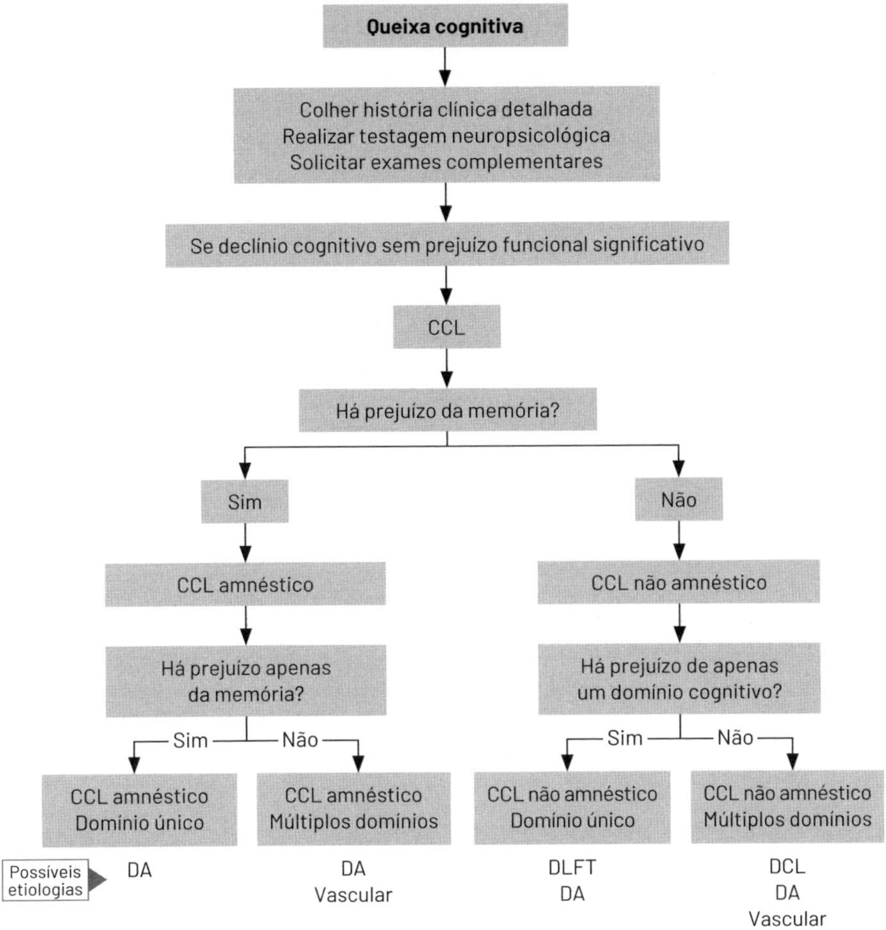

Figura 13.1
Fluxograma para diagnóstico do CCL relacionando fenótipos clínicos com possíveis etiologias.
CCL = comprometimento cognitivo leve; DA = doença de Alzheimer; DLFT = degeneração lobar frontotemporal; DCL = demência com corpos de Lewy.
Fonte: Elaborada com base em em Peterson.[12]

a Evidências de declínio cognitivo leve, em comparação a nível anterior de desempenho, em um ou mais dos seguintes domínios cognitivos: atenção, função executiva, aprendizado e memória, linguagem, percepção motora e cognição social. Com base em:

1 relato do indivíduo, relato de um informante próximo ou observação clínica; e

2 documentado por teste neuropsicológico padronizado ou, na falta deste, por outra avaliação quantitativa.

b Os déficits cognitivos não interferem na independência do indivíduo para a realização de suas atividades cotidianas (ou seja, nas atividades instrumentais complexas da vida diária, como pagar contas ou controlar medicamentos, ainda que possa haver necessidade de mais esforço e utilização de estratégias compensatórias ou de acomodação).
c Os déficits cognitivos não ocorrem exclusivamente no contexto de *delirium*.
d Os déficits cognitivos não são mais bem explicados por outro transtorno mental (p. ex., por um transtorno depressivo maior).

A atenção e a cognição social passaram a ser consideradas domínios cognitivos independentes no DSM-5. A cognição social é um domínio complexo que envolve a capacidade de entender crenças e intenções de outra pessoa e de compreender normas, procedimentos e regras sociais. Segundo recomendação do DSM-5, a cognição social pode ser avaliada por testes de reconhecimento de emoções faciais e pela teoria da mente.[16]

Devido ao fato de cerca de metade dos casos de CCL ter a DA como etiologia, existe, então, uma grande necessidade de critérios diagnósticos baseados em biomarcadores que permitam um diagnóstico preciso da DA já durante a fase de CCL.[17] Os principais biomarcadores para DA foram validados com um bom desempenho em identificá-la, tanto no estágio de demência como no de CCL.[18]

Uma vez que dois biomarcadores do depósito de amiloide foram incluídos nos novos critérios de diagnóstico de pesquisa para DA do Grupo de Trabalho Internacional,[19] é necessário compreender se eles fornecem informações complementares ou se podem ser usados alternativamente, uma vez que uma metanálise mostrou concordância muito alta entre as concentrações da proteína amiloide β42 (Aβ42) no líquido cerebrospinal (LCS) e os resultados do PET amiloide.[20]

ETIOPATOGENIA

Há evidências de que muitos casos de CCL irão progredir para demência em sua história natural, assim, uma avaliação completa para determinar a causa subjacente é importante porque algumas causas são inclusive tratáveis.

O CCL é uma síndrome heterogênea que pode ser causada por distúrbios diversos, e cerca de metade dos casos têm a DA como etiologia. Entretanto, a neuropatologia da DA raramente é encontrada isoladamente em pacientes mais idosos. Autópsias de demência de início tardio e de CCL estão quase sempre associadas a múltiplas patologias, e isso ocorre principalmente em idosos com mais de 90 anos.[21] As patologias mais comumente encontradas junto à da DA são lesão cerebrovascular, corpos de Lewy, inclusões de TDP-43 e esclerose hipocampal. Cada uma dessas patologias contribui sinergicamente para o declínio cognitivo.[22]

Embora estudos populacionais tenham encontrado taxas elevadas para a etiologia vascular entre os casos de CCL, coortes clínicas geralmente sugerem que o CCL vascular é mais raro.[23] Vieses de referência podem justificar essa discordância, pois a patologia pura da DA tem sido mais comum em coortes de clínicas especializadas, enquanto a patologia mista, por DA e doença cerebrovascular, tem sido mais comum em estudos comunitários.[24]

FATORES DE RISCO

Existem vários fatores de risco que aumentam a chance de desenvolver CCL, sendo a idade o mais importante. Outros fatores de risco incluem o sexo masculino, história familiar de demência e presença do alelo apolipoproteína E ε4 e de fatores de risco vasculares (como hipertensão, hiperlipidemia, doença coronariana e história de acidente vascular cerebral). Outras condições médicas crônicas, como doença pulmonar obstrutiva crônica, depressão, diabetes melito e osteoartrite, foram associadas a maior risco de CCL. Sedentarismo e baixa reserva cognitiva também foram considerados fatores de maior risco.[25]

Por sua vez, os fatores associados a maior probabilidade de retorno à cognição normal foram os seguintes: comprometimento de domínio único, ausência do alelo apolipoproteína E ε4, maior volume hipocampal em exame de neuroimagem, maiores pontuações em testes cognitivos e presença de causas tratáveis, como depressão e uso de medicamentos anticolinérgicos.[26]

EXAMES COMPLEMENTARES

Faz parte da investigação básica de um declínio cognitivo a solicitação de exame de sangue (incluindo hematimetria, leucograma, glicose, sódio, potássio, cálcio, colesterol total e frações, triglicerídeos, creatinina, ureia, aspartato aminotransferase, alanina-aminotransferase, γ-glutamiltranspeptidase, proteínas totais e frações, bilirrubinas, vitamina B12, ácido fólico, hormônio tireoestimulante [TSH], T4 livre, teste VDRL e anti-HIV) e de exame de neuroimagem para análise estrutural, preferencialmente de ressonância magnética (RM) do crânio, a fim de detectar possíveis etiologias reversíveis e fatores de risco modificáveis e de analisar sinais de neurodegeneração ou de outro dano cerebral. O exame de tomografia computadorizada do crânio pode ser uma opção se houver contraindicação à realização da RM.

Deve-se atentar para o resultado de uma revisão sistemática recente da Cochrane que analisou dados de 33 estudos e divulgou taxa elevada de falso negativo (27%) e de falso positivo (29%) para o diagnóstico de CCL com base nos resultados de exames de RM do crânio.[27] Alterações nesse exame costumam ser melhor visualizadas posteriormente nos quadros de doença neurodegenerativa. No CCL secundário à DA, a atrofia cerebral costuma se apresentar inicialmente nos lobos temporais mesiais, com redução no volume dos hipocampos e da espessura do córtex entorrinal, e somente depois a atrofia costuma se estender para os lobos parietal, occipital e frontal ao longo dos anos.[28]

Outro exame de neuroimagem que está disponível em nosso meio é o 18F-fluorodesoxiglicose no exame PET (FDG-PET). Esse exame realiza uma análise funcional do cérebro por meio da quantificação do consumo de glicose pelos neurônios e pelas células da glia. O padrão típico do exame de FDG-PET alterado na DA é um hipometabolismo na região temporoparietal e do córtex cingulado posterior.

A punção do LCS para investigação de biomarcadores para DA (redução de Aβ42 e aumento da tau total e da tau fosforilada no LCS) pode auxiliar no diagnóstico etiológico do CCL e direcionar o seu prognóstico, mas sua utilidade na prática clínica em nosso meio ainda é questionável, pois se trata de um exame de alto custo que ainda apresenta limitações metodológicas, como a falta de padronização dos pontos de corte entre os laboratórios, por exemplo. Assim, não existe recomendação clínica de se dosar esses biomarcadores no LCS de rotina para o diagnóstico e acompanhamento do CCL. No entanto, em caso de declínio cognitivo com apresentação atípica, início precoce ou de rápida progressão à punção lombar, a análise do LCS é recomendada e, nesse caso, a dosagem desses biomarcadores é mais indicada.

A dosagem do LCS de Aβ42, tau total e tau fosforilada refletem em alguns dos principais aspectos da fisiopatologia da DA, incluindo a degeneração neuronal, o depósito de Aβ42 em placas senis e a fosforilação da tau com a formação de emaranhados neurofibrilares. Estudos têm demonstrado que pacientes com CCL que evoluíram para demência por DA tinham o perfil de biomarcadores característico de DA no LCS (diminuição de Aβ42 e aumento de tau total e de tau fosforilada), enquanto aqueles com CCL cognitivamente estáveis não tinham esse perfil.[20]

Níveis de tau fosforilada no LCS são usados para detectar a presença de patologia tau e podem sugerir patologia de DA, pois níveis elevados de tau fosforilada não costumam ocorrer em outras demências. Já o aumento da dosagem da tau total no LCS costuma representar mais provavelmente lesão neuronal ou neurodegeneração, e pesquisas apontam que o aumento de seus valores costuma se correlacionar melhor com a apresentação do declínio cognitivo.[18]

A dosagem de Aβ42 no LCS demonstrou concordância significativa com o exame PET com ligantes para amiloide na identificação da deposição do amiloide no cérebro.[18] O exame PET com ligante para amiloide é um exame de neuroimagem molecular (ainda não disponível no Brasil) que tem sido utilizado nos principais centros de pesquisa mundiais com a vantagem de detectar *in vivo* a patologia amiloide. Seu uso é limitado na população idosa devido às altas taxas de falso positivos.[29]

Além disso, técnicas de medição ultrassensíveis já permitem medir proteínas específicas do cérebro, como a tau e o neurofilamento de cadeia leve (NFL) em amostras de sangue. Os níveis séricos de tau e de NFL plasmáticos estão aumentados na DA, e um estudo recente demonstrou que o NFL plasmático teve desempenho diagnóstico comparável ao dos biomarcadores para DA no LCS na amostra estudada. As dosagens séricas de tau e NFL ainda não estão disponíveis em nosso país, e estudos longitudinais são necessários para determinar a utilidade delas como ferramenta de triagem de neurodegeneração.[18]

TRATAMENTO NÃO MEDICAMENTOSO

O diagnóstico de CCL pode ser mal compreendido pelos pacientes e seus familiares, por isso é importante orientá-los detalhadamente quanto ao diagnóstico e ao risco de seu quadro progredir para demência. Além disso, é importante reforçar que o CCL também pode permanecer estável ou, inclusive, melhorar na sua evolução. É particularmente importante orientar os pacientes com CCL enquanto eles ainda podem entender a discussão e participar do planejamento de seu tratamento, ainda que, posteriormente, eles possam nem vir a apresentar uma progressão desfavorável de seu quadro.

O plano de cuidados do paciente com CCL deve incluir a prevenção e o controle dos fatores de risco vasculares (como hipertensão, diabetes e dislipidemia), uma vez que essa medida costuma reduzir significativamente o risco de isquemia cerebral e AVC. O tratamento de distúrbios do sono, do humor e de outras comorbidades também deve ser providenciado, e, se possível, medicamentos que possam prejudicar a cognição devem ser descontinuados.

Os benefícios da atividade física para a saúde geral já são bem documentados e essa abordagem está associada à prevenção e ao controle de fatores de risco cardiovasculares, sendo considerada, inclusive, fator protetor do risco de demência. Pacientes diagnosticados com CCL devem ser orientados a realizar atividade física regular como parte essencial de seu tratamento. Estudos longitudinais com duração de 6 meses demonstraram benefício com a prática de atividade física regular na frequência de duas vezes por semana para a cognição no CCL.[3]

A estimulação cognitiva também é recomendada nessa fase. Estudos demonstraram que a estimulação cognitiva, individual ou de grupo pode se relacionar com uma evolução mais favorável do CCL, e o treinamento cognitivo para casos de CCL deve ser recomendado.[3]

O estado cognitivo dos pacientes com CCL deve ser monitorado regularmente ao longo do tempo (no mínimo, a cada 6 meses) devido ao risco de progressão para demência.

TRATAMENTO MEDICAMENTOSO

Apesar de aprovados para o tratamento da DA, os inibidores da acetilcolinesterase (IAChEs) não demonstraram benefício cognitivo, comportamental ou funcional no CCL de acordo com ensaios controlados randomizados duplos-cegos.[3]

Uma revisão sistemática da Cochrane que avaliava a segurança e eficácia dos AChEIs no CCL concluiu que havia evidência apenas de melhora cognitiva muito discreta que não justificava o uso frente ao aumento do risco de efeitos adversos, particularmente gastrointestinais.[30]

A memantina tem ação antagonista não competitiva do receptor de N-metil-D-aspartato e, apesar de aprovada em casos de demência moderada e avançada, também não demonstrou qualquer benefício no CCL ou na demência em fase leve.[31]

Uma revisão sistemática recente concluiu que ainda não há evidência de boa resposta replicável a nenhuma intervenção medicamentosa para tratamento específico do

CCL.[32] A presença de sintomas neuropsiquiátricos é comum no CCL e merece atenção especial, pois os sintomas de depressão, apatia e agitação no CCL foram associados a risco aumentado de progressão para demência.[33] Atualmente, o termo "comprometimento comportamental leve" tem sido proposto para os casos de CCL com predomínio de alteração comportamental.[34]

O tratamento medicamentoso dos sintomas comportamentais é recomendado, com melhora cognitiva e de qualidade de vida bem evidenciada na população tratada, embora ainda não esteja claro se esse tratamento pode interferir favoravelmente na progressão natural do CCL, até porque ainda não há evidência suficiente em relação aos mecanismos neurobiológicos de muitas das síndromes comportamentais observadas na prática clínica.[35]

Em relação à possível ação neuroprotetora do lítio, resultados de ensaios clínicos sugerem a capacidade do lítio de modular respostas neurotróficas e neuroprotetoras no cérebro. A hipótese é de que a inibição da atividade enzimática do glicogênio sintase quinase 3-β (GSK3β) seja o mecanismo responsável pela prevenção da fosforilação da tau e, portanto, pelo efeito neuroprotetor do lítio na DA.

Resultados dos estudos sobre o uso de lítio no transtorno bipolar (TB) e na DA apoiam o uso do lítio como possível terapia modificadora de doença na DA.[36] Um estudo controlado randomizado mostrou que o tratamento a longo prazo com lítio em pacientes com CCL amnéstico reduziu os níveis de tau fosforilada no LCS, com melhor estabilização cognitiva e funcional durante o tratamento.[37] O uso do carbonato de lítio em níveis séricos de 0,25 a 0,5 mEq/L foi comparado com placebo num estudo longitudinal para determinar seus possíveis benefícios no CCL, e os pacientes tratados com lítio permaneceram estáveis por 2 anos, com melhor desempenho em testes cognitivos e aumento significativo de Aβ42 no LCS durante o acompanhamento, sendo que esses resultados positivos não foram observados no grupo placebo. No entanto, apenas alguns ensaios controlados testaram os benefícios do lítio nesse cenário, e pesquisas adicionais ainda se fazem necessárias.[38]

CONSIDERAÇÕES FINAIS

O CCL é uma síndrome clínica que cursa com deterioração de um ou mais domínios cognitivos sem prejuízo funcional significativo.

Com o envelhecimento da população, o número de casos de CCL tem aumentado de forma progressiva e, consequentemente, o número de casos de CCL que progridem para demência também aumentam. Assim, a detecção do CCL em estágios iniciais, da mesma forma que a sua prevenção e o seu manejo precoce, podem ser muito úteis na tentativa de amenizar os prejuízos e reduzir o número de casos dessa patologia.

Intervenções não farmacológicas e de controle de fatores de risco continua sendo a melhor abordagem terapêutica do CCL. Devido ao fato de não existir terapêutica medicamentosa eficaz no controle das alterações cognitivas, o uso de psicofármacos deve ser restrito ao manejo das alterações comportamentais que frequentemente estão associadas.

REFERÊNCIAS

1. Petersen RC, Doody R, Kurz A, Mohs RC, Morris JC, Rabins PV, et al. Current concepts in mild cognitive impairment. Arch Neurol. 2001;58(12):1985-92.
2. Dubois B. The emergence of a new conceptual framework for Alzheimer's disease. J Alzheimers Dis. 2018;62(3):1059-66.
3. Petersen RC, Lopez O, Armstrong MJ, Getchius TSD, Ganguli M, Gloss D, et al. Practice guideline update summary: Mild cognitive impairment: report of the guideline development, dissemination, and implementation subcommittee of the American Academy of Neurology. Neurology. 2018;90(3):126-35.
4. 2021 Alzheimer's disease fast and figures. Alzheimers Dement. 2021;17(3):327-406.
5. Petersen RC, Roberts RO, Knopman DS, Geda YE, Cha RH, Pankratz VS, et al. Prevalence of mild cognitive impairment is higher in men: the Mayo Clinic Study of Aging. Neurology. 2010;75(10):889-97.
6. Van Dyk K, Towns S, Tatarina O, Yeung P, Dorrejo J, Zahodne LB, et al. Assessing fluctuating cognition in dementia diagnosis: interrater reliability of the clinician assessment of fluctuation. Am J Alzheimers Dis Other Demen. 2016;31(2):137-43.
7. Folstein MF, Folstein SE, McHugh PR. Mini-mental state: a practical method for grading the cognitive state of patients for the clinician. J Psychiatr Res. 1975;12(3):189-98.
8. Nasreddine ZS, Phillips NA, Bédirian V, Charbonneau S, Whitehead V, Collin I, et al. The Montreal Cognitive Assessment, MoCA: a brief screening tool for mild cognitive impairment. J Am Geriatr Soc. 2005;53(4):695-9.
9. Morris JC, Heyman A, Mohs RC, Hughes JP, van Belle G, Fillenbaum G, et al. The Consortium to Establish a Registry for Alzheimer's Disease (CERAD): part I: clinical and neuropsychological assessment of Alzheimer's disease. Neurology. 1989;39(9):1159-65.
10. Assis LO, Assis MG, Paula JJ, Diniz LFM. O questionário de atividades funcionais de Pfeffer: revisão integrativa da literatura brasileira. Estud Interdiscip Envelhec. 2015;20(1):297-324.
11. Petersen RC, Roberts RO, Knopman DS, Boeve BF, Geda YE, Ivnik RJ, et al. Mild cognitive impairment: ten years later. Arch Neurol. 2009;66(12):1447-55.
12. Petersen RC. Mild cognitive impairment. Continuum. 2004;10(1):9-28.
13. Stella F. Comprometimento cognitivo leve. In: Caixeta L, organizador. Doença de Alzheimer. Porto Alegre: Artmed; 2012. p. 251-264.
14. Ebly EM, Hogan DB, Parhad IM. Cognitive impairment in the nondemented elderly: results from the Canadian Study of Health and Aging. Arch Neurol. 1995;52(6):612-9.
15. Petersen RC, Smith GE, Waring SC, Ivnik RJ, Tangalos EG, Kokmen E. Mild cognitive impairment: clinical characterization and outcome. Arch Neurol. 1999;56(3):303-8.
16. American Psychiatric Association. Diagnostic and statistical manual of mental disorders: DSM-5. 5th ed. Washington: APA; 2013.
17. Hampel H, Frank R, Broich K, Teipel SJ, Katz RG, Hardy J, et al. Biomarkers for Alzheimer's disease: academic, industry and regulatory perspectives. Nat Rev Drug Discov. 2010;9(7):560-74.
18. Blennow K. A review of fluid biomarkers for Alzheimer's disease: moving from CSF to blood. Neurol Ther. 2017;6(Suppl 1):15-24.
19. Dubois B, Feldman HH, Jacova C, Hampel H, Molinuevo JL, Blennow K, et al. Advancing research diagnostic criteria for Alzheimer's disease: the IWG-2 criteria. Lancet Neurol. 2014;13(6):614-29.
20. Visser PJ, Verhey F, Knol DL, Scheltens P, Wahlund LO, Freund-Levi Y, et al. Prevalence and prognostic value of CSF markers of Alzheimer's disease pathology in patients with subjective cognitive impairment or mild cognitive impairment in the DESCRIPA study: a prospective cohort study. Lancet Neurol. 2009;8(7):619-27.
21. Kawas CH, Kim RC, Sonnen JA, Bullain SS, Trieu T, Corrada MM. Multiple pathologies are common and related to dementia in the oldest-old: The 90+ Study. Neurology. 2015;85(6):535-42.
22. Hyman BT, Phelps CH, Beach TG, Bigio EH, Cairns NJ, Carrillo MC, et al. National Institute on Aging-Alzheimer's Association guidelines for the neuropathologic assessment of Alzheimer's disease. Alzheimers Dement. 2012;8(1):1-13.

23. Schneider JA, Arvanitakis Z, Bang W, Bennett DA. Mixed brain pathologies account for most dementia cases in community-dwelling older persons. Neurology. 2007;69(24):2197-204.

24. Schneider JA, Aggarwal NT, Barnes L, Boyle P, Bennett DA. The neuropathology of older persons with and without dementia from community versus clinic cohorts. J Alzheimers Dis. 2009;18(3):691-701.

25. Vassilaki M, Aakre JA, Cha RH, Kremers WK, St Sauver JL, Mielke MM, et al. Multimorbidity and risk of mild cognitive impairment. J Am Geriatr Soc. 2015;63(9):1783-90.

26. Sanford AM. Mild cognitive impairment. Clin Geriatr Med. 2017;33(3):325-37.

27. Lombardi G, Crescioli G, Cavedo E, Lucenteforte E, Casazza G, Bellatorre AG, et al. Structural magnetic resonance imaging for the early diagnosis of dementia due to Alzheimer's disease in people with mild cognitive impairment. Cochrane Database Syst Rev. 2020;3(3):CD009628.

28. Counts SE, Ikonomovic MD, Mercado N, Vega IE, Mufson EJ. Biomarkers for the early detection and progression of Alzheimer's disease. Neurotherapeutics. 2017;14(1):35-53.

29. Klunk WE, Engler H, Nordberg A, Wang Y, Blomqvist G, Holt DP, et al. Imaging brain amyloid in Alzheimer's disease with Pittsburgh compound-B. Ann Neurol. 2004;55(3):306-19.

30. Russ TC, Morling JR. Cholinesterase inhibitors for mild cognitive impairment. Cochrane Database Syst Rev. 2012;2012(9):CD009132.

31. Aisen PS, Cummings J, Schneider LS. Symptomatic and nonamyloid/tau based pharmacologic treatment for Alzheimer disease. Cold Spring Harb Perspect Med. 2012;2(3):a006395.

32. Cooper C, Li R, Lyketsos C, Livingston G. Treatment for mild cognitive impairment: systematic review. Br J Psychiatry. 2013;203(3):255-64.

33. Stella F, Laks J, Govone JS, Medeiros K, Forlenza OV. Association of neuropsychiatric syndromes with global clinical deterioration in Alzheimer's disease patients. Int Psychogeriatr. 2016;28(5):779-86.

34. Canevelli M, Blasimme A, Vanacore N, Bruno G, Cesari M. Mild behavioral impairment: ethical, methodological and clinical reflections. Neurosci Biobehav Rev. 2016;69:402-3.

35. Forlenza OV, Loureiro JC, Pais MV, Stella F. Recent advances in the management of neuropsychiatric symptoms in dementia. Curr Opin Psychiatry. 2017;30(2):151-8.

36. Fajardo VA, LeBlanc PJ, MacPherson REK. Examining the relationship between trace lithium in drinking water and the rising rates of age-adjusted Alzheimer's disease mortality in Texas. J Alzheimers Dis. 2018;61(1):425-34.

37. Forlenza OV, Diniz BS, Radanovic M, Santos FS, Talib LL, Gattaz WF. Disease-modifying properties of long--term lithium treatment for amnestic mild cognitive impairment: randomised controlled trial. Br J Psychiatry. 2011;198(5):351-6.

38. Forlenza OV, Radanovic M, Talib LL, Gattaz WF. Clinical and biological effects of long-term lithium treatment in older adults with amnestic mild cognitive impairment: randomised clinical trial. Br J Psychiatry. 2019;215(5):668-74.

14 DOENÇA DE ALZHEIMER: FORMAS TÍPICAS E ATÍPICAS

Gilberto Sousa Alves
Felipe Kenji Sudo
Tíbor Rilho Perroco
Leonardo Caixeta

A doença de Alzheimer (DA) é a forma de demência mais comumente associada ao envelhecimento e corresponde a 60 a 70% dos casos em idosos.[1] A doença se caracteriza pelo processo degenerativo que acomete inicialmente a formação hipocampal e as áreas circunvizinhas, comprometendo posteriormente áreas corticais associativas, com relativa preservação dos córtices primários (**Quadro 14.1**). Esse quadro clínico é caracterizado por alterações cognitivas e comportamentais, sempre progressivas, com velocidade de progressão variável e com preservação dos funcionamentos motor e sensorial até fases mais avançadas da doença. Neste capítulo, são apresentados aspectos epidemiológicos, clínicos e da fisiopatologia da DA, tanto na sua apresentação mais comum, esporádica (acima dos 60 anos), como nas manifestações atípicas da doença.

EPIDEMIOLOGIA E IMPACTO GLOBAL

A DA é uma das principais causas de dependência e necessidade de cuidados em idosos. Em 2010, o custo global com a demência foi de 604 bilhões de dólares, entre despesas com profissionais cuidadores, internações e medicamentos. Mundialmente, a cada ano, 7,7 milhões de novos casos são registrados e estima-se que 2 a 8% da população com 60 anos ou mais passarão a manifestar demência.[1] Deste número, cerca de 60% terá características clínicas da DA. Em geral, há o crescimento do número de casos com a progressão da idade. Espera-se, desse modo, que o número de pessoas com demência duplique a cada 20 anos, atingindo cerca de 135,5 milhões de indivíduos em 2050, principalmente por causa do aumento rápido da expectativa de vida nos países subdesenvolvidos. No Brasil, espera-se

Quadro 14.1
Histórico da doença de Alzheimer

Há mais de 100 anos, o psiquiatra alemão Alois Alzheimer apresentava os sintomas e sinais clínicos do que mais tarde seria denominado "doença de Alzheimer" em uma mulher de meia-idade, cujo nome era Augustine Deter.[2] Alois Alzheimer acompanhou Augustine até sua morte prematura, aos 51 anos, em 1906, e então concentrou sua atenção em uma variedade de distúrbios em domínios funcionais em diferentes fases da doença (primeiro, comprometimento de memória; depois, delírios de adultério do marido e distúrbios do sono, deficiências em outros domínios cognitivos e na consciência). Alois Alzheimer necropsiou seu cérebro e descreveu alguns achados patológicos peculiares e os associou com a clínica. Estimulado por Emil Kraepelin, seu mentor e considerado um dos patronos da psiquiatria moderna, Alzheimer publicou os resultados de seu estudo sobre o caso Augustine, *Über eine eigenartige Erkrankung der Hirnrinde* ("Sobre uma doença peculiar do córtex cerebral", em tradução livre), no jornal *Allgemeinen Zeitschrift für Psychiatrie*.[3] Nele, descreve as lesões mais características do processo neurodegenerativo ligado à doença, os emaranhados neurofibrilares e as placas senis, ainda hoje consideradas a assinatura patológica da doença.

para 2020 um contingente de 29,8 milhões de pessoas idosas (acima de 60 anos) e de 4,7 milhões acima de 80 anos, representando, respectivamente, um acréscimo de 9,2 milhões e 1,7 milhão de indivíduos na faixa etária de 80 anos ou mais, em comparação aos números de 2010.[5]

NEUROBIOLOGIA E MARCADORES PATOLÓGICOS

Os marcadores neuropatológicos da DA são as placas neuríticas (ou placas senis) e os emaranhados neurofibrilares (**Fig. 14.1**), mas, além dessas, outras características neuropatológicas são representadas por perda neuronal e gliose, observados em exames histopatológicos *post-mortem*. Placas neuríticas (ou senis) são lesões extracelulares, sendo seu principal componente a proteína amiloide β42 (Aβ42). Os emaranhados neurofibrilares são lesões intracelulares, e a maioria é composta por proteína tau hiperfosforilada. Apesar dos resultados controversos, a progressão da síndrome clínica de demência da DA segue o padrão da progressão dessas lesões no cérebro.

Os oligômeros Aβ são considerados a forma mais tóxica do peptídeo β-amiloide. Eles interagem com os neurônios e as células gliais, levando a ativação das cascatas pró-inflamatórias, disfunção mitocondrial e aumento de estresse oxidativo, insuficiência de vias de sinalização intracelular e plasticidade sináptica, aumento da fosforilação da tau, aumento da atividade da glicogênio sintetase kinase-3 β (GSK3β), desregulamentação do metabolismo do cálcio na indução de apoptose neuronal e, finalmente, morte celular.[6]

Vários estudos demonstraram que a hiperfosforilação reduz a capacidade da tau de estabilizar os microtúbulos. Isso compromete a dinâmica microtubular,

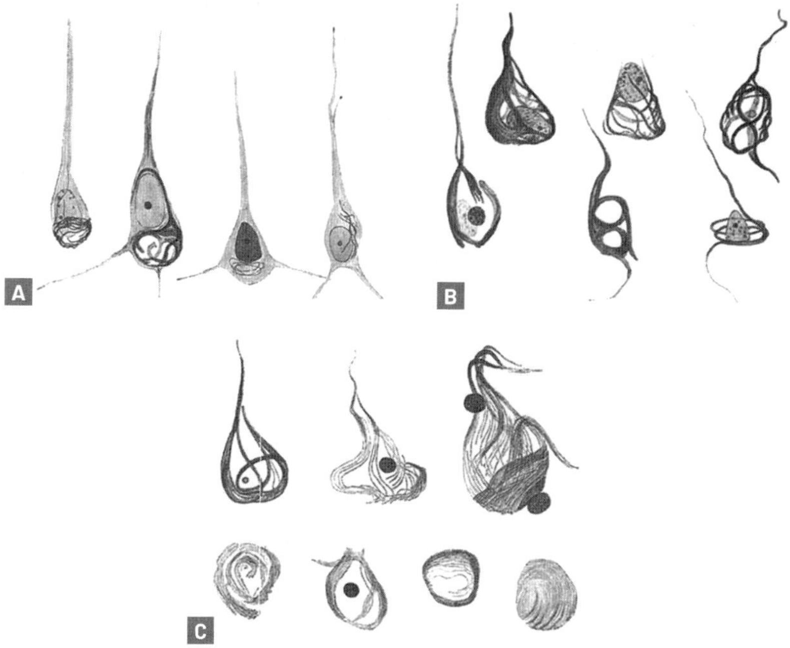

■ **Figura 14.1**
Desenho realizado pelo próprio Alois Alzheimer, evidenciando as "placas senis" extracelulares (figura superior) e os "emaranhados neurofibrilares" intracelulares (figura inferior).
Fonte: Alzheimer.[4]

afetando o transporte intraneuronal e resultando em efeitos deletérios sobre diversos processos celulares. A hiperfosforilação da tau favorece a formação de agregados, bloqueando o tráfego intracelular de proteínas neurotróficas e outras proteínas funcionais, e resultando em perda ou declínio no transporte axonal ou dendrítico nos neurônios.[7]

Apesar das fortes evidências que suportam o papel principal de peptídeos Aβ ou proteínas tau hiperfosforiladas na etiopatogenia da DA, nenhuma hipótese é totalmente responsável por toda a gama de processos patológicos associados a essa doença.[6]

QUADRO CLÍNICO E PRINCIPAIS MANIFESTAÇÕES DA DOENÇA DE ALZHEIMER TÍPICA

Nos tópicos seguintes, faremos uma breve exposição dos critérios diagnósticos e principais manifestações clínicas da DA, principalmente na sua forma típica.

CRITÉRIOS DIAGNÓSTICOS E PRINCIPAIS MANIFESTAÇÕES CLÍNICAS DA DOENÇA DE ALZHEIMER

A nova classificação do *Manual diagnóstico e estatístico de transtornos mentais* (DSM-5) da American Psychiatric Association (APA) e a 11ª revisão da *Classificação internacional de doenças* (CID-11) trouxeram mudanças significativas na classificação das condições clínicas associadas à DA e aos transtornos cognitivos de uma forma geral (**Tab. 14.1**). Uma delas foi a não exigência de prejuízo da memória como critério maior para codificação dos casos. Assim, o declínio de um ou mais domínios cognitivos, como, por exemplo, atenção complexa, função executiva, linguagem, perceptivo-motor e cognição social, aprendizagem e memória e interferência nas

Tabela 14.1
Comparação entre os critérios diagnósticos do DSM-IV, do DSM-5 e da CID-11 para demência

Demência (DSM-IV)	Transtorno neurocognitivo maior (DSM-5)	Demência (CID-11)
A1. Déficit da memória	**A.** Evidência de declínio cognitivo significativo de um nível de desempenho anterior em um ou mais domínios cognitivos. Aprendizagem e memória, linguagem, função executiva, atenção, percepção motora, cognição social	Comprometimento em dois ou mais domínios cognitivos em relação ao esperado para o indivíduo, considerando a idade e o nível pré-mórbido. Esses déficits representam declínio em relação ao nível de funcionamento anterior
A2. Pelo menos um dos seguintes: afasia, apraxia, agnosia, perturbação do funcionamento executivo		O déficit de memória está presente na maioria dos casos, porém as dificuldades cognitivas talvez não estejam restritas a esse domínio, podendo acometer funções executivas, atenção, linguagem, cognição social e julgamento, velocidade psicomotora e habilidades visuoperceptivas ou visuoespaciais
		Alterações comportamentais (p. ex., mudanças de personalidade, desinibição, agitação, irritabilidade) podem estar presentes e, em alguns casos, podem ser os sintomas predominantes

(*Continua*)

■ Tabela 14.1 (*Continuação*)
Comparação entre os critérios diagnósticos do DSM-IV, do DSM-5 e da CID-11 para demência

Demência (DSM-IV)	Transtorno neurocognitivo maior (DSM-5)	Demência (CID-11)
		As evidências de alterações cognitivas se baseiam em: (i) informações obtidas junto ao indivíduo, um informante ou por meio da observação clínica; e (ii) dificuldades expressivas no desempenho em memória, demonstradas por testes neuropsicológicos/cognitivos padronizados ou, na ausência deste, por outro instrumento quantitativo
B. Déficits cognitivos em A1 e A2 causam prejuízo significativo no funcionamento social ou ocupacional e representam um declínio significativo a partir de um nível anterior de funcionamento	**B.** Déficits cognitivos interferem na independência nas atividades cotidianas. No mínimo, a assistência deve ser exigida em atividades instrumentais complexas da vida diária, como pagamento de contas ou gestão do uso de medicamentos	Os sintomas resultam em comprometimento pessoal, familiar, social, educacional, ocupacional ou em outra área funcionalmente relevante
C. Déficits cognitivos não ocorrem exclusivamente durante o curso do *delirium*	**C.** Déficits cognitivos não ocorrem exclusivamente no contexto de um *delirium*	Os sintomas não são mais bem explicados por distúrbios na consciência ou estado mental alterado (p. ex., devido a convulsões, traumatismo craniano, AVC ou efeitos de medicamentos), *delirium*, intoxicação por substâncias, abstinência de substâncias ou outro transtorno mental (p. ex., esquizofrenia ou outro transtorno psicótico, transtornos de humor, transtorno de estresse pós-traumático, transtorno dissociativo)

(*Continua*)

■ **Tabela 14.1** *(Continuação)*
Comparação entre os critérios diagnósticos do DSM-IV, do DSM-5 e da CID-11 para demência

Demência (DSM-IV)	Transtorno neurocognitivo maior (DSM-5)	Demência (CID-11)
	D. Déficits cognitivos não são mais bem explicados por outro transtorno mental (p. ex., TDM ou esquizofrenia)	

DSM = *Manual diagnóstico e estatístico de transtornos mentais*; CID-11 = *Classificação internacional de doenças*; AVC = acidente vascular cerebral; TDM = transtorno depressivo maior.
Fonte: American Psychiatric Association[8,9] e World Health Organization.[10]

atividades de vida diária, passaram a ter peso equivalente ao das alterações da memória.[8] Outra mudança paradigmática foi a adoção da terminologia transtorno neurocognitivo maior (TNC) em substituição ao termo "demência" pelo DSM-5, considerado estigmatizante.

A apresentação clínica da DA envolve diversos sintomas afetivos, comportamentais e cognitivos. O surgimento de alterações comportamentais precedendo o declínio cognitivo na DA é um evento frequente, inclusive já em fases pré-clínicas. Para alguns autores, as modificações comportamentais são conhecidas como sintomas neuropsiquiátricos da demência (SNPDs). É comum que os SNPDs causem notável sofrimento ao paciente com DA e importante sobrecarga emocional ao cuidador, sendo, muitas vezes, o principal motivo para a institucionalização precoce em instituições asilares, uma vez que estão associadas a uma taxa mais rápida de declínio cognitivo e maior comprometimento nas atividades da vida diária.[11]

Os SNPDs têm correlação variável com a fisiopatologia da DA, representando clinicamente disfunção em circuitos límbicos, frontais e temporais, alterações volumétricas e funcionais cerebrais ou, simplesmente, uma perda da habilidade na regulação emocional. Dentre os substratos neurobiológicos associados aos sintomas neuropsiquiátricos e à desregulação emocional observadas na DA,[12] evidências mais recentes sugerem a ativação deficiente da Salient Network, cujos circuitos envolvem a ínsula, a amígdala, o estriado cíngulo anterior e o lobo frontal.[13]

Alguns dos comportamentos frequentemente presentes nos SNPDs (**Tab. 14.2**) são, por exemplo, gritos, resistência aos cuidados, distúrbios do sono, depressão, psicose e desinibição sexual. É importante lembrar que, antes de fechar o diagnóstico de SNPD, deve-se fazer uma investigação cuidadosa, avaliando a história clínica e a saúde atual do doente, uma vez que várias condições (retenção/infecção urinária, constipação e

Tabela 14.2
Principais características dos SNPDs

Sintomas neuropsiquiátricos	Características
Comportamento motor (24 a 48% casos)	Inquietação, reclamações, frases repetitivas, agressão verbal. Andar ou "vagar" sem propósito (*wandering*) pela casa (25%)
Transtornos do humor	Depressão, ansiedade, medo, irritabilidade, raiva, apatia, diminuição da iniciativa e motivação (70% dos indivíduos com DA nas etapas iniciais e mais de 90% dos pacientes nos estágios posteriores)
Mudança de personalidade	Indiferença, diminuição da espontaneidade e da interação social, aumento da inatividade, sensação de insegurança, inadequação e desinibição do comportamento
Características psicóticas	Ideação paranoide (roubo, inveja, perseguição) e de ciúme, delírio hipocondríaco
Outros sintomas	Gritos (25% dos pacientes) com recusa a submeter-se a higiene e banho; mudança do comportamento alimentar (maior predileção por doces) e problemas do sono

DA = doença de Alzheimer; SNPDs = sintomas neuropsiquiátricos nas demências.

dor, ou até mesmo iatrogenia medicamentosa) podem estar envolvidas na manifestação dos sintomas comportamentais. O SNPD e o desgaste do cuidador podem ser avaliados utilizando-se o Inventário Neuropsiquiátrico (INP), instrumento validado que compreende 12 sintomas (delírios, alucinações, irritabilidade, desinibição, agitação, ansiedade, depressão, euforia, alterações psicomotoras, alimentares e do sono), cuja pontuação se baseia na frequência e gravidade dos sintomas.

INVESTIGAÇÃO CLÍNICA E DIAGNÓSTICA DA DOENÇA DE ALZHEIMER

A investigação clínica e diagnóstica da DA deve seguir um roteiro pormenorizado contemplando anamnese, exames clínicos e complementares, exame neurocognitivo e avaliação funcional e a entrevista com o familiar ou cuidador (**Quadro 14.2**). O histórico deve preferencialmente incluir a presença de um familiar que esteja frequentemente com o paciente (no mínimo, duas vezes por semana, por período de tempo substancial). A investigação deve ser dirigida à exploração das alterações cognitivas e comportamentais, bem como ao seu curso e eventos importantes, como perda da consciência, quedas

Quadro 14.2
Investigação para o diagnóstico de doença de Alzheimer

Roteiro clínico para o diagnóstico da doença de Alzheimer
▪ Exame neurológico, psiquiátrico e clínico-cardiológico ▪ Avaliação das funções cognitivas com testes de rastreio e avaliação neuropsicológica ▪ Exames laboratoriais, incluindo função da tireoide, função renal, dosagem de vitamina B12 e ácido fólico, anti-HIV 1 e 2 e VDRL (sífilis) ▪ Neuroimagem estrutural com ressonância magnética ou tomografia computadorizada do crânio ▪ Avaliação funcional das atividades de vida diária e atividades instrumentais ▪ Avaliação genética e punção do LCS para os casos atípicos ou com suspeita de infecção do sistema nervoso central

e alterações cardiológicas. Também deve-se investigar fatores de risco vasculares, já que hipertensão arterial, dislipidemia, diabetes melito e anemia falciforme estão frequentemente associados à doença cerebrovascular (DCV). A DCV é uma condição que costuma estar associada à DA, caracterizando a demência mista,[12,14] e nível educacional e história familiar também são importantes. Hábitos de vida, incluindo o consumo de álcool e tabaco, assim como a dieta, estão fortemente associados com DCV e DA.

A avaliação clínica deve ainda direcionar-se ao rastreamento de sintomas cognitivos, como alterações na recordação de eventos recentes, dificuldades na organização da agenda pessoal e planejamento de tarefas, fluência verbal reduzida e orientação espacial prejudicada. Modificações do comportamento, de início súbito ou insidioso, como irritabilidade, interesse geral reduzido e isolamento social, podem traduzir sintomas depressivos concomitantes. Além disso, mudanças da personalidade, visíveis em situações sociais em que o padrão comportamental foge ao habitual, podem denotar alterações do funcionamento cerebral. Um terceiro aspecto componente da anamnese é a avaliação funcional, que pode abordar o grau de autonomia para a resolução de tarefas dentro ou fora do domicílio, como fazer uma refeição, pagar uma conta e lidar com dinheiro, por exemplo.

O exame clínico neurológico minucioso, além de parte fundamental da avaliação, deve orientar-se pela investigação de comorbidades como hipertensão, fibrilação atrial, desidratação, infecção, *delirium*, número de medicamentos prescritos, alteração do controle esfincteriano, dificuldades motoras ou na articulação da fala, ocorrência de quedas e alterações súbitas do nível de consciência. A avaliação por ressonância magnética (RM) ou tomografia computadorizada (TC) de crânio é indispensável para a exclusão de outras causas de demência e para a correlação entre os achados estruturais clássicos de DA e as manifestações clínicas presentes (**Fig. 14.2**).

O diagnóstico diferencial entre os diversos fenótipos de DA envolve a exclusão de outras potenciais causas de demência, cuja ocorrência pode mimetizar as alterações encontradas na doença ou mesmo ocorrer paralelamente a esta, caracterizando os qua-

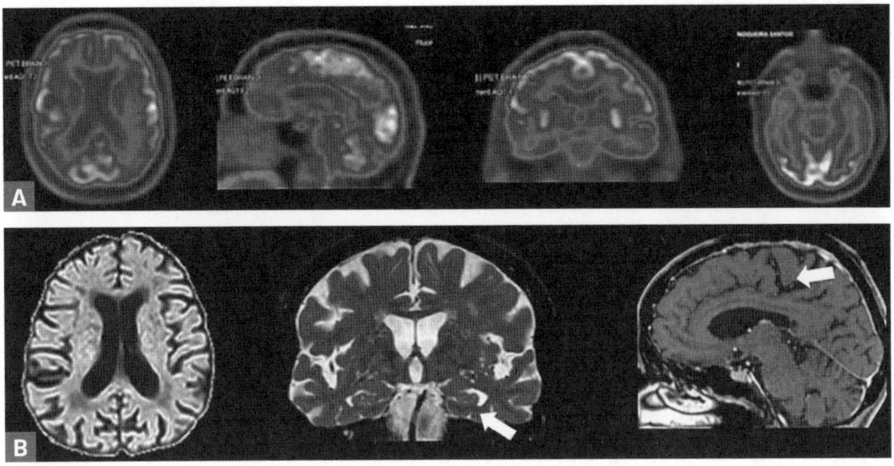

■ **Figura 14.2**
(A) Déficit na captação do cíngulo posterior e nas áreas temporais e parietais posteriores (PET-CT) em paciente com DA leve. (B) Sequências de ressonância magnética demonstrando padrão radiológico em diferentes formas da DA (da esquerda para a direita: atrofia cortical difusa na DA típica, atrofia assimétrica de hipocampo esquerdo (seta branca) na afasia progressiva primária, atrofia parietal (seta branca) na atrofia cortical posterior (nesta, paciente com agnosia visual, dificuldades na leitura – alexia – e no reconhecimento de rostos – prosopagnosia).

dros mistos. Diferentes agrupamentos de sintomas e as síndromes que eles representam (síndromes cognitivas, psiquiátricas e motoras) guiam o diagnóstico diferencial para formas específicas de demência degenerativa.

Além disso, estados confusionais, alterações hormonais e uso inapropriado de medicamento podem induzir erroneamente o diagnóstico de uma síndrome demencial, devendo ser cuidadosamente descartados (**Quadro 14.3**).

■ BIOMARCADORES DA DOENÇA DE ALZHEIMER: CLASSIFICAÇÃO E APLICAÇÕES CLÍNICAS

O reconhecimento dos eventos neuropatológicos por meio dos biomarcadores tem possibilitado a compreensão da evolução da DA como um *continuum* envolvendo diferentes estágios clínicos e patológicos, desde fases pré-clínicas e prodrômicas[12,15,16] até a doença clinicamente estabelecida. Assim, como um arcabouço biológico agrupando a deposição de Aβ, tau patológica e neurodegeneração, uma nova definição de DA foi estabelecida pelo Grupo de Pesquisa da Associação de Alzheimer (NIA-AA).[4] O objetivo do NIA-AA é o diagnóstico *in vivo*, isto é, não invasivo, da DA, por meio dos biomarcadores. No sistema de classificação AT(N), o PET amiloide e a Aβ42 no líquido cerebrospinal

Quadro 14.3
Diagnósticos diferenciais da doença de Alzheimer em relação a outras condições neuropsiquiátricas

Roteiro clínico para o diagnóstico da doença de Alzheimer
▪ Transtorno depressivo e alteração do humor ▪ *Delirium* (estados confusionais em decorrência de doença de base, uso de medicamento, pós-operatório, entre outros) ▪ Deficiência de vitamina B12 e ácido fólico ▪ Estados de funcionamento cognitivo diminuído atribuíveis a fatores externos, como ambiente social empobrecido e educação limitada ▪ Polifarmácia e uso de medicamentos com potencial para prejuízo na função cognitiva ou alteração comportamental

(LCS) e a razão Aβ42/Aβ40 são apontados como biomarcadores amiloides; o PET tau e o p-tau no LCS, como biomarcadores tau; e o PET [18F]FDG, o t-tau no LCS e a RM anatômica, como biomarcadores de neurodegeneração.

Clinicamente, o uso de biomarcadores de DA é amplamente discutido e deve ser solicitado apenas por especialistas, uma vez que envolve sérias questões éticas. A recomendação é considerar os biomarcadores de DA como um complemento à avaliação clínica, especialmente em casos de demência incertos, atípicos e/ou de início precoce, a fim de identificar ou excluir DA como a etiologia do quadro clínico. Devido a essas recomendações e especificações, a aplicação clínica desses biomarcadores deve ser considerada somente na atenção terciária e solicitada por especialista.

AVALIAÇÃO NEUROPSICOLÓGICA NA DOENÇA DE ALZHEIMER

A avaliação neuropsicológica (AN) na DA engloba os grandes domínios cognitivos representados por: (1) atenção, (2) linguagem, (3) memória, (4) funções executivas, (5) gnosias, (6) praxias, (7) funções visuoespaciais, (8) funções visuoconstrutivas, (9) cálculo e (10) velocidade de processamento[17] (**Fig. 14.3**).

A memória recente é um dos domínios cognitivos mais afetados nas fases iniciais das formas típicas de DA. O paciente pode, por exemplo, repetir a mesma pergunta diversas vezes sem lembrar de já tê-las feito, questionar se já fez sua refeição ou se tem um encontro social. Algumas vezes, lacunas de memória são preenchidas por lembranças falseadas; em psicopatologia, tal sintoma é conhecido como confabulação de memória. Por outro lado, as funções executivas (FEs) são responsáveis pelo planejamento, organização e sequenciamento de ações e o seu desenvolvimento representa um importante marco da espécie humana. Essas habilidades são de extrema relevância frente a novas situações e demandas ambientais que exijam ajustamento, adaptação ou flexibilidade. Pacientes com DA podem apresentar atrasos ou perda de compromisso ou deixar de cumprir tarefas rotineiras, como cozinhar, pagar contas e fazer compras no supermercado.

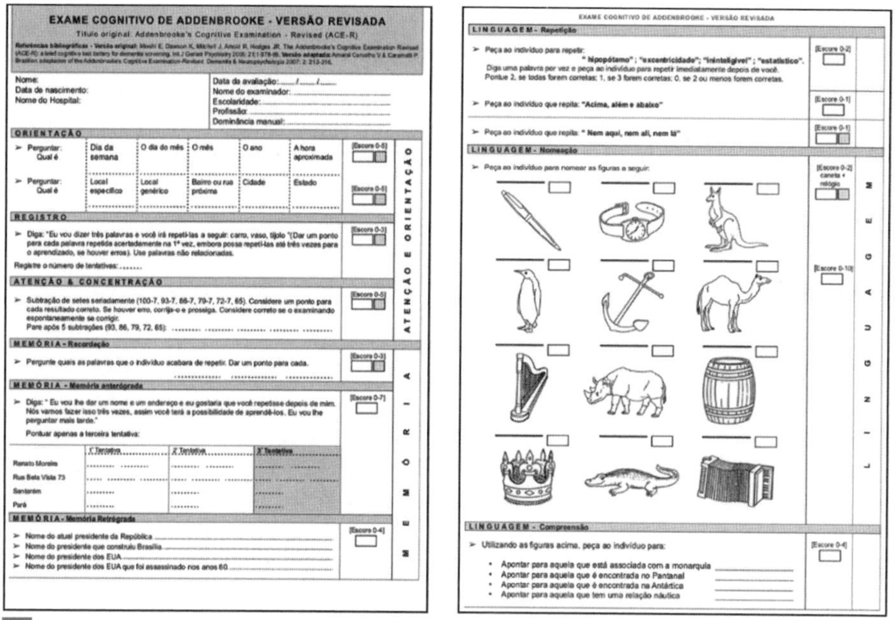

A

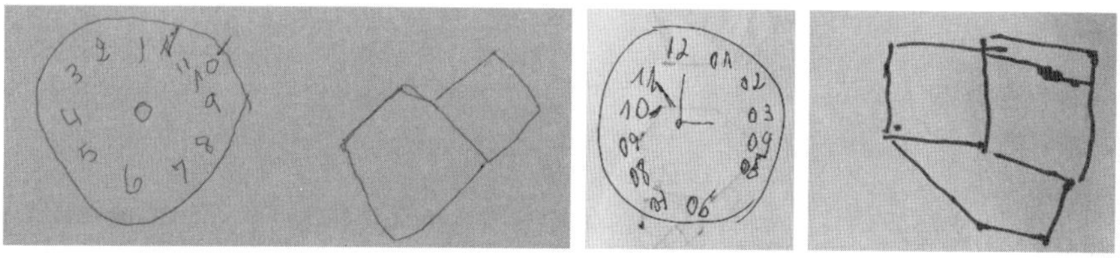

B

Figura 14.3
Bateria cognitiva breve de Addenbrooke – revisada (ACE-r) para (A) rastreio das alterações cognitivas; (B e C) cópia dos pentágonos interseccionados e teste do desenho do relógio em paciente com estágio leve e (D e E) evolução para o estágio moderado.

O exame cognitivo nos casos suspeitos de DA deve incluir testes de triagem para tentar quantificar o grau de declínio das funções intelectivas, sobretudo nos casos mais precoces, quando ainda não se encontra o comprometimento funcional e comportamental (**Quadro 14.4**). O Miniexame do Estado Mental (MEEM) é um dos instrumentos mais comuns, utilizado por diferentes profissionais da área clínica; já o teste do desenho do relógio (TDR) é muito usado em casos de suspeita de demência ou de comprometimento cognitivo leve (CCL). Outros testes, como os de fluência verbal fonológica (FAS) e semântica (categoria animais), Trail Making Test (TMT) e o Wisconsin Card Sorting Test, são usados muito frequentemente para a avaliação de idosos com suspeita de transtorno demencial, e os estudos demonstram alta confiabilidade nos seus resultados.[18,19]

Quadro 14.4
Principais instrumentos de avaliação cognitiva na doença de Alzheimer e outros transtornos neurocognitivos

- Miniexame do Estado Mental (MEEM)
- Teste do desenho do relógio (TDR)
- Fluência verbal na categoria semântica (animais) e fonêmica (FAS)
- Outras baterias cognitivas de avaliação breve: Addenbrooke (ACE-R), escala de avaliação da demência, Montreal Cognitive Assessment (MoCa) e bateria breve de rastreio cognitivo
- Teste das trilhas A e B
- Lista de aprendizado auditivo verbal de Rey (Rey Auditorial Verbal Learning Test)
- Wisconsin Card Sorting Test

A fluência verbal encontra-se alterada em múltiplos processos patológicos, como as doenças neurodegenerativas, como a DA ou a demência frontotemporal (DFT). Na suspeita de DA, é usada a escala de avaliação clínica de demência, Clinical Dementia Rating (CDR), com o objetivo de quantificar o grau de demência e os seus estágios, ou seja, avaliando a gravidade do transtorno demencial a partir da avaliação de seis domínios: memória, orientação, capacidade de julgamento e de resolver problemas, habilidades visuoespaciais e a relação com o meio.

O TMT, ou teste de trilhas, é um dos instrumentos usados na avaliação das demências e envolve diferentes habilidades, como a velocidade motora e a capacidade atencional. Trata-se de um teste de atenção dividida e é sensível ao declínio cognitivo progressivo provocado pelo processo demencial.

O Teste de Aprendizado Auditivo Verbal de Rey (RAVLT, do inglês Rey Auditory-Verbal Learning Test) foi desenvolvido em 1964 por Rey e avalia a memória imediata, a retenção da informação a curto e a longo prazos na memória, assim como a capacidade de aquisição e armazenamento de novas informações.

O Teste Stroop, desenvolvido por John Ridley Stroop, em 1935, é um dos testes neuropsicológicos mais usados na avaliação da atenção seletiva e das funções executivas, por meio da flexibilidade cognitiva e suscetibilidade à interferência. Esse teste é de extrema relevância, apesar de ainda existirem poucos dados normativos publicados no Brasil.

A Escala de Avaliação de Demência (DRS, do inglês Dementia Rating Scale) é considerada um dos instrumentos que permite diferenciar entre os diferentes tipos de demência, a partir da avaliação de diferentes áreas cognitivas agrupadas em cinco subescalas: atenção, iniciativa/perseveração, construção, conceituação e memória.

VARIANTES CLÍNICAS E FORMAS ATÍPICAS DA DOENÇA DE ALZHEIMER

A DA vem sendo cada vez mais considerada uma "grande imitadora" de outras condições neurodegenerativas, e a heterogeneidade em sua apresentação clínica e anatomopatológica tem se tornado cada vez mais apreciada.[18,19] De fato, os critérios clínicos mais recentes para DA, como, por exemplo, os propostos pelo grupo de trabalho da Associação do Instituto Nacional do Envelhecimento-Alzheimer incorporam apresentações não amnésicas da doença como potencialmente satisfazendo as principais características clínicas.[20] Três tipos de fenótipos não amnésicos são particularmente considerados por esses critérios: (1) uma apresentação de linguagem, (2) uma apresentação visuoespacial e (3) disfunção executiva. Esses tipos de "apresentação" correspondem a três síndromes clínicas cada vez mais bem definidas e fortemente associadas à patologia relacionada à DA.

Embora uma variedade de nomes diferentes tenha sido usada para descrever essas síndromes, três subtipos principais se tornaram termos aceitos na literatura e são descritos nos tópicos seguintes: afasia progressiva primária logopênica (APPL), atrofia cortical posterior (ACP) e variante frontal da doença de Alzheimer (vFDA). Um desafio diagnóstico particular para essas síndromes é sua sobreposição com outras demências não DA. Por exemplo, a APPL compartilha características de afasia progressiva não fluente, uma condição geralmente associada à patologia de DFT baseada em tau.[21,22] Embora testes cognitivos relativamente sofisticados possam ajudar a diferenciar essas condições associadas à DA das demências não DA, não está claro se essas distinções serão fáceis de aplicar fora das clínicas especializadas. Esses pacientes ressaltam o valor das medidas moleculares *in vivo* da patologia da DA, incluindo marcadores cerebrospinais (CSFs) Aβ e imagem amiloide.

AFASIA PROGRESSIVA PRIMÁRIA LOGOPÊNICA

Nas últimas décadas, foram descritas duas formas principais de afasia progressiva, que carregavam os nomes de demência semântica (DS) e afasia progressiva não fluente (APNF).[23,24] Ambas as síndromes têm sido tradicionalmente consideradas tipos de afasia progressiva primária (APP) e geralmente são consideradas associadas ao espectro da patologia da DFT. De fato, vários estudos ligaram DS com patologia ubiquitina-positiva, "TAR DNA-*binding protein* 43" (TDP-43), um subtipo importante de patologia relacionada à DFT[21,25] e discutida no capítulo "Demência frontotemporal". Alternativamente, a APNF é mais comumente relatada como associada à patologia não DA, tau-positiva.[21,26] No entanto, várias séries clínico-patológicas de pacientes com APP relataram casos relativamente frequentes com patologia principalmente de DA.

À medida que a análise mais focada desses casos foi realizada, um fenótipo de linguagem relativamente distinto emergiu, e esse grupo foi mais recentemente classificado como afasia progressiva logopênica (APL).[22,27] A APL é caracterizada por déficits proeminentes na busca de palavras, tanto na liberdade de expressão como na nomeação. Embora esses pacientes muitas vezes possam falar com fluência, há pausas frequentes para encontrar palavras. Uma característica marcante é a presença de repetição prejudicada da fala, particularmente para frases mais longas, refletindo a noção de que uma redução na memória de trabalho fonológica é um dos principais impulsionadores da apresentação cognitiva.

Ao contrário de DS e APNF, respectivamente, esses pacientes têm compreensão e gramática intactas de uma única palavra. Imagens estruturais e funcionais com RM e PET-FDG demonstraram envolvimento consistente das regiões perissilvianas temporal e parietal posterior no hemisfério esquerdo.[27-29] Com base em dados de autópsia ainda relativamente limitados, com a maioria dos critérios diagnósticos formais recentes aceitos,[22] a DA parece ser a patologia subjacente mais comum nesses pacientes, mas patologias não DA também foram relatadas.[21,26] No entanto, a APL é frequentemente considerada uma variante atípica da DA. Já existem vários estudos de imagem amiloide de APP, todos com PiB-PET.[28,30-32] Consistentes com a literatura de autópsia, esses estudos relataram que a maioria desses pacientes tem evidência de deposição de placa amiloide, marcada pelo aumento da captação de PiB-C11.

ATROFIA CORTICAL POSTERIOR

A entidade de ACP foi formalmente descrita pela primeira vez por David Cogan e, posteriormente, expandida por Benson e colaboradores[33] há 25 anos,[34] mas não recebeu muita atenção até a última década. A síndrome é geralmente definida por um comprometimento marcante da função de processamento visual de ordem superior desproporcional a outros domínios cognitivos. A maioria dos déficits cognitivos é atribuível à disfunção occipitoparietal e occipitotemporal, incluindo comprometimento do processamento visuoespacial, elementos das síndromes de Bálint e Gerstmann, alexia, apraxia e comprometimento do reconhecimento visual de rostos/objetos.[35,36]

Embora a atrofia significativa nas regiões cerebrais acima esteja frequentemente presente na imagem estrutural, essa "atrofia posterior" nem sempre é observada, apesar do nome. Muitas vezes, imagens funcionais com FDG PET revelam hipometabolismo proeminente no córtex parietal e occipital.[32,37] É notável que há sobreposição significativa do envolvimento cortical estrutural e funcional na ACP com DA típica, tornando essas condições difíceis de discriminar puramente com base em neuroimagem.[36] Atualmente, não há consenso sobre critérios diagnósticos para ACP, mas os critérios propostos enfatizam a presença de déficits de processamento visual em face de memória episódica relativamente preservada e função de linguagem.[38] A idade de início também é uma consideração diagnóstica, pois esses pacientes tendem a se apresentar em uma idade relativamente jovem, geralmente antes dos 65 anos, mas isso não é, de forma alguma, excludente. Talvez relacionada, em parte, à falta de critérios consensuais definitivos, a ACP reflete uma condição heterogênea em relação à patologia subjacente. Embora haja alguma variabilidade na literatura, a maioria desses casos parece ter patologia relacionada à DA.[38] No entanto, uma variedade de outras condições também foi associada a essa síndrome, incluindo degeneração corticobasal (DCB), demência com corpos de Lewy (DCL) e doença priônica.

Atualmente, não está claro se características clínicas específicas e imagens estruturais ou funcionais ajudam na previsão da patologia subjacente. Curiosamente, naqueles com patologia de DA, a carga de emaranhados neurofibrilares foi relatada como aumentada no córtex visual primário e nas regiões de associação visual em relação a outras estruturas mais típicas afetadas pela DA (p. ex., hipocampo).[38] No entanto, se as placas amiloides também são, ou não, de maior densidade nessas regiões, isso tem sido inconsistente na literatura de autópsias ainda limitada com alguns estudos relatando aumento, e outros, uma distribuição mais típica de placas senis.

Dado que existe heterogeneidade fisiopatológica e o fato de que disfunção parietal proeminente e relativamente focal não é rara na DA (~5-10% em uma série[18]), a imagem molecular tem utilidade potencialmente significativa no processo de diagnóstico. Existem vários relatos de casos e pequenas séries de pacientes com ACP que foram submetidos a exames de imagem amiloide (todos com PiB-PET). Esses estudos foram consistentes com a noção de que a maioria dos pacientes com esse fenótipo tem evidência de patologia da DA.[31]

VARIANTE CORTICOBASAL DA DOENÇA DE ALZHEIMER

O termo síndrome corticobasal (SCB) é usado para a síndrome clínica caracterizada por sinais motores e de disfunção cortical assimétricos (em contraposição ao termo degeneração corticobasal [DCB] como diagnóstico neuropatológico). Como sinais motores, podem-se observar parkinsonismo assimétrico pouco responsivo a levodopa e distonia, como manifestações de disfunção cortical, apraxia ideomotora, membro alienígena, perda sensitiva cortical, heminegligência e/ou afasia.[39]

A SCB é uma síndrome pouco frequente que pode estar associada a diversos substratos neuropatológicos, como DCB, paralisia supranuclear progressiva, doença de Pick, TDP-43 e DA (daí a distinção entre a síndrome clínica [a SCB] e o diagnóstico neuropatológico).

Atualmente, busca-se um marcador biológico para tentar diferenciar em vida o substrato neuropatológico da SCB, uma vez que a distinção baseada em parâmetros clínicos é difícil. Clinicamente, a presença de queixa de memória episódica no início do quadro e manifestações comportamentais (como apatia, irritabilidade, comportamento desinibido socialmente inapropriado, labilidade emocional e falta de crítica ou *insight*) menos proeminentes podem sugerir que a SCB seja secundária à DA (comparando-se com SCB secundária à DCB).[2]

A SCB-DA costuma-se apresentar com mais mioclonias e menos tremor em relação à SCB-DCB. O achado de atrofia temporal posterior e/ou parietal inferior mais proeminente poderia ser um marcador de patologia de DA (comparando-se com casos com patologia de DCB).[2]

VARIANTE FRONTAL (COMPORTAMENTAL) DA DOENÇA DE ALZHEIMER

O termo variante frontal ou comportamental da DA tem sido usado em casos que as características clínicas ou patológicas apontam para um acometimento mais intenso e precoce nas regiões frontais do córtex. Alguns exemplos são: sintomas de alteração de comportamento (embotamento afetivo, desinibição, deterioração em habilidades sociais), alterações cognitivas de padrão disexecutivo (dificuldade no planejamento, atenção, controle de impulso) e déficits mais típicos da DA (como disfunção de memória, orientação e função visuoespacial).[40,41]

Não existem estudos sistemáticos com imagem amiloide de indivíduos com suspeita de vFDA. No entanto, estudos de pacientes com DFT diagnosticados clinicamente revelaram alguma proporção que demonstra exames amiloides positivos, incluindo aqueles com sintomas sobretudo executivos ou comportamentais (em oposição à DS ou à APNF).[42] Esses indivíduos provavelmente são mais bem classificados como vFDA.

CONSIDERAÇÕES FINAIS

A DA se caracteriza por um conjunto de alterações cognitivas e comportamentais com prejuízo progressivo sobre o funcionamento e a independência do indivíduo, representando a forma mais comum de demência e com grande variação quanto à apresentação clínica e à evolução dos sintomas. Embora sua fisiopatologia não seja totalmente compreendida, parece englobar um conjunto de alterações (inflamatórias, genéticas, degenerativas, vasculares) fortemente associadas ao envelhecimento.

A investigação clínica exige um exame criterioso e o uso de baterias adequadas aos históricos educacional e cultural do paciente. Além disso, a apresentação heterogênea da doença, com variantes atípicas sendo progressivamente mais investigadas, pode representar um desafio diagnóstico adicional.

REFERÊNCIAS

1. Petretto DR, Carrogu GP, Gaviano L, Pili L, Pili R. Dementia and major neurocognitive disorders: some lessons learned one century after the first Alois Alzheimer's clinical notes. Geriatrics. 2021;6(1):5.
2. Caixeta L. Doença de Alzheimer e suas variantes. In: Caixeta L, organizador. Psiquiatria geriátrica. Porto Alegre: Artmed; 2016.
3. Alzheimer A, Stelzmann RA, Schnitzlein HN, Murtagh FR. An English translation of Alzheimer's 1907 paper, "Uber eine eigenartige Erkankung der Hirnrinde". Clin Anat. 1995;8(6):429-31.
4. Alzheimer A. Über eine eigenartige Erkrankung der Hirnrinde. Allgemeine Zeitschrift fur Psychiatrie und Psychisch-gerichtliche Medizin. 1907;64:146-48.
5. Vieira RT, Caixeta L, Machado S, Silva AC, Nardi AE, Arias-Carrión O, et al. Epidemiology of early-onset dementia: a review of the literature. Clin Pract Epidemiol Ment Health. 2013;9:88-95.
6. Cummings JL, Pillai JA, editors. Neurodegenerative diseases: unifying principles. Oxford: Oxford University; 2017.
7. Šimić G, Leko MB, Wray S, Harrington C, Delalle I, Jovanov-Milošević N, et al. Tau protein hyperphosphorylation and aggregation in alzheimer's disease and other tauopathies, and possible neuroprotective strategies. Biomolecules. 2016;6(1):6.
8. American Psychiatric Association. Diagnostic and statistical manual of mental disorders: DSM-5. 5th ed. Washington: APA; 2013.
9. American Psychiatric Association. Manual diagnóstico e estatístico de transtornos mentais: DSM-IV-TR. 4. ed. Porto Alegre: Artmed; 2002.

10. World Health Organization. ICD-11 for mortality and morbidity statistics [Internet]. Geneva: WHO; 2022 [capturado em 29 maio 2022]. Disponível em: https://icd.who.int/browse11/l-m/en.

11. Cummings JL. The neuropsychiatric disturbances in demential disorders or behavioral and psychological symptoms of dementia. J Bras Psiquiatr. 2007;56(2):81-82.

12. Alves GS, Carvalho LA, Sudo FK, Briand L, Laks J, Engelhardt E. A panel of clinical and neuropathological features of cerebrovascular disease through the novel neuroimaging methods. Dement Neuropsychol. 2017;11(4):343-55.

13. Trzepacz PT, Yu P, Bhamidipati PK, Willis B, Forrester T, Tabas L, et al. Frontolimbic atrophy is associated with agitation and aggression in mild cognitive impairment and Alzheimer's disease. Alzheimers Dement. 2013;9(5 Suppl):S95-104.e1.

14. Engelhardt E, Tocquer C, André C, Moreira DM, Okamoto IH, Cavalcanti JLS. Demência vascular: critérios diagnósticos e exames complementares. Dement Neuropsychol. 2011;5(supl 1):49-77.

15. Alves GS, O'Dwyer L, Jurcoane A, Oertel-Knöchel V, Knöchel C, Prvulovic D, et al. Different patterns of white matter degeneration using multiple diffusion indices and volumetric data in mild cognitive impairment and Alzheimer patients. PLoS One. 2012;7(12):e52859.

16. Alves GS, Carvalho AF, Carvalho LA, Sudo FK, Siqueira-Neto JI, Oertel-Knochel V, et al. Neuroimaging findings related to behavioral disturbances in Alzheimer´s disease: a systematic review. Curr Alzheimer Res. 2017;14(1):61-75.

17. Caixeta L, Ferreira SB. Manual de neuropsicologia dos princípios a reabilitação. Rio de Janeiro: Atheneu; 2012.

18. Snowden JS, Stopford CL, Julien CL, Thompson JC, Davidson Y, Gibbons L, et al. Cognitive phenotypes in Alzheimer's disease and genetic risk. Cortex. 2007;43(7):835-45.

19. Murray ME, Graff-Radford NR, Ross OA, Petersen RC, Duara R, Dickson DW. Neuropathologically defined subtypes of Alzheimer's disease with distinct clinical characteristics: a retrospective study. Lancet Neurol. 2011;10(9):785-96.

20. McKhann GM, Knopman DS, Chertkow H, Hyman BT, Jack CR Jr, Kawas CH, et al. The diagnosis of dementia due to Alzheimer's disease: recommendations from the National Institute on Aging-Alzheimer's Association workgroups on diagnostic guidelines for Alzheimer's disease. Alzheimers Dement. 2011;7(3):263-9.

21. Mesulam M, Wicklund A, Johnson N, Rogalski E, Léger GC, Rademaker A, et al. Alzheimer and frontotemporal pathology in subsets of primary progressive aphasia. Ann Neurol. 2008;63(6):709-19.

22. Gorno-Tempini ML, Hillis AE, Weintraub S, Kertesz A, Mendez M, Cappa SF, et al. Classification of primary progressive aphasia and its variants. Neurology. 2011;76(11):1006-14.

23. Hodges JR, Patterson K, Oxbury S, Funnell E. Semantic dementia: progressive fluent aphasia with temporal lobe atrophy. Brain. 1992;115(Pt 6):1783-806.

24. Grossman M. The non-fluent/agrammatic variant of primary progressive aphasia. Lancet Neurol. 2012;11(6):545-55.

25. Grossman M, Wood EM, Moore P, Neumann M, Kwong L, Forman MS, et al. TDP-43 pathologic lesions and clinical phenotype in frontotemporal lobar degeneration with ubiquitin-positive inclusions. Arch Neurol. 2007;64(10):1449-54.

26. Grossman M. Primary progressive aphasia: clinicopathological correlations. Nat Rev Neurol. 2010;6(2):88-97.

27. Gorno-Tempini ML, Dronkers NF, Rankin KP, Ogar JM, Phengrasamy L, Rosen HJ, et al. Cognition and anatomy in three variants of primary progressive aphasia. Ann Neurol. 2004;55(3):335-46.

28. Rabinovici GD, Jagust WJ, Furst AJ, Ogar JM, Racine CA, Mormino EC, et al. Abeta amyloid and glucose metabolism in three variants of primary progressive aphasia. Ann Neurol. 2008;64(4):388-401.

29. Mesulam M, Wieneke C, Rogalski E, Cobia D, Thompson C, Weintraub S. Quantitative template for subtyping primary progressive aphasia. Arch Neurol. 2009;66(12):1545-51.

30. Leyton CE, Villemagne VL, Savage S, Pike KE, Ballard KJ, Piguet O, et al. Subtypes of progressive aphasia: application of the international consensus criteria and validation using β-amyloid imaging. Brain. 2011;134(Pt 10):3030-43.

31. Wolk DA, Price JC, Madeira C, Saxton JA, Snitz BE, Lopez OL, et al. Amyloid imaging in dementias with atypical presentation. Alzheimers Dement. 2012;8(5):389-98.

32. Lehmann M, Ghosh PM, Madison C, Laforce R Jr, Corbetta-Rastelli C, Weiner MW, et al. Diverging patterns of amyloid deposition and hypometabolism in clinical variants of probable Alzheimer's disease. Brain. 2013;136(Pt 3):844-58.

33. Benson DF, Davis RJ, Snyder BD. Posterior cortical atrophy. Arch Neurol. 1988;45(7):789-93.

34. Cogan DG. Visual disturbances with focal progressive dementing disease. Am J Ophthalmol. 1985;100(1):68-72.

35. McMonagle P, Deering F, Berliner Y, Kertesz A. The cognitive profile of posterior cortical atrophy. Neurology. 2006;66(3):331-8.

36. Crutch SJ, Schott JM, Rabinovici GD, Boeve BF, Cappa SF, Dickerson BC, et al. Shining a light on posterior cortical atrophy. Alzheimers Dement. 2013;9(4):463-5.

37. Nestor PJ, Caine D, Fryer TD, Clarke J, Hodges JR. The topography of metabolic deficits in posterior cortical atrophy (the visual variant of Alzheimer's disease) with FDG-PET. J Neurol Neurosurg Psychiatry. 2003;74(11):1521-9.

38. Tang-Wai DF, Graff-Radford NR, Boeve BF, Dickson DW, Parisi JE, Crook R, et al. Clinical, genetic, and neuropathologic characteristics of posterior cortical atrophy. Neurology. 2004;63(7):1168-74.

39. Caixeta L, Caixeta VM, Nogueira YL, Aversi-Ferreira TA. Pharmacological interventions in corticobasal degeneration: a review. Dement Neuropsychol. 2020;14(3):243-7.

40. Johnson JK, Head E, Kim R, Starr A, Cotman CW. Clinical and pathological evidence for a frontal variant of Alzheimer disease. Arch Neurol. 1999;56(10):1233-9.

41. Larner AJ. Frontal variant Alzheimer's disease: a reappraisal. Clin Neurol Neurosurg. 2006;108(7):705-8.

42. Rabinovici GD, Furst AJ, O'Neil JP, Racine CA, Mormino EC, Baker SL, et al. 11C-PIB PET imaging in Alzheimer disease and frontotemporal lobar degeneration. Neurology. 2007;68(15):1205-12.

15 DEMÊNCIA CEREBROVASCULAR EM PSICOGERIATRIA

Gilberto Sousa Alves
Felipe Kenji Sudo
Letice Ericeira Valente (*In memoriam*)

Embora a doença cerebrovascular (DCV) seja reconhecida como causa de dano cerebral e demência desde o final do século XIX, a caracterização da demência vascular (DV) como uma categoria diagnóstica associada ao declínio cognitivo em idosos remonta à década de 1980.[1,2] O construto foi posteriormente expandido para o complexo comprometimento cognitivo vascular (CCV), um *continuum* que inclui uma fase pré-clínica de alto risco ("cérebro-em-risco"), um estágio sintomático de baixa gravidade (comprometimento cognitivo leve vascular [CCLV] ou comprometimento cognitivo vascular não demência [CCVND]) e a DV.[3,4]

A recente noção de que múltiplos fatores, incluindo-se componentes vasculares e metabólicos (p. ex., encefalopatia diabética) e neurodegenerativos (patologias cerebrais ligadas ao β-amiloide (Aβ), tau, α-sinucleína, TDP-43, etc.), atuariam de maneira combinada na fisiopatologia dos déficits cognitivos elevou a importância de se identificar e intervir precocemente sobre causas preveníveis de lesão cerebral.[5-7] Neste capítulo, abordaremos de forma abrangente os principais aspectos clínicos e o manejo diagnóstico do CCV.

EPIDEMIOLOGIA

Ainda que a prevalência de demência tenha crescido em todo o mundo nos últimos 50 anos, sobretudo devido ao envelhecimento populacional, uma tendência de declínio na incidência desses agravos tem sido descrita em partes da Europa, nos Estados Unidos e no Canadá nas últimas duas a três décadas.[8-10] Diferentes interpretações para esses achados têm sido propostas, tendo sido atribuídos, por exemplo, ao aumento no nível de escolaridade, a melhorias na alimentação e ao controle mais efetivo de fatores de risco cardiovasculares.[8,10,11] De fato, segundo dados do Framingham Heart Study, a queda nos novos casos de demência coincide com a redução na incidência de acidente vascular cerebral (AVC) e de doenças metabólicas na população estudada.[12] Consistentemente, o estudo SPRINT-MIND demonstrou que o tratamento da pressão arterial reduziu o risco de comprometimento cognitivo leve (CCL) na amostra (HR, 0,81; 95% CI, 0,69-0,95).[13] Essas evidências parecem ilustrar a relevância de ações públicas voltadas ao manejo do componente vascular para a prevenção de declínio cognitivo na população.

A DCV constitui a segunda causa mais comum de comprometimento cognitivo adquirido e demência, além de contribuir para o declínio cognitivo nas demências neurodegenerativas.[14] Historicamente, acreditava-se que o enrijecimento da vasculatura ("arteriosclerose") e a consequente insuficiência no aporte sanguíneo aos tecidos cerebrais constituíam aspectos inerentes ao envelhecimento, ocasionando quadros designados como "demência senil".[7] Contudo, a partir dos estudos de Blessed, Tomlinson e Roth, em 1968, que detectaram as alterações neuropatológicas descritas por Alois Alzheimer, em 1906, nos cérebros de pessoas que haviam tido demência, a doença de Alzheimer (DA) passou a ser reconhecida como a entidade mais prevalente.[15]

Um estudo demonstrou que 83,3% dos indivíduos com demência por DV subcortical apresentaram inicialmente quadros de alterações focais ou brandas da cognição, com baixo impacto sobre funcionalidade, o que seria análogo aos quadros de CCL observados na DA pré-mórbida.[16] O CCVND, outro construto da DV prodrômica, apresentou prevalências de 2,6 a 8,5% em amostras de populações com mais de 65 anos, sendo considerado, portanto, a forma clínica mais comum dentre os quadros de CCV.[17]

Além das características nosológicas, outros fatores amostrais parecem impactar a prevalência da DV nos estudos, como os aspectos etários e geográficos, a inclusão nos estudos oriundos de instituições de longa permanência para idosos (ILPIs) e a presença de comorbidade com quadros neurodegenerativos. Quanto à idade, alguns estudos demonstraram aumento da prevalência da DV com o envelhecimento, embora em menor grau do que o observado na DA. Sugeriu-se que a prevalência de DV dobraria a cada 5,3 anos, enquanto a DA apresentaria prevalência duas vezes maior a cada 4,3 anos.[3] Coerentemente, taxas de prevalência inferior a 1% foram identificadas em alguns estudos que incluíram amostras com menos de 65 anos, ao passo que, em um estudo que avaliou indivíduos com 95 anos, a prevalência foi de 15,7% (**Tab. 15.1**). Entretanto, resultados conflitantes puderam ser encontrados na literatura sobre a relação entre envelhecimento e DV. Um estudo europeu,[18] por exemplo, demonstrou que a prevalência de DV sofrera redução quando se compararam populações de 60 e 90 anos (15 para 8,7%). Além disso, a variação da prevalência de DV entre a oitava e a décima década de vida não foi significativa em um estudo (de 10,2 para 9,9%). A demência mista (DM), por sua vez, apresentou aumento em prevalência no mesmo período (de 4,7 para 7,1%).[19]

Outro estudo, conduzido nos Estados Unidos, demonstrou que a DV era responsável por 21% dos casos de demência de início até os 80 anos, mas essa taxa era de apenas 16% dos casos iniciados após os 80 anos.[20] Estudos que avaliaram a prevalência de demência de início precoce (antes dos 65 anos) também documentaram resultados controversos. A DV demonstrou ser a principal causa de demência de início precoce em um estudo retrospectivo japonês (42,5% dos casos),[21] enquanto um estudo espanhol, que avaliou a incidência de demência em indivíduos entre 30 e 64 anos, reportou a DV como respon-

■ **Tabela 15.1**
Epidemiologia da demência vascular

País	Autor	Amostra (n)	Critérios diagnósticos	Idade (anos)	Prevalência
Japão	Yamada e colaboradores, 2001[23]	3.715	DSM-III-R, NINDS-AIREN	≥65	1%
	Ikeda e colaboradores, 2001[24]	1.162	DSM-IV	≥65	2,4%
	Meguro e colaboradores, 2002[25]	1.654	DSM-IV, ADDTC, NINDS-AIREN	≥65	1,6%(NINDS-AIREN) e 2,6% (ADDTC)
Tailândia	Wada-Isoe e colaboradores, 2009[26]	120	DSM-IV, NINDS-AIREN	≥65	1,7%
	Wangtongkum e colaboradores, 2008[27]	1.492	DSM-IV, NINDS-AIREN	≥45	0,29%
Sri Lanka	Silva e colaboradores, 2003[28]	703	DSM-IV	≥65	0,57%
Turquia	Arslantaş e Ozbabalik, 2009[29]	3.100	CID-10	≥55	4,29%
Espanha	Vilalta-Franch e colaboradores, 2000[30]	1.460	CAMDEX	≥70	6,23%
	García García e colaboradores, 2001[31]	3.214	DSM-III-R, NINDS-AIREN	≥65	1,8%
	Bufill e colaboradores, 2009[32]	877	DSM-IV, NINDS-AIREN	≥80	6%

(Continua)

(*Continuação*)

■ **Tabela 15.1**
Epidemiologia da demência vascular

País	Autor	Amostra (n)	Critérios diagnósticos	Idade (anos)	Prevalência
Dinamarca	Andersen e colaboradores, 2000[33]	3.346	DSM-III-R	65-84	1,3%
Suécia	Börjesson-Hanson e colaboradores, 2004[34]	338	DSM-III-R	95	15,7%
Estados Unidos	Plassman e colaboradores, 2007[35]	856	DSM-III-R e DSM-IV	≥71	2,43%
Brasil	Herrera e colaboradores, 2002[36]	1.656	NINDS-AIREN	≥65	0,66%
	Bottino e colaboradores, 2008[37]	1.563	DSM-IV	≥60	2%
Egito	El Tallawy e colaboradores, 2012[38]	8.173	DSM-IV-TR	≥50	0,64%
China	Wang e colaboradores, 2000[39]	3.728	DSM-III-R e CID-10	≥65	1,37%
	Zhang e colaboradores, 2005[40]	34.807	NINDS-AIREN	≥65	1,1%
	Zhao e colaboradores, 2010[41]	17.018	DSM-IV, NINDS-AIREN	≥55	0,79%
	Jia e colaboradores, 2014[42]	10.276	DSM-IV, NINDS-AIREN	≥65	0,79%

(*Continua*)

Tabela 15.1 (*Continuação*)
Epidemiologia da demência vascular

País	Autor	Amostra (n)	Critérios diagnósticos	Idade (anos)	Prevalência
Coreia do Sul	Lee e colaboradores, 2002[43]	643	DSM-IV	≥65	2%
	Jhoo e colaboradores, 2008[44]	1.118	DSM-IV, NINDS-AIREN	≥65	1%
	Kim e colaboradores, 2011[45]	8.199	DSM-IV, NINDS-AIREN	≥65	2%

sável por apenas 13,8% dos casos, apresentando-se menos frequente em comparação à DA (42,4%) e às demências secundárias a condições médicas gerais (18,1%).[22]

A prevalência da DV pode variar também em função de diferenças geográficas dos estudos. Estudos clássicos registraram a alta prevalência de DV no Japão e na China, a qual responderia por 50% dos casos de demência nesses países, ultrapassando a frequência da DA.[46] Todavia, estudos mais recentes não confirmaram esses achados e, atualmente, considera-se que, a exemplo do observado no restante do mundo, a DA seja a etiologia mais comum de demência nos países do Extremo Oriente. Meguro e colaboradores[25] argumentaram que estudos epidemiológicos conduzidos anteriormente no Japão apresentavam superdiagnóstico de DV, o qual teria tido sua prevalência sobrevalorizada pela inclusão de casos de DA com DCV comórbida. A comparação das razões de prevalência DV/DA em indivíduos com mais de 75 anos demonstrou queda em estudos de 1985 a 2005 no Japão (2,1 em 1985; 1,2 em 1992; 0,7 em 1998; e 0,7 em 2005), de modo que os dados mostram a DA como o tipo mais prevalente de demência nas últimas duas décadas.

No Brasil, a prevalência de DV variou de 9,3 a 15,9% dos casos de demência em dois estudos populacionais, ambos conduzidos no Estado de São Paulo.[37,47] Pesquisas que avaliaram diferenças entre regiões com diferentes graus de urbanização reportaram resultados controversos. A prevalência geral de demência nas áreas rurais da China foi significativamente maior que nas áreas urbanas (6,05% vs. 4,40%, $P < 0,001$), porém essa diferença não foi observada para a DV (1,28% vs. 1,61%, $P = 0,166$).[42] Outros autores, porém, sugeriram que viver em área rural duplicaria o risco para desenvolvimento de DV (*odds ratio* [OR] = 2,03).[48]

Idosos que habitam ILPIs apresentam risco ao menos duas vezes maior para o desenvolvimento de DV que idosos que vivem na comunidade.[48] De fato, autores que avaliaram a situação de idosos institucionalizados revelaram a prevalência de DV de 7,3%.[20]

A comorbidade entre DA e lesões cerebrovasculares parece frequente. Estudos *post-mortem* indicaram que 34% dos indivíduos autopsiados com demência apresentavam alterações vasculares significativas.[49] Em outro artigo baseado em neuroimagem, a presença de alterações vasculares significativas em indivíduos que não preenchiam critérios diagnósticos para DV ocorreu em 89% dos casos de DA.[50] Um estudo populacional identificou que 40% dos pacientes com demência apresentavam associação de DA e alterações cerebrovasculares.[25] Contudo, poucos trabalhos até o presente avaliaram a prevalência da DM. Uma pesquisa mostrou que 12,6% dos casos de demência preencheram critérios diagnósticos tanto para DA como para DV.[51]

Estudos que avaliaram a influência do sexo sobre a prevalência de DV também mostraram resultados conflitantes. A presença de hipertensão arterial sistêmica demonstrou conferir duas vezes maior risco para o desenvolvimento de DV entre as mulheres que em homens, ao passo que a prática de exercícios físicos mostrou-se fator de proteção mais eficiente para mulheres do que para homens.[48]

Estudos sobre a incidência de DV são pouco abundantes e conflitantes na literatura. Segundo dados norte-americanos, a DV, com ou sem componente DA, apresenta incidência anual de 14,6 por 1.000 pessoas para caucasianos e 27,2 por 1.000 pessoas para afro-americanos.[52] As taxas de incidência de DV não diferiram entre homens e mulheres, segundo estudos.[20,53]

CLASSIFICAÇÃO E DIAGNÓSTICO

O CCV representa um conceito dimensional para identificar e englobar todas as formas e níveis de gravidade de comprometimento cognitivo associado à DCV, desde um estágio pré-clínico (o "cérebro-em-risco") até quadro de demência (a DV), passando por um estágio intermediário de dificuldades clínicas que não atende critérios para demência (CCVND ou CCLV).[3]

A fase pré-clínica, a exemplo do proposto em relação à DA, constitui uma etapa assintomática, cujas alterações se restringem a achados laboratoriais.[3,54] Os biomarcadores do chamado "cérebro-em-risco" correspondem às lesões puntiformes, bilaterais e simétricas em substância branca, localizadas nas regiões periventriculares e nas porções profundas do subcórtex ("hiperintensidades de substância branca" [HSB]), visíveis nas sequências T2 e FLAIR da ressonância magnética (RM).[55] Embora altamente prevalentes nas faixas etárias mais avançadas, estas não constituem modificações cerebrais próprias do processo de envelhecimento normal,[56] mas associam-se fortemente à presença de fatores de risco vascular, como doenças metabólicas, tabagismo, entre outros, e representam risco aumentado para a demência na ordem de 73-84%.[56-58]

Por sua vez, o CCVND ou CCLV corresponde ao segmento sintomático mais leve do espectro do CCV, com presença de comprometimento em um (ou mais de um) domínio cognitivo (principalmente, velocidade de processamento, atenção complexa e funções executivas), porém com funcionalidade preservada ou levemente deficitária.[3,5,59,60]

Essa condição representa risco para declínio cognitivo adicional e demência na ordem de 22 a 58% em 2-7 anos.[61-63] Além disso, o desempenho cognitivo pode variar em função do número de fatores de risco vascular apresentados, sendo que os casos com maior número apresentariam piores performances.[64,65]

Por fim, a DV se caracteriza pela ocorrência de déficits graves em dois ou mais domínios cognitivos (sobretudo velocidade de processamento, atenção complexa e funções executivas) e dificuldades funcionais significativas.[5,66] A relação temporal entre em evento cerebrovascular e o surgimento dos sintomas cognitivos, embora nem sempre identificável, é fortemente sugestiva dessa condição.[66] Esses quadros são classificados de acordo com a patologia subjacente em: demência pós-AVC, demência devido a patologia mista (p. ex., CCV-DA), demência por isquemia subcortical e demência por múltiplos infartos (cortical).[5] A **Tabela 15.2** resume os critérios diagnósticos de CCLV e DV, de acordo com a *Classificação internacional de doenças* (CID-11).

■ Tabela 15.2
Critérios diagnósticos de CCLV e DV, de acordo com a CID-11

	Comprometimento cognitivo leve vascular	Demência vascular
Critérios cognitivos	▪ Déficits leves em 1 (ou mais de 1) domínio cognitivo em relação ao esperado para o nível pré-mórbido e a idade do paciente ▪ Os déficits configuram declínio em relação ao nível prévio de funcionamento do paciente ▪ As dificuldades cognitivas não são decorrentes do envelhecimento normal	▪ Déficits significativos em 2 ou mais domínios cognitivos em relação ao esperado para o nível pré-mórbido e a idade do paciente ▪ Os déficits configuram declínio em relação ao nível prévio de funcionamento do paciente ▪ As alterações cognitivas não se restringem à memória, podendo acometer funções executivas, atenção, linguagem, cognição social, julgamento, velocidade psicomotora, habilidades visuoespaciais e visuopercepção ▪ Alterações comportamentais podem estar presentes ▪ As dificuldades cognitivas não são decorrentes do envelhecimento normal
Critérios funcionais	▪ As alterações cognitivas não são suficientemente graves para interferir na capacidade de exercício das atividades de vida diária	▪ As alterações cognitivas interferem de maneira significativa na capacidade de exercício das atividades de vida diária

(Continua)

(*Continuação*)

Tabela 15.2
Critérios diagnósticos de CCLV e DV, de acordo com a CID-11

	Comprometimento cognitivo leve vascular	Demência vascular
Presença de DCV	▪ O quadro é atribuído à DCV a partir de neuroimagem, testes clínicos e/ou história clínica ▪ Pode haver relação temporal entre o evento cerebrovascular e o surgimento dos sintomas cognitivos ▪ Quadros secundários à doença isquêmica subcortical podem ter evolução insidiosa, com predomínio de alterações em velocidade de processamento, atenção complexa e funções executivas	▪ A demência é atribuída à DCV a partir de neuroimagem, testes clínicos e/ou história clínica ▪ Pode haver relação temporal entre o evento cerebrovascular e o surgimento dos sintomas cognitivos ▪ Quadros secundários à doença isquêmica subcortical podem ter evolução insidiosa, com predomínio de alterações em velocidade de processamento, atenção complexa e funções executivas

DCV = doença cerebrovascular.
Fonte: Elaborada com base em World Health Organization.[66]

Diferentes padrões de acometimento do parênquima cerebral resultam em quadros clínicos heterogêneos, com perfis cognitivos e sintomas neuropsiquiátricos diversos,[66] como apresentado a seguir.

A demência pós-AVC caracteriza-se por sintomas que sucedem em até 6 meses a ocorrência de um ictus vascular,[5] e costuma ser verificada melhoria dos sintomas após semanas ou meses desse evento, porém déficits cognitivos residuais podem se manter.[66] Já a demência por patologia mista engloba todos os fenótipos decorrentes da combinação entre diferentes etiologias de declínio cognitivo, como CCV-DA, CCV-demência com corpos de Lewy (DCL), etc.[5]

A demência por múltiplos infartos (corticais) decorre de doença dos grandes vasos cerebrais, sendo resultado sobretudo de tromboembolismo vascular. Observam-se infartos córtico-subcorticais de extensão variável.[67] Os sintomas tipicamente se iniciam de maneira abrupta e evoluem com piora "em escada", sucedendo os eventos cerebrais isquêmicos. Com o acúmulo de lesões cerebrais, o paciente passa a desenvolver sinais neurológicos focais, como reflexos assimétricos, síndrome pseudobulbar (i. e., dificuldades para engolir e falar, além de labilidade afetiva), liberação de reflexos primitivos (como o reflexo de Babinski) e anormalidades sensoriais.[53]

A demência por isquemia subcortical é o subtipo mais frequente de DV e está associada à doença dos pequenos vasos cerebrais (artérias perfurantes), secundária principalmente à arteriopatia hipertensiva, abrangendo dois subtipos clínicos: a doença de Binswanger e o estado lacunar. A doença de Binswanger consiste na demência por múltiplos, extensos e confluentes infartos subcorticais, ao passo que, no estado lacunar, são observadas múltiplas lesões puntiformes ou arredondadas no parênquima cerebral. O quadro clínico costuma ser insidioso na maior parte dos casos.[68] A DV por isquemia subcortical pode estar, ainda, associada à presença de uma mutação no gene NOTCH3, de transmissão autossômica dominante, causadora da doença conhecida pelo acrônimo CADASIL (do inglês *cerebral autosomal dominant arteriopathy with subcortical infarcts and leucoencephalopathy*). Esse distúrbio apresenta-se como DV por múltiplos infartos subcorticais de início pré-senil, e os sintomas incluem, além dos déficits cognitivos graves, a presença de enxaqueca com aura, apatia e alterações do humor.[69]

Ademais, entende-se por demência por infarto estratégico aquela resultante de uma lesão única (ou poucas lesões) que ocorre em localização funcionalmente importante. Pode decorrer de infarto cortical ou subcortical, e unilateral ou bilateral. São exemplos as demências por infarto talâmico ou hipocampal.[53]

DIAGNÓSTICO

A apresentação clínica na DV geralmente é acompanhada por fatores de risco cerebrovasculares e achados neurológicos focais.[70] Uma apresentação clássica com evolução em degraus pode ser observada.[70] Em comparação com pacientes com DA, indivíduos com DV podem apresentar uma menor expectativa de vida, provavelmente pelas comorbidades associadas. Uma apresentação clínica mais comum pode variar de acordo com a idade do paciente (**Tab. 15.3**).

Tabela 15.3
Características clínicas e radiológicas da demência vascular

	Fatores de risco e etiológicos	Idade de início	Neuroimagem	Características clínicas
Multi-infarto	Hipertensão, cardiopatias, diabetes, IAM	A partir da 4ª década	Lesões corticais e/ou substância branca e gânglios da base; comprometimento da ACA, ACM ou ACP	Disfunção executiva, apatia, prejuízo na atenção, depressão, lentificação psicomotora
CADASIL	Mutação do gene NOCHT 3	Entre 3-4ª décadas	Hiperintensidades na região subcortical temporal	Migrânea, disfunção executiva; histórico familiar

(Continua)

■ **Tabela 15.3** (*Continuação*)
Características clínicas e radiológicas da demência vascular

	Fatores de risco e etiológicos	Idade de início	Neuroimagem	Características clínicas
Binswanger	Idade, hipertensão arterial, diabetes	Entre 4-7ª décadas	Lesões extensas e difusas em região subcortical	Progressão insidiosa, alterações do humor, apatia, lentificação psicomotora, alterações motoras
Infartos lacunares	Arritmias cardíacas (fibrilação atrial), cardiopatias, hipertensão	A partir da 4ª década. Presente em até 30% dos indivíduos acima dos 30 anos	Lesões em áreas adjacentes aos ventrículos laterais, gânglios da base, tálamo, cápsula interna, ponte e cerebelo	"Infartos silenciosos"; presença de fatores de risco, clínica variada e relacionada à topografia das lesões

IAM: infarto agudo do miocárdio; ACA: artéria cerebral anterior; ACM: artéria cerebral média; ACP: artéria cerebral posterior.

PATOLOGIA

O perfil dos sintomas varia de acordo com a extensão, a localização e o número de lesões.[68,71] Quanto à localização, lesões nos territórios da artéria cerebral anterior (acometendo região pré-frontal), da artéria cerebral média (áreas associativas do lobo parietal, parieto-temporal, têmporo-occipital) e da artéria cerebral posterior (giro temporal inferior, hipocampo, núcleos do tálamo) costumam ser clinicamente relevantes.[72-75] Danos à substância branca podem levar à desconexão de diferentes áreas cerebrais, com frequência resultando em dificuldades em funções executivas, atenção complexa e velocidade de processamento.[76] Além disso, ainda podem ter relação com apatia, depressão, alterações motoras e do controle urinário.[77]

Do mesmo modo, parece razoável admitir que a extensão e o número de lesões apresentem impacto sobre a sintomatologia. Critérios diagnósticos mais antigos foram taxativos quanto à necessidade de carga vascular grave para configurar DCV.[1,68,78] Por sua vez, consensos mais recentes se apresentaram, em geral, pouco detalhados quanto ao limiar patológico para a caracterização do agravo, confiando a decisão quanto à causa vascular das alterações ao julgamento do avaliador a partir de dados clínicos e de neuroimagem.[5,66,79]

Como exceção, o grupo VASCOG[80] propôs algumas condições mínimas para a definição de DCV à RM ou tomografia computadorizada (TC) de crânio, como: (i) ao menos 1 infarto cortical para caracterizar CCLV, ou ao menos 2 infartos corticais para casos de DV; (ii) a DV pode ser causada por um infarto único em região estratégica (tálamo ou núcleos da base); (iii) 2 ou mais infartos lacunares localizados em região diferente do tronco encefálico; (iv) 1 a 2 infartos lacunares em regiões estratégicas ou em combinação com lesões de substância branca extensas; (v) lesões de substância branca amplas e confluentes; (vi) hemorragias intracerebrais em regiões estratégicas ou 2 ou mais hemorragias intracerebrais; ou (vii) a ocorrência combinada dos itens anteriores.

Outros mecanismos de dano cerebral associados à DCV incluem a hipoperfusão relacionada à aterosclerose e à esclerose arterial, hipotensão relacionada à redução da atividade colinérgica, regulação autonômica alterada, ruptura da unidade neurovascular, desorganização do sistema glinfático, hipometabolismo cortical e eventos cardiovasculares como insuficiência cardíaca congestiva, com consequente disfunção sistólica e embolia.[81] Em especial, as conexões colinérgicas são responsáveis pela integração de diferentes áreas cerebrais, com papel importante no controle vasomotor e na modulação cognitiva e comportamental.[82] A disfunção dos circuitos colinérgicos consequente às lesões vasculares pode levar à redução do fluxo sanguíneo cerebral, acentuando a disfunção dos circuitos neuronais relacionados à lesão.

A doença de Binswanger é descrita como uma lesão acima de 25% da região subcortical e se caracteriza do ponto de vista patológico pelo espessamento das paredes das pequenas artérias com necrose fibrinoide dos vasos de maior calibre do cérebro.[82]

AVALIAÇÃO CLÍNICA E EXAMES COMPLEMENTARES

A anamnese deve investigar fatores de risco vasculares, sobretudo hipertensão arterial, dislipidemia, diabetes melito e anemia falciforme; história de eventos cerebrovasculares, assim como nível educacional e história familiar, também é importante.[70] Hábitos de vida, incluindo a dieta e o consumo de álcool e tabaco, estão fortemente associados ao CCV.[70]

A avaliação clínica deve, ainda, direcionar-se ao rastreamento de sintomas cognitivos, como alterações na recordação de eventos recentes, dificuldades na organização da agenda pessoal e planejamento de tarefas, fluência verbal reduzida e orientação espacial prejudicada. Modificações no comportamento de início súbito ou insidioso, como irritabilidade, interesse geral reduzido e isolamento social, podem traduzir sintomas depressivos concomitantes. Além disso, mudanças da personalidade visíveis em situações sociais, em que o padrão comportamental foge ao habitual, podem denotar alterações do funcionamento cerebral. Um terceiro aspecto componente da anamnese é a avaliação funcional, que pode abordar o grau de autonomia para a resolução de tarefas dentro ou fora do domicílio, como fazer uma refeição, pagar uma conta e lidar com dinheiro.

Para maior acurácia diagnóstica, é sempre desejável a presença de um acompanhante ao longo do exame, preferencialmente aqueles de contato recorrente ou contínuo, considerando-se a possiblidade de comprometimento cognitivo no paciente.

O exame clínico neurológico minucioso, além de parte fundamental da avaliação, deve se orientar pela investigação de comorbidades como hipertensão, fibrilação atrial, desidratação, infecção, *delirium*, número de medicamentos prescritos, alteração do controle esfincteriano, dificuldades motoras ou na articulação da fala, ocorrência de quedas e alterações súbitas do nível de consciência.

ALTERAÇÕES COMPORTAMENTAIS NO COMPROMETIMENTO COGNITIVO VASCULAR

A frequente associação entre CCV e alterações do humor, sobretudo afetivas, levou à proposição de uma hipótese conhecida como "depressão vascular".[83] Estatisticamente, ansiedade (70%) e depressão (20%) são os sintomas mais frequentemente encontrados no CCV.[84] A alta prevalência de depressão na DV (8-66%) e a maior ocorrência de alucinações visuais, sobretudo na demência multinfarto, foram observadas em comparação à DA.[62] Por sua vez, mania (1%) e sintomas psicóticos são menos comuns, porém têm frequência semelhante àquela encontrada na DA.

Os mecanismos neuropatológicos associados às alterações comportamentais resultam de comprometimentos frontais e/ou subcorticais em diferentes circuitos e podem refletir lesões difusas ou em estruturas anatômicas estratégicas. As alterações comportamentais podem vir acompanhadas de sintomas cognitivos, como dificuldades na concentração, lentificação do processamento cognitivo e disfunção executiva.

AVALIAÇÃO NEUROPSICOLÓGICA

A DV se apresenta como uma condição heterogênea, com início e progressão variáveis.[56] Seu perfil neuropsicológico, assim como suas manifestações clínicas e evolução, é caracterizada como irregular ou inconstante, dependendo da localização e extensão das lesões.

A avaliação neuropsicológica analisa as repercussões das lesões e disfunções cerebrais sobre a cognição e o comportamento do paciente, sendo útil no diagnóstico diferencial das demências, sobretudo quando associada a anamnese, exame neurológico e exames laboratoriais e de neuroimagem.[56] O diagnóstico diferencial entre DA e DV, os mais frequentes tipos de demência, é geralmente difícil, pois, além da frequente sobreposição de sintomas e características clínicas entre ambas, há a possibilidade da presença de DA e DCV de forma simultânea — DM.[56]

Na **Tabela 15.4**, estão resumidos alguns dos principais achados sobre diferenças neuropsicológicas entre o grupo mais homogêneo da DV isquêmica subcortical (doença de pequenos vasos) e DA.

Além de favorecer o diagnóstico diferencial na demência, a avaliação neuropsicológica tem grande importância no acompanhamento da evolução do quadro, contribuindo para o planejamento de estratégias terapêuticas e orientações à família.[56]

A reabilitação neuropsicológica na demência, associada ao tratamento farmacológico, pode retardar o avanço dos déficits cognitivos e favorecer o tratamento dos problemas comportamentais e emocionais. O suporte à família de forma individual ou grupal também é essencial no processo de reabilitação, com informações sobre a doença e o prognóstico, além de apoio emocional para o enfrentamento da doença.

DIAGNÓSTICO COM NEUROIMAGEM

O rápido desenvolvimento das técnicas de neuroimagem tem possibilitado a investigação *in vivo* e não invasiva da estrutura e do funcionamento cerebrais, podendo contribuir para o diagnóstico mais específico dos quadros de CCV. As principais técnicas estruturais são comentadas a seguir.

■ Tabela 15.4
Diagnóstico diferencial entre DV e DA, de acordo com a cognição

Função cognitiva	Demência vascular	Doença de Alzheimer
Memória	▪ Menor comprometimento da memória episódica ▪ Relativa preservação da memória de reconhecimento, com benefício diante de pistas de reconhecimento	▪ Comprometimento marcante na memória episódica (memória imediata e de evocação); pouco benefício diante de pistas de reconhecimento
Linguagem	▪ Maior comprometimento na fluência verbal fonêmica ▪ Menor frequência de erros de nomeação	▪ Maior comprometimento na fluência verbal semântica ▪ Maior frequência de erros de nomeação
Funcionamento executivo/atencional	▪ Prejuízo acentuado em testes de planejamento, "sequenciação", flexibilidade cognitiva e atenção alternada ▪ Comprometimento na velocidade psicomotora	▪ Melhor desempenho em testes de funções executivas e velocidade psicomotora

TOMOGRAFIA COMPUTADORIZADA E RESSONÂNCIA MAGNÉTICA

Em geral, a TC é suficiente para descartar outras causas de declínio cognitivo além do CCV, como processos tumorais, hematoma subdural ou hidrocefalia. Infartos lacunares e, em menor extensão, lesões subcorticais podem ser vistos na TC.

A detecção de DCV pela RM é feita pelo uso de imagens ponderadas em T2 e FLAIR, sendo este último a sequência preferencial para identificação das hiperintensidades subcorticais. No caso de infartos estratégicos talâmicos, a sequência em T2 pode contribuir para sua localização mais precisa. Microssangramentos e calcificações podem ser mais bem detectados com o uso de imagens ponderadas em T2. Os infartos em zonas limítrofes de vascularização (*watershed infarcts*) entre as artérias cerebrais anterior e média costumam ser vistos no hemisfério dominante ou, no caso dos territórios de fluxo da artéria cerebral anterior, bilateralmente, sobretudo por imagens em FLAIR.[13]

A presença de lesões sugestivas de isquemia ou infarto lacunar à RM ou à TC deve ser sempre correlacionada aos achados dos exames clínico e neuropsicológico. Por sua vez, a inexistência de lesões vasculares na TC ou RM é forte indicativo da baixa probabilidade de uma etiologia vascular da demência. As diretrizes operacionais do NINDS-AIREN são usadas na compreensão dos aspectos radiológicos do CCV, sendo fundamentais para o diagnóstico da DV provável.[56]

NEUROIMAGEM NAS LESÕES SUBCORTICAIS

As lesões vasculares subcorticais decorrem da doença de pequenos vasos e podem ser identificadas na RM como áreas puntiformes, difusas ou localizadas, hiperintensas nas sequências FLAIR e ponderadas em T2. Alguns autores distinguem sua localização em periventricular e subcortical. Diversos estudos em neuroimagem têm adotado técnicas volumétricas para a aferição do volume da neuroimagem; no entanto, os métodos visuais continuam sendo bastante usados em nosso meio, tendo como vantagem sua interpretação simples e direta. Um deles é o uso da escala de Fazekas (**Fig. 15.1**), que varia de 0 a 3.

USO DE NOVOS MÉTODOS

A utilidade dos métodos convencionais como a RM e a TC vem sendo debatida nos últimos anos. Por um lado, as lesões hiperintensas facilmente perceptíveis nas sequências em FLAIR têm provável etiopatologia heterogênea (**Fig. 15.2**); por outro, áreas consideradas normais à avaliação visual podem sofrer patologia subjacente. Por isso, métodos estruturais, como o tensor de difusão, baseado no deslocamento da molécula de água ao longo das fibras axonais, têm auxiliado na compreensão dos mecanismos fisiopatológicos associados à interrupção de circuitos cerebrais.

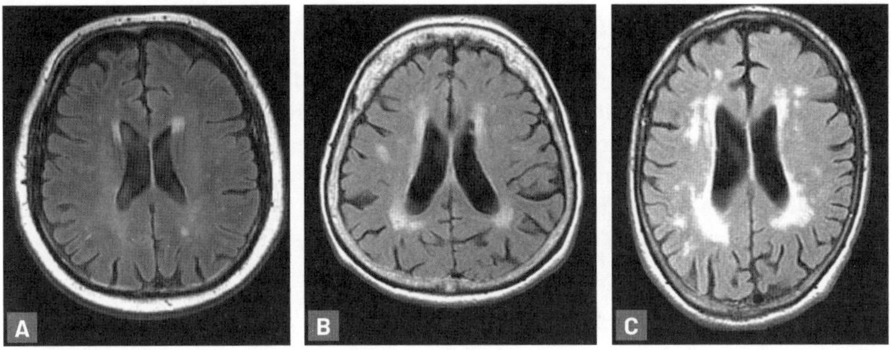

■ **Figura 15.1**
Proporção de hiperintensidades de substância branca à ressonância magnética com sequência em FLAIR. A pontuação na escala visual de Fazekas para nível (A) leve, (B) moderado e (C) avançado, correspondendo aos escores de 1, 2 e 3, respectivamente.

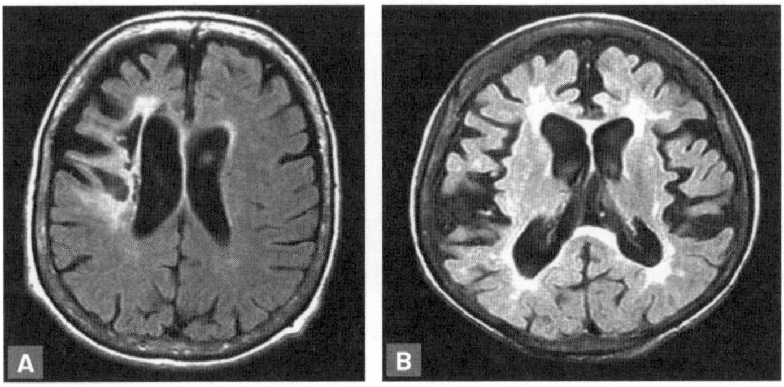

■ **Figura 15.2**
Imagem em FLAIR. (A) Infarto córtico-subcortical à direita, correspondendo ao território da artéria cerebral anterior com lesão do núcleo caudado. (B) Em alguns indivíduos, a existência de lesão extensa da substância branca se correlaciona à maior atrofia cortical global e ao risco aumento para demência.

NEUROIMAGEM VASCULAR

A avaliação neurovascular engloba diversos exames complementares, como a ultrassonografia (USG) de carótidas e vertebrais cervicais e a angiografia por TC ou RM das carótidas e vertebrais. Esses exames investigam patologias vasculares, como placas ateromatosas e alterações do fluxo sanguíneo cerebral. Nos casos em que a visualização detalhada da árvore arterial cervical e intracraniana é necessária, como na suspeita de aneurisma, a angio RM ou a angio TC podem ser utilizadas.[58]

O uso da da tomografia com emissão de fóton único (SPECT) parece útil no diagnóstico diferencial com a DV, sendo típico o achado de hipoperfusão difusa na DV do tipo Binswanger. Com relação à tomografia com emissão de pósitrons (PET), diferentes padrões de redução do metabolismo costumam estar associados na DV, incluindo hipometabolismo difuso na doença vascular isquêmica subcortical, frontal ou multifocal, como no caso dos infartos lacunares ou múltiplos. O uso de PET ou SPECT está recomendado na investigação de casos atípicos, nos quais há dúvida diagnóstica após o exame clínico e a neuroimagem estrutural.

TENSOR DE DIFUSÃO

O tensor de difusão, ou *diffusion tensor imaging* (DTI), é uma técnica de ressonância estrutural que se baseia no deslocamento das moléculas de água ao longo das fibras axonais. O DTI pode ser bastante útil como marcador biológico da perda de integridade axonal e mostra-se promissor no diagnóstico precoce das desconexões neuronais em diversas condições neuropsiquiátricas. Estudos com DTI na DV têm mostrado a importância da avaliação de regiões específicas cerebrais, como fórnix, cíngulo e hipocampo; outro foco de interesse clínico do DTI vem sendo a investigação de fatores vasculares e degenerativos na demência, principalmente o papel das lesões vasculares isquêmicas na conversão para a DA.[59] Além disso, evidências têm mostrado que lesões axonais podem se associar a aumento da pressão arterial, mesmo na ausência de diagnóstico de hipertensão.[60]

CONSIDERAÇÕES FINAIS

As DCVs são causa importante de demência, e sua presença, isolada ou associada a quadros degenerativos, aumenta o risco de conversão para o declínio cognitivo avançado. As manifestações neuropsiquiátricas variam de acordo com o território cerebral acometido e os circuitos neuronais interrompidos, e o diagnóstico precoce pode ter impacto determinante na evolução clínica. O tratamento envolve uma ampla gama de estratégias, entre elas o controle dos fatores de risco cardiovasculares e metabólicos e a adoção de um estilo de vida saudável. O uso de anticolinesterásicos, como na DA, visa à estabilização dos sintomas e é recomendado em todas as fases da demência.

REFERÊNCIAS

1. Román GC, Tatemichi TK, Erkinjuntti T, Cummings JL, Masdeu JC, Garcia JH, et al. Vascular dementia: diagnostic criteria for research studies: report of the NINDS-AIREN International Workshop. Neurology. 1993;43(2):250-60.

2. Engelhardt E, Grinberg LT. Alois Alzheimer and vascular brain disease: Arteriosclerotic atrophy of the brain. Dement Neuropsychol. 2015;9(1):81-4.

3. Gorelick PB, Scuteri A, Black SE, Decarli C, Greenberg SM, Iadecola C, et al. Vascular contributions to cognitive impairment and dementia: a statement for healthcare professionals from the American Heart Association/ American Stroke Association. Stroke. 2011;42(9):2672-713.
4. Hachinski V. Vascular dementia: a radical redefinition. Dementia. 1994;5(3-4):130-2.
5. Skrobot OA, O'Brien J, Black S, Chen C, DeCarli C, Erkinjuntti T, et al. The vascular impairment of cognition classification consensus study. Alzheimers Dement. 2017;13(6):624-33.
6. World Health Organization. Risk reduction of cognitive decline and dementia: WHO guidelines. Geneva: WHO; 2019.
7. Azarpazhooh MR, Hachinski V. Vascular cognitive impairment: a preventable component of dementia. In: Dekosky ST, Asthana S, editors. Handbook of clinical neurology. Philadelphia: Elsevier; 2019. v. 167, p. 377-91.
8. Wu YT, Beiser AS, Breteler MMB, Fratiglioni L, Helmer C, Hendrie HC, et al. The changing prevalence and incidence of dementia over time: current evidence. Nat Rev Neurol. 2017;13(6):327-39.
9. Prince M, Ali GC, Guerchet M, Prina AM, Albanese E, Wu YT. Recent global trends in the prevalence and incidence of dementia, and survival with dementia. Alzheimers Res Ther. 2016;8(1):23.
10. Satizabal CL, Beiser AS, Chouraki V, Chêne G, Dufouil C, Seshadri S. Incidence of dementia over three decades in the framingham heart study. N Engl J Med. 2016;374(6):523-32.
11. Clouston SAP, Terrera GM, Rodgers JL, O'Keefe P, Mann FD, Lewis NA, et al. Cohort and period effects as explanations for declining dementia trends and cognitive aging. Popul Dev Rev. 2021;47(3):611-37.
12. Pase MP, Satizabal CL, Seshadri S. Role of improved vascular health in the declining incidence of dementia. Stroke. 2017;48(7):2013-20.
13. Williamson JD. Lessons from SPRINT-MIND on interventions to prevent dementia. Alzheimers Dement. 2021;17(S9):e050159.
14. O'Brien JT, Erkinjuntti T, Reisberg B, Roman G, Sawada T, Pantoni L, et al. Vascular cognitive impairment. Lancet Neurol. 2003;2(2):89-98.
15. Grinberg LT. Vascular dementia: current concepts and nomenclature harmonization. Dement neuropsychol. 2012;6(3):122-6.
16. Meyer JS, Xu G, Thornby J, Chowdhury MH, Quach M. Is mild cognitive impairment prodromal for vascular dementia like alzheimer's disease? Stroke. 2002;33(8):1981-85.
17. Ishii H, Meguro K, Yamaguchi S, Ishikawa H, Yamadori A. Prevalence and cognitive performances of vascular cognitive impairment no dementia in Japan: the Osaki-Tajiri project. Eur J Neurol. 2007;14(6):609-16.
18. Jellinger KA. The neuropathologic substrates of vascular-ischemic dementia. In: Paul RH, Cohen R, Ott BR, Salloway S, editors. Vascular dementia: cerebrovascular mechanisms and clinical management. Totowa: Humana Press; 2005. p. 23-56.
19. Jellinger KA, Attems J. Prevalence and pathology of dementia with Lewy bodies in the oldest old: a comparison with other dementing disorders. Dement Geriatr Cogn Disord. 2011;31(4):309-16.
20. Knopman DS, Rocca WA, Cha RH, Edland SD, Kokmen E. Incidence of vascular dementia in Rochester, Minn, 1985-1989. Arch Neurol. 2002;59(10):1605-10.
21. Ikejima C, Yasuno F, Mizukami K, Sasaki M, Tanimukai S, Asada T. Prevalence and causes of early-onset dementia in Japan: a population-based study. Stroke. 2009;40(8):2709-14.
22. Garre-Olmo J. Epidemiology of Alzheimer's disease and other dementias. Rev Neurol. 2018;66(11):377-86.
23. Yamada T, Hattori H, Miura A, Tanabe M, Yamori Y. Prevalence of Alzheimer's disease, vascular dementia and dementia with Lewy bodies in a Japanese population. Psychiatry Clin Neurosci. 2001;55(1):21-5.
24. Ikeda M, Hokoishi K, Maki N, Nebu A, Tachibana N, Komori K, et al. Increased prevalence of vascular dementia in Japan: a community-based epidemiological study. Neurology. 2001;57(5):839-44.
25. Meguro K, Ishii H, Yamaguchi S, Ishizaki J, Shimada M, Sato M, et al. Prevalence of dementia and dementing diseases in Japan: the Tajiri project. Arch Neurol. 2002;59(7):1109-14.
26. Wada-Isoe K, Uemura Y, Suto Y, Doi K, Imamura K, Hayashi A, et al. Prevalence of dementia in the rural island town of ama-cho, Japan. Neuroepidemiology. 2009;32(2):101-6.

27. Wangtongkum S, Sucharitkul P, Silprasert N, Inthrachak R. Prevalence of dementia among population age over 45 years in Chiang Mai, Thailand. J Med Assoc Thai. 2008;91(11):1685-90.

28. Silva HA, Gunatilake SB, Smith AD. Prevalence of dementia in a semi-urban population in Sri Lanka: report from a regional survey. Int J Geriat Psychiatry. 2003;18(8):711-5.

29. Arslantaş D, Özbabalık D, Metintaş S, Özkan S, Kalyoncu C, Özdemir G, et al. Prevalence of dementia and associated risk factors in Middle Anatolia, Turkey. J Clin Neurosci. 2009;16(11):1455-9.

30. Vilalta-Franch J, López-Pousa S, Llinàs-Reglà J. The prevalence of dementias in a rural area: a study in Girona. Rev Neurol. 2000;30(11):1026-32.

31. García García FJ, Sánchez Ayalab MI, Alejandro Péeacute M, Martín Correa E, Alonsoc CM, Rodríguez Ferrera G, et al. Prevalencia de demencia y de sus subtipos principales en sujetos mayores de 65 ań os: efecto de la educación y ocupación: estudio Toledo. Med Clín. 2001;116(11):401-7.

32. Bufill E, Bartés A, Moral A, Casadevall T, Codinachs M, Zapater E, et al. Prevalence of cognitive deterioration in people over 80-years-old: COGMANLLEU study. Neurologia. 2009;24(2):102-7.

33. Andersen K, Lolk A, Nielsen H, Kragh-Sørensen P. Prevalence and incidence of dementia in Denmark: the Odense study. Ugeskr Laeger. 2000;162(33):4386-90.

34. Börjesson-Hanson A, Edin E, Gislason T, Skoog I. The prevalence of dementia in 95 year olds. Neurology. 2004;63(12):2436-8.

35. Plassman BL, Langa KM, Fisher GG, Heeringa SG, Weir DR, Ofstedal MB, et al. Prevalence of dementia in the united states: the aging, demographics, and memory study. Neuroepidemiology. 2007;29(1-2):125-32.

36. Herrera E, Caramelli P, Silveira ASB, Nitrini R. Epidemiologic survey of dementia in a community-dwelling Brazilian population. Alzheimer Dis Assoc Disord. 2002;16(2):103-8.

37. Bottino CMC, Azevedo D Jr, Tatsch M, Hototian SR, Moscoso MA, Folquitto J, et al. Estimate of dementia prevalence in a community sample from São Paulo, Brazil. Dement Geriatr Cogn Disord. 2008;26(4):291-9.

38. El Tallawy HN, Farghly WMA, Shehata GA, Rageh TA, Hakeem NA, Abo-Elfetoh N, et al. Prevalence of dementia in Al Kharga District, New Valley governorate, Egypt. Neuroepidemiology. 2012;38(3):130-7.

39. Wang W, Wu S, Cheng X, Dai H, Ross K, Du X, et al. Prevalence of Alzheimer's disease and other dementing disorders in an urban community of Beijing, China. Neuroepidemiology. 2000;19(4):194-200.

40. Zhang ZX, Zahner GEP, Román GC, Liu J, Hong Z, Qu QM, et al. Dementia subtypes in China: prevalence in Beijing, Xian, Shanghai, and Chengdu. Arch Neurol. 2005;62(3):447-53.

41. Zhao Q, Zhou B, Ding D, Guo Q, Hong Z. Prevalence, mortality, and predictive factors on survival of dementia in Shanghai, China. Alzheimer Dis Assoc Disord. 2010;24(2):151-8.

42. Jia J, Wang F, Wei C, Zhou A, Jia X, Li F, et al. The prevalence of dementia in urban and rural areas of China. Alzheimers Dement. 2014;10(1):1-9.

43. Lee DY, Lee JH, Ju Y, Lee KU, Kim KW, Jhoo JH, et al. The prevalence of dementia in older people in an urban population of Korea: the Seoul study. J Am Geriatr Soc. 2002;50(7):1233-9.

44. Jhoo JH, Kim KW, Huh Y, Lee SB, Park JH, Lee JJ, et al. Prevalence of dementia and its subtypes in an elderly urban Korean population: results from the Korean longitudinal study on health and aging (KLoSHA). Dement Geriatr Cogn Disord. 2008;26(3):270-6.

45. Kim KW, Park JH, Kim MH, Kim MD, Kim BJ, Kim SK, et al. A nationwide survey on the prevalence of dementia and mild cognitive impairment in South Korea. J Alzheimers Dis. 2011;23(2):281-91.

46. Ozbabalk D, Arslanta D, Tuncer N. The epidemiology of vascular dementia. In: Atwood C, editor. Geriatrics [Internet]. London: InTech; 2012 [capturado em 29 maio 2022]. Disponível em: https://www.intechopen.com/chapters/29296.

47. Sekita A, Ninomiya T, Tanizaki Y, Doi Y, Hata J, Yonemoto K, et al. Trends in prevalence of Alzheimer's disease and vascular dementia in a Japanese community: the Hisayama study. Acta Psychiatr Scand. 2010;122(4):319-25.

48. Hébert R, Lindsay J, Verreault R, Rockwood K, Hill G, Dubois MF. Vascular dementia: incidence and risk factors in the canadian study of health and aging. Stroke. 2000;31(7):1487-93.

49. Tabet N, Quinn R, Klugman A. Prevalence and cognitive impact of cerebrovascular findings in Alzheimer's disease: a retrospective, naturalistic study. Int J Clin Pract. 2009;63(2):338-45.

50. Rockwood K, Macknight C, Wentzel C, Black S, Bouchard R, Gauthier S, et al. The diagnosis of "mixed" dementia in the consortium for the investigation of vascular impairment of cognition (CIVIC). Ann N Y Acad Sci. 2000;903:522-8.

51. Fitzpatrick AL, Kuller LH, Ives DG, Lopez OL, Jagust W, Breitner JCS, et al. Incidence and prevalence of dementia in the cardiovascular health study. J Am Geriatr Soc. 2004;52(2):195-204.

52. Imfeld P, Pernus YBB, Jick SS, Meier CR. Epidemiology, co-morbidities, and medication use of patients with Alzheimer's disease or vascular dementia in the UK. J Alzheimers Dis. 2013;35(3):565-73.

53. Engelhardt E, Laks J, Cavalcanti J, Madalen C. Demência vascular. Rev Bras Neurol. 2004;40(2):5-25.

54. Jack CR Jr, Bennett DA, Blennow K, Carrillo MC, Dunn B, Haeberlein SB, et al. NIA-AA research framework: toward a biological definition of Alzheimer's disease. Alzheimers Dement. 2018;14(4):535-62.

55. Wardlaw JM, Smith EE, Biessels GJ, Cordonnier C, Fazekas F, Frayne R, et al. Neuroimaging standards for research into small vessel disease and its contribution to ageing and neurodegeneration. Lancet Neurol. 2013;12(8):822-38.

56. Wardlaw JM, Valdés Hernández MC, Muñoz-Maniega S. What are white matter hyperintensities made of? Relevance to vascular cognitive impairment. J Am Heart Assoc. 2015;4(6):001140.

57. Debette S, Schilling S, Duperron MG, Larsson SC, Markus HS. Clinical significance of magnetic resonance imaging markers of vascular brain injury: a systematic review and meta-analysis. JAMA Neurol. 2019;76(1):81-94.

58. Hu HY, Ou YN, Shen XN, Qu Y, Ma YH, Wang ZT, et al. White matter hyperintensities and risks of cognitive impairment and dementia: a systematic review and meta-analysis of 36 prospective studies. Neurosci Biobehav Rev. 2021;120:16-27.

59. Ebly EM, Hogan DB, Parhad IM. Cognitive impairment in the nondemented elderly: results from the canadian study of health and aging. Arch Neurol. 1995;52(6):612-9.

60. Rockwood K, Wentzel C, Hachinski V, Hogan DB, MacKnight C, McDowell I. Prevalence and outcomes of vascular cognitive impairment: vascular cognitive impairment investigators of the canadian study of health and aging. Neurology. 2000;54(2):447-51.

61. Stephan BC, Matthews FE, Khaw KT, Dufouil C, Brayne C. Beyond mild cognitive impairment: vascular cognitive impairment, no dementia (VCIND). Alzheimers Res Ther. 2009;1(1):4.

62. Zanetti M, Ballabio C, Abbate C, Cutaia C, Vergani C, Bergamaschini L. Mild cognitive impairment subtypes and vascular dementia in community-dwelling elderly people: a 3-year follow-up study. J Am Geriatr Soc. 2006;54(4):580-6.

63. Madureira S, Verdelho A, Moleiro C, Santos C, Scheltens P, Gouw A, et al. White matter changes and cognitive decline in a ten-year follow-up period: a pilot study on a single-center cohort from the leukoaraiosis and disability study. Dement Geriatr Cogn Disord. 2016;41(5-6):303-13.

64. Kopchak OO, Bachinskaya NY, Pulyk OR. Vascular risk factors and cognitive functions in the patients with cerebrovascular disease. Wiad Lek. 2020;73(10):2250-4.

65. Wiederkehr S, Laurin D, Simard M, Verreault R, Lindsay J. Vascular risk factors and cognitive functions in nondemented elderly individuals. J Geriatr Psychiatry Neurol. 2009;22(3):196-206.

66. World Health Organization. ICD-11 for mortality and morbidity statistics [Internet]. Geneva: WHO; 2022 [capturado em 29 maio 2022]. Disponível em: https://icd.who.int/browse11/l-m/en.

67. Petersen RC. Mild cognitive impairment as a diagnostic entity. J Intern Med. 2004;256(3):183-94.

68. Erkinjuntti T, Inzitari D, Pantoni L, Wallin A, Scheltens P, Rockwood K, et al. Research criteria for subcortical vascular dementia in clinical trials. In: Jellinger K, Schmidt R, Windisch M, editors. Advances in dementia research. Vienna: Springer; 2000. p. 23-30.

69. Chabriat H, Joutel A, Dichgans M, Tournier-Lasserve E, Bousser MG. Cadasil. Lancet Neurol. 2009;8(7):643-53.

70. Engelhardt E, Tocquer C, Andre C, Moreira DM, Okamoto IH, Cavalcanti J. Demência vascular: critérios diagnósticos e exames complementares. Dement Neuropsychol. 2011;5(Supl1):49-77.

71. Engelhardt E. Brown-séquard: on neural networks and brain localization of functions. Dement Neuropsychol. 2014;8(1):79-82.

72. Staekenborg SS, Straaten ECW, Flier WM, Lane R, Barkhof F, Scheltens P. Small vessel versus large vessel vascular dementia: risk factors and MRI findings. J Neurol. 2008;255(11):1644-51.

73. Zekry D, Duyckaerts C, Belmin J, Geoffre C, Herrmann F, Moulias R, et al. The vascular lesions in vascular and mixed dementia: the weight of functional neuroanatomy. Neurobiol Aging. 2003;24(2):213-9.

74. van Straaten ECW, Scheltens P, Barkhof F. MRI and CT in the diagnosis of vascular dementia. J Neurol Sci. 2004;226(1-2):9-12.

75. Iadecola C, Duering M, Hachinski V, Joutel A, Pendlebury ST, Schneider JA, et al. Vascular cognitive impairment and dementia. J Am Coll Cardiol. 2019;73(25):3326-44.

76. Sudo FK, Amado P, Alves GS, Laks J, Engelhardt E. A continuum of executive function deficits in early subcortical vascular cognitive impairment: a systematic review and meta-analysis. Dement Neuropsychol. 2017;11(4):371-80.

77. Inzitari D, Pracucci G, Poggesi A, Carlucci G, Barkhof F, Chabriat H, et al. Changes in white matter as determinant of global functional decline in older independent outpatients: three year follow-up of LADIS (leukoaraiosis and disability) study cohort. BMJ. 2009;339(7715):279-82.

78. Chui HC, Victoroff JI, Margolin D, Jagust W, Shankle R, Katzman R. Criteria for the diagnosis of ischemic vascular dementia proposed by the State of California Alzheimer's Disease Diagnostic and Treatment Centers. Neurology. 1992;42(3 Pt 1):473-80.

79. American Psychiatric Association. Diagnostic and statistical manual of mental disorders: DSM-5. 5th ed. Washington: APA; 2013.

80. Sachdev P, Kalaria R, O'Brien J, Skoog I, Alladi S, Black SE, et al. Diagnostic criteria for vascular cognitive disorders: a VASCOG statement. Alzheimer Dis Assoc Disord. 2014;28(3):206-18.

81. Román GC, Sachdev P, Royall DR, Bullock RA, Orgogozo JM, López-Pousa S, et al. Vascular cognitive disorder: a new diagnostic category updating vascular cognitive impairment and vascular dementia. J Neurol Sci. 2004;226(1-2):81-7.

82. Engelhardt E, Moreira DM, Alves GS, Lanna MEO, Alves CEO, Ericeira-Valente L, et al. Binswanger's disease and quantitative fractional anisotropy. Arq Neuro-Psiquiatr. 2009;67(2a):179-84.

83. Alexopoulos GS, Meyers BS, Young RC, Campbell S, Silbersweig D, Charlson M. Vascular depression hypothesis. Arch Gen Psychiatry. 1997;54(10):915-22.

84. Tiel C, Sudo FK, Alves GS, Ericeira-Valente L, Moreira DM, Laks J, et al. Neuropsychiatric symptoms in vascular cognitive impairment: a systematic review. Dement Neuropsychol. 2015;9(3):230-6.

16 DEMÊNCIA FRONTOTEMPORAL

Leandro Boson Gambogi
Luciano Inácio Mariano
Paulo Caramelli
Leonardo Cruz de Souza

A degeneração predominante das regiões frontais e temporais do córtex cerebral, descrita por Arnold Pick em 1892, constitui uma síndrome clínica caracterizada por progressivas alterações comportamentais e de personalidade e/ou comprometimento da linguagem. Apesar da descrição remota, apenas recentemente foram propostos critérios diagnósticos formais e a classificação dos seus subtipos clínicos.

Neste capítulo, são abordados os mais importantes aspectos e alternativas terapêuticas da principal apresentação clínica da demência frontotemporal (DFT), a variante comportamental e as variantes de linguagem.

BREVE HISTÓRICO

Arnold Pick foi o primeiro a descrever um conjunto de sintomas resultantes da atrofia dos lobos frontais e temporais que são atribuídos à degeneração lobar frontotemporal (DLFT). Os casos originais descritos por Pick seriam, em sua maioria, classificados atualmente como variantes semânticas da afasia progressiva primária (APPvs) em decorrência da atrofia predominantemente temporal, mas Pick também descreveu pacientes com comprometimento majoritariamente frontal, hoje reconhecidos como responsáveis pela maior parte dos casos. Seu trabalho inicial foi complementado por Alois Alzheimer, que observou inclusões intraneuronais durante a investigação patológica de tais pacientes. Posteriormente, essas inclusões foram denominadas corpúsculos de Pick.[1]

Nos anos 1980, investigadores da Inglaterra e da Suécia passaram a estudar esses pacientes que sofriam de doenças degenerativas focais dos lobos frontais e temporais, nos quais uma neuropatologia do tipo Alzheimer não era encontrada.[2] Naquela época, Marsel Mesulam iniciou estudos em pacientes com degeneração assimétrica do hemisfério cerebral esquerdo, quando, então, cunhou o termo afasia progressiva primária (APP).[3]

Com os avanços na neuroimagem no final da década de 1980 e início da década de 1990, os pacientes com atrofia dos lobos frontais e temporais anteriores, com presença de patologia do tipo não Alzheimer, foram mais facilmente identificados. No entanto, notou-se que, em aproximadamente 80% dos casos, os corpúsculos de Pick clássicos não eram encontrados, levando Arne Brun a assinalar o termo "demência do lobo frontal do tipo não Alzheimer".[4] Como em nível patológico foram observadas similaridades entre as variantes de linguagem e as síndromes comportamentais, o termo DLFT ficou, então, reservado para se referir ao grupo de pacientes com síndromes clínicas frontotemporais focais associadas à patologia do tipo não Alzheimer.[5]

EPIDEMIOLOGIA

A incidência da DFT é estimada em 1,61 a 4,1 casos a cada 100 mil pessoas, anualmente. A DFT é a segunda demência mais comum em pessoas com menos de 65 anos de idade, ficando atrás apenas da doença de Alzheimer (DA).[6] Há poucos estudos sobre a prevalência da DFT nos países da América Latina, mas os dados sugerem uma prevalência de 1,2 a 1,7 por mil habitantes.[7]

Ambos os sexos são igualmente afetados, e a idade média de início é entre 45 e 65 anos; no entanto, há casos documentados com idade inferior a 30 anos. Durante muito tempo, considerou-se que a doença era rara após os 65 anos de idade, mas hoje se reconhece que até 30% dos pacientes com DFT têm início senil.[8] Entre as apresentações clínicas, a variante comportamental (DFTvc) é a mais frequente e corresponde a cerca de 60% dos casos.[6]

Acredita-se que a DFT é subdiagnosticada entre os não especialistas, provavelmente por falta de conhecimento ou de experiência e pela dificuldade enfrentada diante da sobreposição dos sintomas com vários transtornos psiquiátricos primários.[9]

APRESENTAÇÕES CLÍNICAS E CRITÉRIOS DIAGNÓSTICOS

Uma diversidade de apresentações clínicas está sob o espectro patológico da DLFT. Seus principais fenótipos são classificados em DFTvc — síndrome clínica mais comum — e em variações com acometimento predominante de linguagem, sendo elas a variante semântica e a variante não fluente agramática das APPs. A DFT ainda pode coocorrer com doença do neurônio motor (DFT-DNM) ou com parkinsonismo atípico, na síndrome corticobasal (SCB) e na paralisia supranuclear progressiva (PSP) (**Fig. 16.1**).[10]

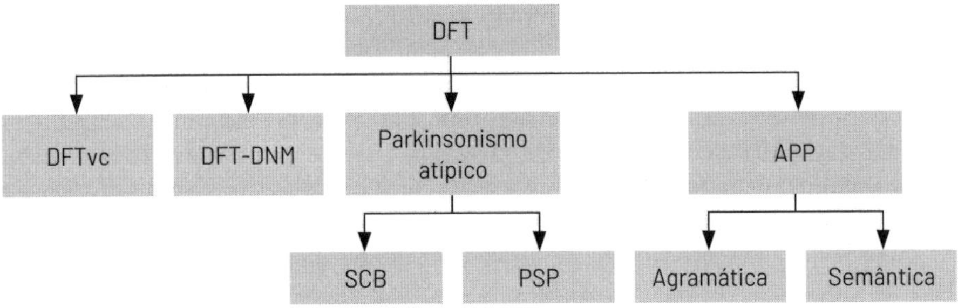

Figura 16.1
Apresentações clínicas da DFT.
DFT = demência frontotemporal; DFTvc = variante comportamental da demência frontotemporal; DFT-DNM = demência frontotemporal e doença do neurônio motor; APP = afasia progressiva primária; SCB = síndrome corticobasal; PSP: paralisia supranuclear progressiva.

DEMÊNCIA FRONTOTEMPORAL – VARIANTE COMPORTAMENTAL

A DFTvc é a apresentação clínica mais prevalente e está associada à degeneração progressiva dos lobos frontais, dos lobos temporais anteriores, ou de ambos. A assinatura clínica da DFTvc é a perturbação de múltiplos domínios relacionados à cognição social. O paciente manifesta alterações comportamentais que incluem desinibição, apatia, hiperfagia, perda de empatia e prejuízo no julgamento e no discernimento. Além disso, déficits no funcionamento executivo, como comportamentos perseverativos e dificuldades com planejamento, organização e alternância de tarefas são vistos frequentemente.[11] Esses sintomas iniciais são muitas vezes mal interpretados como relacionados a transtornos psiquiátricos primários (i.e., não degenerativos), tornando extremamente difícil o diagnóstico diferencial.[9]

A desinibição inclui comportamentos socialmente inapropriados, como invasão do espaço interpessoal ou familiaridade excessiva com estranhos. Pode haver ações impulsivas ou descuidadas, como vício em jogos de azar, roubo e furto, além de tomadas de decisões inapropriadas, sem considerar as consequências. É comum na DFTvc a perda de decoro social, de modo que os pacientes podem contar piadas impróprias e usar de linguagem grosseira, sem qualquer constrangimento. As evidências por medidas objetivas e subjetivas de desinibição sugerem que a região orbitofrontal/subgenual é fundamental para preservação do controle inibitório.

A falta de empatia ou simpatia é frequente. Por exemplo, um paciente com DFTvc dá uma resposta inadequada a um membro da família que foi diagnosticado com uma condição médica grave. Outras manifestações que se encaixam nesse quesito incluem insensibilidade e falta de interesse com terceiros.

A apatia se manifesta como indiferença ou desinteresse e redução da motricidade global e da movimentação voluntária. Os pacientes apresentam perda do desejo de se engajar em atividades orientadas a objetivos e têm afastamento social em atividades de trabalho, familiares ou passatempos. Além disso, muitas vezes precisam ser estimulados a permanecer envolvidos em conversas, fazer tarefas domésticas ou mesmo a se mexer. O quadro clínico é comumente malinterpretado como depressão, e as pesquisas indicam que a apatia na DFTvc decorre de alterações nas regiões frontal, temporal e límbica.

Comportamentos perseverativos, estereotipados ou compulsivos podem ocorrer na DFTvc. Apresentações motoras simples e repetitivas incluem bater palmas, friccionar, cutucar e estalar os lábios. Comportamentos mais complexos podem ser a coleta de pontas de cigarro, rituais de contagem ou idas repetitivas ao banheiro. A fala também pode se tornar estereotipada com padrões repetitivos específicos. Esses comportamentos motores repetitivos estão usualmente relacionados ao córtex orbitofrontal medial e ao córtex cingulado anterior.

A hiperoralidade e grandes mudanças nos hábitos alimentares também podem se manifestar na DFTvc. Geralmente, as alterações no comportamento e nas preferências alimentares envolvem uma inclinação para doces ou carboidratos e ingesta excessiva de alimentos, mesmo quando saciados. À medida que os pacientes se tornam mais desinibidos, eles podem pegar a comida dos pratos de outras pessoas, por exemplo. Mais tarde, a hiperoralidade pode ocorrer, com exploração oral de objetos não comestíveis.

De acordo com as recomendações atuais, um fenótipo DFTvc pode ser verificado se for constatada deterioração progressiva do comportamento e/ou da cognição, na presença de pelo menos três de seis sintomas centrais possíveis, incluindo cinco domínios de comportamento: (1) desinibição social; (2) apatia; (3) perda da simpatia ou empatia; (4) comportamento perseverativo, estereotipado ou compulsivo; (5) hiperoralidade e mudanças dietéticas, e uma sexta manifestação, representada por perfil neuropsicológico caracterizado por disfunção executiva, com relativa preservação da memória episódica e habilidades visuoespaciais. O diagnóstico é dado como provável quando evidenciada atrofia/hipoperfusão/hipometabolismo frontal e/ou temporal anterior em exame de imagem (estrutural ou funcional), associado a comprometimento funcional. O diagnóstico definitivo de DFTvc fica reservado somente aos casos com confirmação histopatológica e/ou presença de mutação genética sabidamente patogênica (**Quadro 16.1**).[12]

APRESENTAÇÕES PSIQUIÁTRICAS DA DFTvc E DIAGNÓSTICOS DIFERENCIAIS

Os pacientes com as primeiras alterações comportamentais da DFTvc estão mais propensos a buscar ajuda especializada psiquiátrica, e não é raro receberem inicialmente um diagnóstico de transtorno psiquiátrico primário (TPP).[9]

As manifestações iniciais mais comuns da DFTvc são apatia, desinteresse, falta de iniciativa e inatividade, quadro frequentemente diagnosticado de forma equivocada como depressão maior. Por sua vez, a desinibição, a hipersexualidade, os comportamentos compulsivos e a redução da necessidade de sono podem ser confundidos com a mania/hipomania do transtorno bipolar (TB).[13]

Embora não constituam critério diagnóstico formal para DFTvc, sintomas psicóticos não são raras manifestações da doença, aparecendo em cerca de 10 a 20% dos pacientes, e podem facilmente ser confundidos com sintomas psicóticos esquizofrênicos ou de outros transtornos psicóticos primários.[14] A esquizofrenia também se assemelha à DFTvc pelo

■ Quadro 16.1
Critérios diagnósticos da DFTvc

I. Doença neurodegenerativa
O seguinte sintoma deve estar presente para atender aos critérios da DFTvc.
- A. Sinais de deterioração progressiva do comportamento e/ou cognição por observação ou histórico (fornecido por um bom informante)

II. DFTvc possível
Três dos seguintes sintomas comportamentais/cognitivos (A-F) devem estar presentes para atender aos critérios. A incerteza requer que os sintomas sejam persistentes ou recorrentes, em vez de eventos únicos ou raros.
- A. Desinibição comportamental precoce [um dos seguintes sintomas (A.1-A.3) deve estar presente]:
  - A.1. Comportamento socialmente inapropriado
  - A.2. Perda de modos ou decoro
  - A.3. Ações impulsivas, imprudentes ou descuidadas
- B. Apatia ou inércia precoce [um dos seguintes sintomas (B.1-B.2) deve estar presente]:
  - B.1. Apatia
  - B.2. Inércia
- C. A perda precoce de simpatia ou empatia [um dos seguintes sintomas (C.1-C.2) deve estar presente]:
  - C.1. Diminuição da resposta às necessidades e aos sentimentos de outras pessoas
  - C.2. Diminuição do interesse social, de relacionamentos mútuos ou de afeto
- D. Comportamento perseverativo, estereotipado ou compulsivo/ritualístico precoce [um dos seguintes sintomas (D.1-D.3) deve estar presente]:
  - D.1. Movimentos repetitivos simples
  - D.2. Comportamentos complexos, compulsivos ou ritualísticos
  - D.3. Estereotipias de fala
- E. Hiperoralidade e mudanças dietéticas [um dos seguintes sintomas (E.1-E.3) deve estar presente]:
  - E.1. Mudanças nas preferências alimentares
  - E.2. *Binge eating*, aumento do consumo de álcool ou cigarros
  - E.3. Exploração oral ou consumo de objetos não comestíveis
- F. Perfil neuropsicológico: déficits executivos com relativa preservação da memória e das funções visuoespaciais [todos os seguintes sintomas (F.1-F.3) devem estar presentes]:
  - F.1. Déficits nas tarefas executivas
  - F.2 Poupança relativa de memória episódica
  - F.3. Poupança relativa de habilidades visuoespaciais

(Continua)

(*Continuação*)

■ Quadro 16.1
Critérios diagnósticos da DFTvc

III. DFTvc provável
Todos os seguintes sintomas (A-C) devem estar presentes para atender aos critérios.
A. Atender aos critérios para possível DFTvc
B. Exibir comprometimento funcional significativo (por relato do cuidador ou evidenciado por pontuação do *Clinical Dementia Rating Scale* ou do *Functional Activities Questionnaire*)
C. Resultados de imagem consistentes com DFTvc [um dos seguintes (C.1-C.2) deve estar presente]:
C.1. Atrofia frontal e/ou temporal anterior na RM ou TC
C.2. Hipoperfusão/hipometabolismo frontal e/ou temporal anterior em SPECT/PET

IV. DFTvc com patologia DLFT definida
O critério A e os critérios B ou C devem estar presentes.
A. Atender aos critérios para DFTvc possível ou provável
B. Evidência histopatológica de DLFT na biópsia ou na autópsia *post-mortem*
C. Presença de uma mutação patogênica conhecida

V. Critérios de exclusão para DFTvc
Os critérios A e B devem ser respondidos negativamente para qualquer diagnóstico de DFTvc. O critério C pode ser positivo para um possível DFTvc, mas deve ser negativo para provável DFTvc.
A. O padrão de déficits é mais bem explicado por outros transtornos não degenerativos do sistema nervoso ou outras doenças médicas
B. A perturbação comportamental é mais bem explicada por um diagnóstico psiquiátrico
C. Biomarcadores fortemente indicativos da DA ou outro processo neurodegenerativo

DFTvc = demência frontotemporal variante comportamental; SPECT = tomografia computorizada por emissão de fóton único; PET = tomografia por emissão de pósitrons; DLFT = degeneração lobar frontotemporal ; DA = doença de Alzheimer; RM = ressonância magnética; TC = tomografia computadorizada.
Fonte: Rascovsky e colaboradores.[12]

declínio da habilidade de manifestar ou expressar sentimentos. Essa exibição evoca o embotamento afetivo classicamente descrito por Bleuler no "Grupo das Esquizofrenias", sintoma categorizado posteriormente como parte da apresentação negativa da doença, em 1974. Os sintomas negativos da esquizofrenia chegaram inclusive a ser comparados aos de uma síndrome do lobo frontal, e os resultados foram muito semelhantes entre os grupos, com as diferenças atribuídas à presença adicional de desinibição na síndrome frontal.[9] Há também descrições esparsas de catatonia em pacientes com DFTvc.

Os pacientes portadores de TB parecem apresentar declínio cognitivo em todas as fases da doença, incluindo os períodos de remissão, e o impacto cognitivo aparentemente se agrava com o número de episódios acumulados. Apesar de compartilhar grande semelhança fenotípica, com prejuízo em memória verbal, provavelmente relacionada a dano de córtex temporal medial, funções executivas e fluência verbal, a gravidade desse prejuízo, medida pelo número de desvios-padrão abaixo da média, não atinge aquele usualmente encontrado nos quadros demenciais. Outrossim, há nos pacientes com DFTvc maior rigidez cognitiva, prejuízo da cognição emocional que independe da estabilidade afetiva e pior crítica de morbidade (*insight*).

Ainda constituem alterações comportamentais apresentadas pelos pacientes DFTvc e divididas com as síndromes psiquiátricas: impulsividade, irritabilidade, falta de empatia, comportamento antissocial e até mesmo criminoso e alterações alimentares, como compulsões e predileção por doces. Por fim, apesar de os comportamentos compulsivos e o colecionismo serem apresentações frequentes, não é comum uma confusão com o diagnóstico de transtorno obsessivo-compulsivo (TOC).[9]

Distinguir pacientes com DFTvc de pacientes com TPP é crucial devido às diferenças no prognóstico e no manejo do paciente, no aconselhamento familiar, na educação do cuidador e no planejamento patrimonial. Muitos pacientes com DFTvc e seus familiares recebem o diagnóstico tardiamente, impactando diretamente no cuidado.

Diante dessas dificuldades, foi fundado o Consórcio Internacional de Neuropsiquiatria para a Demência Frontotemporal (NIC-FTD) a fim de determinar a melhor prática clínica e estabelecer uma colaboração internacional para compartilhar um conjunto de dados comum para a pesquisa. Estipulou-se uma lista de recomendações clínicas para a investigação de DFTvc em pacientes com alterações comportamentais de início tardio com base em evidências da literatura, bem como em consenso e opiniões de especialistas (**Fig. 16.2**).[15]

FENOCÓPIA DA VARIANTE COMPORTAMENTAL DA DEMÊNCIA FRONTOTEMPORAL

Uma fenocópia é definida como um fenótipo não geneticamente provocado que imita ou se assemelha a outro geneticamente gerado, ou fenótipos idênticos causados por variantes genéticas de uma mutação principal.

Assim, apesar de não ser o termo mais apropriado, nomeia-se um quadro com as características centrais da DFTvc, mas com padrão lentamente progressivo, ou sem progressão alguma, e com pouca ou nenhuma alteração de neuroimagem, fenocópia da DFTvc.

Para esses casos, transtornos mentais graves são considerados causas subjacentes. No entanto, não há um único transtorno psiquiátrico primário que usualmente justifique a síndrome de fenocópia por si só, apesar de a mania dos TBs, da depressão grave, da esquizofrenia e dos TOCs poderem apresentar sobreposição clínica com a DFTvc.[16]

AFASIA PROGRESSIVA PRIMÁRIA – VARIANTE SEMÂNTICA

Pacientes com APPvs apresentam queixas de memória semântica de palavras e de conceitos, mas com preservação da memória autobiográfica. Os sintomas se iniciam geralmente entre 65 e 70 anos de idade.[17,18]

As características iniciais da APPvs são anomia e má compreensão de palavras isoladas menos conhecidas ou usadas com menor frequência, como "elefante", com

Primeiro passo

História clínica; investigação de sintomas DFTvc; investigação de transtornos psiquiátricos; avaliação de cognição socioemocional por entrevista	Exame neurológico detalhado; mini-exame do estado mental	Testes de funções executivas; MoCA ou ACE

↓

Segundo passo

Avaliação por pelo menos um psiquiatra e um neurologista experientes; ao menos uma escala de avaliação comportamental	Se o diagnóstico é ambíguo, fazer avaliação neuropsicológica completa; aplicar ao menos um teste estruturado de cognição socioemocional (Ekman, SEA)	RNM cerebral com aplicação de escalas (Fazekas, MTA); eletroneuromiografia se houver sinais de DNM

↓

Diagnóstico incerto (DFTvc possível ou ambíguo)

PET-FDG avaliado por alguém com experiência	Pesquisa de biomarcadores no líquido cerebrospinal (LCS) para afastar DA	Testagem genética, especialmente *C9orf72*

↓

TPP	Ainda incerto	DFTvc provável
Revisar os critérios para identificar o transtorno e tratar conforme recomendações	Se os achados são todos inconsistentes, reconsiderar TPP; tratar de forma empírica de acordo com os sintomas; repetir o processo em 12-24 meses	Investigar mutação *C9orf72*; investigar todas as mutações se houver parentes de primeiro grau acometidos

Figura 16.2
Algoritmo diagnóstico para abordagem de alterações comportamentais de início tardio.
Fonte: Elaborada com base em Ducharme e colaboradores.[15]

preservação inicial de palavras que são usadas com maior frequência, como "gato". À medida que os sintomas progridem, os pacientes também perdem o conhecimento semântico sobre objetos, ou seja, se um paciente não conhece a palavra "elefante", tampouco se beneficia de dicas fonêmicas ou semânticas, como "animal com tromba" ou mesmo da apresentação de uma imagem do animal. Quando pacientes com APPvs são solicitados a ler ou escrever palavras irregulares (p. ex., táxi, saxofone), eles fazem uma "regularização" fonêmica (ou seja, "táquisi", "saquissofone"), uma vez que perdem o conhecimento de seu som não convencional, fenômeno conhecido como dislexia/disgrafia de superfície. É importante observar que, assim como nas outras APPs, as dificuldades cognitivas do paciente estão circunscritas à linguagem pelo menos nos dois primeiros anos dos sintomas, sem comprometimento de outros domínios, como memória episódica e praxias. A autonomia está globalmente intacta para todas as atividades que não requerem recursos de comunicação.

Na APPvs, a repetição é poupada e não há distúrbio motor da fala (apraxia), caracterizado pela dificuldade de programação e planejamento das sequências dos movimentos motores da fala. A sintaxe e a gramática são preservadas, e prosopagnosia pode estar presente como parte do déficit semântico. As funções executivas e as habilidades visuoespaciais usualmente também estão intactas. Os critérios clínicos para APPvs incluem, além do prejuízo de nomeação por confrontação e de compreensão de palavras isoladas, três dos quatro critérios seguintes: comprometimento do conhecimento de objetos, dislexia/disgrafia de superfície e repetição e produção de fala poupadas (**Quadro 16.2**). O diagnóstico clínico é apoiado por neuroimagem que aponta para atrofia/hipometabolismo/hipoperfusão de porções anteriores do lobo temporal.[19,20]

AFASIA PROGRESSIVA PRIMÁRIA – VARIANTE NÃO FLUENTE/AGRAMÁTICA

A variante não fluente/agramática da APP (APPvnf) é caracterizada por fala espontânea não fluente, agramatismo, apraxia de fala, parafasias fonêmicas e anomia. Em geral, o início dos sintomas ocorre por volta dos 65 anos.[17,18]

Os pacientes inicialmente costumam se queixar de problemas para encontrar palavras, mas mantêm fala eficiente. Com o tempo, o discurso se torna laborioso, lento, desarranjado e com perturbação da prosódia, e o paciente começa a cometer erros de som inconsistentes na fala sem ter consciência desse déficit. Pode haver inserções, exclusões, distorções e substituições nos sons da fala. Por exemplo, se um paciente for solicitado a repetir uma palavra de estrutura complexa, como "prognóstico", cinco vezes seguidas, ele irá demonstrar uma apraxia do discurso motor, repetindo a palavra de forma diferente a cada vez. O uso inadequado da gramática está frequentemente presente na APPvnf, mas pode ser sutil em estágios iniciais da doença. Como nos outros casos de APP, outras habilidades cognitivas e a autonomia devem estar preservadas, pelo menos nos dois primeiros anos da doença.

Para que um paciente atenda aos critérios clínicos da APPvnf, ele deve ter uma apraxia motora da fala ou agramatismo, além das características associadas, que apoiam o diagnóstico (**Quadro 16.3**). O diagnóstico é reforçado por atrofia de região frontoinsular posterior em hemisfério dominante para linguagem, em ressonância magnética (RM), ou por hipoperfusão/hipometabolismo em tomografia computorizada por emissão de fóton único (SPECT) ou tomografia por emissão de pósitrons (PET).[19,20]

■ **Quadro 16.2**
Critérios diagnósticos da APPvs

I. Diagnóstico clínico de APPvs
Ambas as características essenciais a seguir devem estar presentes:
- A. Prejuízo de nomeação por confrontação
- B. Comprometimento na compreensão de palavras isoladas

Pelo menos três das seguintes características de diagnóstico devem estar presentes:
- A. Comprometimento do conhecimento de objetos
- B. Dislexia ou disgrafia de superfície
- C. Repetição preservada
- D. Produção de fala preservada (gramática e aspectos motores)

II. Diagnóstico de APPvs com suporte de neuroimagem
Ambos os critérios a seguir devem estar presentes:
- A. Diagnóstico clínico de APPvs
- B. As imagens devem mostrar um ou mais dos seguintes achados:
  1. Atrofia predominante do lobo temporal anterior
  2. Hipoperfusão ou hipometabolismo predominante em lobo temporal anterior em SPECT ou PET

III. APPvs com patologia definida
O diagnóstico clínico (critério A a seguir) e qualquer dos critérios B ou C devem estar presentes:
- A. Diagnóstico clínico de APPvs
- B. Evidência histopatológica de uma patologia neurodegenerativa específica (p. ex., FTLD-tau, FTLD-TDP, entre outras)
- C. Presença de uma mutação patogênica conhecida

APPvs = afasia progressiva primária variante semânctica; SPECT = tomografia computorizada por emissão de fóton único; PET = tomografia por emissão de pósitrons; DLFT = degeneração lobar frontotemporal ; FTLD-tau = degeneração lobar frontotemporal com patologia Tau; FTLD-TDP = degeneração lobar frontotemporal com patologia TDP (TDP: proteína de ligação ao DNA da TAR).
Fonte: Gorno-Tempini e colaboradores.[20]

AVALIAÇÃO NEUROPSICOLÓGICA DA DEMÊNCIA FRONTOTEMPORAL

A avaliação neuropsicológica (ANP) é um procedimento técnico-científico de investigação de funções cognitivas e do comportamento, a fim de auxiliar o processo de tomada de decisão. Deve ser analisada em conjunto com outros dados clínicos e históricos.

Na DFT, a ANP é especialmente útil para apoiar o diagnóstico diferencial com a DA, em função da sobreposição de queixas e sintomas. A ANP permite determinar a presença e a extensão de déficits cognitivos típicos, como a cognição social na DFTvc e a linguagem nas APPs. A documentação e a mensuração objetiva das alterações comportamentais também é um recurso muito útil para apoiar nos processos de tomada de decisão diagnóstica.

Quadro 16.3
Critérios diagnósticos da APPvnf

I. Diagnóstico clínico de APPvnf
Pelo menos um dos seguintes critérios centrais deve estar presente:
  A. Agramatismo na produção de linguagem
  B. Apraxia da fala
Pelo menos duas de três das outras características a seguir devem estar presentes:
  A. Comprometimento da compreensão de frases complexas
  B. Preservação da compreensão de palavras isoladas
  C. Preservação do conhecimento de objetos

II. Diagnóstico clínico de APPvs com suporte de neuroimagem
Ambos os critérios a seguir devem estar presentes:
  A. Diagnóstico clínico de APPvnf
  B. As imagens devem mostrar um ou mais dos seguintes achados:
    1. Atrofia predominante em região frontoinsular esquerda
    2. Hipoperfusão ou hipometabolismo predominante em região frontoinsular esquerda em SPECT ou PET

III. APPvnf com patologia definida
O diagnóstico clínico (critério A abaixo) e qualquer dos critérios B ou C deve estar presente:
  A. Diagnóstico clínico de APPvnf
  B. Evidência histopatológica de uma patologia neurodegenerativa específica (p. ex. DLFT-tau, DLFT-TDP, entre outras)
  C. Presença de uma mutação patogênica conhecida

APPvnf = afasia progressiva primária variante não fluente; SPECT = tomografia computorizada por emissão de fóton único; PET = tomografia por emissão de pósitrons; DLFT = degeneração lobar frontotemporal.
Fonte: Gorno-Tempini e colaboradores.[20]

AVALIAÇÃO NEUROPSICOLÓGICA NA VARIANTE COMPORTAMENTAL DA DEMÊNCIA FRONTOTEMPORAL

Os critérios diagnósticos de DFTvc propõem um perfil neuropsicológico típico: predomínio disexecutivo com relativa preservação do funcionamento visuoespacial e da memória.

Contrariamente ao proposto no critério, existem evidências consolidadas de déficits primários de memória episódica em pelo menos 30% dos pacientes com DFTvc,[21] havendo inclusive dados de comprometimento em regiões temporais mesiais nessa classe de pacientes.[22] Assim, déficits amnésicos não excluem a hipótese de DFTvc. Análises complementares devem explorar se a falha mnemônica é influenciada por padrões disexecutivos ou desatenção.

Em relação ao perfil disexecutivo, as evidências documentam várias alterações nessas funções, o que se relaciona à dificuldade de implementação de comportamentos complexos. Novamente, é importante ressaltar que déficits executivos também são identificados em pacientes com DA.[23] De toda forma, a literatura tende a documentar falhas de controle inibitório mais frequentemente em pacientes com DFTvc, enquanto na DA a memória de trabalho parece se relacionar mais com as falhas identificadas.[24]

Finalmente, as melhores evidências de capacidade diagnóstica são os testes de cognição social.[25] Essas tarefas geralmente avaliam a compreensão de regras sociais, da adequação comportamental ao contexto e do processamento emocional, particularmente o reconhecimento de emoções.

A Bateria Mini-SEA tem boa acurácia diagnóstica para diferenciar DFTvc de DA no Brasil.[26] A Mini-SEA é composta por dois subtestes: o teste de Faux-Pas (TFP) — teste das gafes, que avalia teoria da mente, compreensão de regras, empatia, entre outros — e o teste de reconhecimento de emoções faciais (FERT, do inglês *Facial Emotion Recognition Test*). Dados de neuroimagem têm demonstrado que esses componentes dependem de ativação de regiões pré-frontais ventromediais, particularmente o córtex orbitofrontal, marcadamente afetadas na DFTvc.[27]

Existem outras ferramentas disponíveis para avaliar cognição social, embora ainda careçam de mais estudos no contexto brasileiro. Nessa lista tem-se o "Reading the Mind in the Eyes Test" (RMET) para reconhecimento de emoções, além da Tarefa de Teoria da Mente com 15 histórias (TOM-15) e do Teste das Histórias Estranhas de Happé, para avaliar a Teoria da Mente.

AVALIAÇÃO COMPORTAMENTAL E FUNCIONAL

Além da testagem cognitiva, a análise objetiva das alterações comportamentais é necessária na ANP. Neste tópico, é preciso evitar que a anosognosia do paciente afete a avaliação, e é recomendável solicitar que um familiar ou acompanhante registre o comportamento do paciente.

A Frontotemporal Dementia Rating Scale (FTD-FRS) é uma escala específica para avaliar diferentes atividades de vida diária geralmente comprometidas nesses pacientes. Ela foi desenvolvida para tratar de aspectos relevantes e mais típicos da doença do que as demais escalas funcionais, usualmente voltadas para as alterações dos quadros de DA.[28]

A avaliação global do padrão neuropsiquiátrico dos pacientes com DFTvc é altamente recomendável. Nesse sentido, o Inventário Neuropsiquiátrico (NPI) é altamente indicado por ser capaz de avaliar 12 alterações comportamentais, determinando a frequência, a intensidade e o grau de desgaste gerado no cuidador.[29] O Cambridge Behavioural Inventory (CBI) também é uma boa opção para avaliar alterações comportamentais.

Pacientes com DFTvc tendem a ser mais apáticos do que os com DA, e esse dado pode ser documentado pela Escala de Apatia de Starkstein. Igualmente, a Escala de Impulsividade de Barratt — 11ª versão (BIS-11) também registra maior impulsividade em pacientes DFTvc em comparação aos com DA.

Por fim, uma escala com potencial interessante para diagnosticar DFTvc é o Interpersonal Reactivity Index (IRI), instrumento que avalia empatia, geralmente comprometida nos pacientes com DFTvc. No entanto, esse recurso ainda tem sido pouco explorado no Brasil.

AVALIAÇÃO NEUROPSICOLÓGICA DAS VARIANTES DE LINGUAGEM DA DEMÊNCIA FRONTOTEMPORAL

A ANP pode auxiliar no diagnóstico de APP, mas lembrando que a avaliação fonoaudiológica tem primazia na investigação desses quadros.

De toda sorte, alguns achados da ANP podem indicar ocorrência de APP, como falhas em provas de nomeação (p. ex., na Tarefa de Nomeação de Boston), o que pode ocorrer tanto por déficit de acesso lexical como por prejuízo de banco semântico.

É obrigatório investigar a compreensão do paciente, pois falhas podem limitar toda a ANP. O Token Test é um teste útil e simples. Já o discurso e demais elementos da fala podem ser aferidos por meio da tarefa do "O Roubo dos Biscoitos".

O banco semântico, normalmente mais afetado nas variantes semânticas da APP, pode ser analisado de forma mais extensa nas Provas de Avaliação Semântica, como "Camelos e Cactos", "Teste de Nomeação Responsiva" ou, ainda, a Bateria de Avaliação da Memória Semântica (BAMS). Na ausência dessas tarefas, alguns subtestes das baterias Wechsler podem auxiliar, como é o caso dos subtestes "Vocabulário" e "Semelhanças".

NEUROIMAGEM NA DEMÊNCIA FRONTOTEMPORAL

As pesquisas de neuroimagem têm sido fundamentais para aumentar nossa compreensão da DFT. Exames estruturais, como a ressonância nuclear magnética (RNM), e funcionais, como a PET marcada com (18f) fluorodesoxiglicose (PET-FDG), têm caracterizado padrões de neurodegeneração e hipometabolismo, respectivamente, que muitas vezes marcam as diferentes variantes clínicas e patológicas da DFT (**Fig. 16.3**).[30]

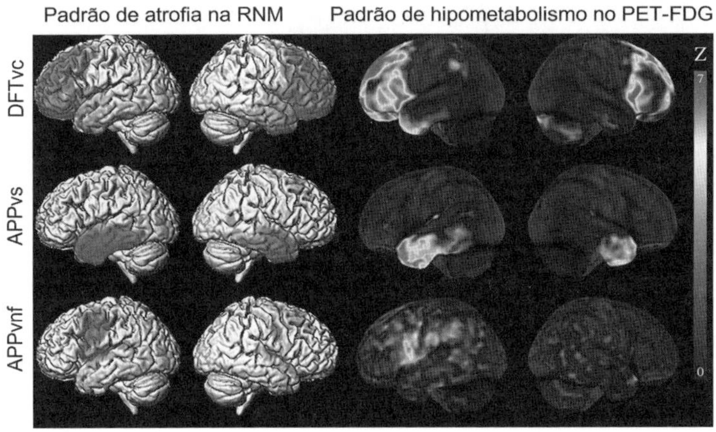

Figura 16.3
Padrões de atrofia e hipometabolismo associados aos diferentes fenótipos da DFT.
Fonte: Adaptada de Peet e colaboradores.[30]

NEUROIMAGEM NA VARIANTE COMPORTAMENTAL DA DEMÊNCIA FRONTOTEMPORAL

A DFTvc é tipicamente associada à atrofia do córtex pré-frontal e dos lobos temporais anteriores na RNM e hipometabolismo dessas regiões no PET-FDG, com relativa escassez de achados nas regiões mais posteriores do cérebro, como o lobo occipital (**Fig. 16.4**).[30]

As regiões do lobo frontal que são comumente afetadas na DFTvc incluem o córtex orbitofrontal, o córtex pré-frontal medial e lateral e o cíngulo anterior, juntamente com atrofia do córtex da ínsula adjacente. Estudos de imagem têm demonstrado que a atrofia das regiões frontais e temporais anteriores estão relacionadas aos sintomas comportamentais observados na DFTvc, incluindo apatia, desinibição, perda de empatia e agressividade.[30]

Os resultados da RNM e do PET-FDG demonstraram ser úteis para diferenciar a DFTvc de indivíduos saudáveis, assim como de pacientes com outras doenças neurodegenerativas. Em particular, o padrão relativo de envolvimento das estruturas cerebrais anteriores diferencia bem os pacientes com DFTvc daqueles com DA típica, que normalmente atinge regiões posteriores do cérebro, incluindo as regiões temporal mediais e posteriores, além dos lobos parietais.[30]

NEUROIMAGEM NA VARIANTE SEMÂNTICA DA AFASIA PROGRESSIVA PRIMÁRIA

A APPvs está associada a padrões característicos de acometimento de lobos temporais, demonstrado por atrofia na RNM e por hipometabolismo no FDG-PET. Um gradiente

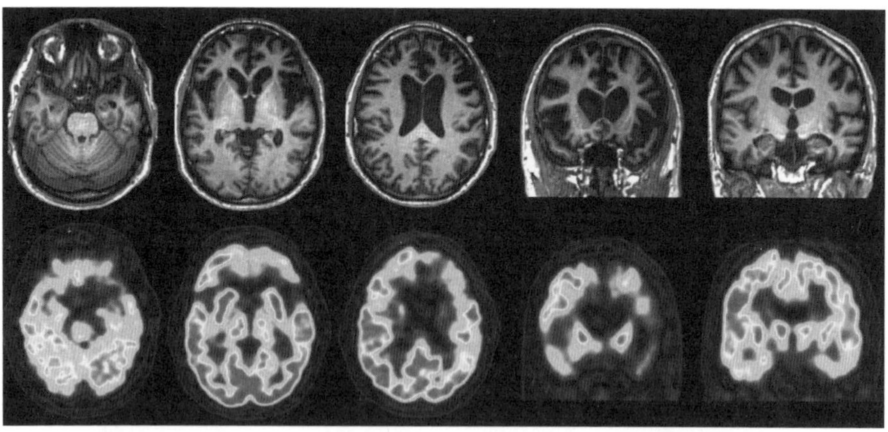

Figura 16.4
Padrões de atrofia e hipometabolismo na DFTvc.
Fonte: Adaptada de Peet e colaboradores.[30]

anteroposterior de atrofia é tipicamente observado, com a atrofia mais acentuada observada em regiões temporais anteriores (**Fig. 16.5**). A degeneração é particularmente grave no giro fusiforme e temporal inferior, embora também afete gravemente o hipocampo, a amígdala, o córtex entorrinal, e o giro temporal médio. O córtex orbitofrontal, os lobos frontais mediais, o estriado e a ínsula anterior também podem estar envolvidos. A assimetria é característica marcante da APPvs.[30]

NEUROIMAGEM NA VARIANTE NÃO FLUENTE/AGRAMÁTICA DA AFASIA PROGRESSIVA PRIMÁRIA

A APPvnf está associada a padrões relativamente focais de atrofia na RNM e hipometabolismo no PET-FDG, observados em lobo frontal posterior em hemisfério dominante (na maior parte dos casos, o esquerdo), com alargamento da fissura perisilviana de mesmo lado. Atrofia e hipometabolismo também são encontrados na ínsula, no estriado, no lobo temporal superior e em outras regiões dos lobos frontais esquerdo e parietal (**Fig. 16.6**). Em contraste com DFTvc e APPvs, os lobos temporais anteriores normalmente são poupados.[30]

NEUROPATOLOGIA

Do ponto de vista neuropatológico, a doença denomina-se DLFT e, historicamente, dividiu-se em dois grupos: um grupo que continha inclusões de proteína tau hiperfosforilada, portanto, denominado de patologia tau-positiva (DLFT-tau); e outro grupo, representado pela maioria dos achados, com patologia tau-negativa, ubiquitina positiva, nomeado então DLFT-U. O grupo DLFT-tau englobaria casos de degeneração

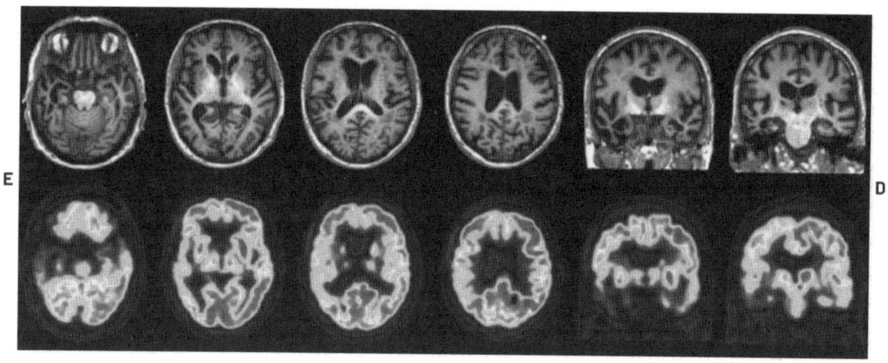

Figura 16.5
Padrões de atrofia e hipometabolismo da APPvs.
Fonte: Adaptada de Peet e colaboradores.[30]

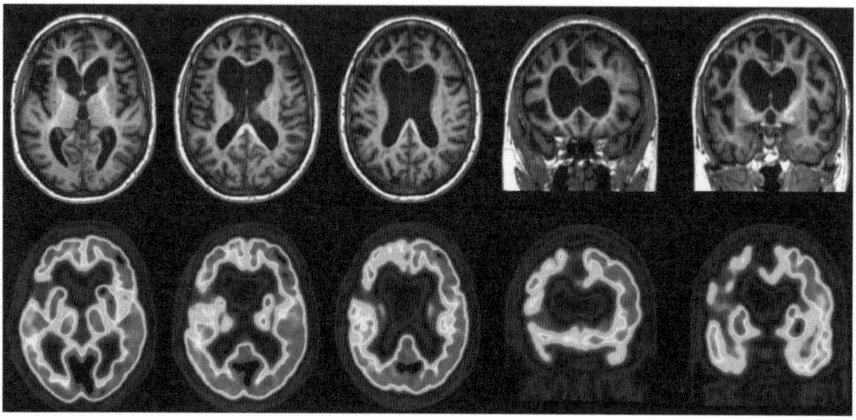

■ **Figura 16.6**
Padrões de atrofia e hipometabolismo da APPvnf.
Fonte: Adaptada de Peet e colaboradores.[30]

corticobasal (DCB), PSP e patologias associadas a mutações no gene *MAPT* (*microtubule associated protein tau*). Por sua vez, mais tarde, percebeu-se que o grupo DLFT-U apresentava, na maior parte das vezes, uma patologia ligada a anormalidades na proteína de ligação TDP-43 e, então, subdividiu-se em três outros: patologia TDP-43-positiva (DLFT-TDP), proteínas da família FET (*Fused in sarcoma*, Ewing sarcoma e proteína de ligação à TATA) e uma minoria de casos correspondente a uma patologia denominada degeneração lobar frontotemporal do sistema ubiquitina-proteassoma (DLFT-UPS, do inglês *ubiquitin proteasome system*) (**Fig. 16.7**).[5]

DEGENERAÇÃO LOBAR FRONTOTEMPORAL PATOLOGIA TAU-POSITIVA

A proteína tau pertence a um grupo de proteínas associadas aos microtúbulos celulares e é basicamente responsável pela estabilização destes. No cérebro adulto normal, a proteína tau aparece em seis isoformas, das quais três contêm três sítios de ligação a microtúbulos (tau 3R) e três contêm quatro sítios de ligação a microtúbulos (tau 4R), normalmente em razão de 1:1. Mudanças nessa razão estariam vinculadas à neurodegeneração.

Essa diferenciação distingue grupos diferentes de DLFT ligadas a tauopatias em patologias do espectro 3R, 4R e combinação 3R e 4R. Assim, o tecido cerebral de pacientes com DLFT com corpúsculos de Pick é caracterizado bioquimicamente por tau predominantemente 3R, enquanto DCB, PSP e doença por grãos argirofílicos (AGD) são predominantemente 4R.[31] Já os emaranhados neurofibrilares (ENF) da DA têm inclusões que contêm uma combinação de tau 3R e 4R.

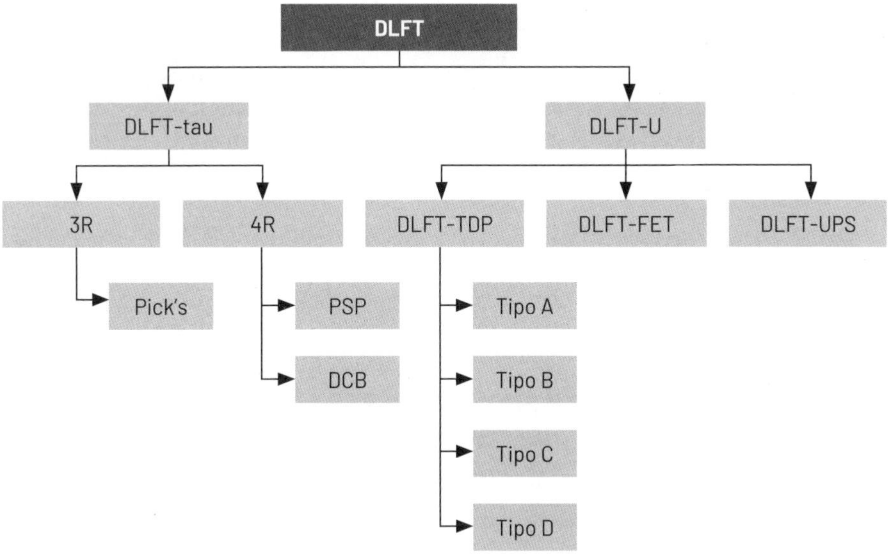

Figura 16.7
Neuropatologia da DLFT.
DLFT = degeneração lobar frontotemporal; DLFT-tau = degeneração lobar frontotemporal patologia tau-positiva; DLFT-U = degeneração lobar frontotemporal patologia tau-negativa, ubiquitina positiva; DLFT-TDP = degeneração lobar frontotemporal patologia TDP-43-positiva; DLFT-FET = degeneração lobar frontotemporal proteínas da família FET; DLFT-UPS = degeneração lobar frontotemporal do sistema ubiquitina-proteassoma; PSP = paralisia supranuclear progressiva; DCB = degeneração corticobasal.

DEGENERAÇÃO LOBAR FRONTOTEMPORAL PATOLOGIA TDP-43-POSITIVA

A proteína 43 de ligação ao DNA de resposta transativa (TDP-43, codificada pelo gene *TARDBP*) estabeleceu-se como uma proteína patológica primária ligada à neurodegeneração na DLFT e na esclerose lateral amiotrófica (ELA). A classificação da neuropatologia ligada à TDP-43 foi recentemente unificada e subdividida em ordem decrescente de frequência:[32]

a Subtipo mais comum, relacionado à mutação do gene da progranulina (GRN) e fenótipos de DFTvc e APPvnf.

b Subtipo com forte relação com DNM e demência (DFT-DNM) e com expansão hexanucleotídea *C9orf72* (*chromosome 9 open reading frame* 72).

c Subtipo ligado especialmente à APPvs, mas também à DFTvc.

d Subtipo mais raro, com apresentação fenotípica complexa: miopatia com corpos de inclusão, doença de Paget, DFTvc e DNM. Está relacionado à mutação de *VCP*.

DEGENERAÇÃO LOBAR FRONTOTEMPORAL PROTEÍNAS DA FAMÍLIA FET

Cerca de 5 a 10% dos casos de DLFT apresenta histopatologia tau/TDP-43 negativa, com o achado de acúmulo de proteínas da família FET. A maioria dos casos com DLFT-FET autopsiados é esporádica, e o papel das mutações do gene *FET* em causar DFT ainda é incerto.[33]

O fenótipo tende ser esporádico, em geral DFTvc precoce (40 anos de idade) com evolução rapidamente progressiva, exclusivamente comportamental, ou seja, alterações de linguagem e motoras estão ausentes. Além da atrofia frontotemporal, a degeneração da cabeça do núcleo caudado e esclerose hipocampal são altamente consistentes com o diagnóstico.

DEGENERAÇÃO LOBAR FRONTOTEMPORAL DO SISTEMA UBIQUITINA-PROTEASSOMA

A neuropatologia desses casos foi designada DLFT-UPS porque as inclusões foram apenas detectáveis com imuno-histoquímica contra proteínas do UPS. O exemplo mais importante é a DFT familiar ligada ao cromossomo 3, causado por mutações no gene *CHMP2B*.[5]

GENÉTICA

A DFT pode ser separada em DFT familiar e DFT esporádica. A familiar, representada por 40 a 50% dos casos, acomete várias pessoas em uma mesma família em gerações consecutivas. Apesar do padrão, nem todos os casos de DFT familiar têm causa conhecida. Por outro lado, a DFT esporádica ocorre quando apenas uma pessoa em uma família tem o fenótipo.[34]

Cerca de 10 a 20% de todos os casos de DFT têm padrão de hereditariedade autossômico dominante, chamados de DFT genética. A DFT genética decorre de uma única alteração ou variante genética, conhecida como mutação genética patogênica. Cerca de 80% das DFTs genéticas são causadas por uma das três mutações: *MAPT*, *C9orf72* e *GRN*. Os casos são raramente causados por outras mutações patogênicas, como *TARDBP*, *VCP*, *CHMP2B*, *SQSTM1*, *UBQLN1* e outros.[35]

As principais mutações patogênicas também podem ser identificadas em uma minoria dos casos de DFT esporádica. Cada grupo genético causa entre 5 e 10% de todas as DFTs, com variabilidade geográfica em diferentes séries de casos. De forma geral, *C9orf72* parece ser a causa mundial mais comum de DFT genética, seguida por *GRN* e depois *MAPT*.[35]

C9orf72

Localizado no cromossomo 9, o gene *C9orf72* ainda não tem a função de sua proteína correspondente bem estabelecida. No entanto, há evidências que sugerem que ela regule os processos relacionados ao sistema endossomal e à autofagia.

A expansão repetida anormal de um hexanucleotídeo GGGGCC em uma região não codificada do gene *C9orf72* é a causa genética mais comum de formas familiares e esporádicas de DFT e ELA e a base fisiopatológica da maioria das famílias em que ambas as condições ocorrem. A expansão em *C9orf72* é responsável por um terço dos casos familiares de DFT e ELA. Além disso, está presente em 4 a 21% dos pacientes com apresentações esporádicas da doença.[36]

A DFTvc é o fenótipo mais comumente associado à expansão *C9orf72*, mas uma diversidade de manifestações neurológicas e psiquiátricas também são reconhecidas, incluindo APPvnf, distúrbios de movimento e transtornos psicóticos, com significativa heterogeneidade clínica entre os membros afetados de uma mesma família com a mutação. A idade média de início dos sintomas de DFT está entre 49 e 67 anos.[34]

Acredita-se que uma contagem mínima de 30 repetições seja patogênica e que existam dois mecanismos possíveis de patogenia: por meio de toxicidade mediada por RNA e polipeptídios ou por toxicidade mediada apenas por polipeptídios.

GRN

O gene *GRN* está localizado no cromossomo 17 e codifica a progranulina, proteína com 593 aminoácidos, e expressa principalmente em células epiteliais, hematopoéticas, neurônios e micróglia. A progranulina tem propriedades neurotróficas, além de participar ativamente de processos inflamatórios.

Cerca de 70 mutações patogênicas de *GRN* foram descritas na literatura. Em coortes de DFT, as mutações em *GRN* foram encontradas em 4 a 12% dos casos, com padrão de herança autossômica dominante e penetrância estimada em 50 a 60% aos 60 anos, e maior que 90% aos 70 anos de idade.[34] A idade de início dos sintomas está entre 35 e 87 anos, com média entre 57 e 62 anos e de 1 a 23 anos (média 5-9 anos).[34]

Além da variabilidade fenotípica entre famílias, também há grande diversidade na apresentação clínica entre indivíduos de uma mesma família, com diferenças robustas na idade do aparecimento de sintomas.[37]

MAPT

O gene *MAPT* está localizado no cromossomo 17 e codifica a proteína tau associada a microtúbulos, promovendo sua estruturação e estabilização. As mutações *MAPT* se dividem em dois grupos, com mecanismos patogênicos distintos: o primeiro grupo, composto por mutações *missense* e deleções, modifica a proteína tau e a sua função de modo a aumentar ou diminuir sua interação com os microtúbulos; já o segundo grupo de mutações muda a razão 3R:4R, aumentando 4R, o que gera um acréscimo de inclusões filamentosas e está associada a neurodegeneração.[38]

A mutação de *MAPT* é encontrada em 3 a 11% nas coortes de pacientes com de DFT. Apresenta idade média de início dos sintomas que varia entre 46 e 57 anos, e as apresentações tardias são raras.[34]

ALTERNATIVAS TERAPÊUTICAS

Existe uma enorme heterogeneidade dos substratos genéticos, neuropatológicos e de suas relações com os fenótipos da DFT, dificultando pesquisas que busquem tratamentos direcionados ao tratamento dos quadros clínicos (**Fig. 16.8**).

As evidências para tratamento farmacológico e não farmacológico da DFT carecem de maior respaldo científico. Até o momento, não há qualquer medicamento ou intervenção com aprovação formal de uso.

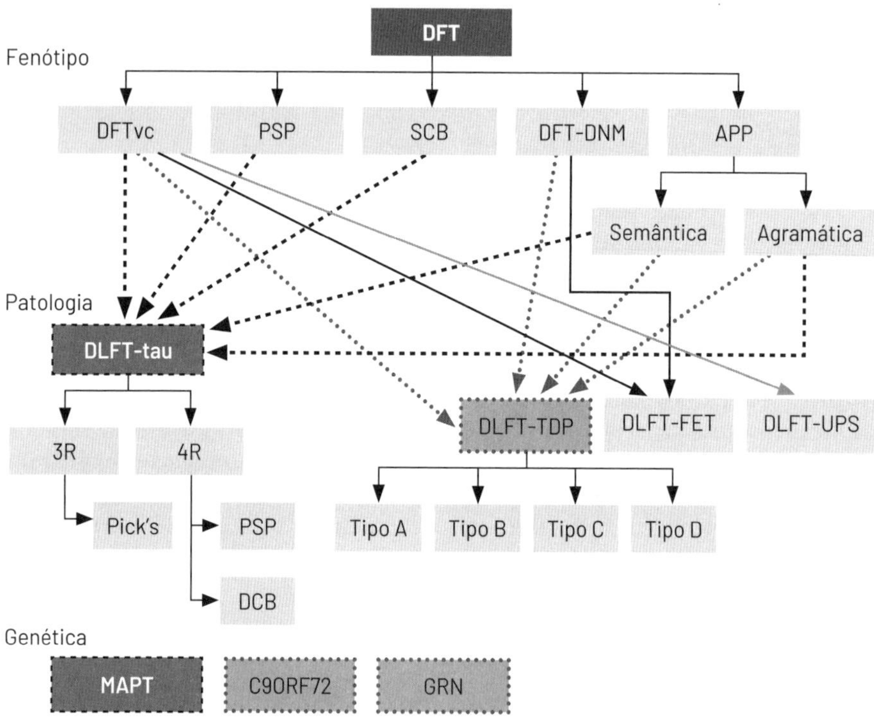

Figura 16.8
Relações entre fenótipo, patologia e genética na DFT.
DLFT = degeneração lobar frontotemporal; DFTvc = variante comportamental da demência frontotemporal; PSP = paralisia supranuclear progressiva; SCB = síndrome corticobasal; DFT-DNM = demência frontotemporal e doença do neurônio motor; APP = afasia progressiva primária; DLFT-tau = degeneração lobar frontotemporal patologia tau-positiva; DLFT-TDP = degeneração lobar frontotemporal patologia TDP-43-positiva; DLFT-FET = degeneração lobar frontotemporal proteínas da família FET; DLFT-UPS = degeneração lobar frontotemporal do sistema ubiquitina-proteassoma.

TRATAMENTO FARMACOLÓGICO DA VARIANTE COMPORTAMENTAL DA DEMÊNCIA FRONTOTEMPORAL

Diversas drogas com características farmacodinâmicas e farmacocinéticas distintas têm sido investigadas como tratamentos para diferentes sintomas do DFTvc.

A DFTvc tem relativa preservação do sistema colinérgico e, por conseguinte, os inibidores da acetilcolinesterase (IAChEs) não são opção terapêutica. A memantina, outro medicamento aprovado para o tratamento da DA, não está indicado, e os dados sugerem piora dos sintomas comportamentais quando prescrito para esse grupo de pacientes. Apesar de não serem alternativas terapêuticas para a DFT, IAChEs e/ou memantina são utilizados por boa parte dos pacientes em algum momento durante seu tratamento.[35]

As melhores evidências para tratamento dos sintomas comportamentais da DFTvc se relacionam aos sistemas de neurotransmissão mais acometidos pela doença: os sistemas dopaminérgico e serotonérgico.

Para cada um dos sintomas principais da DFTvc, existem evidências, ainda que frágeis, para a abordagem farmacológica. As principais alternativas estão baseadas em relatos de casos, série de casos e poucos (ERCs).[35]

A desinibição tem nos antidepressivos, especialmente os inibidores seletivos da recaptação da serotonina (ISRSs) (citalopram, fluvoxamina, paroxetina) e a trazodona, os melhores resultados, evidenciados em relatos e séries de casos, estudos abertos e ERCs.[35]

Os antipsicóticos atípicos para controle da desinibição devem ser prescritos com cautela devido ao risco de efeitos colaterais extrapiramidais e indícios de melhora apenas em estudos de baixa qualidade. De toda forma, a quetiapina demonstrou ser eficaz na redução da agitação em séries de casos e pode ser considerada como uma terapia inicial devido ao seu perfil de efeitos adversos favoráveis. Risperidona, olanzapina e aripiprazol foram apontados como alternativas que melhoraram a agitação e os comportamentos impróprios nos pacientes com DFTvc, mas têm maior risco de efeitos colaterais extrapiramidais.[35]

A hiperoralidade melhorou em um ERC com trazodona (300 mg/dia), o que sugere o fármaco como a melhor opção.[39] O topiramato pode ser uma escolha, mas cuidados especiais devem ser tomados quanto à piora cognitiva.

A apatia foi tratada com psicoestimulantes, anfentamínicos (ERC) e metilfenidato (relato de caso), com resultados positivos.[35]

O comportamento compulsivo/perseverativo respondeu melhor aos medicamentos serotoninérgicos, novamente ISRSs e trazodona, em séries de casos, estudos abertos e ERCs.[35]

A perda de empatia melhorou sob o uso de ocitocina em dois ERCs e em um estudo piloto com Fortasyn Connect ®, mas ainda é cedo para a inserção do medicamento ou do nutracêutico na prática clínica.[35]

TRATAMENTO NÃO FARMACOLÓGICO DA VARIANTE COMPORTAMENTAL DA DEMÊNCIA FRONTOTEMPORAL

A qualidade atual das evidências acerca das medidas não farmacológicas para manejo de sintomas comportamentais das demências ainda é fraca. Em geral, ainda faltam dados conclusivos sobre quais intervenções não farmacológicas devem ser especificamente escolhidas pelos profissionais de saúde. De toda sorte, as evidências sugerem que a musicoterapia é boa escolha para manejo comportamental das demências, mas não especificamente da DFTvc.[35]

O Programa Personalizado de Atividades (TAP) é uma intervenção de terapia ocupacional para indivíduos com demência e seus cuidadores, desenvolvida em oito sessões domiciliares ao longo de um período de três a quatro meses. Ele provou ser uma intervenção apropriada para indivíduos com DFTvc e suas famílias.[35]

TRATAMENTO DA AFASIA PROGRESSIVA PRIMÁRIA

Não há tratamentos específicos para a APP. Contudo, um fonoaudiólogo treinado pode ajudar pacientes em estágio inicial a aprender novas estratégias de comunicação. Alguns exemplos incluem o uso de técnicas de comunicação não verbal, como gesticular ou apontar para cartões com palavras, imagens ou desenhos. Dispositivos eletrônicos, computadores e sintetizadores de voz artificial também podem ajudar ou substituir a fala em alguns pacientes.[40]

O manejo dos sintomas comportamentais, quando presentes, devem seguir as mesmas orientações dadas para a DFTvc.

PERSPECTIVAS

Apesar de toda a complexidade neuropatológica e genética da DLFT, há uma compreensão cada vez maior do tema, permitindo a execução de ensaios clínicos com medicamentos com potencial efeito modificador de doença. Os principais alvos terapêuticos das pesquisas atuais são a prevenção de agregados de tau (inibidor de agregação, inibidor de acetilação e imunoterapias para redução de agregados), prevenção da perda de funcionalidade de tau, eliminação de agregados de proteína 43 de ligação ao DNA de resposta transativa (TDP43), prevenção do acúmulo de proteínas da família FET, elevação ou restabelecimento dos níveis de progranulina e supressão da expressão de genes nocivos.[35]

CONSIDERAÇÕES FINAIS

O termo DFT engloba uma grande variedade de fenótipos, ilustrados principalmente pela variante comportamental e pelas variantes de linguagem. Suas apresentações clínicas representam a segunda causa mais frequente de demência em pacientes com menos de 65 anos de idade.

Os achados neuropatológicos da DLFT, termo restrito aos elementos histopatológicos das degenerações lobares, apresentam três principais subdivisões: DLFT-tau, DLFT-TDP e DLFT-FET. São três também as principais mutações genéticas identificáveis causadoras de doença: *C9orf72*, *GRN* e *MAPT*.

A diversidade das relações entre neuropatologia, genética e fenótipo é uma marca da DFT, dificultando pesquisas na área e desenvolvimento de tratamentos capazes de alterar a história natural da doença. Por enquanto, os tratamentos estão embasados em evidências fracas e estão restritos ao manejo comportamental dos pacientes.

REFERÊNCIAS

1. Kertesz A. Frontotemporal dementia: a topical review. Cogn Behav Neurol. 2008;21(3):127-33.
2. Clinical and neuropathological criteria for frontotemporal dementia: the Lund and Manchester Groups. J Neurol Neurosurg Psychiatry. 1994;57(4):416-8.
3. Mesulam MM. Slowly progressive aphasia without generalized dementia. Ann Neurol. 1982;11(6):592-8.
4. Brun A. Frontal lobe degeneration of non-Alzheimer type. I. Neuropathology. Arch Gerontol Geriatr. 1987;6(3):193-208.
5. Mackenzie IR, Neumann M, Bigio EH, Cairns NJ, Alafuzoff I, Kril J, et al. Nomenclature and nosology for neuropathologic subtypes of frontotemporal lobar degeneration: an update. Acta Neuropathol. 2010;119(1):1-4.
6. Onyike CU, Diehl-Schmid J. The epidemiology of frontotemporal dementia. Int Rev Psychiatry. 2013;25(2):130-7.
7. Llibre-Guerra JJ, Behrens MI, Hosogi ML, Montero L, Torralva T, Custodio N, et al. Frontotemporal dementias in Latin America: history, epidemiology, genetics, and clinical research. Front Neurol. 2021;12:710332.
8. Guimaraes HC, Espindola TC. Very late-onset behavioral variant frontotemporal dementia. Dement Neuropsychol. 2013;7(1):136-9.
9. Woolley JD, Khan BK, Murthy NK, Miller BL, Rankin KP. The diagnostic challenge of psychiatric symptoms in neurodegenerative disease: rates of and risk factors for prior psychiatric diagnosis in patients with early neurodegenerative disease. J Clin Psychiatry. 2011;72(2):126-33.
10. Ljubenkov PA, Miller BL. A clinical guide to frontotemporal dementias. Focus. 2016;14(4):448-64.
11. 1Olney NT, Spina S, Miller BL. Frontotemporal dementia. Neurol Clin. 2017;35(2):339-74.
12. Rascovsky K, Hodges JR, Knopman D, Mendez MF, Kramer JH, Neuhaus J, et al. Sensitivity of revised diagnostic criteria for the behavioural variant of frontotemporal dementia. Brain. 2011;134(Pt 9):2456-77.
13. Gambogi LB, Guimaraes HC, De Souza LC, Caramelli P. Behavioral variant frontotemporal dementia in patients with previous severe mental illness: a systematic and critical review. Arq Neuropsiquiatr. 2019;77(9):654-68.
14. Waldo ML, Gustafson L, Passant U, Englund E. Psychotic symptoms in frontotemporal dementia: a diagnostic dilemma? Int Psychogeriatr. 2015;27(4):531-9.
15. Ducharme S, Dols A, Laforce R, Devenney E, Kumfor F, van den Stock J, et al. Recommendations to distinguish behavioural variant frontotemporal dementia from psychiatric disorders. Brain. 2020;143(6):1632-50.
16. Valente ES, Caramelli P, Gambogi LB, Mariano LI, Guimaraes HC, Teixeira AL, et al. Phenocopy syndrome of behavioral variant frontotemporal dementia: a systematic review. Alzheimers Res Ther. 2019;11(1):30.
17. Montembeault M, Brambati SM, Gorno-Tempini ML, Migliaccio R. Clinical, anatomical, and pathological features in the three variants of primary progressive aphasia: a review. Front Neurol. 2018;9:692.
18. Grossman M. Primary progressive aphasia: clinicopathological correlations. Nat Rev Neurol. 2010;6(2):88-97.
19. Mesulam M. Primary progressive aphasia: a dementia of the language network. Dement Neuropsychol. 2013;7(1):2-9.
20. Gorno-Tempini ML, Hillis AE, Weintraub S, Kertesz A, Mendez M, Cappa SF, et al. Classification of primary progressive aphasia and its variants. Neurology. 2011;76(11):1006-14.
21. Poos JM, Jiskoot LC, Papma JM, van Swieten JC, van den Berg E. Meta-analytic review of memory impairment in behavioral variant frontotemporal dementia. J Int Neuropsychol Soc. 2018;24(6):593-605.

22. Resende EPF, Hornberger M, Guimaraes HC, Gambogi LB, Mariano LI, Teixeira AL, et al. Different patterns of gray matter atrophy in behavioral variant frontotemporal dementia with and without episodic memory impairment. Int J Geriatr Psychiatry. 2021;36(12):1848-57.

23. Mariano LI, O'Callaghan C, Guimaraes HC, Gambogi LB, Silva TBL, Yassuda MS, et al. Disinhibition in frontotemporal dementia and Alzheimer's disease: a neuropsychological and behavioural investigation. J Int Neuropsychol Soc. 2020;26(2):163-71.

24. Stopford CL, Thompson JC, Neary D, Richardson AM, Snowden JS. Working memory, attention, and executive function in Alzheimer's disease and frontotemporal dementia. Cortex. 2012;48(4):429-46.

25. Dodich A, Crespi C, Santi GC, Cappa SF, Cerami C. Evaluation of discriminative detection abilities of social cognition measures for the diagnosis of the behavioral variant of frontotemporal dementia: a systematic review. Neuropsychol Rev. 2021;31(2):251-66.

26. Mariano LI, Caramelli P, Guimaraes HC, Gambogi LB, Moura MVB, Yassuda MS, et al. Can social cognition measurements differentiate behavioral variant frontotemporal dementia from Alzheimer's disease regardless of apathy? J Alzheimers Dis. 2020;74(3):817-27.

27. Bertoux M, Volle E, Souza LC, Funkiewiez A, Dubois B, Habert MO. Neural correlates of the mini-SEA (Social cognition and Emotional Assessment) in behavioral variant frontotemporal dementia. Brain Imaging Behav. 2014;8(1):1-6.

28. Lima-Silva TB, Bahia VS, Cecchini MA, Cassimiro L, Guimaraes HC, Gambogi LB, et al. Validity and reliability of the frontotemporal dementia rating scale (FTD-FRS) for the progression and staging of dementia in Brazilian patients. Alzheimer Dis Assoc Disord. 2018;32(3):220-5.

29. Cummings JL. The Neuropsychiatric Inventory: assessing psychopathology in dementia patients. Neurology. 1997;48(5 Suppl 6):S10-6.

30. Peet BT, Spina S, Mundada N, La Joie R. Neuroimaging in frontotemporal dementia: heterogeneity and relationships with underlying neuropathology. Neurotherapeutics. 2021;18(2):728-52.

31. Buee L, Delacourte A. Comparative biochemistry of tau in progressive supranuclear palsy, corticobasal degeneration, FTDP-17 and Pick's disease. Brain Pathol. 1999;9(4):681-93.

32. Mackenzie IR, Neumann M, Baborie A, Sampathu DM, Du Plessis D, Jaros E, et al. A harmonized classification system for FTLD-TDP pathology. Acta Neuropathol. 2011;122(1):111-3.

33. Mackenzie IR, Munoz DG, Kusaka H, Yokota O, Ishihara K, Roeber S, et al. Distinct pathological subtypes of FTLD-FUS. Acta Neuropathol. 2011;121(2):207-18.

34. Greaves CV, Rohrer JD. An update on genetic frontotemporal dementia. J Neurol. 2019;266(8):2075-86.

35. Gambogi LB, Guimaraes HC, Souza LC, Caramelli P. Treatment of the behavioral variant of frontotemporal dementia: a narrative review. Dement Neuropsychol. 2021;15(3):331-8.

36. DeJesus-Hernandez M, Mackenzie IR, Boeve BF, Boxer AL, Baker M, Rutherford NJ, et al. Expanded GGGGCC hexanucleotide repeat in noncoding region of C9ORF72 causes chromosome 9p-linked FTD and ALS. Neuron. 2011;72(2):245-56.

37. Beck J, Rohrer JD, Campbell T, Isaacs A, Morrison KE, Goodall EF, et al. A distinct clinical, neuropsychological and radiological phenotype is associated with progranulin gene mutations in a large UK series. Brain. 2008;131(Pt 3):706-20.

38. Spillantini MG, Goedert M. Tau pathology and neurodegeneration. Lancet Neurol. 2013;12(6):609-22.

39. Lebert F, Stekke W, Hasenbroekx C, Pasquier F. Frontotemporal dementia: a randomised, controlled trial with trazodone. Dement Geriatr Cogn Disord. 2004;17(4):355-9.

40. Marshall CR, Hardy CJD, Volkmer A, Russell LL, Bond RL, Fletcher PD, et al. Primary progressive aphasia: a clinical approach. J Neurol. 2018;265(6):1474-90.

17 DEMÊNCIAS REVERSÍVEIS

Leandro Boson Gambogi
Luciano Inácio Mariano
Paulo Caramelli
Leonardo Cruz de Souza

A demência é uma síndrome clínica marcada por declínio cognitivo em dois ou mais domínios, como memória, linguagem, habilidades visuoespaciais, funções executivas e/ou mudanças de personalidade e comportamento. O diagnóstico sindrômico de demência inclui, além dos déficits cognitivo-comportamentais, um declínio funcional em relação ao padrão prévio do paciente.

As demências reversíveis são condições clínicas associadas a sintomas que podem se resolver quando a etiologia primária é identificada e tratada. Atualmente, há muitas causas de prejuízo cognitivo e/ou comportamental que são ao menos parcialmente reversíveis, abrangendo condições metabólicas, infecciosas, autoimunes, tóxicas, estruturais, psiquiátricas e outras.

Neste capítulo, são abordadas as causas e os aspectos clínicos mais importantes das demências reversíveis.

BREVE HISTÓRICO

O Prêmio Nobel de Medicina de 1927 foi concedido ao psiquiatra Julius Wagner von Jauregg pela descoberta do valor terapêutico da inoculação da malária no tratamento da meningoencefalite crônica causada pelo *Treponema pallidum*, quadro clínico que, até então, era incurável.[1] Assim, a possibilidade terapêutica da demência paralítica, como a síndrome era então chamada, a tornou a primeira demência reversível.

Nas décadas seguintes, houve avanços consideráveis no reconhecimento de síndromes de demência reversível. Na década de 1930, a deficiência de tiamina (vitamina B1) foi descoberta como a causa da encefalopatia de Wernicke (EW). Em 1965, Adams e colaboradores[2] descreveram a hidrocefalia de pressão normal (HPN) como uma síndrome demencial reversível. Em 2007, Dalmau e colaboradores[3] descreveram a encefalite por anticorpos contra receptores N-Metil-D-aspartato (NMDAR), inaugurando o interesse por doenças causadas por autoanticorpos direcionados ao sistema nervoso central (SNC).

EPIDEMIOLOGIA

Reconhecer a taxa exata de ocorrência de demências reversíveis na população geral é tarefa árdua, e isso se deve à confusão existente com a terminologia usada, os conceitos, as causas e os tratamentos.

A prevalência das demências reversíveis é altamente variável, com estudos relatando índices entre 8 e 40%. Aproximadamente 12% dos pacientes que se apresentam a serviços especializados em demência têm causas potencialmente reversíveis.[4] A taxa de ocorrência varia de acordo com a idade, sendo cerca de 18% em pacientes com menos de 65 anos, e de apenas 5% em pacientes com 65 anos que têm um quadro tratável.[5]

Apesar da baixa prevalência, a investigação detalhada e a identificação de transtornos neurocognitivos reversíveis são de suma importância, uma vez que esse reconhecimento altera drasticamente o prognóstico, possibilitando abordagem adequada e recuperação total ou parcial de funcionalidade.

PRINCIPAIS ETIOLOGIAS

Na literatura, as condições potencialmente reversíveis mais citadas em pacientes com déficit cognitivo e demência são os efeitos adversos de medicamentos (farmacotoxicidade), abuso de álcool e outras substâncias psicoativas, lesões expansivas, HPN, além das condições metabólicas, endócrinas e nutricionais, como o hipotireoidismo e a deficiência de vitamina B12 (**Quadro 17.1**).[6]

CAUSAS METABÓLICAS E ENDÓCRINAS

HIPOVITAMINOSE B12

A vitamina B12 é uma vitamina hidrossolúvel cuja deficiência, causada especialmente por quatro principais vias (**Quadro 17.2**), pode levar a um conjunto de distúrbios, como degeneração combinada subaguda da medula espinal, comprometimento cognitivo e anemia megaloblástica.[7]

Os valores de referência para os níveis séricos de vitamina B12 diferem entre países e laboratórios. De forma geral, níveis normais são aceitos quando os valores são iguais ou maiores que 299 pg/mL, limítrofes entre 200 e 298 pg/mL, e como deficiência quando os valores são menores que 200 pg/mL. Em pessoas com 60 anos ou mais, a prevalên-

■ **Quadro 17.1**
Principais causas de demências reversíveis

Metabólicas e endócrinas
- Deficiência de vitamina B12
- Deficiência de vitamina B1 (tiamina)
- Hipo/hipertireoidismo
- Hipo/hiperparatireoidismo
- Insuficiência hepática
- Insuficiência renal
- Hipoglicemia
- Doença de Wilson

Inflamatórias
- Lúpus eritematoso sistêmico
- Neurosarcoidose
- Encefalopatia de Hashimoto
- Vasculite do sistema nervoso central (primária e secundária)
- Paraneoplásicas

Infecciosas
- Neurossífilis
- Transtornos neurocognitivos associados ao vírus da imunodeficiência humana (HIV)
- Encefalite herpética
- Neuroborreliose de Lyme
- Doença de Whipple

Tóxicas
- Medicamentos: anticolinérgicos, benzodiazepínicos, opiáceos
- Álcool
- Metais pesados

Neurocirúrgicas
- Hidrocefalia de pressão normal
- Tumores intracranianos
- Sangramentos intracranianos (p. ex., hematoma subdural)

Outras
- Amnésia epiléptica transitória
- *Status epilepticus* não convulsivo
- Síndrome corticobasal vascular causada pela oclusão da artéria carótida
- Apneia do sono
- Ansiedade

Fonte: Elaborado com base em Tripathi e Vibha.[6]

cia de deficiência de vitamina B12 é de cerca de 5 a 6%, e a prevalência de deficiência subclínica de vitamina B12 é de 20 a 25%. No mais recente estudo investigativo de deficiência de B12 em pacientes com demência, encontrou-se uma prevalência de 7,5%, valor já replicado na literatura mundial.[8]

Embora a deficiência de vitamina B12 seja relativamente comum nos idosos e as Academias Norte-americana (AAN) e Brasileira de Neurologia (ABN) recomendem a

Quadro 17.2
Principais causas de hipovitaminose B12

1. Ingesta dietética inadequada de vitamina B12, como no vegetarianismo estrito
2. Má absorção de vitamina B12
   - Anemia perniciosa autoimune
   - Gastrite atrófica relacionada à idade
   - Gastrectomia ou *bypass* gástrico
3. Doença ileal (p. ex., doença de Crohn) ou ressecção ileal
4. Uso de drogas (p. ex., metformina e, possivelmente, inibidores de bomba de prótons)

Fonte: Elaborado com base em Tripathi e Vibha.[6]

triagem para deficiência de vitamina B12 em todos os casos de demência, ela é, isoladamente, uma causa incomum de demência e sua reversibilidade continua controversa, a despeito de sua correção gerar leve melhora da cognição, possivelmente pelo fato de constituir apenas comorbidade na maioria dos casos.[9]

ETIOLOGIAS NEUROCIRÚRGICAS

HIDROCEFALIA DE PRESSÃO NORMAL

A HPN é uma síndrome potencialmente reversível marcada por ventriculomegalia e por sua tríade clínica clássica: declínio cognitivo, apraxia da marcha e incontinência urinária. Apesar de ter sido descrita há quase 60 anos, a fisiopatologia da HPN ainda segue indefinida.[10] A HPN tem prevalência que varia entre 0,2 e 2,9% entre indivíduos com 65 anos ou mais.

A avaliação radiológica inclui dados objetivos do tamanho ventricular, incluindo o índice de Evans, que é a medida da maior largura dos cornos frontais dos ventrículos laterais dividida pelo maior diâmetro entre as tábuas internas do crânio na região parietal (**Fig. 17.1**).[11] Essas medidas são feitas em um mesmo corte axial, tanto em tomografia computadorizada (TC) como em ressonância nuclear magnética (RNM). Achados adicionais, como ângulo caloso agudo, estreitamento do espaço subdural no vértex e sinais indiretos de extravasamento do LCS periventricular corroboram a hipótese diagnóstica. Ressalta-se que os três elementos da tríade clássica podem não estar presentes no início doença e a ausência de apraxia de marcha ou incontinência não deve excluir o diagnóstico se os resultados radiológicos forem indicativos.[11]

Na suspeita de HPN, indica-se a realização do teste de punção (*tap test*), cuja primeira etapa consiste na avaliação da cognição, por meio de testes objetivos, o equilíbrio e a marcha do paciente; posteriormente, realiza-se a coleta de 30 a 60 mL de líquido cerebrospinal (LCS) por punção lombar, aguardando uma hora antes de uma reavaliação de equilíbrio e marcha. Quando o paciente for liberado, ele retorna em uma semana, quando são avaliados a cognição, a marcha e o equilíbrio, sem nova coleta de LCS.

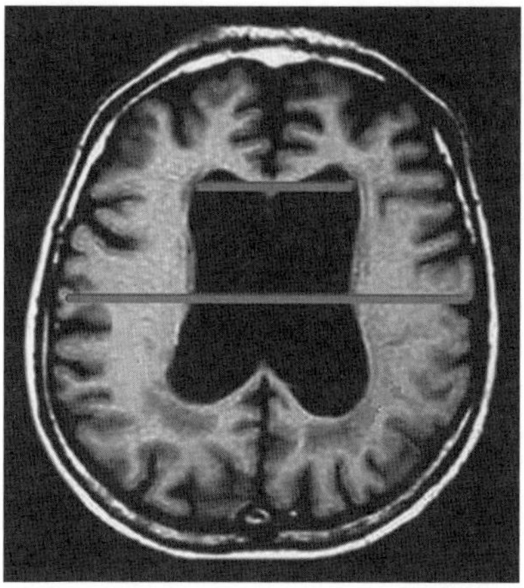

Figura 17.1
Ressonância magnética de encéfalo com referência para cálculo do índice de Evans.
Fonte: Pinheiro e colaboradores.[12]

O teste inclui também uma filmagem breve do paciente caminhando em linha reta em um corredor. Em situações em que há dúvida, o teste pode ser repetido. Um *tap test* positivo é indicativo de boa resposta à intervenção cirúrgica como forma de tratamento (**Fig. 17.2**).[13]

O tratamento da HPN visa, sobretudo, a restaurar a capacidade funcional do paciente, e a implantação de um sistema de derivação liquórica é a medida terapêutica mais utilizada na HPN.[14]

HEMATOMA SUBDURAL

O hematoma subdural crônico (HSDc) é uma entidade patológica relativamente comum e debilitante que afeta anualmente 1 a 5 indivíduos a cada 100 mil pessoas. O HSDc imita clinicamente um transtorno neurocognitivo maior (TNM), particularmente em pacientes idosos, diante de uma maior atrofia cerebral e risco aumentado de desenvolver hematoma subdural (HSD) após pequeno traumatismo craniano. Pacientes em uso de antiagregantes plaquetários ou de anticoagulantes também têm maior risco de desenvolverem HSDc.[15]

O HSDc é considerado causa reversível de demência, uma vez que a drenagem do hematoma frequentemente resulta na recuperação das capacidades cognitivas.[16,17]

O exame de imagem de escolha para o diagnóstico é a TC, por ser mais rápida e acessível e apresentar menor custo em comparação à RNM (**Fig. 17.3**).

Pequenos hematomas podem ser conduzidos de forma conservadora com imagens seriadas e vigilância. Contudo, o tratamento neurocirúrgico é mandatório para hematomas maiores, com risco de herniação, ou para aqueles capazes de gerar prejuízo cognitivo significativo.[15]

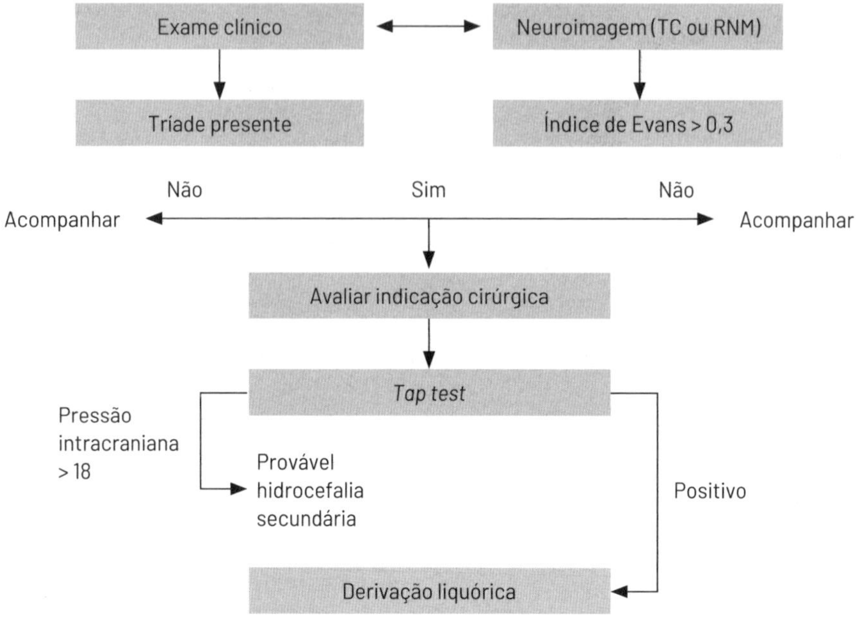

Figura 17.2
Fluxograma de abordagem do paciente com suspeita de HPN.

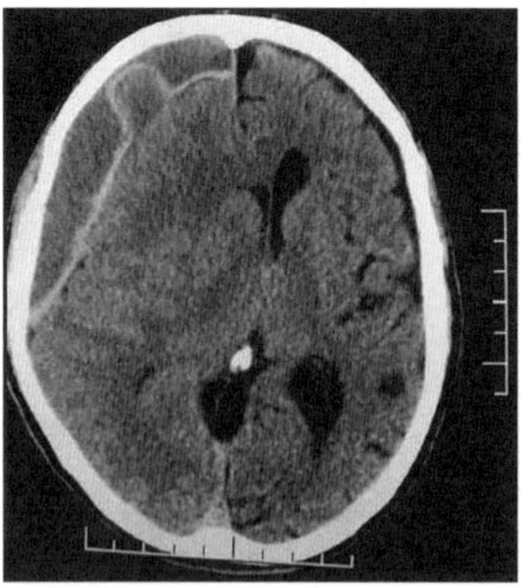

Figura 17.3
Tomografia de hematoma subdural.
Fonte: Pinheiro e colaboradores.[12]

CAUSAS INFECCIOSAS

NEUROSSÍFILIS

A neurossífilis resulta da infecção do cérebro, das meninges e da medula espinal pela bactéria *Treponema pallidum*. O quadro clínico se manifesta em 25 a 40% dos indivíduos não tratados e pode ocorrer a qualquer momento, embora não cause demência até o estágio terciário, normalmente após 10 a 20 anos do início da infecção.[17]

Existe uma variedade enorme de apresentações clínicas relacionadas à neurossífilis (**Quadro 17.3**), assim como há grande diversidade de achados radiológicos do SNC, fazendo com que geralmente o diagnóstico seja difícil.[17]

O declínio cognitivo é uma das manifestações tardias da neurossífilis, mas um leve comprometimento cognitivo também pode ser observado nos estágios iniciais da doença.[17]

Os achados de neuroimagem incluem infartos corticais e subcorticais, atrofia cortical, hidrocefalia e espessamento da leptomeninge.[17]

A confirmação diagnóstica ainda é um desafio, uma vez que não há um teste considerado padrão-ouro. Consequentemente, o diagnóstico é baseado em uma combinação de achados clínicos, alterações de LCS e resultado de teste VDRL no LCS, tornando amplo o espectro de candidatos ao tratamento (**Quadro 17.4**).[17] Apesar da dificuldade, trata-se de prática fundamental, afinal a neurossífilis é tratável com o uso de antibiótico (**Tab. 17.1**).[17]

Quadro 17.3
Manifestações clínicas da neurossífilis

- Acometimento ocular (alteração pupilar, uveíte, paralisia de nervos cranianos)
- Acometimento auditivo
- Paresia geral
- Déficit cognitivo
- Mudanças de comportamento
- Demência
- Depressão
- Mania
- Psicose com alucinações visuais ou auditivas
- Dificuldades de memória
- Confusão mental
- Meningite sifilítica
- Lesão meningovascular: acometimento isquêmico, principalmente cápsula interna, artéria cerebral média, carótida, artéria basilar, artéria cerebral posterior e vasos cerebelares
- *Tabes dorsalis*
- Goma sifilítica
- Epilepsia

Fonte: Elaborado com base em Brasil.[18]

Quadro 17.4
Candidatos ao tratamento de neurossífilis

1. Casos com teste VDRL reagente no LCS e teste treponêmico positivo no soro ou plasma, independentemente da presença de sinais e sintomas neurológicos e/ou oculares
2. Casos que apresentem teste VDRL não reagente no LCS, mas com alterações bioquímicas sugestivas no LCS e presença de sinais e sintomas neurológicos/oculares e/ou achados característicos da doença em neuroimagem, desde que os achados não possam ser mais bem explicados por outra condição médica

Fonte: Elaborado com base em Marra.[17]

Tabela 17.1
Recomendações terapêuticas da neurossífilis

Neurossífilis	Tratamento
Primeira escolha	Benzilpenicilina potássica (cristalina), 3 a 4 milhões UI, de 4 em 4 horas, IV, ou por infusão contínua, totalizando 18 a 24 milhões por dia, durante 14 dias
Segunda escolha	Ceftriaxona 2 g, IV, 1x dia, por 10 a 14 dias

Fonte: Elaborada com base em: Marra.[17]

DOENÇA DE WHIPPLE

A doença de Whipple é uma doença sistêmica rara causada pela infecção por *Tropheryma whippeli*. Esse bacilo gram-positivo pode causar disfunção cognitiva progressiva sugestiva de doença neurodegenerativa, suspeitando-se em pacientes que também apresentam artralgia, perda de peso, diarreia e dor abdominal.[19]

O envolvimento neurológico é indicativo de mau prognóstico e aproximadamente 25% dos pacientes morrem nos primeiros quatro anos, enquanto outros 25% mantêm sequelas neurológicas mesmo após o tratamento. Cerca de 60% dos pacientes tratados dentro do intervalo recomendável melhoram o quadro clínico de forma significativa, reforçando a importância da identificação precoce da doença.[19]

O acometimento do SNC inclui cefaleia, disfunção cognitiva, insônia, ataxia, epilepsia, hemiparesia, oftalmoplegia supranuclear, nistagmo pendular e mioclonia.[19]

Os exames de neuroimagem podem estar normais ou apresentar uma gama de alterações, incluindo lesão expansiva focal; lesões multifocais envolvendo lobo temporal mesial, mesencéfalo, hipotálamo e tálamo; e leucomalacia periventricular difusa ou atrofia cortical difusa. O diagnóstico é feito pelo teste de *Tropheryma whipplei* do tecido do intestino delgado (para pacientes com sintomas gastrointestinais). Já o acometimento do SNC é confirmado por meio de análise do LCS, e o tratamento se baseia na antibioticoterapia endovenosa.[19]

TRANSTORNOS COGNITIVOS ASSOCIADOS AO HIV

Os transtornos neurocognitivos associados ao HIV, anteriormente encampados pelo conceito "complexo síndrome da imunodeficiência adquirida (aids) — demência", contemplam um espectro de sintomas neurológicos e cognitivos caracteristicamente progressivos. Esses transtornos foram categorizados em 2007 de acordo com a gravidade de suas manifestações em comprometimento neurocognitivo assintomático, transtorno neurocognitivo leve e demência associada ao HIV, e seus critérios foram revisados e propostos (**Quadro 17.5**).[20]

Cerca de 4 a 15% dos pacientes com HIV apresentam queixas cognitivas, e a incidência de demência nos pacientes infectados é de 10,5 casos por mil pacientes ao ano, com notável redução dos dados após o advento da terapia antirretroviral (TARV), quando a incidência era de 21 casos por mil.[20]

Quadro 17.5
Critérios diagnósticos dos transtornos neurocognitivos associados ao HIV

Transtorno neurocognitivo assintomático associado ao HIV
1. Transtorno cognitivo envolvendo, pelo menos, dois domínios e documentado por pelo menos um desvio padrão (DP) abaixo da média em testes neuropsicológicos padronizados e corrigidos para idade e educação
2. O transtorno cognitivo não compromete as atividades da vida diária
3. O transtorno cognitivo não preenche critérios para *delirium* ou demência
4. Não existe evidência de outra causa pré-existente para o déficit

Transtorno neurocognitivo leve associado ao HIV
1. Transtorno cognitivo envolvendo, pelo menos, dois domínios e documentado por pelo menos um DP abaixo da média em testes neuropsicológicos padronizados e corrigidos para idade e educação
2. O transtorno cognitivo leva a leve interferência nas atividades da vida diária, com pelo menos um dos seguintes:
   a. Redução da capacidade mental e ineficiência no trabalho, nas atividades do lar ou no funcionamento social autorreportado pelo paciente
   b. Observação por terceiros de que o indivíduo tem leve declínio na capacidade mental com resultante ineficiência no trabalho, nas atividades do lar e no funcionamento social
3. O transtorno cognitivo não preenche critérios para *delirium* ou demência
4. Não existe evidência de outra causa preexistente para o déficit

Demência associada ao HIV
1. Transtorno cognitivo envolvendo pelo menos dois domínios e documentado por pelo menos dois DPs abaixo da média em testes neuropsicológicos padronizados e corrigidos para idade e educação. Tipicamente, o distúrbio ocorre em múltiplos domínios, especialmente aprendizado de novas informações, com lentidão no processamento de informações e déficit de atenção/concentração
2. O déficit cognitivo compromete de forma marcante as atividades da vida diária
3. O transtorno cognitivo não preenche critérios para *delirium*
4. Não existe evidência de outras causas pré-existentes para o déficit

Fonte: Elaborado com base em Eggers e colaboradores.[20]

Assim, a base da prevenção e do tratamento dos transtornos neurocognitivos associados ao HIV é a adesão à TARV. O tratamento adequado da infecção pelo HIV melhora a função cognitiva em pacientes diagnosticados com déficits graves e reduz a incidência de demência também ao longo do tempo. Desse modo, a TARV deve ser iniciada imediatamente em qualquer paciente com sintomas neurocognitivos e que não estejam sob tratamento. A escolha do regime de TARV deve seguir as recomendações usuais baseadas em carga viral, genótipo, interações medicamentosas e presença de comorbidades.[20]

CAUSAS TÓXICAS

FARMACOTOXICIDADE

Uma miríade de fármacos pode cursar com prejuízo cognitivo e justificar um diagnóstico de demência reversível.

Medicamentos com propriedades anticolinérgicas centrais, presentes em diferentes classes farmacológicas, incluindo antidepressivos, especialmente tricíclicos, antipsicóticos, fenotiazinas, anticonvulsivantes, anti-histamínicos e antimuscarínicos urológicos, podem acentuar ou desencadear alterações cognitivas, particularmente da memória. Portanto, esses medicamentos devem ser evitados em pacientes idosos e naqueles com funcionamento cognitivo limítrofe ou com prejuízo leve.[21]

A relação entre o uso crônico de benzodiazepínicos e a demência ainda é tema de debate, e uma conclusão ainda está longe de ser estabelecida. Estudos observacionais que investigaram essa relação apresentaram resultados mistos. Há achados de que usuários de longo prazo de benzodiazepínicos têm risco aumentado de desenvolver demência; no entanto, existem vários fatores confundidores, como, por exemplo, a ocorrência de sintomas prodrômicos de demência, incluindo distúrbios do sono, ansiedade e depressão, cerca de 10 anos antes de um diagnóstico clínico formal, induzindo médicos a iniciar um tratamento com benzodiazepínicos.[22] Outros estudos não conseguiram sequer encontrar alguma relação.[23]

De toda sorte, o impacto cognitivo do uso agudo dos benzodiazepínicos é inegável, relacionado especialmente à meia-vida e ao pico de dose. Assim, pacientes com funcionamento cognitivo no limite da normalidade ou com comprometimento cognitivo leve (CCL) poderiam apresentar quadro clínico de demência após o uso dessa classe de medicamento, independentemente da cronicidade, e, por conseguinte, a reversão poderia potencialmente ser atingida com a suspensão do medicamento.

Pacientes tratados com corticosteroides também podem desenvolver demência mesmo sem a ocorrência de psicose. Nesse caso, o prejuízo cognitivo é caracterizado por déficits na retenção da memória, na atenção, na concentração, na velocidade de processamento e no desempenho ocupacional.[24]

O manejo das demências causadas por farmacotoxicidade se baseia em uma avaliação criteriosa da prescrição de pacientes em grupo de risco e na retirada dos medicamentos potencialmente danosos nos indivíduos que já estejam em uso. A suspensões ou trocas de drogas suspeitas devem respeitar as suas características farmacológicas, incluindo o risco de abstinência.

SÍNDROME AMNÉSICA DEVIDO AO USO DO ÁLCOOL (SÍNDROME DE KORSAKOFF)

A síndrome de Korsakoff (SK) é uma síndrome residual em pacientes que sofreram de uma EW, mas não receberam tratamento imediato e adequado com reposição de tiamina, conforme as principais recomendações (**Tab. 17.2**).[25] A SK tem no abuso crônico de álcool o seu fator de risco mais importante, uma vez que tal padrão de consumo suprime a sensação de fome e favorece a desnutrição. Além disso, a metabolização do álcool requer consumo extra de tiamina pirofosfato, a gastroenterite alcoólica prejudica a absorção da tiamina, as consequências hepáticas do alcoolismo reduzem seu armazenamento e o álcool pode prejudicar sua utilização.[26]

O sintoma mais característico da SK é a amnésia global, que, quando combinada com outros déficits cognitivos e comportamentais, geralmente está presente nas formas de SK mais graves. O cenário clínico gera impacto funcional inequívoco na vida do indivíduo.[26]

Por se tratar de síndrome residual após a EW, a SK, quando instaurada, pode ser vista como uma forma de dano cerebral definitivo. Ou seja, após o tratamento em tempo hábil da EW com reposição de tiamina e após uma fase de recuperação, o efeito das intervenções farmacológicas e não farmacológicas se limita exclusivamente à melhora das habilidades remanescentes e ao controle dos sintomas comportamentais que interferem na funcionalidade do paciente. Os programas de reabilitação são mais promissores do que as intervenções farmacológicas, e as intervenções baseadas em técnicas de "aprendizagem sem erros" provavelmente sejam as mais adequadas para as habilidades cognitivas e deficiências da SK.[26]

Tabela 17.2
Recomendações para reposição de tiamina na encefalopatia de Wernicke

Estágio clínico	Tratamento
Suspeita de EW	Pelo menos 100-200 mg de tiamina por EV, TID, durante 5-7 dias, seguidos de tiamina 100 mg TID por VO durante 1-2 semanas e, por fim, 100 mg VO 1x por dia por tempo indeterminado.
Diagnóstico de EW definido	Pelo menos 200-500 mg de tiamina por EV, TID, durante 5-7 dias, seguidos de tiamina 100 mg TID por VO durante 1-2 semanas e, por fim, 100 mg VO 1x por dia por tempo indeterminado.

EW = encefalopatia de Wernicke; EV = via endovenosa; TID = três vezes ao dia; VO = via oral.
Fonte: Elaborada com base em Latt e Dore.[25]

DEPRESSÃO

Embora não seja inteiramente uma verdadeira demência, essa condição costuma ser mencionada pela dificuldade do diagnóstico diferencial e pelas controvérsias relacionadas a nomenclaturas e conceitos.

A "pseudodemência depressiva", como era inicialmente chamada, ocorre em pacientes com diagnóstico de depressão maior em que os prejuízos de memória e as demais funções cognitivas são suficientemente graves para provocar impacto na vida pessoal. Além do déficit cognitivo, outros sinais clínicos de depressão podem estar presentes, como humor rebaixado e anedonia. Os testes clínicos têm potencial de revelar, entre outras coisas, uma perda de memória muito menor do que a relatada pelo paciente e o tratamento com antidepressivos leva a uma reversão dos sintomas cognitivos promovedores de demência.

Contudo, o termo pseudodemência depressiva está obsoleto e seu uso deve ser desencorajado, uma vez que os pacientes com esse diagnóstico acabam por desenvolver demência de fato com o passar dos anos, e a depressão é, possivelmente, manifestação inicial do quadro neurodegenerativo incipiente.[27]

ENCEFALITES

A encefalite é mais comumente causada por uma infecção viral, embora as causas autoimunes sejam cada vez mais reconhecidas. A maioria dos pacientes apresenta perturbação do nível de consciência, febre, convulsões, distúrbios do movimento e déficits neurológicos focais. O diagnóstico depende crucialmente da punção lombar e do exame de LCS, mas a imagem, sobretudo ressonância nuclear magnética (RNM), e o eletroencefalograma (EEG) também podem ser úteis (**Quadro 17.6**).[28]

ENCEFALITES AUTOIMUNES

Encefalite autoimune (EA) é um termo geral para um amplo espectro de transtornos neuropsiquiátricos mediados por imunidade frequentemente associados a anticorpos contra a superfície celular de neurônios e proteínas sinápticas ou intracelulares.[29]

Os anticorpos anti-NMDAR, antiproteína 1 rica em leucina-inativada por glioma (LGI1), antiproteína 2 associada à contactina (CASPR2) e antidescarboxilase do ácido glutâmico (GAD)-65 compõem a maioria dos subtipos de EAs soropositivas.[29]

A EA anti-LGI1 afeta indivíduos de meia-idade e idosos, causando déficits de memória de curto prazo, confusão mental e crises epilépticas, além de hiponatremia. A anti-CASPR2 afeta predominantemente homens idosos e causa encefalite e miotonias, dor neuropática, ataxia, mioclonias, disfunção autonômica ou uma combinação delas. Já a anti-NMDAR afeta adultos jovens e crianças, está muitas vezes associada a teratomas ovarianos e causa sintomas psiquiátricos (sobretudo no espectro maniforme),

■ Quadro 17.6
Recomendações diagnósticas das encefalites

Investigações de rotina
1. Análise de urina e microscopia
2. Hemograma completo
3. Níveis de eletrólitos séricos
4. Testes de função hepática/renal
5. Testes de função tireoidiana
6. Dosagem de vitamina B12
7. Taxa de sedimentação de eritrócitos
8. Testes sorológicos para sífilis
9. Radiografia de tórax
10. Eletrocardiografia

Investigações especiais
1. Neuroimagem (RNM)
2. Eletroencefalograma
3. Punção lombar
4. Rastreio de HIV
5. Painel de anticorpos

Fonte: Elaborado com base em Ellul e Solomon.[28]

distúrbios de movimento, alteração da consciência, desregulação autonômica, crises epilépticas e apneia central (**Tab. 17.3**).[30]

O diagnóstico é dado diante de suspeita clínica e de uma série de exames investigativos, incluindo neuroimagem (RNM estrutural e funcional), EEG, análise de LCS e averiguação de neoplasias (**Fig. 17.4**).[30]

A abordagem das EAs se baseia em imunoterapia e manejo comportamental, e o reconhecimento da apresentação clínica suspeita para diagnóstico precoce das EAs é

■ Tabela 17.3
Classificação das encefalites autoimunes

Classificação anatômica das encefalites autoimunes	Síndrome clínica correspondente	Anticorpos possivelmente associados
Encefalite límbica	Cognitiva Psiquiátrica Epiléptica	Hu, CRMP5/CV2, Ma2, NMDAR, AMPAR, LGI1, CASPR2, GAD65, GABABR, DPPX, mGluR5, AK5, anticorpos Neurexin-3α
Encefalite cortical/subcortical	Cognitiva Epiléptica	PCA-2 (MAP1b), NMDAR, GABA A/B R, DPPX, anticorpos MOG

(*Continua*)

(*Continuação*)

■ Tabela 17.3
Classificação das encefalites autoimunes

Classificação anatômica das encefalites autoimunes	Síndrome clínica correspondente	Anticorpos possivelmente associados
Encefalite estriatal	Distúrbio do movimento	CRMP5/CV2, DR2, NMDAR, LGI1, anticorpos PD10A
Encefalite diencefálica	Apresentação autonômica Distúrbios do sono	Ma 1-2, IgLON5, DPPX, anticporpos AQP4
Encefalite de tronco encefálico	Cognitiva Distúrbios do movimento Apresentação crânio-bulbar	Ri, Ma 1-2, KLHL11, IgLON5, DPPX, AQP4, MOG, GQ1b anticorpos
Degeneração cerebelar	Ataxia cerebelar	Hu, Ri, Yo, Tr, CASPR2, KLHL11, NIF, mGluR1, GAD65, anticorpos VGCC
Meningoencefalite	Cognitiva Epiléptica Apresentação de meninges	Anticorpo GFAP ou encefalite autoimune soronegativa
Encefalomielite	Distúrbios do movimento espinal Óptico-espinal	GAD65, anfifisina, receptor de glicina, PCA-2 (MAP1B), GABA A/B R, DPPX, CRMP5/CV2, AQP4, anticorpos MOG

Fonte: Elaborada com base em Abboud e colaboradores.[30]

fundamental para o início do tratamento. Embora não haja dados específicos disponíveis para todos os autoanticorpos mediadores das encefalites, as duas formas mais comuns de EA, anti-LGI1 e anti-NMDAR, têm melhores resultados associados à imunoterapia precoce. Quanto aos sintomas comportamentais, as recomendações são de uso cauteloso de antipsicóticos, uma vez que os pacientes costumam ser mais sensíveis aos efeitos extrapiramidais e mais suscetíveis a crises epilépticas. Os benzodiazepínicos (BZDs) são alternativa terapêutica.[29]

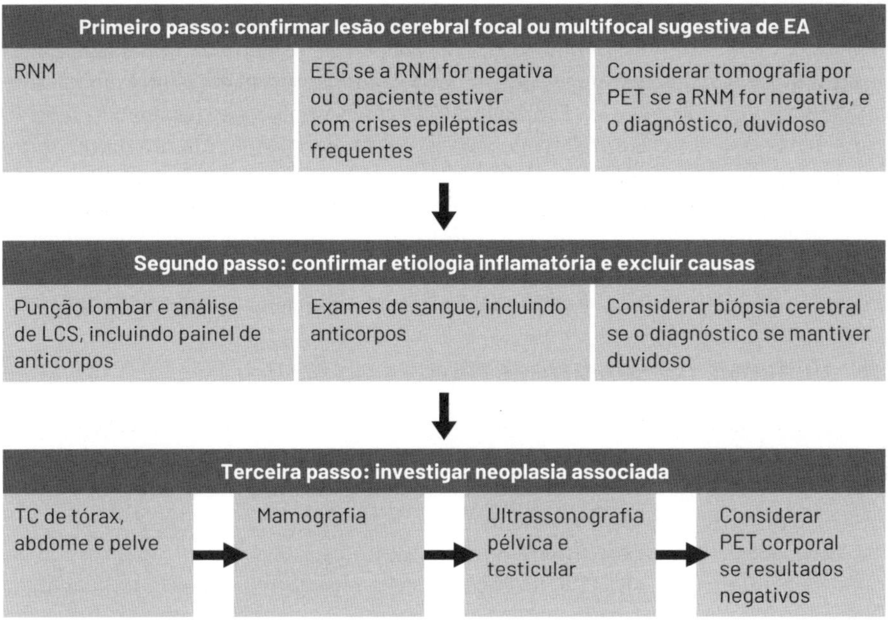

Figura 17.4
Investigação diagnóstica das EAs.
TC = tomografia computadorizada; EEG = eletroencefalograma; EA = encefalite autoimune; RNM = ressonância nuclear magnética; PET = tomografia por emissão de pósitrons; LCS = líquido cerebrospinal.
Fonte: Elaborada com base em Abboud e colaboradores.[30]

OUTRAS

AMNÉSIA EPILÉPTICA TRANSITÓRIA E *STATUS EPILEPTICUS* NÃO CONVULSIVO

As causas epilépticas de disfunção cognitiva são frequentemente subdiagnosticadas, sobretudo se não há sinais evidentes de convulsão. A amnésia epiléptica transitória (AET) é um subtipo de epilepsia do lobo temporal que envolve as regiões mesiais bilateralmente. As crises se manifestam como episódios recorrentes de perda de memória isolada e a deficiência de memória pode ser anterógrada, retrógrada ou ambas.[31]

Os episódios geralmente duram menos de uma hora e, muitas vezes, ocorrem ao acordar com amnésia parcial ou completa do evento. Dois terços dos pacientes têm outros tipos de crises epilépticas, incluindo alucinações olfatórias.[31] Além disso, a AET está associada a formas interictais de déficit de memória, especialmente daquelas recentes e da memória autobiográfica.

O EEG de rotina é normal ou mostra uma desaceleração não específica. Há atrofia bilateral de hipocampos em dois terços dos pacientes.[31] Diante da dificuldade diagnóstica, é razoável testar empiricamente drogas anticonvulsivantes quando há forte suspeita clínica, mesmo com EEG normal. As crises geralmente respondem bem ao tratamento com drogas anticonvulsivantes, mas o comprometimento da memória interictal pode ser irreversível.

O *status epilepticus* não convulsivo também pode se apresentar como uma demência com disfunção cognitiva flutuante e transtornos comportamentais. Além disso, é frequentemente associado a desvio da cabeça ou dos olhos, automatismos e alterações autonômicas, mas também pode se manifestar com deficiência cognitiva isolada.[32]

SÍNDROME DA APNEIA OBSTRUTIVA DO SONO

A síndrome da apneia obstrutiva do sono (SAOS) é um distúrbio respiratório do sono caracterizado por episódios recorrentes parciais ou completos de colapso das vias aéreas superiores durante a noite. É uma patologia bastante comum, com prevalência de 32,8% na população geral brasileira.[33]

A SAOS se associa a distúrbios cerebrovasculares, doenças neurodegenerativas crônicas e inflamatórias e a um alto risco de declínio cognitivo em pacientes afetados. Indivíduos com SAOS costumam ter um início de CCL consideravelmente mais cedo quando comparados àqueles sem a síndrome clínica. Ademais, há diversas evidências que estabelecem uma conexão entre SAOS e demência.[34]

O tratamento da SAOS fundamenta-se no uso de uma máquina de pressão positiva contínua nas vias aéreas (CPAP, do inglês *continuous positive airway pressure*). O uso do aparelho representa um método terapêutico eficaz, pois permite obter a manutenção da permeabilidade das vias aéreas superiores, reduzindo os episódios de apneia e, portanto, a interrupção do sono.

Quando tratados, pacientes com SAOS manifestam problemas de memória e cognição cerca de 10 anos depois do que aquelas cujos problemas respiratórios não foram tratados. Ademais, o uso da CPAP pode melhorar o desempenho cognitivo, incluindo memória de trabalho, memória verbal e memória visuoespacial.[34]

HIPOTIREOIDISMO

A função tireoidiana adequada é essencial para o desenvolvimento normal e a manutenção de funções cognitivas apropriadas ao longo da vida. A associação entre os hormônios tireoidianos e a cognição é reconhecida desde a demonstração de que o cretinismo deriva de deficiências de iodo e hormônios da tireoide.

O hipotireoidismo em qualquer idade causa a deterioração da cognição, uma vez que impede o cérebro de sustentar adequadamente os processos de consumo de energia necessários para neurotransmissão, memória e outras funções cerebrais.

As descrições sugerem que a reposição de hormônios tireoidianos acarreta melhora clínica dos pacientes com hipotireoidismo e transtornos neurocognitivos.[35]

AVALIAÇÃO NEUROPSICOLÓGICA DAS DEMÊNCIAS REVERSÍVEIS

A avaliação neuropsicológica (ANP) se baseia na investigação de funções cognitivas e do comportamento, a fim de auxiliar o processo de tomada de decisão, e deve ser analisada em conjunto com outros dados clínicos e históricos.

A ANP é um parâmetro útil para diferentes finalidades, como comprovar déficits cognitivos, estabelecer uma linha de base para averiguar a evolução do quadro e oferecer dados prognósticos.

As demências reversíveis têm diversas etiologias, de modo que o padrão clínico e cognitivo varia bastante. De maneira geral, as afecções aqui discutidas tendem a privilegiar substratos subcorticais, de modo que as funções mentais superiores, mais diretamente dependentes de porções corticais, sofrem comprometimentos secundários ou menores em comparação às funções mais dependentes de mecanismos subcorticais, como alguns processos executivos e atencionais. Naturalmente, é importante ressaltar que existem especificidades entre as patologias, como discutido a seguir.

AVALIAÇÃO NEUROPSICOLÓGICA DA HIDROCEFALIA DE PRESSÃO NORMAL

A ANP é requerida na HPN especialmente pela dificuldade de testes globais, como o Miniexame do Estado Mental (MEEM), o Montreal Cognitive Assessment (MoCA) ou o Addenbrooke's Cognitive Examination–Revised (ACE-R), captarem alterações suficientes nos estágios iniciais ou em pacientes com alta performance cognitiva pré-mórbida.

Em geral, o padrão identificado na ANP apresenta uma redução da velocidade de processamento e outros déficits executivos, com acometimentos mnemônicos secundários[13] que incidem na aprendizagem e na evocação espontânea, com benefício de pistas.

Tanto falhas de visuopercepção (p. ex., reconhecimento de formas e figuras, especialmente as complexas) quanto visuoespaciais (p. ex., reprodução de desenhos e figuras, especialmente os mais complexos) podem ocorrer.[36] Novamente, a mediação executiva precisa ser considerada tendo em vista que estratégias de planejamento podem estar associadas às dificuldades visuoconstrutivas.

No estádio mais avançado da HPN, pode ser observado um padrão claro de perfil disexecutivo, com falhas em diferentes subfunções. Nesses casos, tornam-se mais evidentes déficits em funções corticais, como agnosia, afasia e alexia.

Quadros de HPN também apresentam alterações neuropsiquiátricas relevantes, como a apatia, a ansiedade e a depressão. A ANP pode documentar cada uma dessas alterações, seja por inventários globais, como o Inventário Neuropsiquiátrico (NPI), ou com escalas particulares, como a Escala de Apatia de Starkstein, a Hospital Anxiety and Depression Scale (HADS) para depressão e ansiedade ou a Escala Beck de Depressão.

Por fim, a ANP pode servir como parâmetro prognóstico no contexto da HPN.[14] Quanto mais afetado o quadro cognitivo, maiores as chances de permanecerem efeitos cognitivos residuais após o tratamento, uma vez que o padrão cognitivo reflete o dano sofrido pelo parênquima cerebral.

AVALIAÇÃO NEUROPSICOLÓGICA DA HIPOVITAMINOSE B12

As vitaminas do complexo B têm importante função no funcionamento do sistema nervoso, e, portanto, guardam relação com o desempenho cognitivo. Em geral, o paciente com hipovitaminose, especialmente a B12, é encaminhado para a ANP com suspeita de síndrome demencial. Com efeito, esse paciente tende a apresentar queixa de dificuldade de memória e menor eficiência cognitiva global.

Existe grande variabilidade e inconsistência nos dados cognitivos nesses casos, o que se relaciona às diferentes metodologias e à própria variação do grau de deficiência e de suplementação nutricional dos pacientes pesquisados.[9]

Os estudos que indicam disfunções cognitivas indicam falhas de memória, redução da velocidade de processamento e da atenção complexa, e algumas dificuldades visuoespaciais mais complexas, como dificuldade no subteste Cubos das Escalas Wechsler de Inteligência.[37,38] Nessas situações, a ANP pode funcionar como parâmetro para investigar se a suplementação alimentar produziu resposta cognitiva quantificável.

Assim, o profissional de saúde deve ficar atento ao padrão alimentar de seu paciente, questionando implantação de regime alimentar específico e, se for o caso, recomendar acompanhamento nutricional específico.

AVALIAÇÃO NEUROPSICOLÓGICA DA SÍNDROME DE KORSAKOFF

Como já visto, a SK é uma condição que persiste após a ocorrência da EW, que, por sua vez, é provocada por um padrão severo de avitaminose e/ou abuso de álcool, condições que interagem entre si.

Cognitivamente, a sintomatologia da EW é composta por confusão mental e desorientação espacial e/ou temporal. Disfunções motoras, como ataxia, também podem compor o quadro. A avaliação cognitiva global, com um instrumento simples como o MMSE, pode ser feita durante as fases agudas da EW, mas a ANP extensiva não é recomendada em função da grande oscilação mental que impede a realização de tarefas complexas e a instabilidade dos dados.

Uma vez resolvida a EW, o paciente pode permanecer com um sintoma de amnésia anterógrada permanente, configurando a SK. Essa amnésia pode envolver tanto a memória episódica como a autobiográfica, sendo que nesta última há uma gradação, de modo que o paciente costuma manter preservadas as memórias até determinado ponto da vida e, quanto mais perto da fase aguda da encefalopatia, mais turvas se tornam as lembranças até não serem mais evocadas.

No Brasil, existem alguns testes e questionários de memória autobiográfica que podem ser aplicados nessas condições. Também pode ser oportuno entrevistar familiares ou acompanhantes para catalogar a memória autobiográfica do paciente, componente importante para a organização de intervenções terapêuticas não farmacológicas.

Testes de memória episódica devem contemplar tanto a modalidade verbal como a não verbal, e a evocação espontânea e a com pista devem ser contrastadas. Provas como os Testes de Recordação Seletiva Livre e Guiada, que têm diferentes versões no Brasil, podem mostrar o quanto o paciente se beneficia de pistas e quais processos mnemônicos estão afetados. Por fim, alguns déficits executivos e falhas visuoespaciais são documentados nesses pacientes.[39]

AVALIAÇÃO NEUROPSICOLÓGICA DA ENCEFALITE LÍMBICA

A encefalite límbica afeta sobremaneira regiões temporais mesiais envolvidas em atividades cognitivas, como a memória, o processamento emocional e algumas disfunções executivas.[40] Em geral, esses pacientes exibem um quadro clássico de amnésia anterógrada muito demarcada e alterações comportamentais, como irritabilidade e variações do humor.

A ANP é indicada após remissão do quadro agudo de encefalite, quando já houve melhora do estado confusional. Testes rotineiros, como o de Aprendizagem Auditivo-Verbal de Rey (RAVLT), Figura de Rey ou o Brief Visuospatial Memory Test - Revised (BVMT-R), conseguem documentar as falhas de memória episódica, com padrões de baixa aprendizagem e déficit de evocação. Esses pacientes costumam se beneficiar pouco de pistas e tarefas de reconhecimento. Inventários de memória autobiográfica podem ser úteis para determinar marcos temporais dos eventos da vida afetados pela condição.

Normalmente, as demais funções cognitivas estão preservadas, sendo interessante notar como esses pacientes mantêm o banco semântico (memória semântica conceitual) conservados em contraste com os prejuízos de memória episódica.

AVALIAÇÃO NEUROPSICOLÓGICA DOS TRANSTORNOS NEUROCOGNITIVOS ASSOCIADOS AO HIV

A patologia dos transtornos neurocognitivos associados ao HIV (TNCs-HIV) é bastante ampla, e achados neuropsicológicos refletem essa variabilidade.

As diferentes gradações dos TNCs-HIV (transtorno neurocognitivo assintomático, leve ou demência) dependem da quantificação do déficit cognitivo e da funcionalidade exibidas pelo paciente, e a ANP tem primazia para tanto.

Alterações motoras podem ocorrer no contexto dos TNCs-HIV em função do acometimento de regiões subcorticais. Existem evidências de bradicinesia, tremor postural ou de ação, perda da agilidade manual e hipomimia nesses pacientes, especialmente nos mais idosos.[41] Essas alterações podem ser mensuradas pela Unified Parkison's Disease Rating Scale (UPDRS) e são parâmetro relevante para controle clínico.

Uma vez que os mecanismos subjacentes são similares, esses pacientes também apresentam uma redução da velocidade de processamento (bradifrenia). Testes que mensuram agilidade psicomotora são úteis aqui, como o Trail Making Test (TMT – Teste de Trilhas), o Nine-Hole Peg Test (NHPT) ou ainda o Grooved Pegboard Test, embora este último seja menos frequente neste contexto. Tarefas mais rotineiras, como provas de atenção complexa (p. ex., atenção dividida ou atenção seletiva) também documentam esse padrão, e falhas de memória de trabalho também são reportadas em uma parcela desses pacientes.[42]

Por fim, déficits de memória episódica são prevalentes em cerca de 40 a 60% dos pacientes portadores do HIV,[43] tanto na modalidade verbal como na visuoespacial.

AVALIAÇÃO NEUROPSICOLÓGICA DA DEPRESSÃO

O encaminhamento de pacientes com quadro depressivo para ANP é um dos mais frequentes e representa um grande desafio para investigação neuropsicológica, uma vez que a depressão pode representar um pródromo para síndromes demenciais das mais diversas. Além disso, o conceito de depressão engloba diferentes fenomenologias e há sobreposição, inclusive, com manifestações de tipo ansiosa, que dá diferentes tonalidades aos sintomas exibidos pelo paciente.

A reconstrução do caso clínico de maneira detalhada é fundamental para identificar a ocorrência de eventos estressores e potencialmente eliciadores de quadros depressivos. Embora a presença de fatos desencadeantes não exclua a chance de comorbidade neuropatológica específica, ela auxilia no entendimento do início e da evolução do fenômeno em questão.

Na ANP, pode ser oportuno mensurar a depressão por diferentes instrumentos e, se possível, em sessões distintas. Esse método produz mais dados sobre os diferentes sintomas e a estabilidade temporal da queixa. Ademais, entrevistas estruturadas ou semiestruturadas, como a Escala Hamilton de Depressão (HAM-D) ou a Montgomery-Asberg Depression Rating Scale (MADRS), auxiliam no raciocínio clínico e, ao mesmo tempo, dão ao paciente a oportunidade de prover maiores detalhes sobre seus sintomas. As diferentes versões da Escala Geriátrica de Depressão são aconselháveis na população mais idosa, por trazer elementos mais típicos dessa faixa.

Quanto aos sintomas cognitivos, existe uma vasta e controversa literatura acerca do perfil de pacientes com depressão, especialmente nos idosos. Em geral, há uma observação de predomínio executivo-atencional e os déficits de memória tendem a ser mais leves e menos significativos, mesmo em pacientes com remissão dos sintomas.[44] Ainda assim, há correlação entre a intensidade da depressão e o grau de prejuízo cognitivo, de modo que quanto mais intensa for a depressão, mais alterado é o perfil cognitivo. Em quadros extremos, a ANP não só é desaconselhável como também infactível, dado o grau de apatia e o baixo engajamento dos pacientes.

O acompanhamento longitudinal permite verificar a persistência ou remissão tanto dos sintomas de humor como dos cognitivos. Vale ressaltar que existem evidências de que a bateria de avaliação de cognição socioemocional na versão curta (Mini-SEA, do inglês *Mini-Social cognition & Emotional Assessment*) é capaz de distinguir pacientes com depressão daqueles com a variante comportamental da demência frontotemporal (DFTvc), tendo em vista que pode ser útil no caso de dúvidas entre esses diagnósticos.

CONSIDERAÇÕES FINAIS

As demências reversíveis consistem em síndromes clínicas capazes de provocar um declínio cognitivo e/ou comportamental correspondentes a um diagnóstico formal de demência. Entretanto, a identificação de uma causa tratável cursa com melhora clínica e reversão total ou parcial do funcionamento global do indivíduo. Assim, a compreensão do tema, o reconhecimento da etiologia e a instituição precoce de tratamento adequado se mostram críticos e definidores de prognóstico.

REFERÊNCIAS

1. Stanisic DI, McCarthy JS, Good MF. Controlled human malaria infection: applications, advances, and challenges. Infect Immun. 2017;86(1):e00479-17.
2. Adams RD, Fisher CM, Hakim S, Ojemann RG, Sweet WH. Symptomatic occult hydrocephalus with "normal" cerebrospinal-fluid pressure: a treatable syndrome. N Engl J Med. 1965;273:117-26.
3. Dalmau J, Tüzün E, Wu HY, Masjuan J, Rossi JE, Voloschin A, et al. Paraneoplastic anti-N-methyl-D-aspartate receptor encephalitis associated with ovarian teratoma. Ann Neurol. 2007;61(1):25-36.
4. Bello VME, Schultz RR. Prevalence of treatable and reversible dementias: a study in a dementia outpatient clinic. Dement Neuropsychol. 2011;5(1):44-7.
5. Clarfield AM. The decreasing prevalence of reversible dementias: an updated meta-analysis. Arch Int Med. 2003;163(18):2219-29.
6. Tripathi M, Vibha D. Reversible dementias. Ind J Psychiatry. 2009;51(Suppl 1):S52-5.
7. Martinho KO, Tinoco ALA, Ribeiro AQ. Prevalence and factors associated with vitamin B12 deficiency in elderly from Vicosa/Mg, Brasil. Nutr Hospital. 2015;32(5):2162-8.
8. Sashindran VK, Aggarwal V, Khera A. Prevalence of vitamin B12 deficiency in elderly population (>60 years) presenting with dementia to outpatient department. Med J Armed Forces India. 2022;78(1):94-8.
9. Markun S, Gravestock I, Jager L, Rosemann T, Pichierri G, Burgstaller JM. Effects of vitamin B12 supplementation on cognitive function, depressive symptoms, and fatigue: a systematic review, meta-analysis, and meta-regression. Nutrients. 2021;13(3):923.
10. Oliveira LM, Nitrini R, Roman GC. Normal-pressure hydrocephalus: a critical review. Dement Neuropsychol. 2019;13(2):133-43.
11. Damasceno BP. Neuroimaging in normal pressure hydrocephalus. Dement Neuropsychol. 2015;9(4):350-5.
12. Pinheiro DMR, Prestes LS, Caixeta L. Demências reversíveis. In: Caixeta L, organizador. Psiquiatria geriátrica. Porto Alegre: Artmed; 2016. p. 171-184.
13. Buyukgok D, Ozdemir O, Unal TC, Barlas O. When to assess: cognitive impact of ventriculoperitoneal shunt operation in elderly adults with normal pressure hydrocephalus. World Neurosurg. 2021;154:e302-12.

14. Junkkari A, Sintonen H, Danner N, Jyrkkanen HK, Rauramaa T, Luikku AJ, et al. 5-Year health-related quality of life outcome in patients with idiopathic normal pressure hydrocephalus. J Neurol. 2021;268(9):3283-93.
15. Ishikawa E, Yanaka K, Sugimoto K, Ayuzawa S, Nose T. Reversible dementia in patients with chronic subdural hematomas. J Neurosurg. 2002;96(4):680-3.
16. Sahyouni R, Goshtasbi K, Mahmoodi A, Tran DK, Chen JW. Chronic subdural hematoma: a perspective on subdural membranes and dementia. World Nurosurg. 2017;108:954-8.
17. Marra CM. Neurosyphilis. Continuum. 2015;21(6 Neuroinfectious Disease):1714-28.
18. Brasil. Ministério da Saúde. Protocolo clínico e diretrizes terapêuticas para atenção integral às pessoas com infecções sexualmente transmissíveis (IST). Brasília: MS; 2018
19. Manini A, Querzola G, Lovati C, Pantoni L. Rapidly progressive dementia and intractable diarrhea: a teaching case report and a systematic review of cognitive impairment in whipple's disease. Neurol Sci. 2022;43(2):907-26.
20. Eggers C, Arendt G, Hahn K, Husstedt IW, Maschke M, Neuen-Jacob E, et al. HIV-1-associated neurocognitive disorder: epidemiology, pathogenesis, diagnosis, and treatment. J Neurol. 2017;264(8):1715-27.
21. Richardson K, Fox C, Maidment I, Steel N, Loke YK, Arthur A, et al. Anticholinergic drugs and risk of dementia: case-control study. BMJ. 2018;361:k1315.
22. Lucchetta RC, Mata BPM, Mastroianni PC. Association between development of dementia and use of benzodiazepines: a systematic review and meta-analysis. Pharmacother. 2018;38(10):1010-20.
23. AlDawsari A, Bushell TJ, Abutheraa N, Sakata S, Al Hussain S, Kurdi A. Use of sedative-hypnotic medications and risk of dementia: a systematic review and meta-analysis. Br J Clin Pharmacol. 2022;88(4):1567-89.
24. Bhangle SD, Kramer N, Rosenstein ED. Corticosteroid-induced neuropsychiatric disorders: review and contrast with neuropsychiatric lupus. Rheumatol Int. 2013;33(8):1923-32.
25. Latt N, Dore G. Thiamine in the treatment of Wernicke encephalopathy in patients with alcohol use disorders. Int Med J. 2014;44(9):911-5.
26. Arts NJ, Walvoort SJ, Kessels RP. Korsakoff's syndrome: a critical review. Neuropsychiatr Dis treat. 2017;13:2875-90.
27. Brodaty H, Connors MH. Pseudodementia, pseudo-pseudodementia, and pseudodepression. Alzheimers Dement. 2020;12(1):e12027.
28. Ellul M, Solomon T. Acute encephalitis: diagnosis and management. Clin Med. 2018;18(2):155-9.
29. Uy CE, Binks S, Irani SR. Autoimmune encephalitis: clinical spectrum and management. Pract Neurol. 2021;21(5):412-23.
30. Abboud H, Probasco JC, Irani S, Ances B, Benavides DR, Bradshaw M, et al. Autoimmune encephalitis: proposed best practice recommendations for diagnosis and acute management. J Neurol Neurosurg Psychiatry. 2021;92(7):757-68.
31. Ramanan VK, Morris KA, Graff-Radford J, Jones DT, Burkholder DB, Britton JW, et al. Transient epileptic amnesia: a treatable cause of spells associated with persistent cognitive symptoms. Front Neurol. 2019;10:939.
32. Dupont S. Non convulsive status epilepticus in the elderly. Geriatr Psychol Neuropsychiatr Vieil. 2019;17(S1):25-30.
33. Tufik S, Santos-Silva R, Taddei JA, Bittencourt LR. Obstructive sleep apnea syndrome in the Sao Paulo Epidemiologic Sleep Study. Sleep Med. 2010;11(5):441-6.
34. Osorio RS, Gumb T, Pirraglia E, Varga AW, Lu SE, Lim J, et al. Sleep-disordered breathing advances cognitive decline in the elderly. Neurol. 2015;84(19):1964-71.
35. Begin ME, Langlois MF, Lorrain D, Cunnane SC. Thyroid Function and Cognition during Aging. Curr Gerontol Geriatr Res. 2008;2008:474868.
36. Bugalho P, Alves L, Miguel R, Ribeiro O. Profile of cognitive dysfunction and relation with gait disturbance in normal pressure hydrocephalus. Clin Neurol Neurosurg. 2014;118:83-8.
37. Osimani A, Berger A, Friedman J, Porat-Katz BS, Abarbanel JM. Neuropsychology of vitamin B12 deficiency in elderly dementia patients and control subjects. J Geriatr Psychiatry Neurol. 2005;18(1):33-8.
38. Gupta PK, Garg RK, Gupta RK, Malhotra HS, Paliwal VK, Rathore RK, et al. Diffusion tensor tractography and neuropsychological assessment in patients with vitamin B12 deficiency. Neuroradiol. 2014;56(2):97-106.

39. Mistarz N, Andersen K, Nielsen AS, Goudriaan AE, Michel TM, Skot L, et al. Pharmacological enhancing agents targeting cognition in patients with alcohol-induced neurocognitive disorders: a systematic review. Neurosci Biobehav Rev. 2021;125:608-26.

40. Witt JA, Helmstaedter C. Neuropsychological evaluations in limbic encephalitis. Brain Sci. 2021;11(5):576.

41. Anderson SG, McCaul M, Khoo S, Wiesner L, Sacktor N, Joska JA, et al. The neurologic phenotype of South African patients with HIV-associated neurocognitive impairment. Neurol Clin Pract. 2020;10(1):15-22.

42. Cabral RF, Correa DG, Zimmermann N, Tukamoto G, Kubo TTA, Fonseca RP, et al. Preliminary comparative study of cortical thickness in HIV-infected patients with and without working memory deficit. PloS One. 2021;16(12):e0261208.

43. Morgan EE, Woods SP, Weber E, Dawson MS, Carey CL, Moran LM, et al. HIV-associated episodic memory impairment: evidence of a possible differential deficit in source memory for complex visual stimuli. J Neuropsychiatry Clin Neurosci. 2009;21(2):189-98.

44. Rock PL, Roiser JP, Riedel WJ, Blackwell AD. Cognitive impairment in depression: a systematic review and meta-analysis. Psychol Med. 2014;44(10):2029-40.

18 DEMÊNCIA NA DOENÇA DE PARKINSON E ASSOCIADAS

Silvia Stahl Merlin

A demência na doença de Parkinson (DDP) e outras demências com parkinsonismos são um grupo de patologias neurodegenerativas que clinicamente apresenta alterações motoras, cognitivas e comportamentais secundárias ao depósito de proteínas anormais no sistema nervoso central (SNC). Entre as proteínas responsáveis por esse grupo de doenças, há duas mais importantes: a α-sinucleína e a proteína tau. De forma didática, as doenças desse grupo são separadas entre as sinucleinopatia e as taupatias, como demostrado na **Tabela 18.1**.[1]

Neste capítulo, serão priorizadas a DDP e a demência com corpos de Lewy (DCL), por serem as condições mais frequentes.

EPIDEMIOLOGIA

A doença de Parkinson (DP) afeta cerca de 1% da população com mais de 60 anos, com progressão da prevalência com a idade, atingindo 4,3% em indivíduos entre 85 e 94 anos.[2] Sabe-se que cerca de 25% dos pacientes com DP apresentam declínio cognitivo leve, enquanto a prevalência de demência pode alcançar taxas de 80% ao longo dos 10 anos do curso da doença.[3] Na DCL, a prevalência é bastante variável, com índices de 7,5 a 30% das demências, e entre 0 e 5% na população.[4]

■ **Tabela 18.1**
Parkinsonismo degenerativo classificado por neuropatologia

Sinucleinopatias	Taupatias
Doença de Parkinson	Paralisia supranuclear progressiva
Demência com corpos de Lewy	Degeneração corticobasal
Atrofia de múltiplos sistemas	-

FISIOPATOLOGIA

Como mencionado, tanto a DPP quanto a DCL são condições clínicas determinadas por proteínas patológicas agregadas (α-sinucleína), formando corpos de Lewy que depositam e se distribuem no cérebro. Na DCL, os corpos de Lewy intracitoplasmáticos encontram-se com maior frequência no neocórtex, no sistema límbico, no tronco cerebral e nos núcleos subcorticais, diferentemente da ocorrência na DP, na qual essas inclusões têm predileção pelos núcleos pigmentados do tronco cerebral e da *substantia nigra*.[5]

Do ponto de vista neuroquímico, a DCL e a DDP se caracterizam pela redução dopaminérgica e depleção da acetilcolina no neocórtex e pela presença dos corpos de Lewy na *substantia nigra* e no prosencéfalo basal, especificamente no núcleo de Meynert.

DIAGNÓSTICO

A DDP se caracteriza pela presença de manifestações motoras típicas, como bradicinesia, instabilidade postural e tremor de repouso assimétrico, precedido de declínio cognitivo progressivo com interferência na funcionalidade após 1 ano de doença motora. São vários os domínios cognitivos acometidos, e os principais são funções executivas, atenção e velocidade visuoespacial e de processamento (**Fig. 18.1** e **Quadro 18.1**).

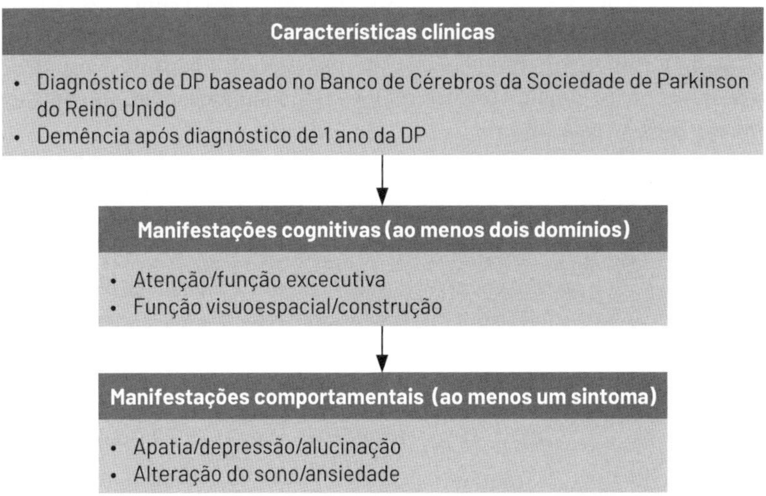

■ **Figura 18.1**
Esquema de diagnóstico de demência da doença de Parkinson.

■ Quadro 18.1
Critérios para o diagnóstico de DP de acordo com o Banco de Cérebros da Sociedade de Parkinson do Reino Unido (Queen Square Brain Bank Criteria)

1. Critérios necessários para diagnóstico de DP
   - Bradicinesia e pelo menos um dos seguintes sintomas:
     - Rigidez muscular
     - Tremor de repouso 4 a 6 Hz avaliado clinicamente
     - Instabilidade postural não causada por distúrbios visuais, vestibulares, cerebelares ou proprioceptivos
2. Excluir outras formas de parkinsonismo
3. Critérios de suporte positivo para o diagnóstico de DP (três ou mais são necessários para o diagnóstico)
   - Início unilateral
   - Presença do tremor de repouso
   - Doença progressiva
   - Persistência da assimetria dos sintomas
   - Boa resposta à levodopa
   - Presença de discinesias induzidas por levodopa
   - Resposta à levodopa por 5 anos ou mais
   - Evolução clínica de 10 anos ou mais

Fonte: Clarke e colaboradores.[6]

Entretanto, para os pacientes em que o quadro clínico não foi suficiente para o diagnóstico, a neuroimagem funcional constitui uma estratégia de suporte. Assim, a tomografia computadorizada por emissão de fóton único (SPECT, do inglês *single photon emission computed tomography*) cerebral com base no transportador de dopamina (DaTSCAN), com uso do radioisótopo Ioflupano (123I), permite a visualização da atividade desse neurotransmissor no corpo estriado em pacientes com apresentação clínica não conclusiva da DP.

São preditores de maior declínio cognitivo na DP a idade avançada, o baixo nível de escolaridade, o tempo de doença, a ocorrência de sintomas neuropsiquiátricos e a gravidade do comprometimento motor.

Já a DCL difere da DDP porque as alterações motoras ocorrem concomitante ou em menos de 1 ano após o quadro cognitivo. A característica central da DCL é a demência com características de flutuação dos sintomas cognitivos, alucinações visuais e parkinsonismo. Geralmente, a idade de início é de 75 anos com alterações rígido-acinéticas simétricas, disautonomia e alterações do sono associadas (**Fig. 18.2**).

Em 2017, os critérios de DCL foram revisados, sendo necessária para o reconhecimento do quadro a existência de demência com alterações de domínios cognitivos típicos, associada a dois critérios nucleares ou um critério nuclear e um biomarcador.[5] As características de suporte do diagnóstico de DCL, apesar de fomentar a identificação da patologia, não são essenciais (**Quadro 18.2**).

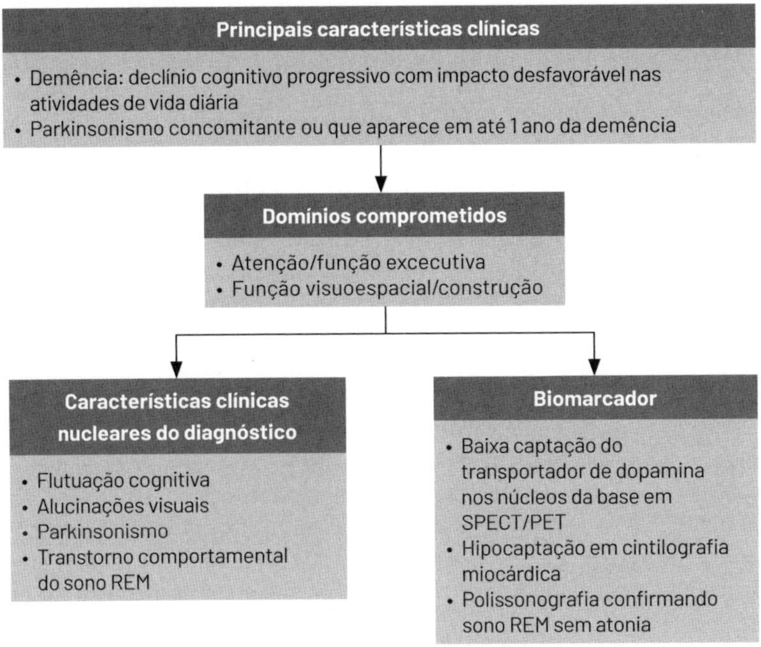

■ **Figura 18.2**
Esquema de diagnóstico de DCL.
REM = movimento rápido dos olhos (*rapid eye movement*); PET = tomografia por emissão de pósitrons (*positron emission tomography*); SPECT = tomografia computadorizada por emissão de fóton único (*single photon emission computed tomography*).

■ Quadro 18.2
Características clínicas de suporte de demência com corpos de Lewy

- Hipersensibilidade a agentes antipsicóticos
- Instabilidade postural
- Quedas repetidas
- Disautonomia, episódios de hipotensão ortostática, síncope
- Hipersonia
- Obstipação intestinal, incontinência urinária
- Hiposmia
- Alucinações de outras modalidades, diferentes de visuais (auditivas, táteis), delírios sistematizados
- Apatia, ansiedade, depressão

CARACTERÍSTICAS DOS SINTOMAS NEUROPSIQUIÁTRICOS DA DEMÊNCIA COM CORPOS DE LEWY E DEMÊNCIA DA DOENÇA DE PARKINSON

Comorbidades psiquiátricas são frequentes nas demências, e na DCL e na DDP apresentam-se a apatia, a depressão e as alucinações. A apatia é uma síndrome que se caracteriza pela falta de motivação e de iniciativa para a interação social. O paciente torna-se alheio, indiferente ao que ocorre ao seu redor e progressivamente perde a capacidade de autoativação cognitiva diante dos desafios do meio, perdendo, assim, a espontaneidade afetiva. Essa característica se deve à degeneração de estruturas subcorticais que recebem projeções dopaminérgicas e ao comprometimento das conexões presentes no sistema límbico anterior.

A depressão frequentemente acompanhada por ansiedade ocorre em cerca de um terço dos pacientes com DCL e DDP, compromete a qualidade de vida do paciente e está relacionada com declínio cognitivo e estresse do cuidador.[7] Já as alucinações visuais são complexas quanto ao conteúdo, recorrentes, bem estruturadas e vívidas nos pacientes; no entanto, no caso dos DDPs, ocorre tardiamente, e nos DCLs, precocemente. Cerca de 80% dos pacientes apresentam esses fenômenos e a redução da atividade colinérgica possivelmente seja o contribuinte para o surgimento das alucinações visuais.[8]

Sempre é importante incluir as informações dos cuidadores na anamnese neuropsiquiátrica, pois os pacientes frequentemente carecem de *insight* quanto à sua natureza e à gravidade dos seus sintomas.

DIAGNÓSTICOS DIFERENCIAIS

Uma das causas mais comuns de parkinsonismo associado a alterações cognitivas está relacionada ao uso de medicamentos como neurolépticos e bloqueadores de canal de cálcio (**Fig. 18.3**).. O estado confusional agudo, também conhecido como *delirium*, por sua característica de flutuação dos sintomas, é uma possibilidade diagnóstica. Já dentre as doenças neurodegenerativas, podemos destacar como diagnóstico diferenciais a degeneração corticobasal (DCB) e a paralisia supranuclear progressiva (PSP).

Na DCB, o parkinsonismo é assimétrico, com rigidez dos membros, apraxia, afasia, mioclonias e distonia, sendo a característica mais marcante a assimetria dos sintomas. Geralmente, acontece entre 50 e 70 anos e com pouca melhora com uso da levodopa. O comprometimento cognitivo ocorre em 70% dos casos com disfunção executiva, alterações de linguagem e visuoconstrutivas. Os estudos de neuroimagem funcional podem demonstrar hipoperfusão parietal e atrofia assimétrica.[9]

A PSP tem evolução mais rápida em comparação à DP, e os sintomas iniciais são perda de equilíbrio, alentecimento motor, sintomas bulbares, alteração da movimentação ocular e distonia da musculatura da face. São apresentados impulsividade, sintomas depressivos e apatia. A demência ocorre em grande parte dos pacientes também com atributos de disfunção executiva.[9]

Em pacientes com demência e parkinsonismo, quando pensar em:

Degeneração corticobasal

- Apraxia ideomotora assismétrica
- Mioclonias
- Síndrome do membro alienígena
- Presença de distúrbio de linguagem
- Pouca ou nenhuma melhora com levodopa
- Neuroimagem: atrofia assimétrica dos lobos parietais

Paralisia supranuclear progressiva

- Quedas precoces
- Disfagia precoce
- Dificuldade para movimentar os olhos para cima ou para baixo
- Sintomas comportamentais "frontais" (desinibição, impulsividade, sintomas obsessivo-compulsivos)
- Pouca ou nenhuma melhora com levodopa
- Neuroimagem: atrofia de mesencéfalo

Figura 18.3
Diagnóstico diferencial da DP.

TRATAMENTO

O tratamento das demências com parkinsonismo envolve estratégias de uso de sintomáticos dopaminérgicos e colinérgicos, e o momento do uso de cada medicamento depende do estágio de cada doença. No que diz respeito à esfera cognitiva, há comprovação de benefício no uso de anticolinesterásicos (iAChE). Os iAChEs melhoram a cognição, a flutuação e a funcionalidade global, e os pacientes com DCL respondem melhor aos iAChEs do que os com doença de Alzheimer. No entanto, deve-se ter muito cuidado com os efeitos colaterais como bradicardia, síncope, lipotimia, já comuns nos parkinsonianos. O uso da memantina tem demostrado eficácia modesta e deve-se ter cuidado para não usá-la juntamente com amantadina, pois ambas as substâncias são antagonistas do N-metil-D-aspartato ativado por glutamato e, juntas, terão efeitos sinérgicos.

Para tratamento do parkinsonismo, a levodopa é o fármaco de eleição em DCL e DDP. Nos DCLs, os antiparkinsonianos são menos responsivos, e obviamente drogas com ação anticolinérgica como o biperideno são proscritas em DCL e DDP. Os inibidores da monoaminoxidase e amantadina podem piorar os sintomas psicóticos por inibirem a recaptação dopaminérgica.[9]

Quando os pacientes com demência e parkinsonismo apresentam alucinações e delírios, a primeira opção é iniciar o iAChE, a segunda é suspender fármacos antiparkinsonianos, e a terceira é iniciar antipsicóticos, preferencialmente a quetiapina. É importante ter cautela, pois os antipsicóticos podem levar à piora motora e cognitiva. O medicamento pimavanserina, ainda não disponível no Brasil, foi aprovado no exterior em 2016 para o tratamento dos sintomas psicóticos em DP.[10,11]

No tratamento da depressão, deve-se evitar drogas com efeitos anticolinérgicos (tricíclicos) e dar preferência para inibidores seletivos da recaptação de serotonina (ISRSs) e inibidores seletivos da recaptação de serotonina e noradrenalina (ISRSNs). Para apatia e flutuação da atenção, inicialmente se utiliza iAChE seguido de venlafaxina e bupropiona. O metilfenidato e o modafinil também podem ser usados.

CONSIDERAÇÕES FINAIS

Demência com parkinsonismo são condições clínicas neurodegenerativas com ocorrência do declínio de funções executivas, atenção e função visuoespacial associada a alterações motoras. A distinção entre uma e outra demência depende do período de início do declínio cognitivo, e o tratamento dessas patologias de forma sintomática sucede de maneira semelhante na terapêutica medicamentosa.

REFERÊNCIAS

1. Boeve BF. Parkinson-related dementias. Neurol Clin. 2007;25(3):761-81.
2. Schrag A, Schott JM. Epidemiological, clinical, and genetic characteristics of early-onset parkinsonism. Lancet Neurol. 2006;5(4):355-63.
3. Niccolini F, Diamantopoulos K, Kiosses S, Politis M. Be vigilant for dementia in Parkinson's disease. Practitioner. 2017;261(1804):11-5.
4. Savica R, Grossardt BR, Bower JH, Boeve BF, Ahlskog JE, Rocca WA. Incidence of dementia with Lewy bodies and Parkinson disease dementia. JAMA Neurol. 2013;70(11):1396-402.
5. McKeith IG, Boeve BF, Dickson DW, Halliday G, Taylor JP, Weintraub D, et al. Diagnosis and management of dementia with Lewy bodies: fourth consensus report of the DLB consortium. Neurology. 2017;89(1):88-100.
6. Clarke CE, Patel S, Ives N, Rick CE, Woolley R, Wheatley K, et al. Clinical effectiveness and cost-effectiveness of physiotherapy and occupational therapy versus no therapy in mild to moderate Parkinson's disease: a large pragmatic randomised controlled trial (PD REHAB). Southampton: NIHR Journals Library; 2016.
7. Kuring JK, Mathias JL, Ward L. Prevalence of depression, anxiety and PTSD in people with dementia: a systematic review and meta-analysis. Neuropsychol Rev. 2018;28(4):393-416.
8. Ferman TJ, Smith GE, Boeve BF, Graff-Radford NR, Lucas JA, Knopman DS, et al. Neuropsychological differentiation of dementia with Lewy bodies from normal aging and Alzheimer's disease. Clin Neuropsychol. 2006;20(4):623-36.
9. Burrell JR, Hodges JR, Rowe JB. Cognition in corticobasal syndrome and progressive supranuclear palsy: a review. Mov Disord. 2014;29(5):684-93.
10. Maher AR, Maglione M, Bagley S, Suttorp M, Hu JH, Ewing B, et al. Efficacy and comparative effectiveness of atypical antipsychotic medications for off-label uses in adults: a systematic review and meta-analysis. JAMA. 2011;306(12):1359-69.
11. Ballard CG, Kreitzman DL, Isaacson S, Liu IY, Norton JC, Demos G, et al. Long-term evaluation of open-label pimavanserin safety and tolerability in Parkinson's disease psychosis. Parkinsonism Relat Disord. 2020;77:100-6.

19 ALTERAÇÕES COMPORTAMENTAIS DAS DEMÊNCIAS E SEU TRATAMENTO

Rodrigo C. M. Silva
Camila Farias de Araujo

Apesar de apenas recentemente terem sido mais reconhecidas e estudadas, as manifestações psiquiátricas sempre foram associadas às demências. A primeira paciente descrita por Alois Alzheimer, em 1906, Auguste D., foi internada devido a intensas alterações comportamentais, como agitação e sintomas psicóticos, com delírio de ciúmes em relação ao marido. Na maioria das vezes, além do declínio cognitivo, esses sintomas são os que com mais frequência causam desconforto a pacientes e cuidadores.

As alterações comportamentais, ou sintomas neuropsiquiátricos (SNPs), da demência, também chamadas comumente pela sigla em inglês BPSD (*behavioural and psychological symptoms of dementia* — sintomas psicológicos e de comportamento nas demências), são aspectos importantes das síndromes demenciais que ganham cada vez mais reconhecimento como sintomas cardinais dos transtornos neurocognitivos devido a seu impacto na qualidade de vida tanto dos pacientes como dos seus cuidadores, além de maior custo relacionado ao tratamento das pessoas com demência.[1] Os SNPs estão associados a diversos desfechos negativos, entre eles maior estresse do cuidador, maior comprometimento funcional, maiores taxas de institucionalização, pior qualidade de vida, progresso mais rápido para fases avançadas e morte, além de maior carga de marcadores neuropatológicos da doença.[2]

Antigamente, os SNPs não eram considerados sintomas cardinais nos critérios diagnósticos das demências; porém, desde 2011, o consenso do National Institute on Aging-Alzheimer's Association (NIA-AA) modificou os critérios para todas as demências e incluiu os sintomas comportamentais como parte dos critérios principais.[3] Assim, os SNPs foram equiparados em importância aos sintomas cognitivos na avaliação das demências.

Os SNPs constituem um espectro de síndromes de alta incidência e grandes impactos socioeconômicos.[4] Há estimativas de que 30% dos gastos referentes ao tratamento de síndromes demenciais dos Estados Unidos sejam direcionados aos SNPs.[5] Além disso, no decorrer do curso da demência, a maioria dos pacientes desenvolve SNP, e a existência desses sintomas aumenta o risco de complicações clínicas e institucionalização. Logo, saber avaliar e tratar adequadamente esses sintomas é essencial.[6]

EPIDEMIOLOGIA E CARACTERÍSTICAS CLÍNICAS

Os SNPs são sintomas extremamente comuns que geralmente aumentam com a gravidade da demência e afetam praticamente todos os pacientes em algum ponto da doença.[7] Incluem alterações do humor, da percepção e do comportamento relacionados aos diversos tipos de demências. Os SNPs na demência podem ocorrer em qualquer fase da doença — inclusive antes da demência instalada como sintomas prodrômicos. A maioria dos estudos mostra que os SNPs tendem a aumentar de prevalência ao longo do agravamento das fases leves até a fase avançada — embora algumas evidências sugiram uma evolução não linear, com as maiores prevalências em estágios intermediários.[8]

Existe uma ampla variedade de sintomas que podem ser encontrados, entre eles apatia e depressão, irritabilidade e agressividade, desinibição, comportamentos repetitivos, perambulação, delírios, alucinações e alteração no ciclo sono-vigília e nos padrões alimentares. Os SNPs mais comuns são apatia (36%), depressão (32%) e agitação e agressividade (30%).[9] Em um determinado estudo, daqueles com qualquer sintoma no Inventário Neuropsiquiátrico (INP) na avaliação inicial, 81% ainda tiveram algum SNP após 18 meses, embora a frequência tenha variado de acordo com o sintoma específico; apatia e hiperatividade (agitação, desinibição, irritabilidade, comportamento motor aberrante e euforia) são os sintomas particularmente mais persistentes.[8]

O INP é um importante instrumento de diagnóstico e mensuração dos SNPs nas demências em geral e avalia 12 SNPs comumente observados na demência: delírios, alucinações, agitação/agressividade, depressão, ansiedade, apatia, irritabilidade, euforia, desinibição, comportamento motor aberrante, alterações de comportamento noturnas e anormalidades alimentares e no apetite. A intensidade (1-3 pontos) e a frequência (1-4 pontos) de cada um desses sintomas são pontuadas de acordo com questionários estruturados administrados aos cuidadores, e o escore contínuo para cada sintoma é obtido multiplicando a frequência pela intensidade (F × I). Em um escore máximo de 12 pontos, um escore > 3 é indicativo de um sintoma "clinicamente relevante".[10,11]

Embora existam muitos sintomas diferentes, eles com frequência ocorrem concomitantemente e há diferentes modelos descritos na forma pela qual podem ser agrupados. Nesse sentido, nos últimos anos muitos estudos foram conduzidos no intuito de determinar subsíndromes neuropsiquiátricas, em vez de avaliar SNPs isoladamente,[1] uma vez que uma grande quantidade de evidências apoia o fato de que os SNPs da demência não são um conceito unitário, devendo ser considerados como grupo de sintomas, cada um refletindo diferentes prevalências, cursos ao longo do tempo, correlatos biológicos e determinantes psicossociais.

Dessa forma, a identificação dos sintomas em grupamento de subsíndromes pode apontar para uma patogênese neurobiológica em comum ou resposta ao mesmo tratamento. De fato, estudos farmacológicos demonstram que muitas vezes os tratamentos podem ser eficazes em grupamentos de sintomas em subsíndromes, mas não em sintomas avaliados individualmente.[1]

De acordo com dados do European Alzheimer's Disease Consortium, coletados de diversos estudos em diferentes centros europeus que tinham como objetivo avaliar a prevalência dos sintomas do INP em uma larga população de pacientes com doença de Alzheimer (DA), apatia foi o sintoma mais comum (55%), seguido por depressão e ansiedade em cerca de 37% dos pacientes. Os sintomas menos frequentes foram euforia (4,9%), alucinações (9,1%) e desinibição (9,5%).

Esses dados sugerem a divisão dos SNPs em quatro subsíndromes neuropsiquiátricas, com base em análises fatoriais, com sintomas que se sobrepõem:[1,7]

1. Psicose (delírios, alucinações e alterações comportamentais noturnas)
2. Sintomas afetivos (depressão e ansiedade)
3. Apatia (apatia e alterações do apetite)
4. Hiperatividade (agitação, desinibição, irritabilidade, comportamento motor aberrante e euforia)

A subsíndrome mais comum foi apatia (65%), seguida por hiperatividade (64%), sintomas afetivos (59%) e psicose (38%) — os pacientes com a subsíndrome psicose, embora menos prevalente, tiveram o maior escore médio no INP, sugerindo maior gravidade das alterações neuropsiquiátricas. O grupo de sintomas "alterações comportamentais noturnas" teve pontuações fatoriais altas no domínio da psicose e da apatia, mas foi classificado na subsíndrome "psicose", uma vez que em estudos anteriores foi encontrado fator comum representando alterações do ritmo diurno e alucinações.[12]

Essas questões ainda têm muitas indefinições e possivelmente ainda sofrerão muitas modificações ao longo dos próximos anos. Como exemplo, a questão acerca de se apatia e depressão pertencem à mesma síndrome ou são SNPs específicos e distintos é alvo de intenso debate. Alguns estudos as integram dentro da mesma classificação sindrômica, mas outros as consideram em síndromes distintas.[1]

Fenômeno do entardecer (*sundowning*): as alterações comportamentais da demência geralmente têm um pico no final da tarde ou início da noite, o que é reconhecido comumente como fenômeno do pôr do sol, do entardecer ou "*sundowning*". Esse fenômeno é multifatorial, mas sabe-se que é relacionado biologicamente ao ritmo circadiano, com importantes fatores de risco, como a pouca exposição à luz e alterações de sono.[13]

SINTOMAS COMPORTAMENTAIS: PRÓDROMOS DAS DEMÊNCIAS

Os SNPs estão frequentemente presentes nas fases prodrômicas dos sintomas dos transtornos neurocognitivos ou ainda na fase do comprometimento cognitivo leve (CCL), com estudos demonstrando que podem estar presentes em 59% dos sujeitos avaliados em grandes estudos com foco no CCL. Por meio de diversas evidências, sabe-se que os pacientes com SNPs têm maiores escores de comprometimento global, cognitivo e funcional do que as pessoas sem SNPs. Além disso, estudos populacionais importantes evidenciam que os SNPs aumentam o risco da progressão de CCL para o estágio de demência.[2,14]

Embora o aparecimento muito precoce de sintomas comportamentais no curso de uma doença neurodegenerativa tradicionalmente levante a suspeita da variante comportamental da demência frontotemporal (DFTvc), evidências também sugerem que os SNPs podem ocorrer na fase inicial de qualquer síndrome demencial.[14]

Historicamente, muitas vezes as alterações comportamentais foram vistas por meio da visão da nosologia psiquiátrica tradicional, e outras vezes com classificação errônea destas dentro dos transtornos psiquiátricos idiopáticos, causando atraso no diagnóstico das demências.[14] Em uma série de 252 pacientes, um estudo avaliou que 28,2% daqueles com doenças neurodegenerativas primeiramente receberam o diagnóstico de doenças psiquiátricas (mais comumente depressão).[2] Embora 52,2% dos pacientes com DFTvc tenham recebido diagnóstico inicialmente de doenças psiquiátricas primárias, outras doenças neurodegenerativas também foram atribuídas a diagnósticos de transtornos psiquiátricos equivocadamente, incluindo 23,1% daqueles posteriormente diagnosticados com DA.

Esforços têm sido realizados para tentar a operacionalização do reconhecimento das alterações comportamentais como pródromos dos transtornos neurocognitivos. Nesse contexto, o reconhecimento precoce dos SNPs como início da doença neurodegenerativa poderia significar tratamento inicial adequado e hipoteticamente ter algum papel na redução da progressão do adoecimento, além de reconhecimento precoce ter papel essencial no futuro quando existirem tratamentos modificadores das demências.

COMPROMETIMENTO COMPORTAMENTAL LEVE *MILD BEHAVIOURAL IMPAIRMENT*

Em 2015, foi apresentado pela International Society to Advance Alzheimer's Reseach and Treatment o conceito de *mild behavioural impariment* (MBI), que, em português, significa comprometimento comportamental leve. Trata-se de um diagnóstico provisório no contexto de SNP como manifestação inicial de uma demência emergente;[3] conceito análogo ao CCL, quando o comprometimento da funcionalidade ainda não ocorreu e, portanto, a demência ainda não está instalada.

Os critérios de MBI propostos incluem alterações no comportamento ou personalidade observados pelo paciente, informantes ou clínicos que se iniciam tardiamente na vida (≥ 50 anos) e que persistem por pelo menos 6 meses.[2,14] Deve existir uma clara mudança na personalidade evidenciada por alterações em pelo menos um dos seguintes domínios: regulação afetiva/emocional, motivação (p. ex., apatia), controle de impulsos, cognição social e sensopercepção ou conteúdo do pensamento.[2]

O MBI tem como finalidade ser um conceito guarda-chuva para descrever uma síndrome cujas manifestações tardias não são descritas em outras nosologias e são manifestações iniciais de doenças neurodegenerativas — os critérios de MBI estabelecem que "alterações de comportamento não são atribuídas a outra doença psiquiátrica atual". Essa diferenciação do MBI em relação a doenças psiquiátricas primárias/funcionais de início tardio é um grande desafio, e alguns transtornos psiquiátricos subsindrômicos preenchem critérios para MBI, ocasionando confusão diagnóstica.[2]

Os critérios propostos para MBI (**Quadro 19.1**) permitem o diagnóstico concomitante do CCL, embora não seja pré-requisito que o CCL esteja presente. Devido ao fato de

■ Quadro 19.1
Critérios diagnósticos para MBI de acordo com a ISTAART

1. Mudanças no comportamento e na personalidade observadas pelo paciente, informante ou pelo clínico, de início tardio (**≥ 50 anos**) e persistindo intermitentemente por pelo menos **6 meses**. Devem representar uma clara mudança do comportamento ou personalidade usual da pessoa evidenciada por **pelo menos 1** dos seguintes:
   a. Redução da motivação (p. ex., apatia, falta de espontaneidade, indiferença)
   b. Desregulação afetiva (p. ex., ansiedade, disforia, oscilações, euforia, irritabilidade)
   c. Falta de controle de impulsos (p. ex., agitação, desinibição, jogo patológico, obsessividade, perseverações)
   d. Comportamento social inapropriado (p. ex., falta de empatia, perda de *insight*, perda de trato social, rigidez, exagero de traços de personalidades prévios)
   e. Anormalidades na percepção ou conteúdo do pensamento (p. ex., delírios e alucinações)
2. Comportamentos são suficientemente graves para produzir ao menos um prejuízo mínimo em ao menos uma das seguintes áreas:
   a. Relacionamentos interpessoais
   b. Outros aspectos do funcionamento social
   c. Habilidade de *performance* do trabalho
   d. O paciente deve manter em geral ao mínimo sua independência no funcionamento da vida diária com mínima assistência
3. Embora condições comórbidas possam estar presentes, a mudança no comportamento ou na personalidade não é atribuída a outro transtorno psiquiátrico atual, trauma, causas médicas gerais ou efeitos fisiológicos de substâncias ou medicamento
4. O paciente não deve preencher critério para uma síndrome demencial. CCL pode ser diagnosticado concomitantemente ao MBI

ISTAART = International Society to Advance Alzheimer's Research and Treatment; MBI = *mild behavioural impairment*; CCL = comprometimento cognitivo leve.
Fonte: Ismail e colaboradores.[2]

que ambos antecedem a demência, após o diagnóstico da demência, o conceito de MBI deixa de ser aplicado.[2] No MBI, é descrito que deve haver ao menos um "mínimo prejuízo" na funcionalidade, o qual deve ser atribuído diretamente aos SNPs e não ao declínio cognitivo, que, na prática, é algo difícil de ser diferenciado em muitos casos. Caso exista um "prejuízo significativo no funcionamento social ou ocupacional", então o diagnóstico de demência é feito e não se aplica o diagnóstico de MBI.[2]

SUBTIPOS DE ALTERAÇÕES COMPORTAMENTAIS

PSICOSE

Sintomas psicóticos são manifestações comuns de diversos transtornos neurodegenerativos e podem ser o sintoma inicial da doença,[15] estando associados consistentemente em diversos estudos a maior sobrecarga dos cuidadores, maior risco de admissão em instituições de longa permanência de idosos (ILPIs), maiores custos do tratamento e aumento de mortalidade. Além disso, mesmo em fases prodrômicas, são associados a declínio cognitivo e funcional mais acentuado.[7,15]

A prevalência da psicose nas demências é muito variada nos diversos estudos, em torno de 15 a 30%. Cerca de 18% das pessoas diagnosticadas com demência experienciam psicose em algum momento, com prevalências maiores nas fases moderadas a avançadas — esses sintomas tendem a persistir muitas vezes por vários meses.[7] Um estudo de seguimento com média de 4,5 anos com 456 pacientes com DA leve a moderada demonstrou que 34% tinham delírios inicialmente, mas 70% tiveram esse sintoma pelo período mínimo de 1 ano.[16]

Na DA, delírios são os sintomas psicóticos mais comuns — eles tendem a ser mais simples e frouxos do que sistematizados e bizarros, e comumente envolvem conteúdo de roubo, abandono, infidelidade ou envenenamento.[7] Esses delírios paranoides tendem a ser particularmente estressantes para os pacientes e cuidadores. Sintomas de falsa identificação também ocorrem bastante, como, por exemplo, crença de que um membro da família foi substituído por um impostor (síndrome de Capgras), que pessoas imaginárias estão em sua casa (*phantom boarder symptom*), falsa identificação ao olhar no espelho (síndrome do espelho) ou falsas identificações em relação à televisão.

As alucinações na DA, por sua vez, são menos comuns que os delírios — em torno de 7% na primeira avaliação (que nem sempre acontece no início dos sintomas) e 33% em algum ponto do acompanhamento de paciente com doença em fase avançada. As alucinações são predominantemente visuais, as auditivas são bem menos comuns (quando acontecem, são simples, com sons ou palavras), e táteis e olfatórias são ainda mais incomuns.[7]

Na demência com corpos de Lewy (DCL), os sintomas psicóticos são proeminentes desde o início. Assim, sempre que acontece a presença de alucinações visuais muito precocemente no transtorno neurocognitivo, deve ser avaliada a possibilidade de DCL, uma vez que alucinações visuais complexas são um dos critérios diagnósticos principais da doença.[7] Na demência frontotemporal (DFT), a psicose parece ser menos comum, exceto em algumas formas genéticas (expansão do C9*orf*72).[7,15]

Apesar de muitas vezes a psicose nas doenças neurodegenerativas ser estudada e tratada da mesma forma independentemente do substrato neuropatológico, pesquisas recentes sugerem que a natureza e o conteúdo dos sintomas psicóticos podem trazer informações importantes sobre a patologia neurodegenerativa subjacente e predizer, especialmente no futuro, o diagnóstico neuropatológico do paciente.[15] Por exemplo, alguns estudos evidenciaram que na DFTvc com expansão do gene C9*orf*72 as alucinações poderiam ser visuais, auditivas ou táteis, enquanto na DCL seriam predominantemente visuais de pessoas, animais e objetos inanimados.[15] Já os delírios associados à expansão do gene C9*orf*72 foram caracteristicamente de grandiosidade, em contraste com os delírios na DA, que foram mais comumente paranoides (roubo ou persecutórios), e na DCL, que foram mais associados às síndromes de falsas identificações.[15]

Vale salientar que, embora na maioria das vezes sejam experiências que trazem sofrimento para pacientes e cuidadores, uma proporção substancial dos indivíduos com demência não estão angustiados e estressados com seus sintomas psicóticos,[7] muitas vezes incomodando mais os próprios familiares pela estranheza de sua natureza — e isso sempre deve ser avaliado, uma vez que terá impacto essencial no tratamento.

AGITAÇÃO

Vários tipos de comportamentos alterados nos indivíduos com demência costumam ser descritos como agitação, como inquietação, perambulação, vocalizações repetitivas e comportamento agressivo físico ou verbal, em geral acompanhados de sentimento de tensão e angústia (mais dificilmente detectado em pessoas com demência mais avançada).[7]

É essencial ter em mente que o comportamento agitado ou agressivo é uma resposta comportamental a estímulos internos ou externos do ambiente do paciente com demência. Esses comportamentos podem representar uma tentativa de comunicar necessidades que não conseguem ser comunicadas ao cuidador, como dor, fome ou simplesmente tédio. Esses estímulos são percebidos como estressantes devido a maior vulnerabilidade e redução dos mecanismos de enfrentamento pelo declínio cognitivo, incluindo barulhos e alterações na temperatura que antes não seriam problemáticos.[17] Em muitos indivíduos, o aparecimento de agitação pode sinalizar infecção ou toxicidade medicamentosa, na maioria das vezes no contexto de um *delirium* hiperativo.

Uma série de fatores antecedentes na vida do indivíduo pode contribuir para agitação e demais alterações comportamentais na demência, como, por exemplo, fatores preexistentes da personalidade, experiências anteriores de vida e história de trauma, alterando, assim, a apresentação dos SNPs na demência.[17] Dessa forma, considerar as potenciais causas e os fatores predisponentes pode facilitar o desenvolvimento de intervenções mais apropriadas.

Na avaliação do paciente, muitas vezes o comportamento é descrito como "agitado", mas é importante uma descrição mais detalhada do comportamento testemunhado.

É essencial que sejam obtidas informações sobre frequência, duração, contexto e possíveis fatores de gatilhos/reforçadores e gravidade da agitação para avaliar os possíveis padrões e os fatores causais do comportamento.[17] O erro da falta da avaliação adequada do comportamento é comum e, muitas vezes, responsável por tratamento farmacológico desnecessário ou em excesso.

Existem algumas escalas que podem ser utilizadas para avaliar a agitação, entre as mais utilizadas em estudos estão a Cohen-Mansfiel Agitation Inventory (CMAI) e o INP. Nesta última, o paciente com agitação é descrito como alguém que se recusa a cooperar ou não deixa que os outros o ajudem, além de ser difícil de lidar na pergunta de triagem da subescala Agitação/Agressividade.[11] Na maioria das vezes, a agitação e a agressividade são classificadas no mesmo grupo de sintomas, embora algumas escalas conceituem comportamento agressivo como um subtipo de agitação.[7] Na escala do INP, a perambulação (*wandering*) é classificada em um item à parte, dentro de "comportamento motor aberrante", enquanto sob o CMAI esse comportamento está sob o guarda-chuva da agitação.

A agitação é muito comum na demência, especialmente nas fases moderadas a graves, com cerca de metade das pessoas com demência apresentando esse comportamento eventualmente uma vez ao mês, além de um percentual de cerca de 20% exibindo sintomas clinicamente mais problemáticos e significativos.[18] Os sintomas de agitação são persistentes — em um determinado estudo, 38% dos indivíduos com agitação clinicamente significativa ainda tinham os sintomas 6 meses depois, e 56% dos indivíduos com comportamento motor aberrante no INP permaneceram sintomáticos após 18 meses. Cuidar de pacientes com agitação é difícil e traz altos custos, tanto emocionais como financeiros — o custo adicional com agitação gira em torno de 12% dos custos totais das demências.[7,18]

DEPRESSÃO

A depressão é um sintoma comum nos indivíduos com demência, embora muitas vezes normalizado pela população leiga e, infelizmente, até por profissionais de saúde. O diagnóstico de depressão na demência é um desafio, tanto devido à dificuldade de o paciente expressar seus sentimentos como no que tange à diferenciação em relação à apatia. Esta questão sobre apatia e depressão representarem ou não sintomas distintos ainda gera controvérsia na literatura, embora a maior quantidade de evidências dê suporte para afirmar que são entidades diferentes na clínica e na neuropatologia.

Existem amplas evidências de que a neuropatologia das demências *per se* tem papel central no desenvolvimento da depressão. Evidências na DA, por exemplo, mostram que há uma série de alterações neuroquímicas, como perda seletiva de células noradrenérgicas no *locus ceruleus* e perda de núcleos da rafe serotoninérgica dorsal. Além disso, há evidências de suscetibilidade genética comum para ambas as condições (depressão e DA).[19]

As taxas de prevalência são diversas nos estudos, podendo variar entre 15 e 50% em relação a sintomas depressivos significativos na DA.[20] Estima-se que mais de 20% das pessoas com demência tenham diagnóstico de depressão em algum momento do adoecimento, além de um percentual ainda maior que apresenta sintomas depressivos clinicamente significativos sem fechar critérios para episódio depressivo maior.[7] A prevalência é ainda maior em pessoas institucionalizadas, podendo chegar a taxas de até 48% em alguns estudos.[21] É uma condição que causa desconforto, reduz a qualidade de vida, exacerba o declínio cognitivo e funcional e está associada a maior mortalidade do paciente e maiores taxas de estresse do cuidador.

Depressão na demência provavelmente é diferente de depressão em pessoas sem demência no que diz respeito aos aspectos biológicos, psicológicos e psicossociais.[7] Existem várias teorias para explicar a depressão na demência, podendo diferenciar-se em alguns grupos de pacientes: (1) depressão compreendida como uma reação aos efeitos da demência, principalmente nos estágios iniciais e quando o paciente tem alguma crítica do adoecimento, incluindo maior risco de suicídio nas fases iniciais; (2) depressão que se assemelha fenotipicamente à de pacientes sem demência, mas difere biologicamente e está relacionada à neurodegeneração; e (3) grupo de pacientes com história de depressão como transtorno depressivo recorrente e que desenvolvem um episódio depressivo maior na demência.[7,9]

Neste último cenário, a depressão de início precoce na vida tem sido demostrada como um fator de risco importante para demência em alguns estudos, embora essa associação não seja confirmada em outros estudos longitudinais.[21,22] Ainda permanece controverso se a depressão representa um fator de risco etiológico, um sintoma prodrômico da demência ou se há um fator etiológico em comum para depressão e demência.

Os sintomas clínicos da depressão na demência são muitas vezes os mesmos do adulto sem demência, com subjetivo e objetivo rebaixamento de humor e sentimentos de desesperança e tristeza, porém o paciente com demência muitas vezes tem dificuldade para se expressar, e a depressão pode ser manifestada com agitação, aumento de irritabilidade e sintomas somáticos, além de alterações no sono e apetite.[21] Entre os sintomas mais comuns estão disforia e perda de interesse.[19] Além disso, muitos dos sintomas de depressão se confundem com outros sintomas da demência, como apatia e falta de iniciativa.[23] Dessa forma, pela dificuldade dos pacientes para se expressar, muitas vezes o diagnóstico deve ser feito apenas pela alteração do comportamento em si, que algumas vezes pode se manifestar com recusa aos tratamentos e medicamentos.

Também é possível que haja piora mais acentuada do *status* cognitivo prévio na demência já diagnosticada. Essa piora cognitiva deve nos lembrar também de que a depressão faz parte da investigação inicial de uma síndrome demencial como causa potencialmente reversível — o antigo conceito de pseudodemência depressiva (transtorno cognitivo da depressão ou síndrome demencial da depressão).

Em relação ao curso, a depressão é comumente vista cedo na história clínica da DA. Há relatos de estudos de que sua incidência poderia aumentar ao longo da progressão do estágio leve a moderado da demência, mas com redução das taxas na demência grave — embora essa diminuição possa refletir a dificuldade de acessar os sintomas depressivos nessa fase.[19] Os sintomas podem flutuar ao longo do tempo, em especial nos pacientes com passado do transtorno do humor,[23] com estimativa de taxas de recorrência dos sintomas depressivos de 85% no período de 12 meses.[19]

O diagnóstico de depressão em um indivíduo com demência é baseado na investigação clínica cuidadosa que deve ser feita com atenção tanto junto ao paciente como com seus cuidadores. Além da história clínica, existem algumas ferramentas validadas para rastreio de depressão nesse grupo de pacientes, como a Escala de Cornell para Depressão na Demência,[24] que é específica para essa população, bem como algumas escalas usadas para adultos em geral, como a Escala de Depressão de Montgomery Äsberg.[21]

A Associação Americana de Psiquiatria Geriátrica propôs critérios diagnósticos provisórios específicos para depressão na demência (**Quadro 19.2**) baseados nos critérios da quarta edição do *Manual diagnóstico e estatístico de transtornos mentais* (DSM-IV), mas com algumas mudanças focadas nas características da depressão na DA:[19,20,23]

1. 3 ou mais sintomas, em vez dos 5 critérios do DSM para depressão maior;
2. critérios incluem irritabilidade e isolamento social na lista de sintomas depressivos;
3. os critérios incluem "redução de afeto positivo ou prazer" em resposta aos contatos sociais e às atividades usuais, em vez de perda do interesse ou prazer;
4. incluem critério de que sintomas durem ao menos duas semanas e representem uma mudança do funcionamento prévio, mas não requer que sintomas ocorram quase todos os dias.

■ Quadro 19.2
Critérios diagnósticos provisórios para depressão na doença de Alzheimer

A. Três (ou mais) dos seguintes sintomas devem estar presentes pelo mesmo período de duas semanas e devem representar uma mudança do funcionamento prévio. Ao menos o critério (1) ou o critério (2) deve estar presente:
   1. Humor deprimido clinicamente significativo (p. ex., deprimido, triste, sem esperança, desencorajado, choroso)
   2. Redução do afeto positivo ou do prazer em resposta ao contato social e às atividades usuais
   3. Isolamento ou retraimento social
   4. Alteração no apetite
   5. Alteração do sono
   6. Mudanças na psicomotricidade (p. ex., agitação ou retardo psicomotor)
   7. Irritabilidade
   8. Fadiga ou perda de energia
   9. Sentimentos de inutilidade, desesperança ou culpa excessiva ou inapropriada
   10. Pensamentos recorrentes de morte, ideação, planejamento ou tentativas de suicídio

B. Todos os critérios são preenchidos para demência do tipo de Alzheimer

C. Os sintomas causam sofrimento significativo ou prejuízo funcional

D. Os sintomas não ocorrem exclusivamente no curso do *delirium*

E. Os sintomas não são devidos a efeitos diretos de substâncias (p. ex., abuso de drogas ou efeito de medicamento)

F. Os sintomas não são mais bem explicados por outras condições, como transtorno depressivo maior, transtorno bipolar, luto, esquizofrenia, transtorno esquizoafetivo, psicose da DA, transtornos ansiosos ou transtorno por uso de substâncias

(*Continua*)

■ **Quadro 19.2** *(Continuação)*

Critérios diagnósticos provisórios para depressão na doença de Alzheimer

Especificar se:
- **Início concomitante**: se início antecede ou ocorre concomitante aos sintomas de DA
- **Início após DA**: se início ocorre após sintomas de DA

Especificar:
- **Com psicose da DA**
- **Com outros sinais ou sintomas comportamentais significativos**
- **Com passado de história de transtorno do humor**

DA: doença de Alzheimer.
Fonte: Olin e colaboradores.[19]

APATIA

A apatia é um dos sintomas mais comuns e desafiadores na demência, tanto na sua detecção e diferenciação da depressão como no seu manejo e tratamento. É um sintoma altamente prevalente e se apresenta em até 72% dos indivíduos com DA.[25] Além disso, talvez seja o sintoma mais persistente ao longo de toda a trajetória da doença. Uma revisão sistemática sobre a trajetória dos SNPs na demência avaliou que a apatia foi o único sintoma que teve alta prevalência na linha de base, alta persistência e incidência durante toda a trajetória do adoecimento.[8] A apatia pode inclusive acontecer no período prodrômico da demência e está relacionada a uma progressão mais rápida do estágio de CCL para a fase clínica da demência.[25]

A apatia é definida de várias formas, mas pode ser conceitualizada clinicamente como o oposto de engajamento, incluindo redução do interesse, iniciativa e atividade, com marcada redução motivacional em comportamentos dirigidos a objetivos. Existe uma marcada a reduzida resposta emocional e indiferença afetiva. Como em pessoas sem demência, os indivíduos com demência geralmente se engajam mais em atividades de sua preferência, mesmo que precisem ter suporte para tal, algo que é prejudicado na apatia.[26]

Segundo os critérios mais recentes publicados em 2009, a apatia é definida como uma alteração da motivação que persiste no tempo e requer os seguintes critérios: (1) a característica central da apatia é a redução da motivação, que deve estar presente no mínimo por 4 semanas; (2) devem estar presentes duas de três dimensões da apatia (redução do comportamento dirigido a objetivos, das atividades cognitivas direcionadas a objetivos e da emoção); e 3) deve estar identificado comprometimento funcional atribuído à apatia.[27]

Diferenciar apatia de depressão na demência é uma tarefa desafiadora, como discutido anteriormente, quase impossível em alguns casos. Caracteristicamente, sabe-se que na depressão o indivíduo manifesta tristeza e sentimentos relacionados ao afeto negativo, como modulação afetiva quase sempre com "humor para baixo" (ver "Depressão", anteriormente), enquanto na apatia há uma marcada indiferença afetiva (p. ex., a pessoa não fica feliz e alegre com o nascimento de um neto, nem manifesta tristeza ou sofrimento na morte de um ente muito querido).

ALTERAÇÕES DO SONO

As alterações do sono são comuns e ocorrem em cerca de 25 a 55% dos indivíduos com demências neurodegenerativas. Suas causas são complexas e heterogêneas,[7] podendo ser decorrentes de dor ou outras condições físicas, depressão, ansiedade, falta de atividades diurnas, noctúria ou efeitos colaterais de medicamentos (p. ex., sonhos vívidos devido a antidepressivos [ADs] ou inibidores da acetilcolinesterase [IAChEs]).

O transtorno comportamental do sono REM ocorre em cerca de 20% dos pacientes com DCL e demência da doença de Parkinson (DDP) e faz parte dos critérios centrais para a primeira condição.[7]

Já a alteração na produção de melatonina ocorre nos pacientes com DA e outras demências devido a uma perda de neurônios no núcleo supraquiasmático, levando a redução na regularidade do sono, prejuízo na iniciação e continuidade do sono e dificuldade em se manter desperto ao longo do dia.[7]

COMPORTAMENTO SEXUAL INAPROPRIADO

A sexualidade é uma das necessidades básicas e influencia o comportamento de qualquer ser humano, incluindo indivíduos idosos e com demência. Estudos têm demonstrado que, enquanto a atividade sexual reduz com a idade, o interesse sexual se mantém.[28] À medida que os indivíduos com demência vão apresentando declínio da cognição e da capacidade de julgamento, a expressão da sexualidade pode resultar em comportamentos sexuais inapropriados, que ocasionalmente podem causar sérios problemas se não forem manejados corretamente.[28,29] O comportamento sexual inapropriado pode ser definido como "atos manifestados com aumento da libido ou comportamentos sexuais persistentes e desinibidos direcionados à própria pessoa ou a terceiros" ou ainda por "ato verbal ou físico com uma explícita ou percebida natureza sexual que é inaceitável no determinado contexto social".[28]

O comportamento sexual mais encontrado na pessoa com demência é a indiferença sexual. O comportamento sexual desinibido na demência tem prevalência que pode variar de 4-5% até 25%, em especial em ILPIs. O comportamento sexual inapropriado é mais observado em homens, os quais parecem ser fisicamente mais agressivos, enquanto mulheres são mais verbalmente agressivas.[28] Esses comportamentos podem variar de acordo com o tipo de demência: enquanto ocorrem mais frequentemente nos estágios moderados a graves da DA, podem ser vistos comumente em estágios bem iniciais da DFT, pela característica desta última de falta de *insight* e desinibição.[28]

AVALIAÇÃO E TRATAMENTO

PROTOCOLO DICA (DESCREVER, INVESTIGAR, CRIAR E AVALIAR)

A avaliação dos SNPs envolve o entendimento de fatores causais desses sintomas e pressupõe uma anamnese detalhada, que explore aspectos biopsicossociais envolvidos no adoecimento do paciente. Para isso, é necessário que saibamos nos comunicar de forma efetiva com familiares e pacientes, e que possamos avaliar também o meio que cerca o cuidador e o paciente, para que haja controle sintomático do SNP. Os gatilhos dos SNPs constituem, em última instância, fatores psicológicos, médicos, medicamentosos e sociais.[30]

Nesse sentido, surgiram protocolos que estruturam sua avaliação e manejo, objetivando sistematizar os atos de cuidado e abranger todas as áreas com importância significativa na avaliação e condução desses pacientes. É apresentado aqui o protocolo DICE,[5,31] adaptado para o português como "DICA", cujas letras representam respectivamente:

D – Descrever o comportamento problemático
I – Investigar possíveis causas do comportamento problemático
C – Criar um plano de tratamento
A – Avaliar o desfecho do plano de tratamento

DESCREVER O COMPORTAMENTO PROBLEMÁTICO

O primeiro passo consiste em descrever os sintomas e o contexto no qual o comportamento ocorre.[6,32] É importante obter informações do cuidador, mas também do paciente, sempre que possível, para melhor compreender seus desejos e necessidades, o que posteriormente contribui para a individualização e a adequação do plano terapêutico. Para a abordagem do paciente, algumas dicas podem ajudar, como usar frases com um conceito único, prestar mais atenção a sinais não verbais em pacientes com comunicação verbal limitada e repetir as sentenças exatamente da mesma forma, caso o paciente não entenda.[33]

A descrição minuciosa do tipo de alteração comportamental é imprescindível para melhor definição terapêutica, uma vez que o grupo de SNPs é heterogêneo e multicausal. Portanto, é preciso definir quando a alteração ocorre; se é diante de algum gatilho específico ou condição ambiental/familiar determinada; como se expressa; e quão grave pode ser. Nesse momento, o tipo de SNP deve ser detalhado e sua apresentação clínica deve estar bem descrita.[6]

INVESTIGAR POSSÍVEIS CAUSAS DO COMPORTAMENTO PROBLEMÁTICO

O segundo passo consiste na investigação de possíveis fatores causais do sintoma comportamental. Se faz necessária a investigação de aspectos intrínsecos ao paciente, mas também do meio ambiente e dos que o cercam (cuidadores), pois quaisquer alterações que envolvam essa tríade podem propiciar maior vulnerabilidade do paciente aos SNPs e precipitá-los.[32]

Paciente

- Fatores clínicos agudos: avaliar a possibilidade de descompensação clínica, como infecções urinárias e respiratórias ou distúrbios metabólicos.[32] Recomenda-se realizar rastreio infeccioso semelhante ao da investigação de *delirium* em pacientes com novos SNPs. Esse rastreio inclui realização de eletrocardiograma, radiografia de tórax, oximetria de pulso, sumário de urina, glicemia capilar e testes séricos como hemograma, proteína C-reativa, função hepática, renal e tireoidiana, ionograma incluindo cálcio e magnésio, ácido fólico, ferro sérico, vitamina B12, teste rápido de covid-19 e hemoculturas.[33]

> ***Delirium versus* SNPs:** a relação entre *delirium* e SNPs é complexa, de modo que eles podem se sobrepor. A maioria dos pacientes com demência que apresentam *delirium* tem algum SNP,[34] assim como a existência de SNP pode contribuir para recuperação mais lenta do *delirium* e maior chance de recorrência dele.[35]

- Medicamentos: medicamentos anticolinérgicos podem piorar o quadro demencial de base e medicamentos como digitais e diuréticos podem precipitar SNP.[36]
- Déficits sensoriais (visuais e auditivos).[32]
- Necessidades não atendidas, como fome, sono ou dor:[32] em pacientes com graus mais avançados de demência, o uso de escalas que possam avaliar sinais indiretos de dor pode ser bastante importante, como a PAINAD (do inglês Pain Assessment in Advanced Dementia), cuja numeração seria diretamente proporcional ao grau de dor. Ela teve sua versão validada para o Brasil.[37]
- Histórico psiquiátrico prévio: a personalidade pode influenciar na forma de expressão da doença. Sabe-se que pessoas com DA e alto grau de neuroticismo tendem a ter mais SNPs (principalmente depressão) e que pacientes agressivos antes do início da demência são mais propensos a ter SNPs do que aqueles sem esses traços.[6]
- Tipo de demência: atualmente, há a tendência de considerar cada vez mais importante a proteinopatia identificada para definição da demência. No entanto, o diagnóstico sindrômico ainda pode ajudar a predizer os mais frequentes SNPs de acordo com a possível etiologia da síndrome demencial definida, uma vez que algumas demências têm variados SNPs como manifestações clínicas principais, como é o caso da DFTvc, e outras têm algum SNP específico como critério cardinal, como é o caso da alucinação para a DCL.[38]
- Outros: história de vida e alterações cerebrais, entre outros, são fatores que podem interferir na predisposição/precipitação de SNP. Um exemplo seria o fato de que eventos estressantes da vida infantil e adulta podem aumentar a vulnerabilidade à hipotrofia do hipocampo e a sentimentos e comportamentos relativos ao apego inseguro, o que contribuiria para a gênese de SNP.[6]

Ambiente e cuidadores

Os pacientes com demência podem apresentar diminuição da capacidade de processar estímulos, com menor limiar ao estresse e, consequentemente, maior nível de frustração. Assim, é preciso avaliar o ambiente ao redor, como as tarefas e os objetos com os quais eles têm contato e os aspectos culturais e sociais aos quais são expostos. Para isso, o papel dos cuidadores e o cuidado da condição psíquica destes são essenciais.

Sabe-se que cuidadores de pacientes com demência apresentam índices mais alterados de estresse psicológico e bem-estar social e que isso pode influenciar na sua qualidade de vida e na dos pacientes que recebem os seus cuidados.[32]

Alguns aspectos que facilitam o desencadeamento de SNPs são:

- Falta de rotina
- Ausência de atividades estruturadas
- Ambiente com exacerbação ou ausência de estímulos
- Estresse e transtornos psiquiátricos dos cuidadores
- Falta de conhecimento, por parte dos cuidadores, sobre o adoecimento e expectativas não condizentes com a realidade

CRIAR UM PLANO DE TRATAMENTO

Esse plano deve ser elaborado preferencialmente em conjunto com o paciente, os cuidadores e os profissionais que exercem a função de cuidado do paciente, e consiste na elaboração de metas específicas para resolução/minimização dos problemas identificados como possíveis gatilhos/causas dos SNPs. A atuação da equipe multidisciplinar é essencial e aumenta a chance de sucesso terapêutico.[31]

Abordagens educacionais e comportamentais para pacientes e pessoas envolvidas no plano de cuidado do paciente, controle de analgesia, resolução de quadros infecciosos, ajuste da higiene do sono e retirada de medicamentos (que possam ser prejudiciais ao comportamento e à cognição) podem ser medidas necessárias.[32]

É essencial que as abordagens sejam definidas da forma mais individualizada possível, e algumas práticas, ainda que gerais, podem ajudar a elaborar o plano: prover educação para o cuidador, melhorar a comunicação entre o cuidador e o paciente, criar atividades importantes para os pacientes, simplificar atividades, estabelecer rotinas e garantir um ambiente seguro para o paciente.[32] Abordagens terapêuticas já bem definidas na literatura serão expostas a seguir (ver "Tipos de tratamento").

AVALIAR O DESFECHO DO PLANO DE TRATAMENTO

Diante do curso flutuante de sintomas comportamentais da demência, é fundamental a avaliação contínua para definir a necessidade de novas abordagens terapêuticas e repensar sobre a manutenção dos medicamentos usados, quando preciso, especialmente se antipsicóticos (APs).

Ainda assim, após a suposta e hipotética resolução dos sintomas comportamentais, a contínua reavaliação do plano terapêutico possibilita monitorar a segurança do paciente, o surgimento de novos sintomas e o aprendizado e grau de estresse do cuidador.[32]

TIPOS DE TRATAMENTO

Em alguns casos, o manejo dos SNPs pode envolver abordagens agudas que devem ser conduzidas como emergência psiquiátrica e são realizadas diante de sintomas de maior agitação e/ou agressividade, quando o paciente coloca em risco a sua integridade física ou a de outras pessoas. Nesses casos, é necessário o uso de técnicas verbais e não verbais, como de escalonamento[37] e, frequentemente, de fármacos, como APs atípicos via oral (VO) (quetiapina, risperidona ou aripiprazol) associados ou não a 0,5-1 mg lorazepam intramuscular/VO, se disponível.[33]

No entanto, o foco deste capítulo é em manejo não emergencial de SNPs, e o manejo não farmacológico é a primeira linha de tratamento.[1-7]

MANEJO NÃO FARMACOLÓGICO

As intervenções não farmacológicas podem ser divididas em: (1) manejo diretamente do paciente; (2) orientações para cuidadores e familiares e auxílio na resolução de problemas que eles enfrentam; e (3) adaptações ambientais, garantindo segurança, estrutura e rotina adequada para as necessidades do paciente.[6,32,33]

As principais técnicas centradas no paciente são terapia de reminiscência (discussão de experiências passadas); terapia de validação (trabalhando com conflitos não resolvidos); terapia de presença simulada (uso de gravações em áudio das vozes dos membros da família); aromaterapia (uso de óleos vegetais perfumados); "*Snoezelen*" (colocar a pessoa em um ambiente calmo conhecido como "*snoezelen room*"); treinamento cognitivo e reabilitação; acupuntura; terapia de exposição à luz; atividade física ou programas de caminhada para deambulação; estratégias como distração e redirecionamento (principalmente para manejo de agitação); e massoterapia.[32]

Dados recentes demonstram maior impacto, no controle de SNPs, da terapia de reminiscência, seguida de acompanhamento individual com enfermagem, massoterapia e realização de exercício.[4]

Práticas alternativas como estimulação olfatória,[39] estimulação cerebral magnética não invasiva ou estimulação magnética transcraniana por corrente contínua,[40] arteterapia,[41] uso de animal ou bonecas[42] estão em estudo para controle de SNPs e podem representar futuras intervenções não farmacológicas. A incorporação da tecnologia no manejo[43] e monitoramento desses sintomas também está sendo avaliada.[44]

MANEJO FARMACOLÓGICO

O manejo farmacológico dos SNPs deve ser evitado, devendo ser restrito a casos em que o manejo não farmacológico tenha sido ineficaz, além de quando os sintomas são significativos e as condições citadas já foram ajustadas, como sintomas somáticos que estavam desencadeando os SNPs.[45] O tratamento farmacológico pode ser iniciado como primeira medida em casos considerados de resolução mais urgente, como na depressão com risco de suicídio ou agitação/psicose grave com risco à integridade do paciente ou de terceiros.

A tendência é que busquemos manter os medicamentos com a menor dose efetiva e pelo menor tempo possível para o tratamento de SNPs, mas uma pequena população precisa de uso de fármaco continuamente, sendo essencial a constante reavaliação para a possibilidade de suspensão do medicamento.[46]

Algumas classes medicamentosas podem ser indicadas, como os medicamentos frequentemente usados nas doenças psiquiátricas primárias (com destaque para ADs não tricíclicos e APs de segunda geração), além dos próprios anticolinesterásicos e da memantina, sempre que indicado para condição demencial de base. De forma geral, benzodiazepínicos, APs de primeira geração e fármacos com efeitos anticolinérgicos excessivos não são recomendados para controle de SNPs por conta de seus efeitos colaterais.

Anticonvulsivantes e estabilizadores do humor não têm evidência para controle de SNPs na maioria dos estudos, com exceção de benefício controverso para controle de agitação da carbamazepina.[6,38] Ácido valproico não demonstrou eficácia para controle de SNPs na maioria dos estudos e ainda demonstrou aumento de mortalidade e efeitos adversos como sedação, trombocitopenia, distúrbios da marcha, tremor e infecção urinária.[47] Segundo recente revisão sistemática,[48] gabapentina e pregabalina se mostram promissoras para tratamento de SNPs em pacientes com boa função renal que foram resistentes ou intolerantes a fármacos com maior nível de evidência para tratamento de SNPs. No entanto, devido à falta de dados, como ensaios clínicos randomizados que abordem esse tema, a evidência para o uso desses medicamentos é de baixa qualidade.

O uso farmacológico sempre deve ser cauteloso, a polifarmácia deve ser evitada e deve ser dada atenção especial ao risco de quedas e sedação.[32] O uso dos medicamentos citados para controle de SNPs nas demências é, na maior parte, *off label*, tendo em vista que não há drogas aprovadas para controle desses sintomas (com exceção da risperidona em alguns lugares, como Canadá e países da Europa).[32,49]

Algumas etiologias demenciais tendem a ter melhor resposta dos SNPs com o uso de anticolinesterásicos, como é o caso da DDP e da DCL, devendo haver precaução especial com o uso de APs nessas duas situações pela alta sensibilidade a efeitos colaterais induzidos por esses medicamentos. Outros tipos de demência, como DFTvc, não apresentam benefício com uso de anticolinesterásicos, e os SNPs tendem a responder melhor aos inibidores seletivos da recaptação de serotonina (ISRSs).

De forma geral, os estudos são discordantes em relação aos dados de evidência apresentados sobre o uso de fármacos para controle de SNPs, principalmente anticolinesterásicos e memantina. Na prática clínica, pode-se afirmar que há benefício do uso de anticolinesterásicos no manejo de SNPs das α-sinucleinopatias.[32,34] Para pacientes com DCL, recomenda-se usar anticolinesterásico para tratar inicialmente os SNPs e evitar uso de medicamentos APs. Para DA, anticolinesterásicos têm potencial terapêutico, exceto para SNPs, e seus efeitos colaterais ainda podem contribuir para a piora desses sintomas nessa população, a despeito de suas indicações clássicas incontestáveis no que se refere aos sintomas cognitivos.[34]

Em relação à memantina, é improvável que tenha efeitos benéficos para controle específico de SNPs[34] devido à existência de relatos do uso desse antagonista N-metil-D-aspartato (NMDA) para tratar alucinações, agitação e agressividade nas síndromes demenciais.[33] Os principais efeitos adversos dos anticolinesterásicos são náuseas, diarreia, síncope bradicardia; e os da memantina são tontura, confusão mental, cefaleia e constipação.[32]

Existem algumas evidências de que, independentemente da etiologia de base, alguns SNPs tendem a responder menos ao manejo farmacológico, como comportamento motor aberrante, questionamentos repetitivos, intrusões, polifagia, comportamentos autolesivos ou antissociais; enquanto outros tendem a ter melhor resposta, como ansiedade, depressão, apatia, insônia, agressividade e agitação e sintomas psicóticos (p. ex., delírios, alucinações).[33]

A seguir, serão abordados os principais grupos de SNPs e sua terapêutica farmacológica mais bem recomendada.

Psicose

O uso de APs para controle de sintomas psicóticos das demências demonstra modesta evidência[34] e deve envolver avaliação dos benefícios, dos riscos, da dosagem e da duração adequada do medicamento, assim como monitoramento dos sintomas e do uso de APs específicos de acordo com o contexto clínico e as características da droga.[50]

APs de segunda geração com eficácia documentada incluem risperidona (0,25 até 1 a 2 mg/dia), quetiapina (12,5 até 150 a 200 mg/dia), aripiprazol (2 até 10 a 15 mg/dia) e olanzapina (2 até 7,5 a 10 mg/dia),[45,47] sendo quetiapina o que apresentou menor tamanho de efeito no controle de SNPs,[47] a despeito de menor mortalidade.[46] A risperidona pode ser usada como abordagem farmacológica de primeira linha, mas risperidona e aripiprazol parecem conferir benefícios semelhantes para o tratamento da psicose, os quais são menos claros para o tratamento a longo prazo.[51]

Esses benefícios devem ser equilibrados com preocupações significativas de segurança, incluindo declínio cognitivo acelerado, acidente vascular encefálico, eventos cardiovasculares, ganho de peso, diabetes, síndrome metabólica, convulsões (clozapina), sedação (clozapina, olanzapina, quetiapina), sintomas extrapiramidais (risperidona) e anormalidade na marcha (olanzapina, risperidona).[32,46,51]

Como já citado, pacientes com DCL têm mais sensibilidade para os efeitos adversos de APs[32] e seus sintomas psicóticos respondem melhor ao anticolinesterásico, especialmente donepezila.[52] Caso haja necessidade de escolha de AP para esses pacientes, quetiapina ou clozapina são preferíveis. A primavanserina (AP atípico, com agonismo inverso do 5HT2a) é aprovada apenas para psicose em DDP, mas pode ser tentada para controle de psicose para DCL.[5]

Se não houver resposta terapêutica inicial, pode-se aumentar sucessivamente a dose do AP, mas há indicação de descontinuação da droga após quatro semanas, caso permaneça sem resposta.[44] Se houver resposta terapêutica, o momento de descontinuação do medicamento é motivo de debates e discordâncias, com revisão da Cochrane, que demonstrou a possibilidade de recaída dos sintomas após a descontinuação do AP em dois estudos avaliados. No entanto, o mais aceito é que o AP deva ser utilizado pelo menor tempo possível.[53]

Recomenda-se avaliar riscos e benefícios da manutenção do medicamento, inclusive com parâmetros laboratoriais, físicos e eletrocardiográficos (com eletrocardiograma) do paciente. Caso haja melhora clínica, uma tentativa de retirada do AP deve ser realizada dentro de 6 a 12 semanas do início do uso. Os sintomas devem ser avaliados, pelo menos mensalmente, por um período mínimo de 4 meses após a descontinuação para identificar possível recorrência.[45] Uma recente revisão sistemática demonstrou necessidade de haver novos estudos para a definição de retirada mais abrupta ou gradual dos APs, mas sempre considerando o tempo padrão de 6 a 12 semanas.[53]

É importante lembrar que, se os sintomas psicóticos não geram angústia ao paciente, a explicação aos familiares e pacientes sobre os sintomas pode ser suficiente, sem que haja necessidade de prescrição de medicamentos.[7]

Antipsicóticos e aumento de mortalidade

A Food and Drug Administration (FDA) publicou em 2003 uma advertência de que APs atípicos causariam risco aumentado para eventos cardiovasculares. Posteriormente, outras evidências demostraram que também havia um aumento de mortalidade com uso desses medicamentos. Em abril de 2005, a FDA publicou uma nova advertência de que o uso de APs atípicos levaria a aumento de mortalidade em pacientes com demência. Em 2008, alertou também que os APs típicos aumentariam a mortalidade, ainda mais que os atípicos.[9]

Existem críticas metodológicas aos estudos que levaram a essas conclusões, como para quais grupos os riscos seriam mais relevantes, mas, de forma geral, o risco é maior no início do tratamento e aumenta com o incremento da dose do AP. As principais causas de mortalidade na vigência do uso de AP são doenças cardiovasculares, cerebrovasculares, respiratórias e infecciosas (pneumonia).[46]

Agitação e agressividade

No passado, os APs foram amplamente estudados para controle de agitação e já foram considerados a primeira linha farmacológica para manejo desse sintoma.[7] No entanto, após serem associados ao aumento de mortalidade, seu uso passou a ser mais cauteloso, de forma que, atualmente, seu benefício no controle de agitação é considerado modesto.[46] Assim, ADs, com destaque para ISRSs e trazodona, constituem uma alternativa a fim de evitar os efeitos colaterais dos APs.[5,33,45] Há evidência também do uso de trazodona para controle de agitação em DFT, o que pode ser viável quando se procura um AD com menor possibilidade de hiponatremia (ver efeitos adversos dos ADs no tópico "Depressão").[5]

Na categoria dos ISRSs, citalopram e sertralina têm a melhor base de evidências.[33,45] Vários estudos demonstraram que sertralina (50-200 mg/dia) e escitalopram (10 mg/dia) foram mais eficazes que placebo e tanto quanto APs para controle de agitação e agressividade.[47] Atenção especial deve ser dada ao citalopram, que teve estudo confirmando sua eficácia no controle de agitação na dose de 30 mg/dia.[54] No entanto, a dose máxima permitida pela FDA para pessoas com mais de 65 anos é de 20 mg/dia, de modo que não se sabe se será possível estender o efeito terapêutico para essa dose.

No geral, em comparação aos APs, os ISRSs têm início de ação mais tardio, mas seriam mais bem tolerados.[33,45,47] Os ISRSs podem ainda constituir uma alternativa medicamentosa para iniciar junto ao AP, em caso extremo de agitação, para garantir maior chance de sucesso terapêutico e menor chance de recaída após retirada do AP, a despeito da necessidade de mais estudos sobre essa associação.[47]

A risperidona é aprovada no Canadá e na Europa para o tratamento de agressividade moderada a severa, não responsiva a medidas não farmacológicas e que represente um risco para o paciente; ainda assim, o tratamento deve ser restrito a 6 meses.[32,49]

Critérios de uso dos APs, como doses e tempo de uso, seguem a mesma recomendação que para psicose, com a exceção de que os benefícios sobre a agitação sem agressividade são menos claros. As abordagens não farmacológicas ganham mais destaque no controle da agitação e, portanto, devem ser mais exploradas antes da decisão de início do AP.[51]

Depressão

ADs são menos efetivos para tratamento de sintomas depressivos em pacientes com demência comparativamente aos que não têm demência,[21] e vários estudos robustos demonstraram pouco suporte para eficácia do uso de ADs no tratamento de sintomas depressivos das demências.[26,49,55] Porém, na prática, esses medicamentos podem ser necessários e efetivos para controle de sintomas depressivos.[56]

Quando esse uso se faz necessário, o ideal é iniciar com baixas doses os medicamentos e preferencialmente um ISRS, como sertralina 25–50 mg/dia ou citalopram 10 mg/dia,[46] uma vez que, dos medicamentos disponíveis, os ISRSs têm melhor evidência, em especial citalopram e sertralina.[33] Considera-se ainda que o escitalopram, molécula enantiômera S do citalopram e com perfil farmacodinâmico semelhante, pode ser uma alternativa para tratamento de depressão e apresenta bom perfil de segurança, apesar de existirem menos estudos até o momento.

Os ISRSs são primeira linha, mas a mirtazapina pode ser considerada, principalmente se houver insônia significativa associada. Fluoxetina geralmente é evitada pelo longo tempo de meia-vida e, consequentemente, efeitos adversos prolongados,[32] além de maior potencial de ter como efeito adverso ansiedade e agitação.[47] Paroxetina deve ser evitada devido a efeitos anticolinérgicos mais potentes e pelo tempo de meia-vida muito curto, que pode contribuir para síndrome de retirada, assim como os tricíclicos, que devem ser evitados pela alta carga anticolinérgica (exceto a nortriptilina, que pode ser usada em alguns casos).[32] Deve-se ressaltar ainda que paroxetina e fluoxetina são potentes inibidores das enzimas do citocromo P450 e aumentam o risco de interação medicamentosa com outras drogas.[47] Citalopram ou escitalopram precisam ser iniciados após realização de eletroencefalograma que ateste intervalo QT dentro da normalidade.[21]

Efeitos gastrointestinais, como náuseas e diarreias, podem ser comuns com ISRSs, assim como a hiponatremia, a qual deve ser vigiada, com recomendação preferencial de avaliação de nível sérico de sódio basal e a cada 2 a 3 semanas após o início ou aumento da dose do ISRS.[34] Outros efeitos são sangramentos gastrointestinais e síndrome da secreção inapropriada de hormônio antidiurético (ADH).[32]

Recomenda-se rever o paciente após 6 semanas do início da administração medicamentosa e avaliar se há necessidade de aumento de dose para evitar que haja sintoma residual. Se o paciente teve resposta ao medicamento, o AD deve ser continuado por no mínimo 6 meses, com estudos mostrando benefício de uso mais prolongado, inclusive após 2 anos do início do uso para evitar risco de recorrência dos sintomas.[21]

Em geral, não é recomendado o uso de outros ADs para controle de sintomas depressivos em pacientes com demência,[5] devido à falta de estudos que comprovem eficácia de outras classes, embora na prática clínica alguns ADs com evidências de benefício em idosos sem demência sejam utilizados a critério do julgamento clínico, como, por exemplo, os ADs duais ou a vortioxetina.

Apatia

Não há uma terapia de sucesso bem definida para a apatia,[21] mas uma revisão da Cochrane demonstrou que o uso de metilfenidato pode ser benéfico para tratamento de apatia na DA, a despeito da limitação de dados para prever o tamanho de efeito dessa intervenção.[57] A recomendação seria iniciar 5 mg de metilfenidato pela manhã e ao meio-dia, e titular após 2 semanas para 10 mg 2 vezes ao dia. Doses mais altas de metilfenidato (até 40 mg/dia) podem ser necessárias na DFT.[34] No entanto, efeitos colaterais como taquicardia e aumento da pressão arterial devem ser vigiados.

Na maioria dos estudos avaliados, os pacientes tinham DA e a melhora da apatia ocorreu após 12 semanas de uso de metilfendato 20 mg/dia.[47] Há ainda referência na literatura de possível resposta da apatia a anticolinesterásicos, em pacientes com DA, com base na premissa de depleção colinérgica frontal associada à apatia nesses pacientes.[52]

Dextroanfetamina, agomelatina e bupropiona também já se mostraram úteis para o tratamento de apatia relacionada à DFT, em alguns relatos de caso, mas com resultados ainda discordantes.[5,49]

Distúrbios do sono

Apesar do risco de queda e da ausência de benefício para controle em alguns estudos,[26] a trazodona (50-100 mg ao deitar) demonstrou boa resposta para distúrbios do sono.[34,52] Doses baixas de zolpidem[52] por tempo limitado[45] constituem uma opção para o tratamento desses distúrbios,[52] ainda que haja discordância.

Melatonina e agonistas melatoninérgicos demonstraram boa efetividade para tratamento de transtornos de ritmos circadianos,[34] e pregabalina demonstrou ser uma boa opção para ansiedade associada a insônia.[52]

Benzodiazepínicos são conhecidos pela extensa lista de efeitos colaterais, os quais incluem quedas, desinibição paradoxal, tonturas, declínio cognitivo, depressão respiratória, dependência, abstinência, tolerância e delírios,[6,33] mas podem ser usados para tratamento de transtornos comportamentais do sono REM.[34]

Desinibição sexual

Há limitação de dados para a definição de terapêutica farmacológica de desinibição sexual, mas alguns estudos sugerem eficácia de ADs, terapias hormonais, cimetidina, APs, anticolinesterásicos e estabilizadores do humor.[58]

Uma revisão sistemática[59] forneceu maior apoio para uso de ADs como primeira escolha medicamentosa. Citalopram foi efetivo no tratamento de desinibição e no controle de irritabilidade e desinibição sexual na DFT, mas não há evidência que apoie seu uso para tratamento de SNPs além do tratamento de sintomas depressivos.[56]

Canabinoides e tratamento de SNPs

Apesar da frequência e da gravidade dos SNPs, a maioria dos fármacos usados tem modesta eficácia e uso *off label* e se associa a riscos de acordo com seus efeitos adversos. Novas drogas passaram, então, a ser pesquisadas e, nesse contexto, alguns profissionais têm sugerido a possibilidade do uso de canabinoides para tratamento de SNPs.[60-62] Especula-se que o estímulo ao sistema canabinoide poderia diminuir a excitotoxicidade glutamatérgica e proteger de danos resultantes de hipóxia, o que levaria à neuroproteção. Além disso, supõe-se que canabinoides diminuiriam a neuroinflamação e que o tetra-hidrocanabidiol (THC), especialmente, teria correlação com indução de neurogênese e remoção de β-amiloides e placas neurofibrilares. Portanto, esses mecanismos poderiam contribuir para o tratamento de SNPs das demências.[61] Uma revisão narrativa recente sugeriu associação de formulações canabinoides, cuja concentração de THC ou de seus derivados sintéticos era alta, com a redução da gravidade de SNPs (como distúrbios do sono e agitação), havendo, contudo a possibilidade de piora da cognição de base dos pacientes.[62] No entanto, a escassez de estudos que definam melhor um perfil de segurança clínico[62] e demonstrem dados mais uniformes é considerável, de forma que o uso de canabinoides para SNPs ainda se encontra em caráter experimental.[61]

CONSIDERAÇÕES FINAIS

Diante de tantos possíveis fatores contribuintes para a gênese dos SNPs, a abordagem deve ser o mais abrangente possível, mas visando a terapia individualizada que valorize idiossincrasias do paciente e características específicas do tipo de SNP. Mesmo com o tratamento adequado, sabe-se que é possível que o SNP não desapareça completamente. Pacientes, cuidadores e familiares devem ser continuamente psicoeducados sobre a síndrome demencial e os sintomas cognitivos e comportamentais associados a ela.

Quanto às perspectivas futuras, a maior compreensão de neurotransmissores, receptores e áreas cerebrais envolvidas em cada SNP possa orientar e otimizar seu tratamento. Vários ensaios clínicos randomizados estão investigando novos compostos para tratamento: cilo-inositol (especulado para melhorar a patologia amiloide), prazosina (um antagonista do adrenoceptor α1 usado para hipertensão e hipertrofia prostática benigna), brexpiprazol (um AP quimicamente semelhante ao aripiprazol), tetra-hidrocanabidiol e seus derivados, dextrometorfano/quinidina, entre outros.[32]

SNPs E A PANDEMIA DE COVID-19

Se tornou cada vez mais frequente o estudo de efeitos do vírus SARS-CoV-2 no sistema nervoso central (seja diretamente ou mediado por respostas inflamatórias ou vasculares) e de consequências de alterações sociais e impactos psicológicos gerados pela pandemia de covid-19 (iniciada em 2019).[63-65]

Nesse sentido, os idosos com demência constituem um grupo de maior vulnerabilidade a esses eventos, havendo aumento das taxas de declínio cognitivo e SNPs. As taxas de aumento variam, com exemplos de até 60% de aumento de SNPs induzidos pós-quarentena.[63]

Em pacientes com demência, na comunidade, pode-se afirmar que houve uma taxa de aumento de 40% dos SNPs e, em institucionalizados, 51%. Os tipos de SNPs achados nos estudos também variam, com alterações no sono, agressividade, depressão, ansiedade e psicose como os principais tipos de sintomas encontrados.[63-65]

REFERÊNCIAS

1. Aalten P, Verhey FRJ, Boziki M, Bullock R, Byrne EJ, Camus V, et al. Neuropsychiatric syndromes in dementia: results from the European Alzheimer disease consortium: part I. Dement Geriatr Cogn Disord. 2007;24(6):457-63.
2. Ismail Z, Smith EE, Geda Y, Sultzer D, Brodaty H, Smith G, et al. Neuropsychiatric symptoms as early manifestations of emergent dementia: provisional diagnostic criteria for mild behavioral impairment. Alzheimers Dement. 2016;12(2):195-202.
3. McKhann GM, Knopman DS, Chertkow H, Hyman BT, Jack CR, Kawas CH, et al. The diagnosis of dementia due to Alzheimer's disease: recommendations from the National Institute on Aging-Alzheimer's Association workgroups on diagnostic guidelines for Alzheimer's disease. Alzheimers Dement. 2011;7(3):263-9.
4. Li W, Xu X, Wu F, Ni Y, Lan J, Hu X. Comparative efficacy of non-pharmacological interventions on behavioural and psychological symptoms in elders with dementia: a network meta-analysis. Nurs Open. 2021;8(6):2922-31.
5. Radue R, Walaszek A, Asthana S. Neuropsychiatric symptoms in dementia. Handb Clin Neurol. 2019;167:437-54.
6. Tible OP, Riese F, Savaskan E, Von Gunten A. Best practice in the management of behavioural and psychological symptoms of dementia. Ther Adv Neurol Disord. 2017;10(8):297-309.
7. Livingston G, Sommerlad A, Orgeta V, Costafreda SG, Huntley J, Ames D, et al. Dementia prevention, intervention, and care. Lancet. 2017;390(10113):2673-734.
8. van der Linde RM, Dening T, Stephan BCM, Prina AM, Evans E, Brayne C. Longitudinal course of behavioural and psychological symptoms of dementia: systematic review. Br J Psychiatry. 2016;209(5):366-77.
9. Silva R. Transtornos neurocognitivos: síndromes demenciais. In: Cantilino A, Monteiro D, editors. Psiquiatria clínica: um guia para médicos e profissionais de saúde mental. Rio de Janeiro: Meedbook; 2017.
10. Cummings JL. The neuropsychiatric inventory: assessing psychopathology in dementia patients. Neurology. 1997;48(5 Suppl 6):10S-6S.
11. Cummings JL, McPherson S. Neuropsychiatric assessment of Alzheimer's disease and related dementias. Aging Clin Exp Res. 2001;13(3):240-6.
12. Schreinzer D, Ballaban T, Brannath W, Lang T, Hilger E, Fasching P, et al. Components of behavioral pathology in dementia. Int J Geriatr Psychiatry. 2005;20(2):137-45.

13. Volicer L, Harper DG, Manning BC, Goldstein R, Satlin A. Sundowning and circadian rhythms in Alzheimer's disease. Am J Psychiatry. 2001;158(5):704-11.

14. Ismail Z, Gatchel J, Bateman DR, Barcelos-Ferreira R, Cantillon M, Jaeger J, et al. Affective and emotional dysregulation as pre-dementia risk markers: exploring the mild behavioral impairment symptoms of depression, anxiety, irritability, and euphoria. Int Psychogeriatrics. 2018;30(2):185-96.

15. Naasan G, Shdo SM, Rodriguez EM, Spina S, Grinberg L, Lopez L, et al. Psychosis in neurodegenerative disease: Differential patterns of hallucination and delusion symptoms. Brain. 2021;144(3):999-1012.

16. Scarmeas N, Brandt J, Albert M, Hadjigeorgiou G, Papadimitriou A, Dubois B, et al. Delusions and hallucinations are associated with worse outcome in Alzheimer disease. Arch Neurol. 2005;62(10):1601-8.

17. Wolf MU, Goldberg Y, Freedman M. Aggression and agitation in dementia. Continuum. 2018;24(3):783-803.

18. Ryu SH, Katona C, Rive B, Livingston G. Persistence of and changes in neuropsychiatric symptoms in Alzheimer disease over 6 months: the LASER-AD study. Am J Geriatr Psychiatry. 2005;13(11):976-83.

19. Olin JT, Schneider LS, Katz IR, Meyers BS, Alexopoulos GS, Breitner JC, et al. Provisional diagnostic criteria for depression of Alzheimer's disease: description and review. Expert Rev Neurother. 2003;3(1):99-106.

20. Olin JT, Schneider LS, Katz IR, Meyers BS, Alexopoulos GS, Breitner JC, et al. Provisional diagnostic criteria for depression of Alzheimer disease. Am J Geriatr Psychiatry. 2002;10(2):125-8.

21. Hughes LD, Murphy F, Findlay DJ. Assessment and treatment of depression associated with dementia. Br J Hosp Med. 2019;80(3):151-6.

22. Singh-Manoux A, Dugravot A, Fournier A, Abell J, Ebmeier K, Kivimäki M, et al. Trajectories of depressive symptoms before diagnosis of dementia: a 28-year follow-up study. JAMA Psychiatry. 2017;74(7):712-8.

23. Alexopoulos GS, Borson S, Cuthbert BN, Devanand DP, Mulsant BH, Olin JT, et al. Assessment of late life depression. Biol Psychiatry. 2002;52(3):164-74.

24. Alexopoulos GS, Abrams RC, Young RC, Shamoian CA. Cornell scale for depression in dementia. Biol Psychiatry. 1988;23(3):271-84.

25. Sherman C, Liu CS, Herrmann N, Lanctôt KL. Prevalence, neurobiology, and treatments for apathy in prodromal dementia. Int Psychogeriatrics. 2018;30(2):177-84.

26. Livingston G, Huntley J, Sommerlad A, Ames D, Ballard C, Banerjee S, et al. Dementia prevention, intervention, and care: 2020 report of the Lancet Commission. Lancet. 2020;396(10248):413-46.

27. Robert P, Onyike CU, Leentjens AFG, Dujardin K, Aalten P, Starkstein S, et al. Proposed diagnostic criteria for apathy in Alzheimer's disease and other neuropsychiatric disorders. Eur Psychiatry. 2009;24(2):98-104.

28. Cipriani G, Ulivi M, Danti S, Lucetti C, Nuti A. Sexual disinhibition and dementia. Psychogeriatrics. 2016;16(2):145-53.

29. Guay DRP. Inappropriate sexual behaviors in cognitively impaired older individuals. Am J Geriatr Pharmacother. 2008;6(5):269-88.

30. Lichtwarck B, Selbaek G, Kirkevold Ø, Rokstad AMM, Benth JŠ, Lindstrøm JC, et al. Targeted interdisciplinary model for evaluation and treatment of neuropsychiatric symptoms: a cluster randomized controlled trial. Am J Geriatr Psychiatry. 2018;26(1):25-38.

31. Kales HC, Gitlin LN, Lyketsos CG. Management of neuropsychiatric symptoms of dementia in clinical settings: recommendations from a multidisciplinary expert panel. J Am Geriatr Soc. 2014;62(4):762-9.

32. Kales HC, Gitlin LN, Lyketsos CG. Assessment and management of behavioral and psychological symptoms of dementia. BMJ. 2015;350:h369.

33. Nguyen J, Ko I, Martinez-Sosa S, Mizoguchi R. Ward based management of behavioural and psychological symptoms of dementia. BMJ. 202;374:n1779.

34. Bessey LJ, Walaszek A. Management of behavioral and psychological symptoms of dementia. Curr Psychiatry Rep. 2019;21(8):66.

35. Abengaña J, Chong MS, Tay L. Delirium superimposed on dementia: Phenomenological differences between patients with and without behavioral and psychological symptoms of dementia in a specialized delirium unit. Int Psychogeriatrics. 2017;29(3):485-95.

36. Bell JS, Mezrani C, Blacker N, LeBlanc T, Frank O, Alderman CP, et al. Anticholinergic and sedative medicines - prescribing considerations for people with dementia. Aust Fam Physician. 2012;41(1-2):45-9.

37. Pinto MCM, Minson FP, Lopes ACB, Laselva CR. Cultural adaptation and reproducibility validation of the Brazilian Portuguese version of the Pain Assessment in Advanced Dementia (PAINAD-Brazil) scale in non--verbal adult patients. Einstein. 2015;13(1):14-9.

38. Cummings J, Ritter A, Rothenberg K. Advances in management of neuropsychiatric syndromes in neurodegenerative diseases. Curr Psychiatry Rep. 2019;21(8):79.

39. Cha H, Kim S, Seo MS, Kim HS. Effects of olfactory stimulation on cognitive function and behavior problems in older adults with dementia: a systematic literature review. Geriatr Nurs. 2021;42(5):1210-7.

40. Vacas SM, Stella F, Loureiro JC, Couto FS, Oliveira-Maia AJ, Forlenza OV. Noninvasive brain stimulation for behavioural and psychological symptoms of dementia: a systematic review and meta-analysis. Int J Geriatr Psychiatry. 2019;34(9):1336-45.

41. Emblad SYM, Mukaetova-Ladinska EB. Creative art therapy as a non-pharmacological intervention for dementia: a systematic review. J Alzheimer's Dis Reports. 2021;5(1):353-64.

42. Martín-García A, Corregidor-Sánchez AI, Fernández-Moreno V, Alcántara-Porcuna V, Criado-Álvarez JJ. Effect of doll therapy in behavioral and psychological symptoms of dementia: a systematic review. Healthcare. 2022;10(3):421.

43. Ong YC, Tang A, Tam W. Effectiveness of robot therapy in the management of behavioural and psychological symptoms for individuals with dementia: a systematic review and meta-analysis. J Psychiatr Res. 2021;140:381-94.

44. Husebo BS, Heintz HL, Berge LI, Owoyemi P, Rahman AT, Vahia I V. Sensing technology to facilitate behavioral and psychological symptoms and to monitor treatment response in people with dementia: a systematic review. Front Pharmacol. 2020;10:1699.

45. Masopust J, Protopopová D, Vališ M, Pavelek Z, Klímová B. Treatment of behavioral and psychological symptoms of dementias with psychopharmaceuticals: a review. Neuropsychiatr Dis Treat. 2018;14:1211-20.

46. Phan SV, Osae S, Morgan JC, Inyang M, Fagan SC. neuropsychiatric symptoms in dementia: considerations for pharmacotherapy in the USA. Drugs R D. 2019;19(2):93-115.

47. Mathys M. Pharmacologic management of behavioral and psychological symptoms of major neurocognitive disorder. Ment Heal Clin. 2018;8(6):284-93.

48. Supasitthumrong T, Bolea-Alamanac BM, Asmer S, Woo VL, Abdool PS, Davies SJC. Gabapentin and pregabalin to treat aggressivity in dementia: a systematic review and illustrative case report. Br J Clin Pharmacol. 2019;85(4):690-703.

49. Magierski R, Sobow T, Schwertner E, Religa D. Pharmacotherapy of behavioral and psychological symptoms of dementia: state of the art and future progress. Front Pharmacol. 2020;11:1168.

50. Reus VI, Fochtmann LJ, Eyler AE, Hilty DM, Horvitz-Lennon M, Jibson MD, et al. The American Psychiatric Association practice guideline on the use of antipsychotics to treat agitation or psychosis in patients with dementia. Am J Psychiatry. 2016;173(5):543-6.

51. Kales HC, Lyketsos CG, Miller EM, Ballard C. Management of behavioral and psychological symptoms in people with Alzheimer's disease: an international Delphi consensus. Int Psychogeriatrics. 2019;31(1):83-90.

52. Forlenza OV, Loureiro JC, Pais MV, Stella F. Recent advances in the management of neuropsychiatric symptoms in dementia. Curr Opin Psychiatry. 2017;30(2):151-8.

53. Neville C, Beccaria L, Carey M. Withdrawal versus continuation of long-term antipsychotic drug use for behavioural and psychological symptoms in older people with dementia. Issues Ment Health Nurs. 2020;41(2):176-7.

54. Frangakis C, Ismail Z, Marano C, Meinert CL, Mintzer JE, Munro CA, et al. Effect of citalopram on agitation in Alzheimer's disease: the CitAD randomized controlled trial. Jama. 2014;311(7):682-91.

55. Dudas R, Malouf R, Mccleery J, Dening T. Antidepressants for treating depression in dementia. Cochrane Database Syst Rev. 2018;8(8):CD003944.

56. Cerejeira J, Lagarto L, Mukaetova-Ladinska EB. Behavioral and psychological symptoms of dementia. Front Neurol. 2012:3:73.

57. Heupel-Reuter M, Klöppel S, Bauer JM, Voigt-Radloff S. Pharmacological interventions for apathy in Alzheimer's disease. Z Gerontol Geriatr. 2019;52(5):457-9.

58. Ozkan B, Wilkins K, Muralee S, Tampi RR. Pharmacotherapy for inappropriate sexual behaviors in dementia: A systematic review of literature. Am J Alzheimers Dis Other Demen. 2008;23(4):344-54.

59. Black B, Muralee S, Tampi RR. Inappropriate sexual behaviors in dementia. J Geriatr Psychiatry Neurol. 2005;18(3):155-62.

60. Kuharic DB, Markovic D, Brkovic T, Kegalj MJ, Rubic Z, Vukasovic AV, et al. Cannabinoids for the treatment of dementia. Cochrane Database Syst Rev. 2021;9(9):CD012820.

61. Bahji A, Meyyappan AC, Hawken ER. Cannabinoids for the neuropsychiatric symptoms of dementia: a systematic review and meta-analysis. Can J Psychiatry. 2020;65(6):365-76.

62. Bahji A, Breward N, Duff W, Absher N, Patten SB, Alcorn J, et al. Cannabinoids in the management of behavioral, psychological, and motor symptoms of neurocognitive disorders: a mixed studies systematic review. J Cannabis Res. 2022;4(1):11.

63. Iodice F, Cassano V, Rossini PM. Direct and indirect neurological, cognitive, and behavioral effects of COVID-19 on the healthy elderly, mild-cognitive-impairment, and Alzheimer's disease populations. Neurol Sci. 2021;42(2):455-65.

64. Kuroda Y, Sugimoto T, Matsumoto N, Uchida K, Kishino Y, Suemoto CK, et al. Prevalence of behavioral and psychological symptoms in patients with cognitive decline before and during the COVID-19 pandemic. Front Psychiatry. 2022;13:839683.

65. Debas K, Beauchamp J, Ouellet C. Toward optimal management of behavioral and psychological symptoms of dementia: insights from a COVID-19 pandemic experience. Front Psychiatry. 2021;12:634398.

PARTE V

TÓPICOS ESPECIAIS EM PSICOGERIATRIA

20 PSICOFÁRMACOS EM IDOSOS – PRINCÍPIOS E MANEJO DOS EFEITOS ADVERSOS

Camila Truzzi Penteado
Tíbor Rilho Perroco

Atualmente, a população idosa é composta por 1,2 bilhão de indivíduos. Há previsão de que esse número irá dobrar até 2050, fomentando a incidência de multimorbidades clínicas e psiquiátricas. Estima-se que cerca de 20% dos idosos apresentem algum transtorno da ordem psíquica e neurológica, sendo que 7% destes referem-se a quadros depressivos e ansiosos.[1] Após a pandemia, houve um incremento de 25% nos casos de depressão e ansiedade da população global, com significativa extensão aos indivíduos idosos, o que propicia ainda mais a prescrição de múltiplas classes de medicamentos.[2]

No entanto, o organismo do idoso está propenso a uma miríade de alterações fisiológicas que ocorrem no contexto de um envelhecimento considerado "normal": do ponto de vista farmacocinético, encontram-se alterações na absorção, na distribuição, na metabolização e na excreção; já do ponto de vista farmacodinâmico, deve-se atentar para as relações de dose-efeito e os perfis possíveis de interações medicamentosas.[3,4]

Vale ressaltar que nem todo indivíduo idoso envelhece da mesma forma, e que os graus de alterações implicadas nos efeitos farmacológicos das substâncias diferem a cada indivíduo. Assim, é preciso atentar para o fato de que a população idosa se constitui como heterogênea em sua apresentação dos pontos de vista farmacocinético e dinâmico. Portanto, o efeito de determinado fármaco no organismo do idoso torna-se pouco previsível, demandando cuidado extra e atenção às condutas medicamentosas.[5]

CONSIDERAÇÕES FARMACOCINÉTICAS

Considera-se aqui, didaticamente, que propriedades farmacocinéticas compreendem os quatro estágios que uma substância percorre no organismo a fim de ser absorvida, distribuída, metabolizada e, por fim, excretada. É evidente que a forma de apresentação, a via de administração e as propriedades inerentes à droga podem ser, na maioria dos indivíduos adultos, de grande importância para tal; no entanto, características biológicas do indivíduo que a recebe desempenham também um papel significativo. Na **Tabela 20.1**, pode-se encontrar as principais alterações ocorrentes em indivíduos idosos.

■ Tabela 20.1
Principais alterações de farmacocinética em individuos idosos

Fase	Alterações
Absorção[6]	▪ Aumento do pH gástrico ▪ Menor espessura da mucosa e redução do número de vilosidades intestinais ▪ Redução da motilidade gastrointestinal ▪ Redução do fluxo sanguíneo esplâncnico ▪ "Disbiose" intestinal (alterações da flora) ▪ Absorção transdérmica: afinamento da epiderme e fragilidade dérmica podem alterar a absorção
Distribuição[7]	▪ Redução da água corporal total, reduzindo o volume de distribuição de substâncias hidrofílicas ▪ Aumento do volume de distribuição de substâncias lipofílicas (perda muscular e aumento do percentual de gordura) ▪ Muitas substâncias precisam estar ligadas a proteínas de transporte ▪ Quando ligadas: biologicamente inativas ▪ Afinidade da substância ao receptor faz com que ela se desligue da proteína carreadora ▪ No idoso: menor concentração total de proteínas → alteração da distribuição (menor ou maior biodisponibilidade, efeitos colaterais) ▪ Barreira hematoencefálica do idoso: aumento da permeabilidade a substâncias exógenas
Metabolização[6]	▪ Pode ocorrer redução de volume e fluxo sanguíneo hepático ▪ Aumento da meia-vida ▪ As relações de indução (que reduz a concentração do substrato) e inibição (que aumenta a concentração do substrato) enzimáticas, tanto do citocromo P450 como da via das UGTs, podem estar alteradas
Excreção[8]	pH urinário influencia excreção de substâncias: ▪ Substâncias básicas mais excretadas em meio ácido (acidificar urina em intoxicação por anfetaminas) ▪ Substâncias ácidas melhor excretadas em meio básico (alcalinizar urina em intoxicação por barbitúricos) Em idosos: ▪ Alterações no pH urinário (alcalinização) ▪ Alterações na excreção ativa tubular (atrofia) ▪ Alterações no fluxo sanguíneo renal: cuidar com lítio/indometacina

Mediante a somatória de possíveis alterações farmacocinéticas no indivíduo idoso, podemos compilar as seguintes conclusões:[9]

- O indivíduo com mais de 65 anos pode ter atividade hepática e renal diminuída.
- O efeito farmacológico de uma substância pode demorar mais para se tornar evidente, mas também pode ter seu efeito terapêutico e/ou colateral prolongado, seja pela própria droga ou por seus metabolitos ativos.
- Os idosos constituem um grupo biologicamente heterogêneo.
- Há poucos estudos voltados a essa população específica, levando a maioria das condutas como adaptações daquelas em adultos hígidos.
- Com a idade e a somatória de morbidades, aumenta-se o risco de polimedicação.

CONSIDERAÇÕES FARMACODINÂMICAS

Considera-se como escopo da farmacodinâmica todos os mecanismos que compreendem a ação específica de uma substância no organismo do indivíduo. Cada medicamento ou classe de fármaco tem suas próprias características farmacodinâmicas, de modo que as descrições inerentes a cada tratamento serão abordadas nos respectivos capítulos. Neste capítulo, iremos ressaltar alguns conceitos importantes para que possamos compreender as interações medicamentosas.

Substâncias sinérgicas entre si são aquelas que apresentam um desfecho semelhante. A somatória de efeitos semelhantes pode acarretar reações indesejadas, como, por exemplo, uma síndrome serotoninérgica em um indivíduo que esteja inadvertidamente fazendo uso de um inibidor da monoaminoxidase (IMAO) e um inibidor seletivo da recaptação da serotonina (ISRS).

As substâncias antagônicas, por sua vez, são aquelas que levam a desfechos opostos, o que pode acarretar em ausência de resposta observável a um tratamento específico. Como exemplo, pode-se citar um indivíduo que esteja fazendo uso concomitante de levodopa e antipsicóticos bloqueadores de receptor de dopamina.

Já as substâncias agonistas são aquelas que se ligam a um receptor celular e o ativam, induzindo a resposta biológica. As antagonistas, por sua vez, inativam o receptor e inibem sua resposta biológica.

A redução da reserva fisiológica que ocorre com o envelhecimento faz com que perturbações no estado de equilíbrio orgânico (ou homeostase) tenham consequências mais dificilmente reversíveis. Há redução do número de receptores de acetilcolina e de dopamina a nível de sistema nervoso central (SNC), o que leva a uma maior suscetibilidade a substâncias com efeito anticolinérgico e propicia o surgimento de sintomas parkinsonianos/discinesia tardia ao utilizar antipsicóticos. Além disso, a redução da resposta de barorreceptores e da resposta adrenérgica incrementa o risco de quedas e sedação do idoso, principalmente quando em uso de medicamentos como os benzodiazepínicos.[10]

A maior suscetibilidade do indivíduo com mais de 65 anos aos efeitos dos psicofármacos deve ser interpretada, na prática clínica, da seguinte forma:[11]

- Na necessidade de se instituir um tratamento farmacológico, iniciar sempre com doses baixas e aumentá-las de modo lento e gradual, uma vez que o efeito terapêutico pode ocorrer em dosagens consideradas "subterapêuticas" em adultos jovens.
- Não só os efeitos terapêuticos, mas também as reações adversas podem ocorrer com doses mais baixas do que aquelas consideradas "terapêuticas" para determinado fármaco.

A (IN)SEGURANÇA DA PRESCRIÇÃO EM IDOSOS E O RISCO DE POLIFARMÁCIA

São diversos os fatores que contribuem para a prescrição insegura de medicamentos na população idosa.[12] Além das alterações farmacocinéticas e farmacodinâmicas já mencionadas, figuram também a presença de multimorbidades clínicas, o *status* de fragilidade, a ocorrência de declínio cognitivo, a maior susceptibilidade a iatrogenias e a escassez de estudos clínicos voltados a essa parcela específica da população.[13] Essa somatória de agravantes leva à chamada polifarmácia, que resulta em prescrições cada vez mais extensas e iminentemente prejudiciais ao paciente.[14]

Os riscos para a ocorrência da polifarmácia são, entre outros, a necessidade de intervir na fase aguda da doença, a presença de comorbidades clínicas, a necessidade de potencialização de efeitos terapêuticos desejados e o manejo de efeitos adversos causados por outros medicamentos.[15] Um estudo norte-americano conduzido por Kim e Parish[16] demonstrou que o uso de antidepressivos aumenta o risco de polifarmácia, principalmente em indivíduos idosos, e que 5% das internações hospitalares nesse grupo são decorrentes de interações medicamentosas inadvertidas.[16-18]

A ocorrência de polifarmácia propicia o aparecimento de efeitos colaterais. Em grande parte das vezes, esses efeitos são encarados como novas patologias, o que incorre na prescrição de uma nova droga para seu manejo. Essa nova droga, por sua vez, interage com os demais elementos da prescrição e pode acarretar em diversos outros efeitos onerosos.[19,20] Caso não se atente para esses mecanismos, a prescrição só aumenta e o risco farmacológico assume níveis cada vez mais altos (**Fig. 20.1**).

INTERAÇÕES MEDICAMENTOSAS EM IDOSOS

As interações medicamentosas ocorrem quando o efeito de uma droga é modificado pela presença de outra droga, alimento ou agente químico ambiental. No cenário aqui estudado, o indivíduo idoso contempla diversos riscos para incorrer em interações droga-droga, e a polifarmácia contribui sobremaneira para o aumento desse risco. Alguns cenários comuns são apresentados na **Figura 20.2**.

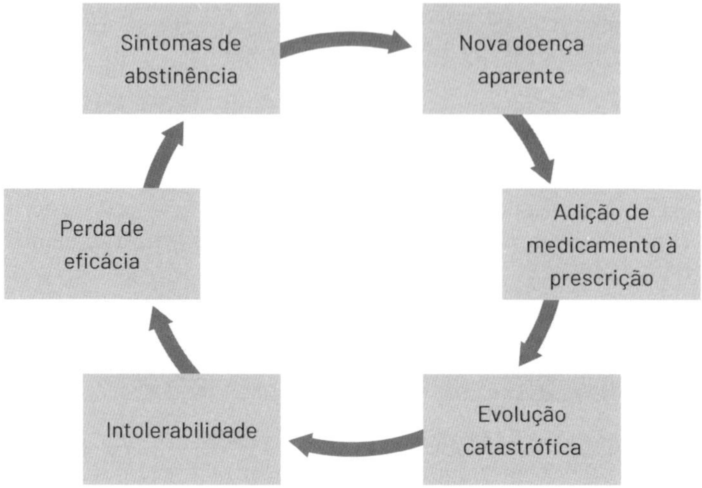

Figura 20.1
Riscos da polifarmácia.

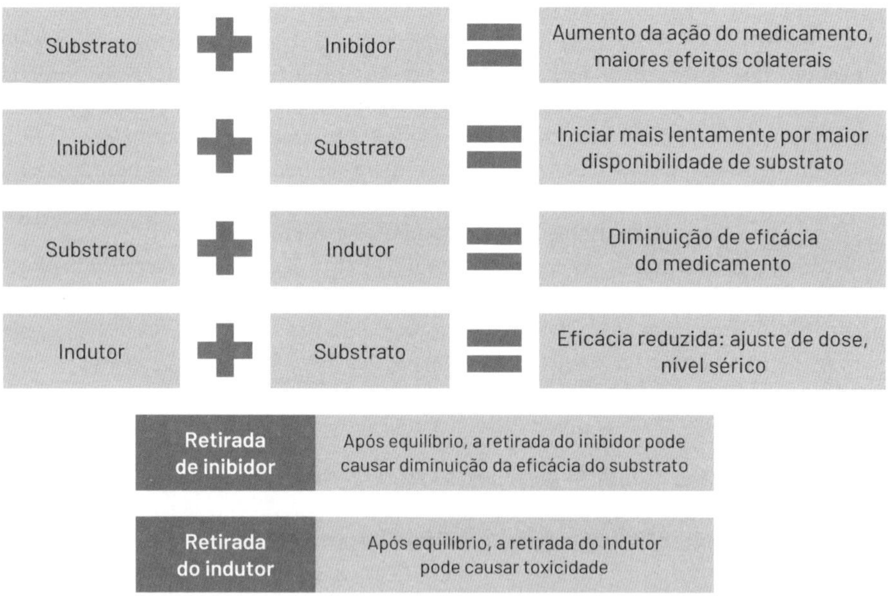

Figura 20.2
Cenários comuns das interações medicamentosas em idosos.

Levando-se em consideração indivíduos idosos com quadros de declínio cognitivo por doença de Alzheimer ou demência com corpos de Lewy,[21,22] é preciso atentar para as seguintes situações:

- Há ocorrência de antagonismo na prescrição concomitante de agentes anticolinérgicos (p. ex., biperideno, amitriptilina, oxibutinina) anticolinesterásicos (como os inibidores da acetilcolinesterase [IAChEs]).
- A rivastigmina (IAChe), se prescrita em concomitância à bupropiona (inibidor seletivo da recaptação de noradrenalina [ISRN]) ou ao tramadol (opioide), aumenta o risco de episódio convulsivo.
- A prescrição de anticolinesterásicos deve levar em conta o perfil de interações medicamentosas dos fármacos, uma vez que não há evidência de diferenças quanto à sua ação.
- Para idoso em uso de digoxina, varfarina ou furosemida, drogas que levam a elevado deslocamento de ligação proteica, deve-se evitar a prescrição de donepezila, pois esta apresenta as maiores taxas de ligação proteica (≈ 96%).
- Idoso com planejamento de ser submetido a atos cirúrgicos e/ou anestésicos (anestesia geral) de repetição com relaxantes musculares succinilcolínicos (afetam sistema colinérgico): a melhor droga para esse paciente utilizar seria a rivastigmina, por ter uma ligação pseudoirreversível com o receptor (dissociação temporal) e meia-vida de eliminação rápida.
- Na associação dos anticolinesterásicos com haloperidol, tioridazinas ou fluoxetina, deve-se evitar a prescrição de rivastigmina, pelo efeito sinérgico de inibição da butirilcolinesterase periférica, que pode levar à potencialização dos efeitos colaterais periféricos.
- A memantina (anti- N-Metil-D-aspartato [NMDA], antagonista glutamatérgico) é uma base fraca excretada inalterada em meio urinário ácido. Dietas ricas em vegetais, leite e derivados aumentam o pH urinário, proporcionando maior reabsorção de memantina, enquanto dietas ricas em pão, carnes, ovos diminuem o pH urinário e promovem maior excreção da memantina.

A existência de consensos internacionais sobre medicamentos potencialmente inapropriados para uso em idosos chama a atenção para os principais fármacos e interações medicamentosas passíveis de efeitos deletérios nessa população.[23,24] Anticolinérgicos, analgésicos opioides, anti-inflamatórios não esteroidais, varfarina, benzodiazepínicos, antidepressivos tricíclicos, alguns ISRSs e antipsicóticos são classes cuja prescrição deve ser bastante cautelosa. Entre os consensos mais conhecidos, estão os critérios de Beers da American Geriatrics Society (em sua última versão, do ano de 2019)[25,26] e o critério europeu STOPP/START (em sua última versão, do ano de 2015).[27]

CONSIDERAÇÕES FINAIS

Uma prescrição segura tem maior chance de existir quando o indivíduo a ser tratado é reconhecido a partir de suas particularidades físicas e psíquicas, e o médico tem conhecimento técnico necessário para identificar a(s) patologia(s) e está atualizado acerca das opções terapêuticas disponíveis. Logo, a primeira estratégia de manejo para possíveis efeitos adversos secundários a medicamentos é pensar cuidadosamente no indivíduo e na prescrição a ser feita.[28-30]

Igualmente importante é munir-se de informações de qualidade sobre perfis farmacocinéticos, farmacodinâmicos, interações medicamentosas das drogas (de uso contínuo ou esporádico) e nova opção a ser prescrita, se necessário. Atualmente, a literatura disponível não contempla a totalidade de possíveis efeitos adversos existentes para determinada substância. No entanto, isso não significa que não haja tais efeitos ou interações ainda não descritas.[30]

O aparecimento de novos sintomas ou manifestações inexplicáveis no decorrer do tratamento deve ser abordado com cautela. Antes de assumir que se trata de nova patologia ou progressão de doença de base, deve-se sempre considerar as interações medicamentosas como uma possível explicação.[31]

A revisão constante da prescrição também deve ser prática rotineira, com o objetivo de excluir medicamentos sinérgicos e desnecessários, otimizar doses, checar potenciais alvos de interação e uso de fármacos sem prescrição médica, além de averiguar adesão ao tratamento e adaptar posologias. Em situações nas quais a polifarmácia é inevitável, deve-se sempre orientar o paciente e seus familiares/cuidadores sobre possíveis efeitos adversos e dar preferência a medicamentos apropriados para uso em idosos.

REFERÊNCIAS

1. Vincent GK, Velkoff VA. The next four decades: the older population in the United States: 2010 to 2050. Washington: U.S. Dept. of Commerce, Economics and Statistics Administration, U.S. Census Bureau; 2010.
2. Organização Pan-Americana da Saúde. Pandemia de COVID-19 desencadeia aumento de 25% de depressão e ansiedade em todo o mundo [Internet]. Brasília: OPAS; 2022 [capturado em 5 jun. 2022]. Disponível em: https://www.paho.org/pt/noticias/2-3-2022-pandemia-covid-19-desencadeia-aumento-25-na-prevalencia-ansiedade-e-depressao-em#:~:text=2%20de%20mar%C3%A7o%20de%202022,Mundial%20da%20Sa%C3%BAde%20(OMS).
3. Forlenza OV, Radanovic M, Aprahamian I, editores. Neuropsiquiatria geriátrica. 2. ed. São Paulo: Atheneu; 2014.
4. Freitas EV, Py L, editoras. Tratado de geriatria e gerontologia. 4. ed. Rio de Janeiro: Guanabara Koogan; 2016.
5. Marengoni A, Angleman S, Melis R, Mangialasche F, Karp A, Garmen A, et al. Aging with multimorbidity: a systematic review of the literature. Ageing Res Rev. 2011;10(4):430-9.
6. Andres TM, McGrane T, McEvoy MD, Allen BFS. Geriatric pharmacology. Anesthesiol Clin. 2019;37(3):475-92.
7. Beaufere B, Morio B. Fat and protein redistribution with aging: metabolic considerations. Eur J Clin Nutr. 2000;54(Suppl 3):S48-53.
8. McLachlan AJ, Pont LG. Drug metabolsm in older people: a key consideration in achieving optimal outcomes with medicines. J Gerontol A Biol Sci Med Sci. 2012;67(2):175-80.

9. Zubenko GS, Sunderland T. Geriatric psychopharmacology: why does age matter? Harv Rev Psychiatry. 2000;7(6):311-33.
10. Bowie MW, Slattum PW. Pharmacodynamics in older adults: a review. Am J Geriatr Pharmacother. 2007;5(3):263-303.
11. Tumer N, Scarpace PJ, Lowenthal DT. Geriatric pharmacology: basic and clinical considerations. Annu Rev Pharmacol Toxicol. 1992;32:271-302.
12. Guaraldo L, Cano FG, Damasceno GS, Rozenfeld S. Inappropriate medication use among the elderly: a systematic review of administrative databases. BMC Geriatr. 2011;11:79.
13. Bourgeois FT, Orenstein L, Ballakur S, Mandl KD, Ioannidis JPA. Exclusion of elderly people from randomized clinical trials of drugs for ischemic heart disease. J Am Geriatr Soc. 2017;65(11):2354-61.
14. Masnoon N, Shakib S, Kalisch-Ellett L, Caughey GE. What is polypharmacy? A systematic review of definitions. BMC Geriatr. 2017;17:230.
15. Barnett K, Mercer SW, Norbury M, Watt G, Wyke S, Guthrie B. Epidemiology of multimorbidity and implications for health care, research, and medical education: a cross-sectional study. Lancet. 2012;380(9836):37-43.
16. Kim J, Parish AL. Polypharmacy and medication management in older adults. Nurs Clin North Am. 2017;52(3):457-68.
17. Abi-Ackel MM, Lima-Costa MF, Castro-Costa É, Loyola Filho AI. Psychotropic drug use among older adults: prevalence and associated factors. Rev Bras Epidemiol. 2017;20(1):57-69.
18. Salvi F, Marchetti A, D`Angelo F, Boemi M, Lattanzio F, Cherubini A. Adverse drug events as a cause of hospitalization in older adults. Drug Saf. 2012;35 Suppl 1:29-45.
19. Laroche ML, Charmes JP, Nouaille Y, Picard N, Merle L. Is inappropriate medications use a major cause of adverse drug reactions in the elderly? Br J Clin Pharmacol. 2007;63(2):177-86.
20. Lo Giudice I, Mocciaro E, Giardina C. Characterization and preventability of adverse drug events as cause of emergency department visits: a prospective 1-year observational study. BMC Pharmacol Toxicol. 2019;20:21.
21. Kindstedt J, Sjölander M, Lövheim H, Gustafsson M. Psychotropic drug use among older people with major neurocognitive disorder: a cross-sectional study based on Swedish national registries. Eur J Clin Pharmacol. 2022;78(3):477-87.
22. Noia AS, Secoli SR, Duarte YA, Lebrão ML, Lieber NSR. Factors associated to the use of psychotropic drugs by community-dwelling elderly in São Paulo city. Rev Esc Enferm USP. 2012;46(spe):38-43.
23. Richardson K, Ananou A, Lafortune L, Brayne C, Matthews FE. Variation over time in the association between polypharmacy and mortality in the older population. Drugs Aging. 2011;28(7):547-60.
24. Maher RL, Hanlon J, Hajjar ER. Clinical consequences of polypharmacy in elderly. Expert Opin Drug Saf. 2014;13(1):57-65.
25. American Geriatrics Society 2019 Beers Criteria Update Expert Panel. American Geriatric Society 2019 updated Beers Criteria for potentially inappropriate medication use in older adults. J Am Geriatr Soc. 2019;67(4):674-94.
26. Beers MH, Ouslander JG, Rollingher I, Reuben DB, Brooks J, Beck JC. Explicit criteria for determining inappropriate medication use in nursing home residents. Arch Intern Med. 1991;151(9):1825-32.
27. O'Mahony D, O'Sullivan D, Byrne S, O'Connor MN, Ryan C, Gallagher P. STOPP/START criteria for potentially inappropriate prescribing in older people: version 2. Age Ageing. 2015;44(2):213-8.
28. Yarnall AJ, Sayer AA, Clegg A, Rockwood K, Parker S, Hindle JV. New horizons in multimorbidity in older adults. Age Aging. 2017;46(6):882-8.
29. Jensen GL, Friedmann JM, Coleman CD, Smiciklas-Wright H. Screening for hospitalization and nutritional risks among community-dwelling older persons. Am J Clin Nutr. 2001;74(2):201-5.
30. Dent E, Morley JE, Cruz-Jentoft AJ, Woodhouse L, Rodríguez-Mañas L, Fried LP, et al. Physical frailty: ICFSR international clinical practice guidelines for identification and management. J Nutr Health Aging. 2019;23(9):771-87.
31. Hajjar ER, Cafiero AC, Hanlon JT. Polypharmacy in elderly patients. Am J Geriat Pharmacother. 2007;5(4):345-51.

21 ELETROCONVULSOTERAPIA E ESTIMULAÇÃO MAGNÉTICA TRANSCRANIANA EM IDOSOS

Bernardo de Mattos Viana
Érico Castro-Costa
Guilherme Rolim Freire Figueiredo
Renato Ferreira Araujo
Rodrigo Nicolato
Marco A. Romano-Silva

Ao longo da história da medicina e das áreas da saúde, são buscados tratamentos que possam curar transtornos mentais ou, ao menos, melhorar o sofrimento e o impacto funcional associados a essas condições. Diversas abordagens já foram desenvolvidas, e atualmente elas são categorizadas em três grandes grupos de abordagens: biológicas, psicológicas e sociais. Para cada um desses grupos, existe um paradigma teórico que baseia suas propostas de intervenções, assim como as metodologias de avaliação de resultados terapêuticos.[1]

Ao longo do final do século XX e do início do século XXI, houve o desenvolvimento de aparelhos e técnicas de eletroconvulsoterapia (ECT) e de outras estratégias de neuromodulação (elétrica, magnética, ultrassom, etc.) para aumentar a eficácia terapêutica e reduzir efeitos colaterais. No momento atual, as técnicas de neuromodulação podem ser divididas em técnicas invasivas e não invasivas, elétricas ou magnéticas e convulsivas ou não convulsivas.

ELETROCONVULSOTERAPIA

Atualmente, a ECT é definida como uma terapia biológica por neuromodulação não invasiva por meio da aplicação de corrente elétrica de curta duração e intensidade na região do escalpe, com finalidade de gerar uma crise convulsiva eletroencefalográfica e clínica.

No Brasil, a ECT é regulamentada como ato médico pelo Conselho Federal de Medicina pelas Resoluções nº 2.057/2013 e 2.153/2016. Essas resoluções versam sobre as indicações e os requisitos mínimos para a realização da técnica com o padrão de qualidade necessário.[2,3] Os aparelhos devem estar sob registro da Agência Nacional de Vigilância Sanitária (Anvisa) e ser revisados periodicamente.

SEGURANÇA E EFEITOS COLATERAIS

Em qualquer tratamento, deve-se pesar os seus riscos e benefícios, assim como a necessidade de consentimento, por meio de termo de consentimento. Ao avaliar os pacientes antes da ECT, deve-se verificar condições clínicas subjacentes, como hipertensão arterial, doença arterial coronariana e insuficiência cardíaca congestiva, estratificando o risco e avaliando condições coexistentes. Além disso, deve-se utilizar estratégias para reduzir essas complicações durante e após o procedimento, como elevação prolongada da pressão arterial, isquemia miocárdica e arritmias.[4] Ou seja, antes do início de qualquer tratamento por ECT, assim como em outras intervenções biológicas (p. ex., cirurgias), deve-se realizar um risco anestésico, assim como as adaptações necessárias devido à pandemia de covid-19.[5]

Ainda assim, estudos de revisão apontam que a ECT é relativamente segura para adultos, assim como para crianças e adolescentes, para grávidas, seus fetos e para idosos.[6,7] A mortalidade associada à ECT reportada em uma metanálise envolvendo pessoas de 32 países e um total de 766.180 sessões de ECT é de 2,1 por 100 mil. Nessa mesma metanálise, ao considerar somente estudos após 2001, foi relatada apenas uma morte em 414.747 sessões de ECT.[8] Dados que incluem a população geral e idosos varia de <2 a 10 mortes por 100 mil.[9] Essa mortalidade é próxima à mortalidade associada a anestesia geral, de 3,4 por 100 mil.[8] Dados brasileiros apontam para uma mortalidade associada a anestesia geral de 0,1 a 10 por 100 mil procedimentos, e de 19 a 51 por 100 mil quando considerados apenas idosos.[10]

Um estudo de metanálise analisou 106.569 pacientes com um total de 786.995 tratamentos por ECT, considerando eventos cardiovasculares. Os eventos cardíacos adversos mais importantes comumente relatados foram insuficiência cardíaca aguda, arritmia e edema pulmonar agudo, com uma incidência (IC 95%) de 24 (12,48 a 46,13), 25,83 (14,83 a 45,00) e 4,92 (0,85 a 28,60) por mil pacientes ou 2,44 (1,27 a 4,69), 4,66 (2,15 a 10,09) e 1,50 (0,71 a 3,14) por mil tratamentos de ECT. A mortalidade por todas as causas foi de 0,42 (0,11 a 1,52) mortes por mil pacientes e 0,06 (0,02 a 0,23) mortes por mil tratamentos de ECT. A morte por condições cardiovasculares foi responsável por 29% (23 de 79) das mortes.[11]

Por outro lado, os principais efeitos colaterais são confusão mental pós-ictal, déficits de memória anterógrada e retrógrada a curto e médio prazos, dores musculares e cefaleias. Um estudo avaliou a incidência de cefaleia pós-ECT e demonstrou grande variabilidade de resultados, apontando ser, ao menos em parte, relacionada a diferentes métodos de mensuração da cefaleia, diferentes desenhos de estudos e diferentes drogas usadas para anestesia. Ainda assim, a incidência média ponderada de cefaleia pós-ECT em pacientes foi de 32,8% e, em sessões, entre 9,4 e 12,1%.[12] Apesar de frequentes, esses sintomas tendem a responder bem a analgésicos comuns.

Em relação a efeitos cognitivos, a literatura aponta para a incidência de alteração cognitiva transitória durante o tratamento, mas que não persiste por mais de seis meses, mesmo em idosos. Queixas de déficits de memória subjetiva são frequentes, mas tendem a melhorar nas primeiras semanas após o término do tratamento e melhora da depressão.

A avaliação cognitiva para fins de ECT deve incluir memória autobiográfica, fluência verbal e memória verbal não apenas para mensurar os efeitos cognitivos, mas também para rastrear condições em que o declínio cognitivo já está estabelecido previamente.[13] A modificação da técnica com o uso de pulsos mais breves tem demonstrado melhora nesses parâmetros.[14] Ao usar técnicas como pulso ultrabreve, não foram observados déficits cognitivos significativos, mesmo em velocidade de processamento psicomotor, memória autobiográfica, memória verbal de curto e longo prazo, inibição e flexibilidade cognitiva e escaneamento visual complexo.[15] É importante salientar que o pulso ultrabreve, até o momento, só está indicado na técnica de ECT unilateral direita (posição D'Elia).

Ao contrário da crença popular, a ECT não está associada a dano cerebral. Alguns estudos apontam para o sentido contrário, como a observação do aumento de hipocampo e amígdala após o tratamento,[16] assim como aumento dos fatores neurotróficos.[17] Estudos avaliando a relação entre a ECT e o desenvolvimento de demência não encontraram aumento de risco, mesmo quando realizados em idosos.[18]

INDICAÇÃO

Em todo o mundo, a ECT é recomendada como terapêutica biológica com indicações específicas para transtornos mentais. Na maioria das diretrizes de associações ou sociedades de psiquiatria para o tratamento com a ECT, não é recomendada sua utilização como um tratamento de última opção (“*last resort*”) para os transtornos do humor e os transtornos psicóticos.

Provavelmente, as recomendações da diretriz da American Psychiatric Association (APA) são as mais conhecidas e utilizadas em todo o mundo.[19] Ela propõe a ECT como a modalidade inicial de tratamento para os quadros de alta gravidade e prejuízo funcional, com sintomas psicóticos ou catatonia e com necessidade urgente de resposta (possibilidade de suicídio ou desnutrição em paciente que se recusa a comer). Além disso, recomenda a ECT como tratamento de escolha nos quadros com a presença de condições médicas comórbidas, com a resposta anterior positiva e quando o paciente expressa sua preferência para seu emprego.

No Brasil, a Resolução do CFM nº. 1.640/2002 foi revogada pela Resolução CFM nº. 2.057/2013. Mais recentemente, a Associação Médica Brasileira (AMB) e a Associação Brasileira de Psiquiatria (ABP), em parceria com o Conselho Federal de Medicina (CFM) e a Federação Nacional dos Médicos (Fenam), publicaram diretrizes clínicas para a ECT.[20]

De acordo com esse documento, o grau de recomendação está amparado na força da evidência, e é assim classificado:[20]

Grau de recomendação e Força de evidência:

A - Estudos experimentais ou observacionais de melhor consistência

B - Estudos experimentais ou observacionais de menor consistência

C - Relatos de casos (estudos não controlados)

D - Opinião desprovida de avaliação crítica, baseada em consensos, estudos fisiológicos ou modelos animais

Recomendação: A ECT deve ser considerada como indicação terapêutica para as depressões uni e bipolares (9, 13 e 28) (A), com (29, 30 e 31) (B) e sem sintomas psicóticos (31 e 32) (B), especialmente onde haja risco de suicídio (32 e 33) (D) ou depressão psicótica com sintomas delirantes 29 e 30 (B). As esquizofrenias refratárias (34 e 35) (B), os quadros esquizoafetivos (14 e 15) (B), a mania (36) (B), a doença de Parkinson (19) (B) e a Síndrome Neuroléptica Maligna (16, 17 e 37) (C), completam o seu rol de indicações. Situações clínicas especiais como pacientes idosos, portadores de comorbidades, crianças e pacientes grávidas, muitas vezes têm na ECT a sua única oportunidade de tratamento (11 e 38) (D). A refratariedade ou a presença de eventos adversos decorrentes dos psicofármacos constituem-se em fortes argumentos para a indicação da ECT. Da mesma maneira, a vontade e a escolha explícita do paciente pelo tratamento, deverão ser respeitadas, desde que a doença de base conste das indicações. Os quadros agudos são muito bons respondedores e devem ser prestigiados. Embora, ainda necessitando de maiores subsídios, a ECT de manutenção deve ser considerada.

Ainda assim, o transtorno depressivo, particularmente grave com ou sem sintomas psicóticos, tem o melhor nível de evidência para o uso dessa terapêutica tanto na fase aguda como na manutenção e na continuação do tratamento.[6,7,21-23]

CURSO DO TRATAMENTO

Não há um número fixo de sessões de ECT no tratamento dos quadros agudos, portanto, os pacientes devem ser tratados até a remissão ou quando se atinge um platô de melhora dos sintomas.[24] Entretanto, observa-se que a maioria das séries de ECT para depressão é entre 6 e 12 tratamentos, mas alguns pacientes atingem a remissão com um número menor de sessões citadas, enquanto outros precisam de um número maior de sessões. Por outro lado, observa-se que pacientes com esquizofrenia podem requerer séries de ECT com um número maior de sessões.[24]

Finalmente, para os quadros resistentes ou que apresentem alta taxa de recaída e recorrência, podem ser necessárias mudanças nas técnicas, assim como o estabelecimento de tratamentos de continuação/manutenção (cECT/mECT) semanal, quinzenal ou mensalmente.[19]

PREDITORES DE RESPOSTA À ELETROCONVULSOTERAPIA NA DEPRESSÃO

Um corpo substancial de evidências apresentado em metanálise demonstrou que a idade mais avançada, a presença de sintomas psicóticos e os episódios de duração mais curtos predizem uma melhor resposta do ECT na depressão.[21]

Além disso, as alterações cerebrais estruturais ou moleculares relacionadas à idade não afetam a eficácia do ECT, que é aplicado de forma eficaz nos idosos, independentemente das alterações cerebrais relacionadas à idade.[25]

Sintomas depressivos mais graves, incluindo a presença de psicose e catatonia, estão relacionados como uma resposta favorável à ECT.[26]

COGNIÇÃO E ELETROCONVULSOTERAPIA

EFEITOS ADVERSOS COGNITIVOS

Vários fatores determinam o risco de efeitos adversos cognitivos do ECT. Eles podem interagir entre si para determinar o risco e são divididos em:

a O domínio da função cognitiva que está sendo considerado.
b Parâmetros de tratamento da ECT (colocação de eletrodos, dose de eletricidade, largura de pulso, frequência de tratamento, número de tratamentos).
c Fatores individuais do paciente.

FUNÇÃO COGNITIVA

Semkovska e McLoughlin[27] investigaram em metanálise as principais alterações nos domínios cognitivos devido à ECT e os dividiram conforme o tempo de ocorrência em: subagudo (0-3 dias), curto prazo (4-14 dias) e efeitos a longo prazo (14 dias-2 anos). Embora as duas metanálises tenham fornecido uma visão muito abrangente das alterações cognitivas após a ECT, elas não permitem determinar se as diferenças entre as funções cognitivas foram devido aos eventos adversos do tratamento *per se* ou pela maneira como os testes as avaliam. Finalmente, é importante reconhecer que é difícil considerar, separadamente, as funções cognitivas, uma vez que os testes utilizados podem avaliar mais de uma no mesmo momento.[28]

FUNÇÕES COGNITIVAS NÃO CONSIDERANDO A MEMÓRIA

No período subagudo após a ECT (0-3 dias), observou-se que tanto a função executiva como a velocidade de processamento apresentaram pior desempenho/*performance* quando comparado com as avaliações da linha de base. No entanto, não foram encontradas alterações da atenção no período subagudo da ECT.[27] Com relação ao período de curto prazo (4-14 dias), a maioria dos testes apresentou melhora significativa quando comparada com os resultados da linha base. Essa melhora cognitiva provavelmente é resultante da eficácia da ECT na redução dos sintomas depressivos.[29]

Já com relação aos efeitos adversos a longo prazo, que compreende um período entre 14 dias e 2 anos, as evidências não demonstraram piora na *performance* dos testes que avaliaram a função cognitiva, não incluindo a memória.[27]

MEMÓRIA ANTERÓGRADA

Evidências demonstram em estudos de metanálises[27] os testes que avaliam a memória anterógrada, que já apresentam alterações na linha de base antes da aplicação da ECT, provavelmente devido ao efeito negativo da própria depressão.[30] Com isso, a baixa *performance* da memória anterógrada encontrada nos períodos subagudo (0-

3) e curto prazo está diretamente relacionada com o desempenho na linha de base que, por sua vez, é influenciado pelos diferentes tipos de tratamento e pelos fatores relacionados com os pacientes. Por fim, não foram encontradas evidências a longo prazo (14 dias-2 anos) de avaliações objetivas da cognição.[27]

MEMÓRIA RETRÓGRADA

Quando os pacientes relatam efeitos adversos cognitivos, muitas vezes isso se dá pela perda de memória autobiográfica, ou seja, a perda de memória para eventos experimentados anteriormente.[31] Assim, observam-se alterações na memória episódica (memória para experiências) e na memória semântica (memória para fatos).[32]

A perda de memória em ambas as áreas pode ser angustiante e funcionalmente estressante para o paciente. O teste objetivo Columbia University Autobiographical Memory Interview (CUAMI) para avaliação da perda da memória autobiográfica demonstrou que as alterações encontradas estão associadas aos parâmetros escolhidos para o tratamento, podendo persistir por até 1 ano após o término da ECT.[33] Por último, evidências confirmam que as mulheres e os pacientes que recebem o tratamento da ECT com posição bilateral para o eletrodo apresentam maior risco para perda de memórias autobiográficas.[34]

ALTERAÇÕES COGNITIVAS SUBJETIVAS

Estudos de relatos subjetivos de efeitos cognitivos adversos da ECT mostram prevalências variadas para a perda de memória.[31] Em um estudo de revisão, 60% dos pacientes relataram problemas de memória, sendo que 40% deles referiam que essa alteração ocorreu por um período de várias semanas a vários anos.[35] Entretanto, esse estudo apresentou a limitação de que a maioria dos pacientes recebeu a ECT bilateral, tornando difícil a generalização para as outras posições dos eletrodos. Além disso, a avaliação subjetiva com questionários detalhados se correlaciona mal com as medidas objetivas das alterações cognitivas após a ECT.[36]

PARÂMETROS DE TRATAMENTO DA ECT

Posição dos eletrodos

A colocação dos eletrodos e a largura do pulso de eletricidade na ECT se dividem em:

a ECT bilateral (colocação de eletrodo bitemporal ou bifrontal) usando uma largura de pulso breve.

b ECT unilateral (geralmente à direita) (RUL) usando um pulso breve com duração entre 0,5 e 1 ms.

c Unilateral usando uma largura de pulso ultrabreve (UB-RUL), geralmente com a duração entre 0,25 e 0,3 ms.

As colocações de eletrodos bilaterais apresentam a maior eficácia, seguida pela RUL e UB-RUL.[37]

Com relação aos eventos cognitivos adversos, também se observa o mesmo gradiente com as colocações bilaterais, apresentando os piores efeitos na cognição e sendo acompanhada pelas localizações RUL e UB-RUL dos eletrodos.[37] Outro fator importante no aparecimento dos eventos cognitivos adversos é a dose de eletricidade empregada (quanto maior a dose, maiores os efeitos).[38]

Frequência de tratamento

Poucos estudos examinaram os efeitos da frequência da ECT nos eventos adversos cognitivos utilizando o desenho de ensaio clínico duplo-cego controlado. Embora a ECT bilateral na frequência de três vezes por semana ofereça a maior eficácia, essa técnica é a que apresenta os eventos adversos cognitivos mais graves. Entretanto, achados de uma metanálise recente demonstrou que as diferenças significativas entre os eventos adversos cognitivos e as colocações dos eletrodos e a frequência da ECT ocorrem apenas a curto prazo (4-14 dias).[27]

Duração do tratamento

A ECT administrada com frequência de duas ou três vezes por semana aumenta os eventos adversos colaterais cognitivos à medida que o curso se prolonga. Com isso, sempre que for clinicamente possível, deve-se avaliar o risco-benefício de cursos prolongados da ECT (> 12 sessões) devido ao aumento do risco de eventos adversos cognitivos mais graves.[28]

Tratamento de manutenção

Uma questão pertinente para esse tema é se o tratamento de manutenção com a ECT causa eventos adversos cognitivos significativos. Caso isso ocorra, deve-se verificar o intervalo adequado entre as sessões para garantir o menor risco dos eventos adversos cognitivos. Geralmente, os intervalos mensais entre as sessões são os mais usados no tratamento de manutenção, e evidências sugerem que com essa frequência não há acúmulo dos eventos adversos cognitivos. Por outro lado, intervalos mais curtos, particularmente menores que três semanas, podem ser problemáticos se o tratamento de manutenção for prolongado. Nesses casos, a monitorização da cognição pode ser importante no tratamento de manutenção com intervalos mais curtos.[28]

Fatores de risco individuais

Vários são os fatores individuais que predispõem a maiores alterações após a ECT. Pacientes com pontuações mais baixas nas escalas de avaliação da função cognitiva na linha de base (antes da ECT) apresentam maiores perdas de memória autobiográficas pós-ECT.[39] Ainda em relação a graves perdas da memória autobiográfica, é importante destacar que as mulheres também são mais suscetíveis a essas alterações.[34] Por fim, evidências também demonstram que pacientes idosos são mais vulneráveis aos eventos adversos cognitivos da ECT.[40]

Em relação aos medicamentos administrados concomitantemente com a ECT, apenas o lítio apresentou risco significativamente aumentado de efeitos adversos cognitivos com esse procedimento.[41] Assim, pacientes em uso de lítio, principalmente com níveis séricos mais elevados, devem ser monitorados mais de perto devido ao maior risco de desenvolvimento de efeitos adversos cognitivos e de *delirium*.[42]

EFEITOS PROTETIVOS NA COGNIÇÃO

Estudos recentes demonstram que na ECT, embora possa apresentar uma piora transitória na cognição, a longo prazo observa-se uma melhora cognitiva nos pacientes que foram submetidos a esse tratamento.

Wei e colaboradores[43] demonstraram que a ECT aumentou significativamente a força de conectividade funcional do giro angular esquerdo em pacientes deprimidos um mês após a conclusão da ECT, com grande melhora dos sintomas depressivos e da função cognitiva. Já em um estudo naturalístico, observou-se inicialmente uma alteração transitória da memória e da função executiva, mas com a cognição não sendo afetada após o término do tratamento com a ECT. Por outro lado, foi observado que algumas funções cognitivas específicas melhoraram ou, no mínimo, permaneceram estáveis após seis meses do término da ECT.[44]

Por último, Osler e colaboradores[45] demonstraram em um longo estudo epidemiológico longitudinal dinamarquês que a ECT não foi associada ao risco de demência incidental em pacientes com transtornos afetivos após o ajuste do efeito potencial da seleção de pacientes ou mortalidade concorrente. Além disso, a ECT foi associada a uma redução da incidência de demência em pacientes com 70 anos de idade ou mais após ajustes para idade, sexo, escolaridade, subdiagnóstico de depressão e uso de antidepressivos e antipsicóticos nos últimos anos. Com isso, os achados desse estudo são importantes porque apoiam o uso continuado da ECT em pacientes com episódios graves de transtornos do humor, incluindo aqueles que são idosos.

EFETIVIDADE

A ECT é um tratamento eficaz de curto prazo para a depressão. Uma metanálise de dados de eficácia de curto prazo de ensaios clínicos randomizados demonstrou que a ECT real foi significativamente mais eficaz do que a ECT simulada (seis ensaios, 256 pacientes, com tamanho de efeito padronizado -0,91; IC 95% -1,27 a -0,54). O tratamento com ECT foi significativamente mais eficaz do que a farmacoterapia (18 estudos, 1.144 participantes, com tamanho de efeito de -0,80; IC 95% -1,29 a -0,29). Comparando as técnicas de ECT, a ECT bilateral foi mais eficaz do que a ECT unilateral (22 ensaios, 1.408 participantes, -0,32, IC de 95% -0,46 a -0,19).[7]

Outro estudo de metanálise avaliou a eficácia da ECT na depressão, mostrando-se superior em todas as comparações: ECT *versus* ECT simulada, ECT *versus* placebo, ECT *versus* antidepressivos em geral, ECT *versus* antidepressivos tricíclicos e ECT *versus* inibidores da monoaminoxidase (IMAOs). Os dados analisados sugerem que a ECT seja uma ferramenta terapêutica válida para o tratamento da depressão, incluindo formas graves e resistentes.[46]

Outra metanálise abordou dados de cECT e mECT associados à farmacoterapia *versus* a manutenção e continuação apenas com medicamentos. Em pacientes com um tratamento agudo bem-sucedido de ECT, foi observado um número significativamente menor de recaídas e recorrências naqueles submetidos a farmacoterapia associada à ECT de manutenção ou continuação no período de acompanhamento de seis meses e de um ano do que na farmacoterapia isolada (OR = 0,64, IC 95% 0,41 a 0,98, p = 0,04, OR = 0,46; IC 95% 0,21, 0,98, respectivamente).[23] Ou seja, esses dados apontam para uma vantagem no tratamento combinado a longo prazo em pacientes com altas taxas de recaída ou recorrência.

Em relação a idosos, diversos estudos abordaram a segurança e eficácia de ECT para tratamento agudo e de manutenção.[6,47] É importante ressaltar, inclusive, que idosos tendem a apresentar melhores respostas em comparação a adultos jovens.[48] Outros estudos com idosos também observaram a eficácia da ECT na prevenção de recaída[49] e, inclusive, a resposta a tratamentos de manutenção por 2 e 4 anos em idosos.[50]

CUSTO-EFETIVIDADE

Um estudo com base nos dados do estudo Sequenced Treatment Alternatives to Relieve Depression (STARD) simulou o impacto da ECT para o tratamento de depressão, projetando uma população com idade média de 40,7 anos (desvio padrão 13,2) e 62,2% de mulheres. Ao longo de quatro anos, a ECT foi projetada para reduzir o tempo com depressão não controlada de 50% para 33 a 37% dos anos de vida, com melhores resultados quando a ECT é oferecida mais cedo. Os custos médios de saúde aumentaram de USD$ 7.300,00 para USD$ 12.000,00, com custos incrementais maiores quando a ECT foi oferecida. Quando a ECT foi ofertada como terceira linha (após a falha de duas linhas de tratamento de farmacoterapia/psicoterapia, ela se mostrou custo-efetiva, com uma razão de incremento de custo-efetividade de USD$ 54.000,00 por ano de vida ajustado pela qualidade (QALY). A ECT como terceira linha de tratamento permaneceu com boa relação custo-benefício em uma variedade de análises de sensibilidade univariada, de cenário e de probabilística. O estudo estimou uma probabilidade de 74 a 78% de que pelo menos uma das estratégias de ECT seja custo-efetiva, e de 56 a 58% de probabilidade de que a ECT de terceira linha seja a estratégia ideal. Os autores concluíram que, para pacientes norte-americanos com depressão resistente ao tratamento, a ECT pode ser uma opção de tratamento eficaz e econômica, especialmente como terceira linha de tratamento, embora muitos fatores influenciem a decisão de prosseguir com a ECT.[51]

Em relação ao tratamento de manutenção em idosos, um estudo avaliou a custo-efetividade da mECT *versus* o tratamento farmacológico de manutenção (mF). O modelo gerou um custo por paciente de USD$ 436.102,00 para a mF e USD$ 281.356,00 para o mECT. A estratégia mF rendeu 7,55 QALYs, e a estratégia mECT gerou 11,43 QALYs. Portanto, o mF custou USD$ 57.762,00 por QALY, e o mECT custou USD$ 24.616 por QALY. Esse modelo sugere que o mECT possa ser mais custo-efetivo do que o mF no tratamento de manutenção de idosos com depressão que responderam a um curso de ECT aguda.[22] Outra forma econômica observada é a redução na taxa de re-hospitalização, que foi observada em estudos em idosos.[52]

ESTIMULAÇÃO MAGNÉTICA TRANSCRANIANA

Apesar de os conhecimentos sobre o eletromagnetismo serem empregados há muito tempo na pesquisa científica, foi somente em 1985 que Barker e colaboradores[53] utilizaram pela primeira vez a estimulação magnética para ativar o córtex cerebral motor com fins diagnósticos — técnica menos dolorosa do que a estimulação elétrica transcraniana desenvolvida por Merton e colaboradores.[54]

A estimulação magnética transcraniana (EMT) é uma técnica de neuroestimulação não invasiva por meio da geração de um campo magnético pela passagem de corrente elétrica alternada em uma bobina, que gera um pulso magnético de 1 a 5 Tesla. A frequência (número de pulsos/segundo) é dividida em baixa (≤1 Hz) ou alta frequência (>5 Hz). Essa oscilação de campo magnético, quando aplicada sobre o escalpe de uma pessoa, induz uma corrente elétrica que leva à despolarização de neurônios corticais da área por ela modulada.

Para evitar uma hiperestimulação e o aumento do risco de crise convulsiva, os protocolos em geral apresentam: um período *on* com pulsos em série (*train*), e um período *off* com pausa na série. O agrupamento de séries representa uma sessão de tratamento, e a medida terapêutica é o número de pulsos total da sessão (número de pulsos por série × número de séries). Cada protocolo de tratamento exige um número total mínimo de pulsos, divididos em sessões ao longo da semana. Geralmente, são realizadas 20 sessões, uma por dia, cinco vezes na semana, com total de 25 mil pulsos para o transtorno depressivo maior, por exemplo. Alguns protocolos utilizam a aceleração, aplicando mais sessões em um dia ou modificando a forma, como a frequência θ-*burst*, que apresenta uma frequência ainda mais alta.

A ação no córtex ocorre em até 2 cm de profundidade em média, levando à despolarização e ao aumento de fluxo sanguíneo local. Dependendo da frequência empregada e da localização, pode ocorrer uma inibição ou facilitação intracortical. Também há referência a outras ações, como a própria liberação de neurotransmissores.

A potência da estimulação é baseada no limiar motor (LM) de cada pessoa. O LM é definido como a intensidade mínima de estimulação cortical capaz de induzir contrações motoras de 50 μV de amplitude no músculo alvo em 50% das vezes. O músculo mais utilizado é o abdutor curto do polegar, por necessitar de menor intensidade para ativação.

A principal área de estimulação é o córtex pré-frontal dorsolateral. Para determiná-lo, utiliza-se algum dos seguintes procedimentos: regra 5 cm (5-6 cm anteriorizado); *software* Beam F3, por meio de medidas de circunferência do crânio (Nasion e Inion; tragus-tragus); sistema 10-20 de eletroencefalograma entre os pontos F3 (E) e F4 (D); e por meio de neuronavegação, com pontos de referência de ressonância nuclear magnética (RNM).

SEGURANÇA E EFEITOS COLATERAIS

Seus principais efeitos colaterais durante a sessão são crise convulsiva (mais grave e menos frequente), incômodo no couro cabeludo durante as sessões, zumbido e ruído no ouvido. Após a sessão, os efeitos colaterais mais comuns são cefaleia (resposta a analgésicos) e déficits auditivos.

Por gerar um pulso magnético, a EMT pode interferir em aparelhos eletrônicos e interagir com objetos metálicos ferromagnéticos e diamagnéticos. Portanto, algumas condições são referidas como contraindicações absolutas (**Quadro 21.1**).

INDICAÇÃO E REGULAÇÃO

A EMT repetitiva (EMTr) tem sido usada em ambientes clínicos em vários países de alta renda há mais de uma década.[55] No Brasil, ela foi aprovada para uso clínico pela Anvisa, pela Resolução CFM nº 1.986/2012 e pelo Conselho Federal de Fisioterapia e Terapia Ocupacional (COFFITO – Acórdão nº. 378, 29 de agosto de 2014). As indicações formais de acordo com o CFM são para: depressões, alucinações auditivas e planejamento neurocirúrgico.

Devido às crescentes evidências de eficácia, tolerabilidade e segurança, a EMTr tende a ser considerada como um tratamento de primeira linha para pacientes com transtorno depressivo maior com falha terapêutica com pelo menos um antidepressivo.[56] Nessas propostas, a ECT permanece como uma segunda linha de tratamento para pacientes com depressão resistente ao tratamento, embora em algumas situações possa ser considerada de primeira linha.[56]

Ainda que indicada para o tratamento de alucinação auditiva resistente ao tratamento com medicamento, uma metanálise incluindo 27 estudos não observou efeito significativo da EMTr (-0,19 [-0,50, 0,11], p = 0,21) em comparação à estimulação simulada.[57]

Com relação às técnicas utilizadas no tratamento da depressão, existem diversas abordagens que podem variar em relação à localização do estímulo, às frequências e até às bobinas utilizadas, como EMTr em alta frequência (AF) do córtex pré-frontal dorsolateral (CPFDL) esquerdo usando uma bobina figura de 8 ou uma bobina H1 para depressão; EMTr em baixa frequência (BF) do CPFDL direito; e estimulação bi-hemisférica do CPFDL, combinando LF-EMTr do lado direito (ou estimulação de explosão θ contínua) e iTBS (*intermittent theta burst stimulation*) no CPFDL esquerdo[58] (**Quadro 21.2**).

Há diversas outras indicações na literatura, EMTr-AF do córtex motor primário (M1) contralateral ao lado dolorido para dor neuropática; EMTr-BF de M1 contralesional para recuperação motora manual no estágio pós-agudo de acidente vascular cerebral (AVC).

Quadro 21.1
Contraindicações absolutas à estimulação magnética transcraniana

- Prótese coclear
- Aparelhos de estimulação cerebral profunda
- Marca-passo cardíaco
- Neurocirurgias com clipes metálicos
- Tumores, injúrias, lesões cerebrais ou infecções
- Gestação
- Epilepsia e atenção para histórico familiar de epilepsia

Quadro 21.2
Técnicas utilizadas no tratamento da depressão

Depressão (EMTr em alta frequência)
Frequência: 5 ou 10 Hz Intensidade: 110% do limiar motor Tempo de duração das séries: 5 s Número de séries: 25 Intervalo entre as séries: 25 s Número de dias de tratamento: 20 ou de acordo com avaliação Total de pulsos: 25 mil Local de aplicação: córtex dorsolateral pré-frontal esquerdo
Depressão (EMTr em baixa frequência)
Frequência: 1 Hz Intensidade: 80% a 100% do limiar motor Tempo de duração das séries: 20 min Número de séries: 1 intervalo entre as séries – não se aplica Números de dias de tratamento: 20 ou de acordo com avaliação Total de pulsos: 24 mil Local de aplicação: córtex dorsolateral pré-frontal direito
Depressão (protocolo *Three-D*)
Frequência: *triplet bursts* de 50 Hz (3 pulsos - *train* 200 ms) repetidos a 5 Hz (200 ms) Intensidade: 120% do limiar motor Tempo de duração das séries: 2 s Número de séries: 20 Intervalo entre as séries: 8 s Números de dias de tratamento: 20 sessões, uma vez ao dia, 5 dias por semana Total de pulsos: 600 pulsos Local de aplicação: córtex dorsolateral pré-frontal esquerdo

Fonte: Conselho Federal de Medicina[59] e Blumberger e colaboradores.[60]

Evidência de nível B (eficácia provável) foi alcançada para: EMTr-AF do M1 esquerdo ou CPFDL para melhorar a qualidade de vida ou dor, respectivamente, na fibromialgia; EMTr-AF das regiões M1 bilaterais ou o CPFDL esquerdo para melhorar o comprometimento motor ou depressão, respectivamente, na doença de Parkinson; EMTr-AF de M1 ipsilesional para promover a recuperação motora na fase pós-aguda do AVC; estimulação intermitente θ-*burst* direcionada ao córtex motor da perna para espasticidade dos membros inferiores na esclerose múltipla; EMTr-AF do CPFDL direito no transtorno de estresse pós-traumático; EMTr-BF do giro frontal inferior direito na afasia crônica não fluente pós-AVC[58] (**Quadro 21.3**).

EFETIVIDADE

Uma metanálise com 113 estudos (262 braços de tratamento) que randomizaram 6.750 pacientes (idade média de 47,9 anos; 59% mulheres) com transtorno depres-

■ **Quadro 21.3**
Alucinação

Alucinação
Frequência: 1 Hz
Intensidade: 80 a 100% do limiar motor
Tempo de duração das séries: 20 min
Número de séries: 1
Intervalo entre as séries: não se aplica
Números de dias de tratamento: 10 ou de acordo com avaliação
Total de pulsos: 12 mil
Local de aplicação: córtex temporoparietal esquerdo
Ponto entre: P3 e **T3**

Fonte: Conselho Federal de Medicina.[59]

sivo maior ou depressão bipolar comparou diversas formas de neuroestimulação. As comparações de tratamento mais estudadas foram EMTr esquerdo de alta frequência e estimulação transcraniana de corrente contínua *versus* terapia simulada. A qualidade da evidência foi tipicamente de risco baixo ou incerto de viés (94 de 113 estudos, 83%) e a precisão das estimativas resumidas para o efeito do tratamento variou consideravelmente.[61]

Em uma metanálise de rede, 10 de 18 estratégias de tratamento foram associadas a uma resposta mais elevada em comparação com a terapia simulada: ECT bitemporal (*odds ratio* resumido 8,91, IC 95% 2,57 a 30,91), dose elevada de ECT unilateral direita (7,27, IC de 95% 1,90 a 27,78), EMTr com *priming* (6,02; 2,21 a 16,38), magnetoconvulsoterapia (5,55, 1,06 a 28,99), EMTr bilateral (4,92, 2,93 a 8,25), estimulação θ-*burst* bilateral (4,44, 1,47 a 13,41), EMTr-BF à direita (3,65, 2,13 a 6,24), estimulação θ-*burst* intermitente (3,20, 1,45 a 7,08), EMTr-AF esquerda (3,17, 2,29 a 4,37) e tDCS (2,65, 1,55 a 4,55).[61]

O uso da EMTr na população geriátrica parece ser promissor em diversos aspectos. Sabe-se que a depressão resistente é elevada nos idosos e estes respondem pior ao tratamento farmacológico. Entre as vantagens do uso da EMTr estariam a preservação da capacidade cognitiva e a redução da polifarmácia, que aumenta o risco de fragilidade para o idoso. A eficácia da EMTr no tratamento da depressão geriátrica é bastante variável, podendo alterar a taxa de resposta de 6,7% a 54,3%.[62] Essa grande variabilidade pode ser, em parte, respondida pela grande heterogeneidade da metodologia dos estudos nessa população. Além disso, fatores como atrofia cerebral e plasticidade neuronal alterada podem interferir na eficácia da técnica.

■ CUSTO-EFETIVIDADE

Os primeiros estudos apontavam para a inferioridade, tanto de resposta quanto para a menor probabilidade de custo-efetividade da EMTr em comparação à ECT. Apesar de o custo por sessão ser menor, o maior número total de sessões e custos em cuidados informais eram apontados como possíveis fatores, inclusive para a tomada de decisão ao tratamento.[63,64]

Em uma metanálise, observou-se que a ECT era menos cara e mais eficaz do que a EMTr, enquanto a estratégia de fornecer EMTr seguida por ECT, quando aquela falhava, é a opção mais cara e eficaz. Por outro lado, essa estratégia se mostrou acima do limite em geral estabelecido como disposição a pagar pelo tratamento.[65]

Em uma segunda metanálise, observou-se que a maioria das modalidades de EMTr é provavelmente mais eficaz do que a EMTr simulada em todos os desfechos. Todas as modalidades de EMTr são semelhantes à ECT e umas às outras nas taxas de resposta e remissão. Em comparação com a ECT, duas modalidades de EMTr (EMTr-AF e iTBS), seguidas por ECT, quando necessário em uma via de cuidado escalonada, foram menos dispendiosas e mais eficazes para o tratamento de adultos com depressão resistente a tratamento. Esses tipos de EMTr foram custo-efetivos em comparação com a farmacoterapia em um valor de disposição a pagar de USD$ 50.000 por QALY.[66]

Um estudo recente também aponta para a superioridade da EMTr em relação à ECT, por apresentar menor custo direto e produzir melhores resultados de saúde, medidos em QALYs no cenário do caso base. Os pacientes sob EMTr ganharam uma média de 0,96 QALYs adicionais (equivalente a aproximadamente 1 ano em perfeita saúde) ao longo da vida, com custos USD$ 46.094 menores do que da ECT. No entanto, nos resultados de cenários em que o limite máximo de duração do modelo de cursos de tratamento de EMTr foi substancialmente reduzido, a superioridade de EMTr sobre ECT foi atenuado. O cenário que mostrou o maior ganho de QALY (1,19) e a maior economia de custos (USD$ 46.614) foi quando os não respondedores de EMTr mudaram para ECT.[67]

CONSIDERAÇÕES FINAIS

Apesar do estigma social associado a essa terapia, a ECT continua sendo aplicada em nosso meio, sendo uma das terapias biológicas por neuromodulação não invasiva que apresenta maior eficácia para episódios depressivos graves, assim como alternativa para outros transtornos mentais resistentes ao tratamento.

Ainda assim, ao longo de seu desenvolvimento, a definição de indicações precisas, melhorias na técnica, recursos disponíveis e práticas para redução de efeitos adversos foi necessária para que essa terapêutica continuasse sendo oferecida em diversos países, tanto no sistema público como no privado.

Ainda assim, a decisão da oferta desse tratamento continua sendo polemizada por não estarem baseadas em evidências científicas. É importante ressaltar que outras terapêuticas, sejam elas biológicas ou psicossociais, não enfrentam o mesmo escrutínio pela sociedade ou por gestores de sistemas de saúde, como ocorreu ao longo de mais de 80 anos de história da ECT.

Ainda que a EMTr não tenha o estigma social da ECT, ainda é um tratamento pouco conhecido pela população e pouco divulgado pela mídia. Uma significativa parcela de psiquiatras viu a administração da EMT. Outras barreiras são os custos do equipamento, a necessidade de local específico e técnicos e médicos treinados para supervisionar o tratamento.

Em um cenário ideal, os dados apontam para o tratamento com medicamentos antidepressivos como a primeira escolha. Entretanto, em pacientes resistentes ao tratamento, as técnicas de neuromodulação devem ser consideradas, sendo a EMTr a primeira escolha por apresentar menores efeitos colaterais, maior tolerabilidade e preferência dos pacientes. Para aqueles que não respondem a esse segundo nível de estratégia, o emprego da ECT deve ser considerado, e essa estratégia escalonada se mostra custo-efetiva e com melhores resultados, considerando QALY e recurso empregado.

REFERÊNCIAS

1. Payne NA, Prudic J. Electroconvulsive therapy: part I: a perspective on the evolution and current practice of ECT. J Psychiatr Pract. 2009;15(5):346-68.
2. Conselho Federal de Medicina. Resolução CFM nº 2.057/2013. Brasília: CFM; 2013.
3. Conselho Federal de Medicina. Resolução CFM nº 2.153/2016. Brasília: CFM; 2016.
4. Tess AV, Smetana GW. Medical evaluation of patients undergoing electroconvulsive therapy. N Engl J Med. 2009;360(14):1437-44.
5. Gil-Badenes J, Valero R, Valentí M, Macau E, Bertran MJ, Claver G, et al. Electroconvulsive therapy protocol adaptation during the COVID-19 pandemic. J Affect Disord. 2020;276:241-8.
6. van Schaik AM, Comijs HC, Sonnenberg CM, Beekman AT, Sienaert P, Stek ML. Efficacy and safety of continuation and maintenance electroconvulsive therapy in depressed elderly patients: a systematic review. Am J Geriatr Psychiatry. 2012;20(1):5-17.
7. UK ECT Review Group. Efficacy and safety of electroconvulsive therapy in depressive disorders: a systematic review and meta-analysis. Lancet. 2003;361(9360):799-808.
8. Tørring N, Sanghani SN, Petrides G, Kellner CH, Østergaard SD. The mortality rate of electroconvulsive therapy: a systematic review and pooled analysis. Acta Psychiatr Scand. 2017;135(5):388-97.
9. Unützer J. Clinical practice: late-life depression. N Engl J Med. 2007;357(22):2269-76.
10. Braz LG, Braz DG, Cruz DS, Fernandes LA, Módolo NS, Braz JR. Mortality in anesthesia: a systematic review. Clinics. 2009;64(10):999-1006.
11. Duma A, Maleczek M, Panjikaran B, Herkner H, Karrison T, Nagele P. Major adverse cardiac events and mortality associated with electroconvulsive therapy: a systematic review and meta-analysis. Anesthesiology. 2019;130(1):83-91.
12. Mulder LAC, Grootens KP. The incidence of post-electroconvulsive therapy headache: a systematic review. J ECT. 2020;36(3):e22-8.
13. Landry M, Moreno A, Patry S, Potvin S, Lemasson M. Current practices of electroconvulsive therapy in mental disorders: a systematic review and meta-analysis of short and long-term cognitive effects. J ECT. 2021;37(2):119-27.
14. Vann Jones S, McCollum R. Subjective memory complaints after electroconvulsive therapy: systematic review. BJPsych Bull. 2019;43(2):73-80.
15. Lisanby SH, McClintock SM, McCall WV, Knapp RG, Cullum CM, Mueller M, et al. Longitudinal neurocognitive effects of combined electroconvulsive therapy (ECT) and pharmacotherapy in major depressive disorder in older adults: phase 2 of the PRIDE study. Am J Geriatr Psychiatry. 2022;30(1):15-28.

16. Takamiya A, Chung JK, Liang KC, Graff-Guerrero A, Mimura M, Kishimoto T. Effect of electroconvulsive therapy on hippocampal and amygdala volumes: systematic review and meta-analysis. Br J Psychiatry. 2018;212(1):19-26.
17. Rocha RB, Dondossola ER, Grande AJ, Colonetti T, Ceretta LB, Passos IC, et al. Increased BDNF levels after electroconvulsive therapy in patients with major depressive disorder: a meta-analysis study. J Psychiatr Res. 2016;83:47-53.
18. Hjerrild S, Kahlert J, Buchholtz PE, Rosenberg R, Videbech P. Long-term risk of developing dementia after electroconvulsive therapy for affective disorders. J ECT. 2021;37(4):250-5.
19. American Psychiatric Association. The practice of electroconvulsive therapy: recommendations for treatment, training, and privileging: a task force report of the American Psychiatric Association. 2nd ed. Washington: APA; 2001.
20. Associação Brasileira de Psiquiatria. Diretrizes terapêuticas para eletroconvulsoterapia. Rio de Janeiro: ABP; 2013.
21. Haq AU, Sitzmann AF, Goldman ML, Maixner DF, Mickey BJ. Response of depression to electroconvulsive therapy: a meta-analysis of clinical predictors. J Clin Psychiatry. 2015;76(10):1374-84.
22. Aziz M, Mehringer AM, Mozurkewich E, Razik GN. Cost-utility of 2 maintenance treatments for older adults with depression who responded to a course of electroconvulsive therapy: results from a decision analytic model. Can J Psychiatry. 2005;50(7):389-97.
23. Elias A, Phutane VH, Clarke S, Prudic J. Electroconvulsive therapy in the continuation and maintenance treatment of depression: systematic review and meta-analyses. Aust N Z J Psychiatry. 2018;52(5):415-24.
24. Kellner CH, Obbels J, Sienaert P. When to consider electroconvulsive therapy (ECT). Acta Psychiatr Scand. 2020;141(4):304-15.
25. Bouckaert F, Emsell L, Vansteelandt K, Winter FL, Van den Stock J, Obbels J, et al. Electroconvulsive therapy response in late-life depression unaffected by age-related brain changes. J Affect Disord. 2019;251:114-20.
26. van Diermen L, Hebbrecht K, Schrijvers D, Sabbe BCG, Fransen E, Birkenhäger TK. The maudsley staging method as predictor of electroconvulsive therapy effectiveness in depression. Acta Psychiatr Scand. 2018;138(6):605-14.
27. Semkovska M, McLoughlin DM. Objective cognitive performance associated with electroconvulsive therapy for depression: a systematic review and meta-analysis. Biol Psychiatry. 2010;68(6):568-77.
28. Porter RJ, Baune BT, Morris G, Hamilton A, Bassett D, Boyce P, et al. Cognitive side-effects of electroconvulsive therapy: what are they, how to monitor them and what to tell patients. BJPsych Open. 2020;6(3):e40.
29. Reppermund S, Zihl J, Lucae S, Horstmann S, Kloiber S, Holsboer F, et al. Persistent cognitive impairment in depression: the role of psychopathology and altered hypothalamic-pituitary-adrenocortical (HPA) system regulation. Biol Psychiatry. 2007;62(5):400-6.
30. Douglas KM, Porter RJ, Knight RG, Maruff P. Neuropsychological changes and treatment response in severe depression. Br J Psychiatry. 2011;198(2):115-22.
31. Rose D, Fleischmann P, Wykes T, Leese M, Bindman J. Patients' perspectives on electroconvulsive therapy: systematic review. BMJ. 2003;326(7403):1363.
32. Lisanby SH, Maddox JH, Prudic J, Devanand DP, Sackeim HA. The effects of electroconvulsive therapy on memory of autobiographical and public events. Arch Gen Psychiatry. 2000;57(6):581-90.
33. Sackeim HA. Autobiographical memory and electroconvulsive therapy: do not throw out the baby. J ECT. 2014;30(3):177-86.
34. Sackeim HA, Prudic J, Fuller R, Keilp J, Lavori PW, Olfson M. The cognitive effects of electroconvulsive therapy in community settings. Neuropsychopharmacology. 2007;32(1):244-54.
35. Chakrabarti S, Grover S, Rajagopal R. Electroconvulsive therapy: a review of knowledge, experience and attitudes of patients concerning the treatment. World J Biol Psychiatry. 2010;11(3):525-37.
36. Berman RM, Prudic J, Brakemeier EL, Olfson M, Sackeim HA. Subjective evaluation of the therapeutic and cognitive effects of electroconvulsive therapy. Brain Stimul. 2008;1(1):16-26.
37. Tor PC, Bautovich A, Wang MJ, Martin D, Harvey SB, Loo C. A systematic review and meta-analysis of brief versus ultrabrief right unilateral electroconvulsive therapy for depression. J Clin Psychiatry. 2015;76(9):e1092-8.

38. Sackeim HA, Prudic J, Nobler MS, Fitzsimons L, Lisanby SH, Payne N, et al. Effects of pulse width and electrode placement on the efficacy and cognitive effects of electroconvulsive therapy. Brain Stimul. 2008;1(2):71-83.
39. Sobin C, Sackeim HA, Prudic J, Devanand DP, Moody BJ, McElhiney MC. Predictors of retrograde amnesia following ECT. Am J Psychiatry. 1995;152(7):995-1001.
40. McClintock SM, Choi J, Deng ZD, Appelbaum LG, Krystal AD, Lisanby SH. Multifactorial determinants of the neurocognitive effects of electroconvulsive therapy. J ECT. 2014;30(2):165-76.
41. Loo C, Katalinic N, Mitchell PB, Greenberg B. Physical treatments for bipolar disorder: a review of electroconvulsive therapy, stereotactic surgery and other brain stimulation techniques. J Affect Disord. 2011;132(1-2):1-13.
42. Malhi GS, Bell E, Bassett D, Boyce P, Bryant R, Hazell P, et al. The 2020 Royal Australian and New Zealand College of Psychiatrists clinical practice guidelines for mood disorders. Aust N Z J Psychiatry. 2021;55(1):7-117.
43. Wei Q, Bai T, Chen Y, Ji G, Hu X, Xie W, et al. The changes of functional connectivity strength in electroconvulsive therapy for depression: a longitudinal study. Front Neurosci. 2018;12:661.
44. Vasavada MM, Leaver AM, Njau S, Joshi SH, Ercoli L, Hellemann G, et al. Short- and long-term cognitive outcomes in patients with major depression treated with electroconvulsive therapy. J ECT. 2017;33(4):278-85.
45. Osler M, Rozing MP, Christensen GT, Andersen PK, Jørgensen MB. Electroconvulsive therapy and risk of dementia in patients with affective disorders: a cohort study. Lancet Psychiatry. 2018;5(4):348-56.
46. Pagnin D, Queiroz V, Pini S, Cassano GB. Efficacy of ECT in depression: a meta-analytic review. J ECT. 2004;20(1):13-20.
47. Kellner CH, Knapp RG, Petrides G, Rummans TA, Husain MM, Rasmussen K, et al. Continuation electroconvulsive therapy vs pharmacotherapy for relapse prevention in major depression: a multisite study from the Consortium for Research in Electroconvulsive Therapy (CORE). Arch Gen Psychiatry. 2006;63(12):1337-44.
48. Rhebergen D, Huisman A, Bouckaert F, Kho K, Kok R, Sienaert P, et al. Older age is associated with rapid remission of depression after electroconvulsive therapy: a latent class growth analysis. Am J Geriatr Psychiatry. 2015;23(3):274-82.
49. Rapinesi C, Kotzalidis GD, Serata D, Del Casale A, Scatena P, Mazzarini L, et al. Prevention of relapse with maintenance electroconvulsive therapy in elderly patients with major depressive episode. J ECT. 2013;29(1):61-4.
50. Flint AJ, Rifat SL. Maintenance treatment for recurrent depression in late life: a four-year outcome study. Am J Geriatr Psychiatry. 2000;8(2):112-6.
51. Ross EL, Zivin K, Maixner DF. Cost-effectiveness of electroconvulsive therapy vs pharmacotherapy/psychotherapy for treatment-resistant depression in the United States. JAMA Psychiatry. 2018;75(7):713-22.
52. O'Connor DW, Gardner B, Presnell I, Singh D, Tsanglis M, White E. The effectiveness of continuation-maintenance ECT in reducing depressed older patients' hospital re-admissions. J Affect Disord. 2010;120(1-3):62-6.
53. Barker AT, Jalinous R, Freeston IL. Non-invasive magnetic stimulation of human motor cortex. Lancet. 1985;1(8437):1106-7.
54. Merton PA, Hill DK, Morton HB, Marsden CD. Scope of a technique for electrical stimulation of human brain, spinal cord, and muscle. Lancet. 1982;2(8298):597-600.
55. Brunoni A, Sampaio-Junior B, Moffa A, Aparício L, Gordon P, Klein I, et al. Noninvasive brain stimulation in psychiatric disorders: a primer. Braz J Psychiatry. 2019;41(1):70-81.
56. Milev RV, Giacobbe P, Kennedy SH, Blumberger DM, Daskalakis ZJ, Downar J, et al. Canadian Network for Mood and Anxiety Treatments (CANMAT) 2016 clinical guidelines for the management of adults with major depressive disorder: section 4. Neurostimulation treatments. Can J Psychiatry. 2016;61(9):561-75.
57. Guttesen LL, Albert N, Nordentoft M, Hjorthøj C. Repetitive transcranial magnetic stimulation and transcranial direct current stimulation for auditory hallucinations in schizophrenia: Systematic review and meta-analysis. J Psychiatr Res. 2021;143:163-75.
58. Lefaucheur JP, Aleman A, Baeken C, Benninger DH, Brunelin J, Di Lazzaro V, et al. Evidence-based guidelines on the therapeutic use of repetitive transcranial magnetic stimulation (rTMS): an update (2014-2018). Clin Neurophysiol. 2020;131(2):474-528.
59. Conselho Federal de Medicina. Resolução CFM nº 1.986/2012. Brasília: CFM; 2012.
60. Blumberger D, Vila-Rodriguez F, Thorpe K, Feffer K, Noda Y, Giacobbe P, et al. Effectiveness of theta burst versus high-frequency repetitive transcranial magnetic stimulation in patients with depression (THREE-D): a randomised non-inferiority trial. Lancet. 2018;391(10131):1683-92.

61. Mutz J, Vipulananthan V, Carter B, Hurlemann R, Fu CHY, Young AH. Comparative efficacy and acceptability of non-surgical brain stimulation for the acute treatment of major depressive episodes in adults: systematic review and network meta-analysis. BMJ. 2019;364:l1079.

62. Cappon D, den Boer T, Jordan C, Yu W, Metzger E, Pascual-Leone A. Transcranial magnetic stimulation (TMS) for geriatric depression. Ageing Res Rev. 2022;74:101531.

63. Knapp M, Romeo R, Mogg A, Eranti S, Pluck G, Purvis R, et al. Cost-effectiveness of transcranial magnetic stimulation vs. electroconvulsive therapy for severe depression: a multi-centre randomised controlled trial. J Affect Disord. 2008;109(3):273-85.

64. McLoughlin DM, Mogg A, Eranti S, Pluck G, Purvis R, Edwards D, et al. The clinical effectiveness and cost of repetitive transcranial magnetic stimulation versus electroconvulsive therapy in severe depression: a multicentre pragmatic randomised controlled trial and economic analysis. Health Technol Assess. 2007;11(24):1-54.

65. Vallejo-Torres L, Castilla I, González N, Hunter R, Serrano-Pérez P, Perestelo-Pérez L. Cost-effectiveness of electroconvulsive therapy compared to repetitive transcranial magnetic stimulation for treatment-resistant severe depression: a decision model. Psychol Med. 2015;45(7):1459-70.

66. Ontario Health (Quality). Repetitive transcranial magnetic stimulation for people with treatment-resistant depression: a health technology assessment. Ont Health Technol Assess Ser. 2021;21(4):1-232.

67. Fitzgibbon KP, Plett D, Chan BCF, Hancock-Howard R, Coyte PC, Blumberger DM. Cost-utility analysis of electroconvulsive therapy and repetitive transcranial magnetic stimulation for treatment-resistant depression in Ontario. Can J Psychiatry. 2020;65(3):164-73.

22 PSICOTERAPIA NO ENVELHECIMENTO

Marcia Cristina Nascimento Dourado

O envelhecimento é considerado pela Organização Pan-Americana de Saúde (OPAS) como "um processo sequencial, individual, acumulativo, irreversível, não patológico, de deterioração de um organismo maduro, próprio a todos os membros de uma espécie de maneira que o tempo torne capaz de fazer frente ao estresse do meio ambiente e, portanto, aumente sua possibilidade de morte".[1] Assim, o envelhecimento pode ser considerado um processo dinâmico no qual ocorrem alterações físicas, funcionais e psicológicas que ocasionam maior vulnerabilidade e maior incidência de processos patológicos.[2] A velhice, então, deve ser entendida como um conceito multidimensional, pois há de se compreender a influência do contexto biológico, sociocultural e psicológico nas experiências dos indivíduos nesse estágio da vida.[3]

Do ponto de vista biológico, o envelhecimento normal pode ser subdividido em bem-sucedido ou senescência e patológico ou senilidade. No envelhecimento bem-sucedido, há perdas mínimas em funções específicas e manutenção de um funcionamento satisfatório ao longo do processo.[2] O envelhecimento patológico decorre de alterações fisiopatológicas em maior intensidade que levam a deficiências funcionais significativas e alterações das funções do sistema nervoso central (SNC) que comprometem a qualidade de vida do idoso.[4]

Como um conceito inserido em um repertório cultural e historicamente delimitado, a velhice atravessa do estatuto de um processo biológico para o de uma construção social.[5] Dessa forma, a construção social de velhice depende da época e da cultura na qual ela se insere. Por exemplo, atualmente existe uma dicotomia entre velhice e terceira idade, de forma que a velhice está associada à pobreza, à dependência e à incapacidade, e a "terceira idade" torna-se sinônimo dos "jovens velhos", os aposentados dinâmicos que se inserem em atividades sociais, culturais e esportivas.[6] A interação entre as alterações fisiopatológicas e as representações sociais de envelhecimento necessariamente impactam a autoimagem e o funcionamento psicológico do idoso. A autoimagem do idoso se constitui pela interação entre o corpo (mudanças físicas e cognitivas) e o contexto sociocultural, e é preciso avaliar e levar em conta a cultura e os valores onde ele está inserido. Dessa forma, na medida em que o envelhecimento deve ser considerado como um processo que ocorre no decorrer da vida, os efeitos das experiências vivenciadas são determinantes de desfechos favoráveis ou desfavoráveis na velhice.[3]

Atualmente, observa-se que o uso de psicoterapia no tratamento da população idosa não se restringe a uma estratégia de suporte.[5] A psicoterapia com idosos pode auxiliar no aumento da adesão ao tratamento, na redução dos sintomas, na identificação de pródromos sindrômicos com a consequente prevenção de recaídas/recorrências, na elaboração de trabalho de luto relacionado às perdas decorrentes das modificações nos papéis sociais e familiares e, principalmente, na melhora da qualidade de vida dos idosos e de seus familiares.

Além disso, as intervenções psicoterápicas também podem aumentar o funcionamento social e ocupacional e a capacidade de manejo de situações estressantes.[5] A American Psychological Association (APA) sugere que o atendimento psicológico prestado aos idosos ofereça respostas adequadas às demandas decorrentes das especificidades do envelhecimento.[3] Ou seja, o tratamento psicoterápico é uma abordagem que busca desenvolver recursos para lidar com o processo de envelhecimento por meio da compreensão do comportamento e dos sentimentos e que auxiliem a lidar com dificuldades e limites de forma a se obter melhor autoestima e qualidade de vida.[2]

ABORDAGENS PSICOTERÁPICAS

Os tratamentos psicológicos podem ser individuais ou grupais e são baseados em diversos escopos teóricos técnicos, como a terapia cognitivo-comportamental (TCC), a psicoterapia psicodinâmica, a psicoterapia interpessoal e a psicoterapia breve.

TERAPIA COGNITIVO-COMPORTAMENTAL

A TCC é estruturada, de curta duração, e direcionada para a solução de problemas atuais e a modificação de pensamentos e comportamentos disfuncionais. Ela pressupõe basicamente que as cognições influenciam fortemente as emoções e os comportamentos das pessoas, de modo até controlador, e que o modo de agir ou de se comportar pode afetar profundamente os padrões de pensamento e as emoções de uma pessoa. Assim, os objetivos da psicoterapia são produzir mudanças nos pensamentos, nos sistemas de significados, além de uma transformação emocional e comportamental duradoura; e proporcionar autonomia ao cliente, alcançando, assim, o alívio ou a remissão total dos sintomas.[7]

PSICOTERAPIA PSICODINÂMICA

A psicoterapia psicodinâmica usa os pressupostos teóricos da psicanálise, mas com alterações técnicas. Trata-se de uma psicoterapia orientada para o *insight* com foco na resolução de problemas interpessoais e conflitos intrapsíquicos. Ela pressupõe que há significado no que é dito e feito e que pode ser externo à percepção consciente, ou seja, seriam significados inconscientes que fariam parte de padrões para o comportamento das pessoas e que esses padrões repetitivos podem ser discernidos a partir da narrativa de vida do indivíduo e observados na relação terapêutica. Esses significados e comportamentos pode ser alterados por meio do *insight* e do entendimento.[8]

TERAPIA INTERPESSOAL

A terapia interpessoal é estruturada, breve e tem como foco o papel das relações interpessoais (p. ex., transições de papéis difíceis) no desenvolvimento e na manutenção da patologia. O foco é maior nos relacionamentos atuais do que nos passados, focalizando o contexto atual do paciente. Dessa forma, espera-se melhora na capacidade de comunicação do indivíduo de forma que ele possa usar e construir um suporte social. Assim, espera-se a mudança das relações interpessoais ou as alterações das expectativas do paciente em relação a elas.[2]

PSICOTERAPIA BREVE

A psicoterapia breve é estruturada e de curta duração e se baseia no tripé: foco, atividade, planejamento. A especificidade deste tipo de psicoterapia é atingir os objetivos terapêuticos em um prazo bem mais curto de tempo. Assim, é eleita uma queixa principal e o processo de terapia se desenrola ao redor da sua resolução.[8]

PSICOTERAPIA NOS TRANSTORNOS MENTAIS

A psicoterapia tem sido usada em uma gama de patologias características da velhice como parte integrante do tratamento.

DEPRESSÃO

Os transtornos depressivos são altamente prevalentes em idosos, têm alta incidência e estão associados a uma perda substancial de qualidade de vida para pacientes e seus familiares.[9] As causas de depressão no idoso são multifatoriais e estão relacionadas a: fatores genéticos; capacidade de adaptação a eventos vitais, como luto, aposentadoria e isolamento; e ocorrência de doenças crônicas e incapacitantes.[10] Idosos deprimidos costumam apresentar, além dos sintomas comuns, queixas somáticas, hipocondria, baixa autoestima, sentimentos de inutilidade e autodepreciação, humor disfórico, alterações do sono e do apetite e ideação suicida.[10] Em pessoas idosas, a depressão agrava as enfermidades clínicas gerais e eleva a mortalidade. Cabe ressaltar que frequentemente os sintomas depressivos podem ser confundidos com a própria doença clínica geral ou como uma consequência do envelhecimento normal, uma vez que a depressão em idosos se apresenta com características somáticas.[10] Além disso, a depressão pode levar a déficits nas funções cognitivas, particularmente na memória, e nas funções executivas, como a velocidade de processamento, dificultando o diagnóstico diferencial com a síndrome demencial.

A psicoterapia é um tratamento essencial em idosos deprimidos, na medida em que a depressão nessa faixa etária é multifatorial e há a influência de eventos externos, como, por exemplo, aposentadoria, solidão ou alteração dos papéis familiares e sociais. Uma metanálise[11] usando 44 estudos comparou a eficácia da psicoterapia com lista de espera, cuidados usuais e placebo na depressão de idosos. As psicoterapias avaliadas foram a TCC, terapia comportamental, terapia interpessoal, terapia de resolução de problemas, terapia de apoio e terapia psicodinâmica. Observou-se que os tamanhos de efeitos das psicoterapias não diferiram significativamente entre si. Além disso, não foram encontradas diferenças entre os tipos de psicoterapia, exceto para a terapia de apoio, que demonstrou ser menos eficaz do que a TCC, terapia de resolução de problemas e terapia psicodinâmica.[12] No que tange aos efeitos, observou-se que a TCC, a terapia comportamental, a terapia de resolução de problemas, a terapia interpessoal e a terapia psicodinâmica ainda apresentavam efeitos significativos em um ano de *follow-up*.[12]

Quanto à metodologia psicoterapêutica, observa-se que a terapia individual permite adaptar os temas e métodos para as necessidades de cada indivíduo, enquanto as intervenções em grupo podem ajudar a construir redes sociais.[8] Alguns estudos relatam que as intervenções individuais seriam mais eficazes do que intervenções em grupo, mas outros estudos descobriram que a terapia de reminiscência, por exemplo, teve efeitos semelhantes tanto em grupos quanto em contextos individuais.[8,12]

Embora a psicoterapia e a farmacoterapia sejam eficazes no curto prazo, a combinação dos dois é mais eficaz do que qualquer um deles sozinho com um tamanho de efeito de $g = 0{,}41$. No entanto, Pinquart e Sörensen[8] observaram efeitos menores de intervenções em idosos com depressão maior do que em outras amostras deprimidas. Assim, a depressão maior pode ser relativamente mais difícil de tratar com psicoterapia do que formas menos graves de depressão, talvez devido à presença de doenças mais crônicas ou sintomas graves e déficits cognitivos.

Além disso, considerações diagnósticas e atenção são particularmente importantes para o tratamento psicoterápico com idosos deprimidos, uma vez que muitos não sofrem de depressão maior, mas são, em vez disso, afligidos com depressão subsindrômica ou sintomas depressivos que correm o risco de serem encarados como parte do envelhecimento normal.

ANSIEDADE

A ansiedade é uma função mental complexa e útil, na medida em que tem uma função adaptativa, pois gera comportamentos como um sistema de alerta contra ameaças ou perigo iminente.[13] Em situações adaptativas, a modulação da resposta emocional a situações de estresse está relacionada às regiões lateral e medial do córtex pré-frontal

(CPF), que modulam a amígdala e outras estruturas límbicas durante a regulação da ansiedade.[13] No entanto, quando excessiva ou injustificada, a ansiedade pode constituir um transtorno.

Os transtornos de ansiedade são muito comuns na população idosa e se constituem como condições que interferem nas atividades diárias e levam a comprometimentos físicos e mentais significativos e, por isso, não podem ser confundidos com estresse e preocupações da vida diária.[14] Os sintomas de ansiedade podem ser provocados pela estimulação imediata do sistema nervoso autônomo (palpitações, tremores, náuseas, sudorese, hiperventilação, parestesia, aceleração cardíaca) ou surgirem após a estimulação prolongada desse sistema (fadiga, cefaleias, tonturas, dificuldades gástricas, problemas musculares).[15] Assim, a ansiedade tem vários componentes: sintomas físicos ou somáticos (coração acelerado, problemas de sono), sintomas afetivos (sentir-se tenso ou no limite) e sintomas cognitivos (preocupação que é difícil de gerenciar, alterações de memória e atenção).[16] Sintomas e transtornos de ansiedade estão associados com aumento de alterações no sono, ingestão de medicamento relacionado à ansiedade, mortalidade, diminuição do funcionamento cognitivo e aumento do uso dos serviços de saúde.[15] Em idosos, a apresentação clínica da ansiedade é complexa, pois é elevada a comorbidade com sintomas depressivos ou somáticos.[15,17]

A eficácia do tratamento psicoterápico para transtornos ansiosos em idosos é pouco estudada. Uma metanálise[18] com 25 estudos, dos quais apenas 5 se referiam a idosos, observou que, na população em geral, a psicoterapia é uma forma popular de tratamento para transtornos de ansiedade. A comparação entre TCC, terapia comportamental, terapia psicodinâmica e terapia de apoio demonstrou que as pessoas que participaram de TCC eram mais propensas a reduzir a ansiedade no final do tratamento do que as pessoas que receberam tratamento como de costume ou estavam em lista de espera para terapia. A TCC também foi muito eficaz na redução dos sintomas secundários de preocupação e depressão.[18] As pessoas que participaram da TCC em grupo e as pessoas mais velhas eram mais propensas a abandonar a terapia. Não está claro se as pessoas que participaram das sessões de TCC eram mais propensas a reduzir a ansiedade do que as pessoas que participaram da terapia psicodinâmica ou da terapia de suporte, porque apenas um estudo comparou a TCC com a terapia psicodinâmica, e os seis estudos que a compararam com a terapia de suporte mostraram resultados diferentes.[18]

Assim, mais estudos devem ser realizados para estabelecer se as terapias psicodinâmicas e de suporte são eficazes para o transtorno de ansiedade e se a TCC é mais útil do que outras abordagens de terapia psicológica no tratamento desse transtorno. Um ponto de discussão na área sobre a eficácia da TCC em idosos se refere à discrepância entre os pressupostos teóricos e a presença das dificuldades cognitivas próprias do envelhecimento.

Outra metanálise,[19] com 14 estudos, avaliou a eficácia da TCC no transtorno de ansiedade em idosos e observou que, comparada a uma lista de espera, a TCC produz um grande efeito no que diz respeito à redução da preocupação excessiva imediatamente após o tratamento. Quando foram feitas comparações com controles ativos, os resultados foram menos convincentes. Observou-se uma ligeira vantagem da TCC sobre o tratamento ativo no final do tratamento, com resultados equivalentes no seguimento. Além disso, a magnitude dos efeitos do tratamento da TCC, quando comparados a uma série de controles, sugere que ela pode ser menos eficaz para adultos mais velhos do que para adultos mais jovens.[19]

Uma metanálise mais recente[12,20] comparou adultos jovens com idosos e observou que, embora não tenham havido diferenças estatisticamente significativas no tamanho do efeito da TCC entre os dois grupos etários, o tamanho do efeito geral dos resultados com idosos foi moderado e grande para adultos em idade ativa. Uma possível explicação para esses resultados se baseia na ausência nos protocolos de tratamento de consideração sobre as teorias relevantes sobre o envelhecimento normal para derivar um novo conjunto de intervenções mais eficazes para o tratamento. Os idosos têm diferentes necessidades psicológicas e diferentes trajetórias de desenvolvimento emocional e, como tal, as modificações terapêuticas devem levar isso em consideração. Ou seja, os idosos são um estágio de desenvolvimento diferente da vida e podem enfrentar diferentes desafios na manutenção do bem-estar (p. ex., mudanças no estado de saúde, papéis, relacionamentos, etc.) em comparação com adultos em idade ativa, e o tratamento precisa refletir isso.[19,20]

DEMÊNCIA

A demência é uma síndrome progressiva que implica em declínio cognitivo e funcional que inevitavelmente leva a uma crescente dependência em diferentes atividades da vida diária.[21] Existem múltiplas causas para a demência, mas a doença de Alzheimer é a mais comum. Um provável diagnóstico de demência tem efeito devastador sobre o paciente e sua família e, muitas vezes, não há atenção aos fatores psicológicos que podem estar relacionados aos comportamentos alterados.[5,22]

Idosos com comprometimento cognitivo e/ou demência têm sido o foco de estudos de intervenção não farmacológica para melhorar a cognição, o humor e a qualidade de vida e, em alguns casos, para reduzir alterações comportamentais.[23] A psicoterapia na demência tem como objetivo ajudar as pessoas com comprometimento cognitivo a se ajustarem às mudanças de estilo de vida que podem melhorar seu senso de bem-estar e qualidade de vida.[22]

Do ponto de vista psicológico, o início da doença constitui uma forma de ameaça ao *self*, pois a incapacidade em desempenhar papéis, tarefas e atividades sociais convencionais e obrigações cria dificuldades em sustentar uma identidade e existência.[24,25] A forma como a pessoa com demência se posiciona na interação social tem grande implicação no que diz respeito a esse elemento da individualidade, ou o *self*. O impacto psicológico da demência também é fruto de respostas e comportamento dos outros e sua vontade de cooperar na construção de um *self* particular apresentado pela pessoa com demência.[25] Interações sociais construtivas podem ajudar a manter esse aspecto de si mesmo, enquanto um ambiente social "maligno"[26] é prejudicial. Desse modo, o indivíduo faz escolhas sobre a apresentação de si mesmo que reflitam uma forma adaptativa de lidar com as ameaças percebidas a si mesmo. Essas tentativas podem incluir, por exemplo, esconder lapsos de memória dos outros ou, inversamente, uma decisão de "ir a público" com um relato detalhado da experiência individual.[25]

Clare[25] observou que alguns indivíduos com demência normalizam seus problemas cognitivos para manter um sentido consistente de si mesmo, enquanto outros se adaptam em resposta a mudanças percebidas em suas habilidades cognitivas. Assim, é necessário considerar a capacidade que a pessoa com demência tem de reconhecer em si os sintomas da doença e/ou as alterações causadas nas suas atividades de vida diária[27] — a sua consciência da doença ou anosognosia. A consciência da doença é multidimensional, ou seja, a pessoa pode estar consciente sobre determinado comprometimento ou dificuldade em uma área específica e não reconhecer alterações em outros domínios de funcionamento.[28] Assim, a psicoterapia pode ter efeitos benéficos na adaptação às mudanças de estilo de vida associadas ao comprometimento.

Uma revisão sistemática recente com metanálise[23] com 24 estudos observou que a intervenções baseadas na TCC são as mais comumente utilizadas. No entanto, os achados são controvertidos em relação à aceitação ou ao nível de ajustamento cognitivo dos pacientes em relação à doença e à desesperança, grau no qual os pacientes normalizam a doença em suas atividades de vida diária.[23]

Por exemplo, Banningh e colaboradores,[29] em um estudo de seguimento, avaliou os efeitos da terapia em grupo baseada na psicoterapia cognitivo-comportamental em pessoas com comprometimento cognitivo leve e observou aumento do nível de aceitação nos pacientes mantido no seguimento, com maior percepção do declínio cognitivo em comparação com a avaliação pós-intervenção. Tanto nos pacientes como nos cuidadores, o desamparo e o bem-estar foram piores no seguimento, embora o senso de competência tenha aumentado nos cuidadores.

Outro estudo do mesmo grupo[30] observou que a análise dos dados quantitativos não revelou diferenças estatisticamente significativas entre o controle e a condição de intervenção, mas os resultados qualitativos sugerem que, na conclusão do programa, os cuidadores tenham relatado ganhos em conhecimento, *insight*, aceitação e habilidades de enfrentamento. Esses resultados indicam a necessidade de extensão do suporte após a conclusão do programa, por exemplo, fornecendo sessões regulares de reforço.

Sukhawathanakul e colaboradores[23] relatam que outros referenciais teóricos são usados na psicoterapia com pessoas com demência. O objetivo terapêutico das terapias focadas na resolução de problemas é ajudar os indivíduos a iniciar resoluções para problemas persistentes e identificar hábitos desadaptativos que podem contribuir para a manutenção de seus problemas. A terapia de adaptação do problema oferece estratégias compensatórias e adaptações, enquanto a terapia de resolução de problemas ajuda pacientes a identificar problemas e implementar planos de ação para ajudar a superar os obstáculos percebidos.[23] Foi relatada diminuição dos sintomas depressivos, além da redução em dificuldades como grau de perturbação da vida social dos participantes, vida familiar/domicílio, responsabilidades e trabalho. Não foram observadas alterações significativas na cognição. Também são comumente utilizadas as terapias de grupo, que têm como objetivo encorajar os participantes a discutir e compartilhar as experiências e os sentimentos associados à demência.[23,31] Cheston e colaboradores[31] observaram que a psicoterapia de grupo com pessoas com demência pode diminuir os sintomas depressivos e ansiosos e melhorar a qualidade de vida e a autoestima.

Psicoterapias focadas na emoção e baseadas na atribuição de significados também têm sido usadas com pessoas com demência, e a psicoterapia psicodinâmica também. Nessa abordagem por meio do manejo de memórias, visa-se trabalhar o sentimento de desamparo relacionado à perda da própria imagem e da consciência de si, aumentar a capacidade de reação e estimular a autoestima e a expressão dos afetos.[5,22]

O programa Preserving Identity and Planning for Advance Care (PIPAC)[32] tem como foco o estresse que ocorre durante os estágios iniciais de demência, promovendo estratégias de enfrentamento que ajudam a reduzir os resultados emocionais e de saúde negativos. Melhorias na qualidade de vida e no enfrentamento relacionados à saúde e redução dos sintomas depressivos foram relatados entre participantes do grupo de tratamento. No entanto, outros indicadores de resultados emocionais (ansiedade, significado, engajamento social, apoio emocional) não mudaram significativamente na avaliação pós-tratamento.

A terapia de reminiscência incorpora o uso de música, voz, gravações, fotografias e outros objetos familiares para invocar o compartilhamento de atividades, eventos e experiências do passado.[33] Alguns estudos observam diminuição nos sintomas depressivos e melhorias na cognição, comunicação, socialização e inquietação.[23]

Dada a heterogeneidade entre os estudos e os diferentes referenciais teóricos, é difícil determinar se os efeitos ou a falta deles estão mais fortemente relacionados a períodos mais curtos ou intervenções. Pesquisas longitudinais são necessárias para determinar os referenciais teóricos e a metodologia das intervenções que pode impactar no ajuste de indivíduos com demência à medida que a doença progride.

A clínica psicoterápica com pessoas com demência tem demonstrado que a indicação de um processo psicoterápico na demência deve seguir os moldes tradicionais das psicoterapias, ou seja, o oferecimento deve ser mantido em bases individuais para aqueles que necessitem de auxílio para lidar com as limitações individuais, familiares e sociais.[34]

CONSIDERAÇÕES FINAIS

Uma série de terapias psicológicas demonstra eficácia no tratamento de pessoas idosas com problemas de saúde mental. A formação específica para o trabalho psicológico com idosos abrangendo conteúdos da psiquiatria, da neurologia, da psicologia, da geriatria e da gerontologia é fundamental para a construção do conjunto de habilidades necessárias para o atendimento dessa população.

Deve-se, também, levar em consideração a importância da pesquisa para a formação de novos psicoterapeutas na área. A avaliação da eficácia e dos efeitos da psicoterapia com idosos e o desenvolvimento de abordagens teóricas voltadas para os transtornos mentais característicos do processo de envelhecimento é um desafio para pesquisadores e clínicos.

Há um consenso na literatura da área sobre os benefícios do atendimento psicoterápico para a população idosa, mas ainda é necessário aprofundar o conhecimento teórico relacionado às especificidades dos idosos, bem como as adaptações técnicas que possam favorecer resultados mais positivos.

REFERÊNCIAS

1. Organização Mundial da Saúde. Envelhecimento ativo: uma política de saúde. Brasília: OMS; 2005.
2. Kamkhagi D. Alterações sociais e psicológicas em idosos. In: Forlenza OV, Radanovic M, Aprahamian I, editores. Neuropsiquiatria geriátrica. 2. ed. São Paulo: Atheneu; 2014. p. 27-32.
3. Gomes EAP, Vasconcelos FG, Carvalho JF. Psicoterapia com idosos: percepção de profissionais de psicologia em um ambulatório do SUS. Psicol Ciênc Prof. 2021;41:e224368.
4. Ciosak SI, Braz E, Costa MFBNA, Nakano NGR, Rodrigues J, Alencar RA, et al. Senescence and senility: a new paradigma in primary health care. Rev Esc Enferm USP. 2011;45(2):1763-8.
5. Dourado MCN, Sousa MFB, Santos RL. Ensinando psicoterapia com idosos: desafios e impasses. Rev Bras Psicoter. 2012;14(1):92-102.
6. Debert G. A antropologia e o estudo dos grupos e das categorias de idade. In: Barros ML, coordenador. Velhice ou terceira idade? Estudos antropológicos sobre identidade, memória e política. Rio de Janeiro:Fundação Getúlio Vargas; 1998. p. 49-68.
7. Beck JS. Terapia cognitiva comportamental: teoria e prática. 2. ed. São Paulo: Artmed; 2013.
8. Pinquart M, Sörensen S. How effective are psychotherapeutic and other psychosocial interventions with older adults? A meta-analysis. J Ment Health Aging. 2001;7(2):207-43.
9. Cuijpers P. Four decades of outcome research on psychotherapies for adult depression: an overview of a series of meta-analyses. Can Psychol. 2017;58(1):7-19.
10. Laks J, Almeida C, Telles LL. Transtornos depressivos em idosos. In: Forlenza OV, Radanovic M, Aprahamian I, editores. Neuropsiquiatria geriátrica. 2. ed. São Paulo: Atheneu; 2014. p. 139-44.
11. Cuijpers P, Karyotaki E, Pot AM, Park M, Reynolds CF. Managing depression in older age: psychological interventions. Maturitas. 2014;79(2):160-9.
12. Cuijpers P, Quero S, Noma H, Ciharova M, Miguel C, Karyotaki E, et al. Psychotherapies for depression: a network meta-analysis covering efficacy, acceptability and long-term outcomes of all main treatment types. World Psychiatry. 2021;20(2):283-93.
13. Kahn JP, Nardi AE. Anxiety disorders and systems biology research: a challenging brave new world. Braz J Psychiatry. 2021;43(4):351-2.
14. Blay SL, Marinho V. Trantornos ansiosos em idosos. In: Forlenza OV, Radanovic M, Aprahamian I, editores. Neuropsiquiatria geriátrica. 2. ed. São Paulo: Atheneu; 2014. p. 179-83.
15. Gonçalves DC, Byrne GJ. Interventions for generalized anxiety disorder in older adults: systematic review and meta-analysis. J Anxiety Disord. 2012;26(1):1-11.
16. Yochim BP, Mueller AE, Segal DL. Late life anxiety is associated with decreased memory and executive functioning in community dwelling older adults. J Anxiety Disord. 2013;27(6):567-75.
17. Beaudreau SA, O'Hara R. Late-life anxiety and cognitive impairment: a review. Am J Geriatr Psychiatry. 2008;16(10):790-803.
18. Hunot V, Churchill R, Lima MS, Teixeira V. Psychological therapies for generalised anxiety disorder. Cochrane Database Syst Rev. 2007;2007(1):CD001848.
19. Hall J, Kellett S, Berrios R, Bains MK, Scott S. Efficacy of cognitive behavioral therapy for generalized anxiety disorder in older adults: systematic review, meta-analysis, and meta-regression. Am J Geriatr Psychiatry. 2016;24(11):1063-73.
20. Kishita N, Laidlaw K. Cognitive behaviour therapy for generalized anxiety disorder: is CBT equally efficacious in adults of working age and older adults? Clin Psychol Rev. 2017;52:124-36.

21. Alves GS, Casali ME, Veras AB, Carrilho CG, Bruno Costa E, Rodrigues VM, et al. A systematic review of home--setting psychoeducation interventions for behavioral changes in dementia: some lessons for the COVID-19 pandemic and post-pandemic assistance. Front Psychiatry. 2020;11:577871.

22. Dourado MCN, Podkameni AB. Psicoterapia na demência. Rev Bras Neurol. 2000;36(5-6):149-52.

23. Sukhawathanakul P, Crizzle A, Tuokko H, Naglie G, Rapoport MJ. Psychotherapeutic interventions for dementia: a systematic review. Can Geriatr J. 2021;24(3):222-36.

24. Dourado MCN, Podkameni AB. Demência e subjetividade. Rev Bras Neurol. 2000;36(3):85-9.

25. Clare L. Managing threats to self: awareness in early stage Alzheimer's disease. Soc Sci Med. 2003;57(6):1017-29.

26. Terkelsen AS, Petersen JV, Kristensen HK. Mapping empirical experiences of Tom Kitwood's framework of person-centred care for persons with dementia in institutional settings: a scoping review. Scand J Caring Sci. 2020;34(1):6-22.

27. Dourado MC, Mograbi DC, Santos RL, Sousa MF, Nogueira ML, Belfort T, et al. Awareness of disease in dementia: factor structure of the assessment scale of psychosocial impact of the diagnosis of dementia. J Alzheimers Dis. 2014;41(3):947-56.

28. Lacerda IB, Sousa MFB, Santos RL, Nogueira MML, Dourado MCN. Concepts and objects of awareness in Alzheimer's disease: an updated systematic review. Braz J Psychiatry. 2016;65(1):99-109.

29. Banningh LWJW, Roelofs SC, Vernooij-Dassen MJ, Prins JB, Rikkert MGO, Kessels RP. Long-term effects of group therapy for patients with mild cognitive impairment and their significant others: a 6- to 8-month follow-up study. Dementia. 2013;12(1):81-91.

30. Banningh LW, Vernooij-Dassen MJ, Vullings M, Prins JB, Rikkert MG, Kessels RP. Learning to live with a loved one with mild cognitive impairment: effectiveness of a waiting list controlled trial of a group intervention on significant others' sense of competence and well-being. Am J Alzheimers Dis Other Demen. 2013;28(3):228-38.

31. Cheston R, Jones K, Gilliard J. Group psychotherapy and people with dementia. Aging Ment Health. 2003;7(6):452-61.

32. Hilgeman MM, Allen RS, Snow AL, Durkin DW, DeCoster J, Burgio LD. Preserving identity and planning for advance care (PIPAC): preliminary outcomes from a patient-centered intervention for individuals with mild dementia. Aging Ment Health. 2014;18(4):411-24.

33. Dourado MCN, Laks J. Psychological interventions for neuropsychiatric disturbances in mild and moderate Alzheimer's disease: current evidences and future directions. Curr Alzheimer Res. 2016;13(10):1100-11.

34. Dourado MC, Laks J, Kimura NR, Baptista MA, Barca ML, Engedal K, et al. Young-onset Alzheimer dementia: a comparison of Brazilian and Norwegian carers' experiences and needs for assistance. Int J Geriatr Psychiatry. 2018;33(6):824-31.

23

INTERVENÇÕES PSICOSSOCIAIS

Maurício Viotti Daker

O PSICOSSOCIAL

Predomina na medicina o pensamento anatomofisiológico expandido a moléculas e genes; ou seja, predomina o "bio" em relação ao "psicossocial". Isso parece evidente em quadros no idoso, como demências e *delirium*, em que os fatores biológicos são definidores. A psiquiatria e a psicogeriatria, enquanto especialidade e área de atuação médicas, não fogem a essa orientação geral da medicina. Contudo, sempre coube a ambas realçar os aspectos psicossociais.

O modelo biopsicossocial na medicina foi enaltecido pelo psiquiatra George Engel,[1] no intuito de corrigir as facetas dogmáticas do "bio" ou do modelo biomédico, impregnadas, inclusive, culturalmente. Sustentava ser dogmática a concepção de que doença é puramente biológica, ou seja, pertinente apenas ao que é redutível a alterações bioquímicas ou físicas, inclusive em relação às alterações do comportamento. A doença seria, como consequência, decomponível em partes simples, elucidáveis por sequência de causas lineares.

Entretanto, para Engel, os aspectos psicossociais da doença não devem ser excluídos, pois são evidentes no mundo real do médico. Na realidade do pesquisador, em seu método reducionista, a abordagem pode ser mais estrita, ou seja, o cientista de bancada pode, com relativa impunidade, destacar e isolar para o estudo causal sequencial componentes de um todo organizado.[2] Pode-se dizer, em outras palavras, que a ciência dita *hard* tende a ser analítico-discriminativa, segregando e reduzindo o objeto de investigação. Não apenas a ciência, mas nossas próprias necessidades mentais práticas, inclusive de linguagem, beneficiam-se da discriminação ou categorização da realidade, ainda que a natureza possa não ser assim compartimentalizada.[3] Porém, caso o médico proceda como o pesquisador ou cientista *hard*, arrisca-se a negligenciar ou prejudicar o paciente. Nas palavras de Engel: "Para a medicina em particular, a negligência do todo, inerente ao reducionismo do modelo biomédico, é amplamente responsável pela preocupação do médico com o corpo e com a doença e o correspondente descuido do paciente como pessoa".[2]

Portanto, para a desejável integração entre bio, psico e social, seria necessária a visão crítica do modelo dogmático de doença. Engel afirmava que um modelo autenticamente científico é revisado ou abandonado quando inadequado aos dados, enquanto um dogmático requer que dados discrepantes sejam forçados no modelo ou excluídos dele. Engel recorreu para a desejável integração biopsicossocial à teoria geral dos sistemas de Bertalanffy, que concebe a natureza em um todo contínuo hierarquizado.[2,4] Isso evitaria a dicotomia entre o biológico e o psicossocial, entre as ciências naturais e humanas.[5]

Vale lembrar que o bio, o psíquico e o social interagem entre si em mão dupla. Por exemplo, ambientes adequadamente estimulantes ou enriquecedores levam a efeitos benéficos cerebrais, tanto moleculares (como aumento das expressões de fator neurotrófico, neurotransmissores, receptores e proteínas sinápticas) quanto morfológicos (como maior ramificação e comprimento dendríticos, aumentos da densidade de espinhas dendríticas, sinapses e neurônios, bem como da neurogênese e da sobrevivência neuronal).[6]

Contudo, em relação à defesa do modelo biopsicossocial, pode-se dizer que ele nunca se impôs plenamente. Contribuem, para tanto, razões intrínsecas e extrínsecas ao modelo.[7] Entre as intrínsecas, tem-se: (1) a ideia de níveis organizacionais hierárquicos autônomos que, embora concebidos em um todo maior, são difíceis para o clínico de correlacionar; (2) a inclusão de áreas do conhecimento, como sociologia, antropologia, ciências políticas e economia (seriam "pré-paradigmáticas", de acordo com Kuhn), sendo que em cada uma delas não é fácil a concordância entre seus próprios defensores; (3) os diferentes níveis hierárquicos de conhecimento seriam incomensuráveis, como os que dizem respeito a moléculas e à autoconsciência; (4) a teoria geral de sistemas, em que o modelo biopsicossocial se baseou, seria mais aplicável a pesquisadores com interesses outros que os dos clínicos.[7]

Entre as razões externas, tem-se a subespecialização médica, resultando em estreitamento do campo de ação e consequente dificuldade para abordagens abrangentes e integrativas. Acrescenta-se que a medicina é eminentemente prática e que, portanto, teorias ou modelos como o biopsicossocial, e mesmo o biomédico, devem se curvar a esse lado empírico médico.[7] É compreensível que o médico se atente ao biológico, pois a ameaça à vida geralmente advém do bio. Além disso, os aspectos biológicos estão muito mais enraizados em nosso organismo, em termos filogenéticos, se comparados às influências psicossociais mais recentes.

Cabe ressaltar que, no homem, o bio e o psicossocial caminham, de fato, em fluida inter-relação. Exemplo disso são as expressões genéticas, que são possíveis apenas mediante interação com o ambiente (vide o campo da epigenética), que inclui, especialmente no homem, o psicossocial. Foram mencionadas as influências do meio em moléculas e estruturas neuronais. Portanto, os aspectos psicossociais se mostram inegavelmente essenciais na realidade médica, considerando-se conceito abrangente de tratar. São essenciais mesmo quando a influência do psicossocial no biológico não é evidente ou estabelecida, como nos exemplos mencionados. Em relação às demências, observa-se inclusive certo paradoxo: há sabidamente lesão biológica ou orgânica, porém irreversível e, portanto, sobressai no tratamento a abordagem psicossocial.

A PESSOA

Engel nos alerta sobre o "descuido do paciente como pessoa". Mas o que é pessoa? A noção de pessoa, ou de *self*, alma, identidade pessoal ou personalidade, remonta a questões milenares. Um resumo sobre o tema é útil para melhor compreensão do tratamento com vistas à pessoa, apresentado adiante neste capítulo.

É muito influente a acepção platônica de alma imaterial, indivisível e persistente ou imortal. Por outro lado, Platão também adentrou em psicologia mais empírica ao dividir a alma em racional, animada/viva e dos apetites. A interação dessas partes explicaria como o indivíduo se comporta, e a dominância da parte racional levaria à vida moral e harmônica. Aristóteles manteria de Platão a noção de que apenas a parte racional do homem, *nous*, seria imortal. É una e compartilhada entre os homens, independentemente de seus corpos individuais, mas possuiria os poderes das almas inferiores vinculadas ao corpo, portanto, perecíveis: a vegetativa (inclui reprodução, nutrição e crescimento) e a sensitiva dos animais (somam-se aos poderes da vegetativa a sensação, o desejo e o movimento, levando à imaginação e à memória). Para Aristóteles, só não há psique ou um princípio vital na matéria inorgânica.[8] Transparecia a relevância virtuosa da racionalidade, da harmonia e unidade da alma. Uma alma sem unidade será perturbada ou insana, e a desunião é ligada aos vícios e à irracionalidade.[9]

Nota-se desde a Antiguidade a desafiadora contraposição da alma imaterial platônica, e em parte do *nous* aristotélico, com a alma enraizada no corpo. Plotino defendia a unidade da alma em comparação com o corpo ou com a matéria: tivesse a alma a natureza do corpo, ela se consistiria em partes, cada qual sem ciência da condição das outras. Ou seja, sem uma unidade dominante, nossas vidas seriam desprovidas de sentido. Santo Agostinho seguia a linha de um *self* composto de duas substâncias, alma imaterial e corpo material. Foi um dos primeiros a lidar com o problema do dualismo cristão e considerou que alma e corpo formariam uma unidade no homem. Adiantou-se no tempo ao considerar o papel da memória no tocante à identidade pessoal. Com a ascensão do escolasticismo e a releitura de Aristóteles, uma incipiente naturalização da alma veio à tona, que mais recentemente nos remeteria à questão cérebro-mente. Descartes separou a alma de Platão das camadas mais corpóreas de Aristóteles. Mente e corpo são substâncias diferentes, com propriedades próprias. O interesse filosófico e científico voltou-se, então, à *res extensa* governada por leis universais imutáveis, dignas de investigação objetiva, em detrimento do "eu" subjetivo, da *res cogitans*.[8,10]

O empirista Locke deu ênfase à memória autobiográfica na identidade pessoal. Assim como o corpo mutável se mantém coeso por sua vida, a pessoa permanece a mesma por sua consciência. O *self* passou a ser considerado um processo de constante mudança de elementos psicológicos e físicos inter-relacionados, em vez de uma substância imaterial una persistente. Locke dizia que objetos inanimados seriam os mesmos somente se fossem compostos da mesma matéria. No caso de plantas e animais, suas identidades consistem em suas formas (não em mentalidades) mantidas em suas vidas. Já uma pessoa consiste em "um ser inteligente pensante que possui razão e reflexão, e pode considerar-se como si mesmo, a mesma coisa pensante em diferentes tempos e locais, o que faz somente pela consciência que é inseparável de pensar e, como me parece essencial: é impossível para qualquer um percebê-lo sem perceber que percebe".[11] De modo que, a rigor, associada à relevância da memória autobiográfica, Locke considera a consciência reflexiva na coesão da pessoa ao longo do tempo, bem como em cada momento.[8]

Por sua vez, o também empirista Hume negava a existência de algo persistente como o *self* (mesmo a consciência seria uma ficção): "De minha parte, quando penetro mais intimamente no que chamo de eu mesmo, sempre tropeço em uma ou outra percepção particular, de calor, frio, luz ou sombra, amor ou ódio, dor ou prazer. Eu nunca me apanho em qualquer tempo sem uma percepção e nunca consigo perceber nada além de percepção".[12] Ou seja, não encontra um *self* ou a si mesmo, mas somente um amontoado de percepções diversas e passageiras, sem uma unidade intrínseca ao longo do tempo ou em dado momento, como sucessivos atores isolados adentrando e saindo em um palco.

Contudo, outros diriam que nós não somos pensamentos, ações, sentimentos ou simplesmente um monte de percepções, mas algo que pensa, age e sente, um tipo de substância que tornaria possível a agência. Esse *self* seria uno ou indivisível diante das diversas coisas materiais que possui. Já Kant questionava a consistência de uma continuidade psicológica, conforme Locke, relembrando as perturbações ou os delírios mnêmicos, de modo que a identidade pessoal requereria também uma continuidade física. Haveria para Kant uma unidade sintética de apercepção, um "eu penso". Assim como esse pensar é provido de intencionalidade para algum objeto, nem que imaginário, também o seria quanto à intencionalidade para um sujeito, o que se desenrola no âmbito do *self* fenomênico a que temos acesso.[8]

Para além das concepções antirrealistas, como a de Hume, atualmente a identidade pessoal é considerada sob quatro perspectivas:[12]

1. A física, segundo a qual a persistência ou sobrevivência do *self* não tem relação com qualquer coisa não física (Aristóteles tende a essa concepção).
2. A espiritualista, em que haveria a persistência de uma identidade imaterial (como em Platão e Descartes).
3. A da capacidade, sem compromisso direto com um objeto físico ou espiritual, o que importa é a persistência de capacidades distintivas de pessoalidade, especialmente a capacidade de se seguir ou autorrastrear relacionada à memória autobiográfica (Locke combina essa abordagem com a espiritualista, outros a combinam com a física).
4. De suspensão, que considera falso o antirrealismo, mas não é possível saber como nossa identidade persiste.

É interessante que trabalhos em psicopatologia consideram o *self* sob três aspectos ou níveis: o nuclear, o reflexivo e o narrativo. O primeiro corresponde à noção pré-reflexiva de um ponto de origem para as vivências, pensamentos e ações, e é especialmente investigado em relação à esquizofrenia.[13] Já o narrativo tem sido realçado no tratamento das demências, como abordado a seguir.

ABORDAGEM VOLTADA À PESSOA

A rigor, em todas as alterações mentais, para não dizer em todas as doenças vivenciadas pelo paciente, observam-se alterações na pessoa, mesmo porque a definição de pessoa se sobrepõe, em boa medida, à de mente. Como visto anteriormente, o foco no modelo biomédico pode nos afastar dessa realidade, do mundo real médico.

Não é necessário abordarmos todos os transtornos que acometem o idoso, mesmo porque muitos deles são os mesmos que acometem o adulto, respeitado o período da senescência. Este capítulo terá como foco a abordagem voltada à pessoa nos casos demenciais ou de disfunção neurocognitiva adquirida, que têm gerado estudos e resultados promissores quanto ao tratamento e à qualidade de vida do idoso.

Ao se falar de demência e suas características alterações mnêmicas, logo desponta a questão da memória autobiográfica, conforme a acepção culturalmente enraizada de Locke, segundo a qual a memória seria básica na questão da identidade pessoal. Em graus mais avançados da demência, perderia, então, o paciente a capacidade de se reconhecer quanto à sua pessoa, de se autorrastrear? Estaria destruída a coesão que une a pessoa ao longo do tempo? A demência levaria ao fim da existência de sua vítima enquanto pessoa? Não mais seria alguém?[12] No fundo, são questões muito delicadas que, se mal equacionadas, podem levar a sérias consequências terapêuticas e sofrimento.

Primeiramente, convém ter em mente que o conceito de pessoa, como visto, é complexo e não bem definido em quaisquer de suas vertentes, ou seja, é aberto a elaborações que possam melhor avaliar o tratamento do paciente. Assim, retomando os três níveis do *self*, Sabat considera, seguindo Harré,[14] que o *self* 1 se refere à experiência contínua do ponto de vista singular do qual se percebe e age, o *self* 2 diz respeito aos próprios atributos físicos e mentais de que se têm consciência ao longo da vida, e o *self* 3 se refere aos modos com os quais a pessoa se apresenta no mundo.[15]

O *self* 1 pode persistir por longo tempo na evolução da demência, inclusive por gestos. O *self* 2 se altera mais do que o 1, mas podem perdurar muitos dos atributos físicos porque o corpo persiste, ainda que com alterações, bem como certos atributos mentais podem persistir mais prolongadamente. Até certo ponto, há a possibilidade de os pacientes considerarem melhoras compensatórias de determinados atributos, possivelmente em alguma inter-relação com o *self* 3.[16] Este já abrange o social, e suas alterações, positivas ou negativas, dependem da relação com o meio, da participação ou cooperação de outras pessoas. Enquanto os *selfs* 1 e 2 são intrínsecos no que diz respeito à pessoa, o *self* 3 é externalista, ou seja, depende do contexto interativo, e remete, em alguma medida, ao *nous* aristotélico.

O que determina se uma pessoa em um tempo e em outro é a mesma pessoa não é apenas como as suas características estão física e/ou psicologicamente relacionadas entre si, mas como elas estão relacionadas a tudo mais, especialmente a todas as pessoas, a todo o mundo. Trata-se de determinação interativa e dinâmica no tempo. Nesse cenário, o déficit mnêmico individual do paciente pode ser minorado ou acobertado pela memória intacta sobre ele das pessoas com quem convive. Aqueles mais próximos compartilham, inclusive, aspectos mais particulares de suas personalidades com as do paciente. É relevante notar que, nessa perspectiva, o paciente não é visto apenas como um defeito em si mesmo, deficitário em atributos intrínsecos do *self* 2, ou seja, simplesmente disfuncional, considerado e considerando-se um fardo.

A intervenção no *self* 3 se mostra relevante no tratamento do paciente, como enfatiza Sabat:[17]

> Os efeitos da demência derivam, em grande medida, mais do que das alterações neuropatológicas documentadas no cérebro, da pessoa assim diagnosticada e podem ser exacerbados ou melhorados em certo grau pelo modo com que a pessoa é posicionada pelos outros no mundo social do dia a dia. Ao analisar a natureza de suas interações sociais com outros podemos logo apreciar que os modos com que a pessoa com demência é tratada pelos demais pode ter efeito profundamente positivo ou profundamente negativo (1) na experiência subjetiva da pessoa com demência; (2) no grau em que a pessoa pode manifestar habilidades cognitivas intactas remanescentes; (3) na habilidade da pessoa para atender as demandas diárias da vida; e (4) na qualidade de vida social da pessoa e no sentido encontrado em cada dia.

Essas premissas certamente transparecem no engajamento com o bom tratamento clínico, na relação profissional de saúde–paciente, bem como na relação com cuidadores e familiares.[18] No encontro com o paciente enquanto pessoa, no mundo clínico real, sobressaem aspectos valorativos e interativos da demência: as pessoas são tratadas em seu todo, com atenção aos aspectos biológicos, psicológicos, ético-sociais, culturais e espirituais.[19] Aqui é aplicável, de forma bem apropriada, o que se tem denominado medicina ou prática baseada em valores, em complemento à medicina baseada em evidências.[20]

O que se mostra natural na abordagem abrangente clínica se incorpora à concepção igualmente abrangente da mente, de pessoa ou da personalidade. Rejeita-se a visão puramente física, atualmente dominante na ciência, como se o cérebro bastasse para a existência da mente, e também se rejeita o eliminativismo, que desconsidera a real existência da mente. Aceita-se, sim, a noção de interatividade entre organismo e meio, sem a qual não haveria mente, ou seja, respeitam-se os componentes *extra corporis* da mente. Essa interatividade é decisiva, por exemplo, na epigenética e em abordagens biológicas avançadas, como as que consideram a autopoiese e os sistemas dinâmicos não lineares.

Assim, os limites entre os aspectos internos e externos da mente ou da pessoa são considerados porosos, evitando-se a redução da pessoa a um cognitivismo puramente intrínseco ao indivíduo. Pelo contrário, é necessário enxergar a pessoa como um ser humano situado, ativamente engajado com o mundo em corpo e alma, com desejos, escolhas, tendências, emoções, necessidades, comprometimentos, etc.[19] O paciente certamente se beneficiará da sensação de sentido em sua vida e de pertencimento à família, à equipe, ou seja, às pessoas com quem convive. Essa abordagem abrangente voltada à pessoa minimiza o risco de o próprio diagnóstico de demência e seu estigma amplificarem deficiências que resultem da patologia.

Tendo em vista que "déficit cerebral" não significa necessariamente "déficit da pessoa", a dignidade pessoal do paciente pode e deve ser preservada mediante o cuidado das demais pessoas. Investir nas capacidades mantidas da pessoa e em sua identidade é tão ou mais terapêutico do que investir simplesmente nos déficits. Aptidões, dons inatos ou adquiridos na profissão, entre outras características positivas ou assuntos que o paciente valorize (família, *hobbies*, futebol, política), devem ser mantidos de alguma forma nas relações com o paciente, ainda que mais simplificadamente se comparadas às suas capacidades anteriores. A posição social percebida pelo paciente e sua autoestima não correspondem aos déficits coletados objetivamente em testes e exames. Além disso, esses procedimentos objetivos consideram uma média estatística, cujas consequências variam de caso a caso e em cada momento ou situação, além de não cobrirem toda a gama das capacidades pessoais ou das qualidades humanas; tendem, certamente, a mostrar déficits.

Se considerarmos a concepção de Merleau-Ponty a respeito do copo-sujeito,[21] tem-se que, mesmo nas mais avançadas demências, ainda estaremos lidando com aspectos de significado subjetivo expressos em coordenações ou movimentos motores.[22] Poderíamos ir além na acepção de sujeito e pessoa se considerássemos certas concepções antropológicas do endógeno em psiquiatria, em que um passado filogenético compõe a personalidade.[23,24] Assim se depreende que a comunicação com o paciente vai muito além da linguagem verbal, com benefícios observados com musicoterapia, dança, exercícios físicos, terapia ocupacional, artes, mesmo com a arquitetura ambiente e tantas outras situações de convívio.

Essa realidade compartilhada intersubjetiva é dada a interpretações e a criações de sentido, às quais se associa nossa capacidade de empatia. Ela se vincula à necessidade de cuidar, seja de nós mesmos ou de nossos semelhantes e o mundo que nos constitui. Assim, compreendemos nosso paciente, sua trajetória de vida, seus valores e disposições, bem como os efeitos da demência para ele. Lembrando que, além dos efeitos diretos da doença e das reações do paciente a esses efeitos, é preciso considerar os efeitos do ambiente social no comportamento da pessoa afetada. Portanto, pode haver um verdadeiro encontro significativo de mentes e pessoas com o paciente por meio do compartilhamento e criação desse espaço vivencial público. Para além de nossas características individuais, nós habitamos o mesmo mundo contextualizado. À introdução de livro sobre demência editado por Hughes, Louw e Sabat, esses autores concluem: "as pessoas com demência têm que ser entendidas em termos de relacionamentos, não porque isso é tudo o que lhes resta, mas porque isso é característico de todas as nossas vidas".[19]

No tocante a Engel e à abordagem biopsicossocial, Hughes prefere considerar os vários níveis hierárquicos autônomos (inclusive aquelas áreas pré-paradigmáticas) como componentes constitutivos da pessoa humana, nem que potencialmente. Assim, justifica a praticidade e a exequibilidade da abordagem abrangente centrada na pessoa. Em analogia ao ser-no-mundo heideggeriano, ele fala de demência-no-mundo.[22]

SUPORTES SOCIAIS

Pode-se subdividir os suportes sociais em formais e informais, que se referem ao relacionamento entre familiares, comunidade, amigos e vizinhos, colegas de trabalho ou grupos religiosos. São relações marcadas pela espontaneidade e reciprocidade que auxiliam o idoso a manter os vínculos, enfrentar as dificuldades cotidianas e proporcionar bem-estar. Já os formais dizem respeito às políticas públicas, inclusive legislação pertinente, como a que dispõe sobre o Estatuto do Idoso, às instituições jurídicas, à gama de serviços de saúde primários a terciários e domiciliares (idealmente bem integrados), às instituições de longa permanência para idosos (ILPIs), à previdência, à capacitação de recursos humanos, às disponibilidades tecnológicas e tantos outros, como as iniciativas gerais de inclusão social.[25-27] Nota-se que a participação ativa de pessoas com demência na formulação dessas ações seria positiva, o que é certamente válido para familiares, cuidadores e quem interage com esses pacientes.[28,29]

Podemos imaginar a pessoa circundada ou apoiada mais proximamente pelos suportes informais e logo pelos formais, e cada suporte pode ser o mais relevante conforme a circunstância. Assim, a Organização Mundial de Saúde (OMS) tem implementado ações[27,29] em sintonia com a Década do Envelhecimento Saudável 2021-2030, conforme proclamada pela Organização das Nações Unidas (ONU),[30] que reúne uma variedade de partes interessadas, congregando ações concentradas para:[30]

- mudar a forma como pensamos, sentimos e agimos em relação à idade e ao envelhecimento;
- desenvolver comunidades de modo a fomentar as habilidades das pessoas de mais idade;
- oferecer serviços de saúde primários e cuidados integrados centrados na pessoa, que sejam sensíveis às pessoas idosas; e
- proporcionar acesso aos idosos a cuidados de longo prazo quando eles precisarem.

Nos Estados Unidos, foi promulgada, em 2011, a lei do National Alzheimer's Project Act (NAPA), projeto que vem sendo seguido e coordenado pelo Departamento de Saúde e Serviços Humanos do país, junto ao Advisory Council on Alzheimer's Research, Care, and Services (Advisory Council) estabelecido pela lei. Trata-se de uma exaustiva e abrangente ação, em constante evolução, no enfrentamento da doença de Alzheimer e das demências relacionadas (DADR) (Alzheimer, frontotemporal, corpos de Lewy, vascular e mistas).[31]

Os objetivos são (1) prevenir e tratar eficazmente a DADR até 2025; (2) melhorar a qualidade e eficiência dos cuidados; (3) expandir o apoio às pessoas com DADR e suas famílias; (4) aumentar a conscientização e envolvimento público; e (5) aprimorar os dados para monitorar o progresso.[31]

O objetivo 1 respalda-se nos avanços das abordagens biomédicas, que foram inicialmente priorizadas. Isso é compreensível ante os evidentes acometimentos biológicos da

DADR, e tudo indica que a interrupção de seu curso natural ocorrerá mediante descobertas biomédicas. Por outro lado, como visto anteriormente, enquanto não houver solução ou cura, as intervenções psicossociais ganham em relevância. Isso levou um fórum de especialistas, em 2015, a detalhar metas de teor predominantemente psicossocial, chegando a levantar 73 metas para o objetivo 2, e 56 para o 3.[32] Houve avanços nesse sentido nas contínuas revisões do NAPA, inclusive acréscimo de um sexto objetivo na versão de 2021, que cobre aspectos das iniciativas da ONU e da OMS: (6) acelerar as ações para promover o envelhecimento saudável e reduzir os fatores de risco para a DADR.[31]

Cada um dos seis objetivos é detalhado em várias estratégias (cerca de 30 no total), as quais são subdivididas em muitas ações ou metas, todas com texto informativo e geralmente vários *links* de interesse. Cada objetivo tem início e fim no período que se estende entre a condição pré-mórbida e os casos graves. O objetivo 6, por exemplo, limita-se às condições pré-mórbidas, já o 2 começa com o início dos sintomas, e o 3 com os sintomas leves já estabelecidos de demência. Os demais grupos de objetivos (1, 4 e 5) aplicam-se ao longo de todas as condições.[31]

Não há demarcação categórica dos objetivos, das estratégias e das ações quanto aos aspectos biológicos, psíquicos e sociais. Muitas ações se superpõem parcialmente. Entretanto, as de caráter biomédico, como dito, predominam no grupo 1, em que a abordagem psicossocial se limita à divulgação das descobertas ou às informações baseadas em evidências para a área da saúde e a população em geral. Já os grupos 2, 3 e 6 contam com dezenas de ações em que, na maioria das vezes, predomina o teor psicossocial.

No grupo 2 do NAPA, as ações são abarcadas pelas seguintes estratégias:[31]

- 2.A: Construir força de trabalho com as habilidades necessárias para fornecer cuidados de alta qualidade (contém 11 ações no total, e enfatiza-se a necessidade de formação de profissionais capacitados para enfrentar a DADR e de treinamento e informação a seu respeito).
- 2.B: Garantir diagnóstico rápido e acurado (4 ações, em que se enfatiza a divulgação do diagnóstico para prestadores de serviços, familiares e população em geral, inclusive população indígena).
- 2.C: Educar e apoiar pessoas com DADR e suas famílias após o diagnóstico (2 ações).
- 2.D: Identificação de diretrizes e medidas de alta qualidade para o tratamento da demência em todos os ambientes de tratamento (6 ações).
- 2.E: Explorar a eficácia de novos modelos de cuidados para pessoas com DADR (3 ações).
- 2.F: Garantir que as pessoas com DADR experimentem transições seguras e efetivas entre os ambientes e sistemas de cuidados (4 ações).
- 2.G: Avanço em saúde coordenada e integrada e em serviços e apoios de longo prazo para pessoas vivendo com DADR (3 ações).
- 2.H: Melhorar os cuidados para populações desproporcionalmente afetadas por DADR e para populações que enfrentam desafios de cuidados (5 ações, geralmente voltadas a minorias e populações rurais).

No grupo do objetivo 3, tem-se as seguintes estratégias:[31]

3.A: Garantir o recebimento de materiais de educação, treinamento e apoio, de modo cultural e linguisticamente apropriados (2 ações).
3.B: Permitir que os cuidadores familiares continuem a fornecer cuidados enquanto mantêm sua própria saúde e bem-estar (9 ações).
3.C: Auxiliar as famílias no planejamento das necessidades de cuidados futuros (5 ações).
3.D: Manter a dignidade, segurança e direitos das pessoas com DADR (8 ações).
3.E: Avaliar e atender às necessidades de serviços e suporte de longo prazo de pessoas com DADR (9 ações).

No objetivo 4, as estratégias e ações são em número relativamente menor:[31]

4.A: Educar o público sobre a DADR (2 ações).
4.B: Trabalhar com governos estaduais, tribais e locais para melhorar a coordenação e identificar iniciativas de modelo para o avanço da conscientização e prontidão em todo o governo para a DADR (4 ações).
4.C: Coordenar os esforços dos Estados Unidos com os da comunidade global (1 ação).

O objetivo 5 visa a aprimorar os dados para monitorar o progresso das estratégias e ações, tratando-se de atividades de cunho mais propriamente metodológico. Já o objetivo 6 abrange:[31]

6.A: Identificar prioridades de pesquisa e expandir a pesquisa sobre fatores de risco para a DADR (7 ações, inclui pesquisa básica, translacional e clínica, mas também pesquisa sobre cuidados em geral e serviços ou suportes de longo prazo, bem como sobre acesso à saúde).
6.B: Facilitar a comunicação dos resultados da pesquisa de redução de risco para a prática clínica (4 ações).
6.C: Acelerar as ações de saúde pública para enfrentar os fatores de risco da DADR (5 ações, inclui a promoção de atividades físicas).
6.D: Expandir as intervenções para reduzir os fatores de risco, gerenciar as condições crônicas e melhorar o bem-estar através da rede de envelhecimento (4 ações).
6.E: Abordar as desigualdades em fatores de risco para a DADR entre populações marginalizadas (3 ações).
6.F: Envolver o público nas formas de reduzir os riscos da DADR (3 ações, como informações sobre a saúde cerebral e cuidados com a pressão arterial).

CONSIDERAÇÕES FINAIS

Neste capítulo, o foco foi no tratamento das demências por ocorrerem usualmente na faixa etária geriátrica e acarretarem alterações mentais e comportamentais inerentes à psicogeriatria. A esperança da interrupção do curso ou da cura da DADR é compreensivelmente depositada na biomedicina. Enquanto houver necessidade de cuidados, os avanços no tratamento abrangente que contemple os aspectos psicossociais serão indispensáveis, se não preponderantes. Além disso, em relação aos cuidados, as intervenções psicossociais são essenciais em todos os transtornos psicogeriátricos, para não dizer nos tratamentos médicos em geral. Procura-se mostrar como isso é possível e relevante na abordagem tendo em vista a pessoa com DADR, refletindo suas necessidades de cuidado, toda uma gama de contextos e suportes sociais, dos informais aos formais. A relevância dessas abordagens tende a aumentar com a demanda crescente de cuidados à população idosa.

REFERÊNCIAS

1. Engel GL. The need for a new medical model: a challenge for biomedicine. Science. 1977;196(4286):129-36.
2. Engel GL. The clinical application of the biopsychosocial model. Am J Psychiatry 1980;137(5):535-44.
3. Daker MV. Abordagens estática e dinâmica em psicopatologia e a experiência humana. In: Messas G, Tamelini M, organizadores. Fundamentos de clínica fenomenológica. Santana de Parnaíba: Manole; 2022.
4. von Bertalanffy L. General systems theory: foundations, development, applications. New York: George Braziller; 1969.
5. Gallian D, Ponde LF, Ruiz R. Humanização, humanismos e humanidades: problematizando conceitos e práticas no contexto da saúde no Brasil. Rev Int Hum Méd. 2012;1(1):41-52.
6. Alwis DS, Rajan R. Environmental enrichment and the sensory brain: the role of enrichment in remediating brain injury. Front Syst Neurosci. 2014;8:156.
7. Bolton JW. Case formulation after Engel: the 4P model: a philosophical case conference. PPP. 2014;21(3):179-89.
8. Martin R, Barresi J. Introduction: personal identity and what matters in survival: an historical overview. In: Martin R, Barresi J, editors. Personal identity. Oxford: Blackwell; 2003. p. 1-74.
9. Radden J. Mental disorder (illness). In: Zalta EN, Nodelman U, Aren C, editors. The stanford encyclopedia of philosophy [Internet]. Stanford: Stanford Center for the Study of Language and Information; 2019 [capturado em 5 jun. 2022]. Disponível em: https://plato.stanford.edu/archives/win2019/entries/mental-disorder/.
10. Harold WN. Personal identity. 2nd ed. London: Routledge; 2003.
11. Locke J. Of Identity and diversity. In: Woolhouse R, editor. An essay concerning human understanding. London: Penguin Classics; 1977. p. 424-52.
12. Fulford KWM, Thorton T, Graham G. Personal identity and schizophrenia. In: Fulford KWM, Thorton T, Graham G, editors. Oxford textbook of philosophy and psychiatry. Oxford: Oxford University; 2006. p. 758-76.
13. Parnas J, Zahvi D. The role of phenomenology in psychiatric classification and diagnosis. In: Maj M, Gaebel W, Lopez-Ibor JJ, Sartorius N, editors. Psychiatric diagnosis and classification. Chichester: John Wiley & Sons; 2002. p. 137-62.
14. Harré R. The singular self: an introduction to the psychology of personhood. London: Sage; 1988.
15. Sabat SR. The experience of Alzheimer's disease: life through a tangled veil. Oxford: Blackwell, 2001.
16. Hedman R, Hansebo G, Ternestedt B-T. How people with Alzheimer's disease express their sense of self: analysis using rom Harré's theory of selfhood. Dementia. 2012;12(6):713-33.
17. Sabat SR. Mind, meaning, and personhood in dementia: the effects of positioning. In: Hughes JC, Louw SJ, Sabat SR, editors. Dementia: mind, meaning, and the person. Oxford: Oxford University; 2006, p. 287-302.
18. Moraes EN, Azevedo RS. Fundamentos do cuidado ao idoso frágil. Belo Horizonte: Folium; 2016.
19. Hughes JC, Louw SJ, Sabat SR. Dementia: mind, meaning, and the person. Oxford: Oxford University; 2006.
20. Woodbridge-Dodd K, Fulford KWM. Valores de quem? Manual para prática baseada em valores e saúde mental. London: The Sainsbury Centre for Mental Health; 2004.

21. Merleau-Ponty M. Phenomenology of perception. London: Routledge; 2012.
22. Hughes JC. Thinking through dementia. Oxford: Oxford University; 2011.
23. Tellenbach H. Melancholie: problemgeschichte, endogenität, typologie, pathogenese, klinik. Heidelberg: Springer; 1983.
24. Daker MV. The continuum of mental disorders and unitary psychosis: history and perspectives. Newcastle Upon Tyne: Cambridge Scholars; 2021.
25. Lemos ND, Medeiros SL. Suporte social ao idoso dependente. In: Freitas EV, Py L, editoras. Tratado de geriatria e gerontologia. 2. ed. Rio de Janeiro: Guanabara Koogan; 2006. p. 1227-37.
26. Andrew MK, Dupuis-Blanchard S, Maxwell C, Giguere A, Keefe J, Rockwood K, et al. Social and societal implications of frailty, including impact on Canadian healthcare systems. J Frailty Aging. 2018;7(4):217-23.
27. World Health Organization. Towards a dementia-inclusive society: WHO toolkit for dementia-friendly initiatives (DFIs) [Internet]. Geneva: WHO; 2021 [capturado em 5 jun. 2022]. Disponível em: https://www.who.int/publications/i/item/9789240031531.
28. Øksnebjerg L, Diaz-Ponce A, Gove D, Moniz-Cook E, Mountain G, Chattat R, et al. Towards capturing meaningful outcomes for people with dementia in psychosocial intervention research: A pan-European consultation. Health Expect. 2018;21(6):1056-65.
29. World Health Organization. Global action plan on the public health response to dementia 2017-2025 [Internet]. Geneva: WHO; 2017 [capturado em 5 jun. 2022]. Disponível em: https://www.who.int/publications/i/item/global-action-plan-on-the-public-health-response-to-dementia-2017---2025.
30. World Health Organization. Decade of heathy ageing 2021-2030 [Internet]. Geneva: WHO; 2021 [capturado em 5 jun. 2022]. Disponível em: https://www.euro.who.int/en/health-topics/Life-stages/healthy-ageing/news/news/2021/01/decade-of-healthy-ageing-2021-2030.
31. U.S. Department of Health and Human Services. National plan to address Alzheimer's disease: 2021 update. Washington: ASPE; 2021 [capturado em 5 ju. 2022]. Disponível em: https://aspe.hhs.gov/reports/national-plan-2021-update.
32. Alzheimer's Association National Plan Care and Support Milestone Workgroup; Borson S, Boustani MA, Buckwalter KC, Burgio LD, Chodosh J, et al. Policy forum: report on milestones for care and support under the U.S. National Plan to Address Alzheimer's Disease. Alzheimers Dement. 2016;12(3):334-69.

24 CETAMINA NO TRATAMENTO DOS TRANSTORNOS DO HUMOR E DA DOR CRÔNICA

Tania C. T. Ferraz Alves
Livia Beraldo de Lima Basseres

O surgimento da terapia intravenosa com cetamina foi celebrado pelo National Institute of Mental Health (NIMH) como o avanço mais importante no tratamento antidepressivo em décadas. Em 2000, um primeiro relato da ação antidepressiva de uma dose subanestésica de cetamina ocorrendo em poucas horas, ainda que em uma pequena amostra de pacientes, foi um trabalho de referência no campo da pesquisa de transtornos de humor. Desde esse primeiro relato dos efeitos antidepressivos de doses subanestésicas de cetamina, estudos confirmaram repetidamente seus benefícios terapêuticos no transtorno depressivo maior e em episódios depressivos em pacientes com transtorno bipolar.[1]

FARMACOCINÉTICA E FARMACODINÂMICA DA CETAMINA

A cetamina é um derivado do cloridrato de fenciclidina (PCP, do inglês *phencyclidine hydrochloride*) sintetizado por Stevens em 1965, originalmente aprovada para uso em anestesia. A cetamina atua como antagonista não competitivo do receptor N-metil-D--aspartato (NMDA), e é metabolizada pelos citocromos hepáticos CYP 3A4, 2B6 e 2C9 em desidronorcetamina e norcetamina.[2] No que tange à farmacodinâmica, a cetamina alivia a dor por meio de receptores opioides e sua ação no sistema monoaminérgico.[2] Em relação ao efeito antidepressivo, a teoria mais bem estabelecida sugere que, ao bloquear os receptores NMDA, o glutamato liga-se mais intensamente aos receptores α-amino-3-hidroxi-5-metilisoxazol-4-ácidopropiônico (AMPA), ativando o fator neurotrófico derivado do encéfalo (BDNF, do inglês *brain-derived neurotrophic factor*), que inibe a atividade da quinase de glicogênio sintase 3 (GSK-3) e ativa a proteína quinase B (Akt) e as quinases relacionadas à sinalização extracelular (ERK), causando um remodelamento sináptico.[3]

Os efeitos colaterais incluem sintomas psicomiméticos (p. ex., alucinações, pesadelos, tontura, delírio e euforia), sintomas do tipo vestibular (p. ex., náuseas, vômito e vertigem) e ação simpaticomimética, que resulta em hiperatividade cardiovascular (taquicardia e hipertensão), aumento do fluxo sanguíneo cerebral (aumento das taxas metabólicas cerebrais de oxigênio e glicose e elevação da pressão intracraniana) e aumento da pressão intraocular. Geralmente, esses sintomas são classificados como leves a moderados, exceto em pacientes com histórico de hipertensão, insuficiência cardíaca ou acidentes vasculares cerebrais (AVCs).[4]

Em adultos com transtornos de humor, a cetamina é usada por via intravenosa ou subcutânea em doses subanestésicas (entre 0,5 mg e 1,0 mg/kg), e mostra bom perfil de segurança e tolerabilidade. Nos estudos clínicos, nenhum efeito colateral grave foi relatado[4] e a maioria dos efeitos simpatomiméticos diminuiu em 80 minutos após a interrupção da administração de cetamina. Euforia, desrealização ou despersonalização não persistiram por mais de 110 minutos, e tontura, falta de coordenação e sonolência podem ser mantidos por até 4 horas após a infusão.[5] Dados de seguimento não encontraram evidência de abuso ou problemas psiquiátricos relacionados à exposição a uma dose única ou exposição múltipla de cetamina.[6] Porém, Sanacora e Schatzberg[7] expressaram preocupações sobre o potencial de uso indevido de cetamina como antidepressivo devido ao seu efeito sobre um receptor opioide e sobre a possibilidade de existirem efeitos da retirada de cetamina subestimados, tendo em vista que não existe escala objetiva para avaliar a retirada do medicamento.

USO DA CETAMINA EM DEPRESSÃO

Nas últimas duas décadas, tem sido estudada como opção terapêutica, eficaz e segura para depressão resistente ao tratamento de estados dolorosos refratários e ideação suicida.[4,6,8] A rapidez da redução da ideação suicida com o emprego da cetamina está bem estabelecida,[8-11] embora ainda não haja evidências sólidas sobre a manutenção do efeito ao longo do tempo.[12] Outros estudos demonstram que a cetamina também tem se mostrado útil para pacientes que não responderam ou responderam parcialmente à eletroconvulsoterapia (ECT).[13,14]

Em idosos, a depressão está associada ao aumento da morbimortalidade.[15,16] O tratamento do transtorno depressivo maior no idoso é principalmente farmacológico com inibidores seletivos da recaptação serotonina (ISRSs) ou inibidores de dupla ação (ISRSNs). No entanto, aproximadamente um terço dos pacientes se mostra resistente aos antidepressivos, podendo responder à ECT.[17,18] Atualmente, tem-se a cetamina como uma opção para esses quadros de não resposta farmacológica.

A taxa de resposta ao uso da cetamina como adjuvante tem sido em torno de 50% em estudos controlados por placebo, e pode se manifestar em minutos ou horas após a dissociação mental transitória. A principal desvantagem é que seus efeitos antidepressivos geralmente não duram mais de uma semana, necessitando de administração repetida para manter e prolongar a resposta.[7,8,9,11] Por exemplo, Berman e colaboradores[19] observaram melhora significativa da depressão em 4 horas após a infusão de doses de 0,5 mg/kg comparadas a placebo e manutenção desse efeito ao longo de 3 dias.

A cetamina se mostrou útil como adjuvante a antidepressivo, estabilizador de humor, ECT e em monoterapia no tratamento tanto da depressão unipolar como bipolar, embora uma resposta mais curta seja observada no segundo caso.[4,8-10,13,20,21] A cetamina proporciona um alívio robusto e rápido da depressão maior e da ideação suicida. O mecanismo para esse efeito ainda não está totalmente elucidado, mas o transtorno depressivo maior está associado à regulação negativa sináptica no córtex pré-frontal e no hipocampo, e acredita-se que a cetamina cause um aumento de glutamato que leva a uma série de eventos, resultando em sinaptogênese e reversão dos efeitos negativos da depressão e do estresse crônico.[3,6,10,21]

Além da via intravenosa[22,23] mais utilizada, outras vias foram tentadas em diferentes ensaios, como oral, intranasal, subcutânea, intramuscular e sublingual.[23-26] A Food and Drug Administration (FDA), dos Estados Unidos, e a Agência Nacional de Vigilância Sanitária (Anvisa) aprovaram o uso do *spray* nasal de escetamina (Spravato®) em conjunto com um antidepressivo oral para o tratamento da depressão resistente e em pacientes com alto risco de suicídio.[27,28]

Em idosos, os efeitos colaterais são uma consideração importante no uso de cetamina. Uma revisão sistemática sobre os efeitos colaterais da cetamina do tratamento da depressão relata a presença de dor de cabeça, tontura, dissociação, aumento da pressão arterial e visão turva,[29] associados a sintomas de ansiedade e perda de memória. A perda de memória de curto prazo foi relatada com doses ainda mais baixas das usuais (0,1-0,2 mg/kg),[30] mas faltam dados sobre a perda de memória de longo prazo. Outros efeitos colaterais potencialmente preocupantes em idosos foram a presença de cistite e disfunção vesical com aumento da frequência urinária, urgência, disúria, urge-incontinência e ocasionalmente hematúria dolorosa. George e colaboradores[26] estudaram doses progressivamente maiores (0,1 a 0,5 mg/kg) de cetamina em pacientes idosos com quadros depressivos resistentes a tratamento e verificaram que a cetamina foi segura e eficaz no tratamento desses idosos, tendo inclusive resposta em doses a partir de 0,2 mg/kg e sustentação da remissão com o tratamento de manutenção. É interessante notar que dose única de cetamina já evidenciou redução dos sintomas depressivos quando comparados ao midazolam (droga utilizada como controle). A redução de sintomas se sustentou por mais de 24 horas. Esses resultados colocam a cetamina como opção viável para o tratamento de idosos com depressão resistente.

USO DA CETAMINA EM QUADROS DOLOROSOS

Nos quadros dolorosos, a cetamina tem ação tanto na dor aguda como na dor crônica. Estudos controlados demonstraram que a cetamina inibe de forma significativa a dor espontânea de pacientes com dor crônica, incluindo dor neuropática central e periférica, fibromialgia e dor isquêmica crônica.[31] A cetamina ganhou popularidade ressurgente no esforço para diminuir a dependência de opioides para controle da dor e está sendo usada em uma ampla gama de aplicações, incluindo trauma, em parte porque não causa depressão respiratória, mesmo em doses anestésicas.[32]

O efeito sobre a dor se faz pelo bloqueio da transmissão excitatória de sinais de dor no sistema nervoso central (SNC) por meio de ligação não competitiva.[33] Concentrações subanestésicas da droga (~100-200 mg/mL) produzem analgesia e também aumentam a eficácia dos narcóticos, dois efeitos desejados que diminuem a dor enquanto ainda permitem a participação do paciente em cuidados. A ação da cetamina sobre a dor central e os quadros dolorosos como dor neuropática, neuralgia pós-herpética e fibromialgia está bem estabelecida, e vale ressaltar que as doses usadas, por serem usualmente baixas, pouco se associam aos efeitos psicomiméticos.[34]

Nos cuidados paliativos, a dor é um dos sintomas de maior dificuldade de controle.[35] Os opioides ainda são o tratamento padrão para dor moderada a intensa em doentes terminais.[36] No entanto, a atenção tem sido dirigida ao fato do poder de adicção e abuso dos opioides. Além disso, os opioides carregam o risco de tolerância, depressão respiratória e perda de apetite.[36] Nesse sentido, a cetamina, com suas propriedades analgésicas, mostra resultados positivos, com redução da dose de opioides nos pacientes tratados para dor crônica.[37] Assim, seu uso tem grande potencial no tratamento difícil da dor crônica e refratária a opioides, inclusive como terapia de substituição em pacientes dependentes destes.

CONSIDERAÇÕES FINAIS

A cetamina, droga originalmente desenvolvida como anestésico geral de ação rápida, vem sendo cada vez mais usada na psiquiatria e na psicogeriatria, especialmente devido aos seus efeitos antidepressivos e na analgesia de quadros dolorosos, quando em doses muito baixas.

A apresentação intranasal conta com aprovação da FDA e da Anvisa para tratamento da depressão resistente em pacientes com alto risco de suicídio. Embora não seja livre de efeitos colaterais mesmo para a população geriátrica, estes, quando ocorrem, são leves, autolimitados e desaparecem com a interrupção do uso.

REFERÊNCIAS

1. Blier P, Blier J. Ketamine: clinical studies in treatment-resistant depressive disorders. In: Mathew SJ, Zarate CA Jr, editors. Ketamine for treatment-resistant depression: the first decade. Bern: Adis; 2016. p. 31-43.
2. Chizh BA. Low dose ketamine: a therapeutic and research tool to explore N-methyl-Daspartate (NMDA) receptor-mediated plasticity in pain pathways. J Psychopharmacol. 2007;21(3):259-71.
3. Baptista PPA. Depressão experimental e tratamento agudo com cetamina: análise comportamental, neurometabólica e histofisiológica dopaminérgica [tese]. Porto Alegre: Pontifícia Universidade Católica do Rio Grande do Sul; 2015.
4. Canadian Agency for Drugs and Technologies in Health. Intravenous ketamine for the treatment of mental health disorders: a review of clinical effectiveness and guideline. Ottawa: CADTH; 2014.
5. Ponce F, Fukushima AR. Aspectos farmacológicos e toxicológicos da cetamina: uma revisão de literatura. Braz J Forensic Sci Med Law Bioethics. 2017;6(2):210-27.

6. Perry EB Jr, Cramer JA, Cho HS, Petrakis IL, Karper LP, Genovese A, et al. Psychiatric safety of ketamine in psychopharmacology research. Psychopharmacology. 2007;192(2):253-60.
7. Sanacora G, Schatzberg AF. Ketamine: promising path or false prophecy in the development of novel therapeutics for mood disorders? Neuropsychopharmacology. 2015;40(2):259-67.
8. Lacerda ALT, Del Porto. Uso de cetamina no tratamento de transtornos psiquiátricos e dor crônica: teoria e prática. São Paulo: Editora dos Editores; 2020.
9. Marcantoni WS, Akoumba BS, Wassef M, Mayrand J, Lai H, Richard-Devantoy S, et al. A systematic review and meta-analysis of the efficacy of intravenous ketamine infusion for treatment resistant depression: January 2009 - January 2019. J Affect Disord. 2020;277:831-41.
10. Memon RI, Naveed S, Faquih AE, Fida A, Abbas N, Chaudhary AMD, et al. Effectiveness and Safety of ketamine for unipolar depression: a systematic review. Psychiatr Q. 2020;91(4):1147-92.
11. Wilkinson ST, Ballard ED, Bloch MH, Mathew SJ, Murrough JW, Feder A, et al. The effect of a single dose of intravenous ketamine on suicidal ideation: a systematic review and individual participant data meta-analysis. Am J Psychiatry. 2018;175(2):150-8.
12. Witt K, Potts J, Hubers A, Grunebaum MF, Murrough JW, Loo C, et al. Ketamine for suicidal ideation in adults with psychiatric disorders: a systematic review and meta-analysis of treatment trials. Aust N Z J Psychiatry. 2020;54(1):29-45.
13. Zheng W, Li XH, Zhu XM, Cai DB, Yang XH, Ungvari GS, et al. Adjunctive ketamine and electroconvulsive therapy for major depressive disorder: A meta-analysis of randomized controlled trials. J Affect Disord. 2019;250:123-31.
14. Ren L, Deng J, Min S, Peng L, Chen Q. Ketamine in electroconvulsive therapy for depressive disorder: a systematic review and meta-analysis. J Psychiatr Res. 2018;104:144-56.
15. Mirza SS, Ikram MA, Freak-Poli R, Hofman A, Rizopoulos D, Tiemeier H. 12 year trajectories of depressive symptoms in community-dwelling older adults and the subsequent risk of death over 13 years. J Gerontol A Biol Sci Med Sci. 2018;73(6):820-7.
16. Tedeschini E, Levkovitz Y, Iovieno N, Ameral VE, Nelson JC, Papakostas GI. Early career psychiatrists efficacy of antidepressants for late-life depression: a meta-analysis and meta-regression of placebo-controlled randomized trials. J Clin Psychiatry. 2011;72(12):1660-8.
17. Alexopoulos GS. Mechanisms and treatment of late-life depression. Transl Psychiatry. 2019;9:188.
18. Knöchel C, Alves G, Friedrichs B, Schneider B, Schmidt-Rechau A, Wenzler S, et al. Treatment-resistant late-life depression: challenges and perspectives. Curr Neuropharmacol. 2015;13(5):577-91.
19. Berman RM, Cappiello A, Anand A, Oren DA, Heninger GR, Charney DS, et al. Antidepressant effects of ketamine in depressed patients. Biol Psychiatry. 2000;47(4):351-4.
20. Daly EJ, Trivedi MH, Janik A, Li H, Zhang Y, Li X, et al. Efficacy of esketamine nasal spray plus oral antidepressant treatment for relapse prevention in patients with treatment-resistant depression: a randomized clinical trial. JAMA Psychiatry. 2019;76(9):893-903.
21. Abdallah CG, Adams TG, Kelmendi B, Esterlis I, Sanacora G, Krystal JH. Ketamine's mechanism of action: a path to rapid-acting antidepressants. Depress Anxiety. 2016;33(8):689-97.
22. Wilkinson ST, Toprak M, Turner MS, Levine SP, Katz RB, Sanacora G. A survey of the clinical, off-label use of ketamine as a treatment for psychiatric disorders. Am J Psychiatry. 2017;174(7):695-6.
23. Loo CK, Gálvez V, O'Keefe E, Mitchell PB, Hadzi-Pavlovic D, Leyden J, et al. Placebo-controlled pilot trial testing dose titration and intravenous, intramuscular and subcutaneous routes for ketamine in depression. Acta Psychiatr Scand. 2016;134(1):48-56.
24. Hartberg J, Garrett-Walcott S, Gioannis A. Impact of oral ketamine augmentation on hospital admissions in treatment-resistant depression and PTSD: a retrospective study. Psychopharmacology. 2018;235(2):393-8.
25. Fedgchin M, Trivedi M, Daly EJ, Melkote R, Lane R, Lim P, et al. Efficacy and safety of fixed-dose esketamine nasal spray combined with a new oral antidepressant in treatment-resistant depression: results of a randomized, double-blind, active- controlled study (TRANSFORM-1). Int J Neuropsychopharmacol. 2019;22(10):616-30.

26. George D, Gálvez V, Martin D, Kumar D, Leyden J, Hadzi-Pavlovic D, et al. Pilot randomized controlled trial of titrated subcutaneous ketamine in older patients with treatment-resistant depression. Am J Geriatr Psychiatry. 2017;25(11):1199-209.

27. U. S. Food and Drug Administration. FDA approves new nasal spray medication for treatment-resistant depression; available only at a certified doctor's office or clinic [Internet]. Silver Spring: FDA; 2019 [capturado em 5 jun. 2022]. Disponível em: https://www.fda.gov/news-events/press-announcements/fda-approves--new-nasal-spray-medication-treatment-resistant-depression-available-only-certified.

28. Brasil. Ministério da Saúde. Agência Nacional de Vigilância Sanitária. Resolução-RE nº 4.413, de 29 de outubro de 2020. Brasília: ANVISA; 2020.

29. Short B, Fong J, Galvez V, Shelker W, Loo CK. Side-effects associated with ketamine use in depression: a systematic review. Lancet Psychiatry. 2018;5(1):65-78.

30. Hartvig P, Valtysson J, Lindner KJ, Kristensen J, Karlsten R, Gustafsson LL, et al. Central nervous system effects of subdissociative doses of (S)-ketamine are related to plasma and brain concentrations measured with positron emission tomography in healthy volunteers. Clin Pharmacol Ther. 1995;58(2):165-73.

31. Farmer MA, Baliki MN, Apkariana V. A dynamic network perspective of chronic pain. Neurosci Lett. 2012;520(2):197-203.

32. Mullins CF, Kugler NW, Luc M, Peppard WJ, Paul JS. Adjunct ketamine infusions provide improved acute traumatic and post-surgical pain management. J Pharmacol Med Chem. 2018;2(3):36-8.

33. Sleigh J, Harvey M, Voss L, Denny B. Ketamine: more mechanisms of action than just NMDA blockade. Trends Anaes Crit Care. 2014;4(2-3):76-81.

34. Adriaenssens G, Vermeyen KM, Hoffmann VL, Mertens E, Adriaensen HF. Postoperative analgesia with i.v. patient-controlled morphine: effect of adding ketamine. Br J Anaesth. 1999;83(3):393-6.

35. Potter J, Hami F, Bryan T, Quigley C. Symptoms in 400 patients referred to palliative care services: prevalence and patterns. Palliat Med. 2003;17(4):310-4.

36. Goldman N, Frankenthaler M, Klepacz L. The efficacy of ketamine in the palliative care setting: a comprehensive review of the literature. J Palliat Med. 2019;22(9):1154-61.

37. Bredlau AL, Thakur R, Korones DN, Dworkin RH. Ketamine for pain in adults and children with cancer: a systematic review and synthesis of the literature. Pain Med. 2013;14(10):1505-17.

25 TRANSTORNOS DO SONO EM IDOSOS

Rafael Brandes Lourenço

Queixas relacionadas ao ciclo sono-vigília são comuns no envelhecimento. Isso ocorre devido a alterações fisiológicas relacionadas com a idade e aumentos na prevalência de doenças que ocorrem na velhice, incluindo comorbidades clínicas, transtornos psiquiátricos, doenças neurodegenerativas, uso de medicamentos e os próprios transtornos do sono. Inversamente, transtornos do sono também podem representar um pródromo de quadros psiquiátricos ou mesmo podem ser considerados fatores de risco para seu desenvolvimento subsequente.

EPIDEMIOLOGIA

É consenso na literatura que idosos apresentam mais queixas sobre o sono em comparação a adultos. De acordo com Patel e colaboradores,[1] a prevalência de queixas de sono em idosos é entre 30 e 48%, enquanto a prevalência de insônia varia entre 12 e 20%. Há uma prevalência maior de insônia em mulheres idosas em relação aos homens. Um estudo longitudinal demonstrou um aumento anual na incidência de sintomas de insônia de 5% em pessoas com mais de 65 anos, avaliados por 3 anos.[2] Em São Paulo, o Estudo Epidemiológico do Sono (EPISONO)[3] entre idosos de 60 a 80 anos encontrou 9,6% de bons dormidores, 19,6% com sintomas de insônia e 9,1% com transtorno de insônia. No EPISONO, a porcentagem de bons dormidores reduziu-se com a idade, sintomas de insônia mantiveram-se estáveis e a prevalência de transtorno de insônia teve pico na faixa etária de 30 a 39 anos, caindo para cerca de metade entre 50 e 59 anos, e um terço na terceira idade.

MUDANÇAS DO SONO RELACIONADAS À IDADE

Transtornos do sono podem afetar a qualidade de vida dos idosos, aumentar o risco de acidentes e quedas e são uma das principais razões para colocação em instituições de longa permanência para idosos (ILPIs). Pacientes com dificuldades do sono apresentam maior número de visitas médicas.[4] Ao abordar as mudanças no sono, é fundamental relembrar as fases do sono, os parâmetros da polissonografia e os processos reguladores do sono.

As fases do ciclo sono-vigília são medidas por polissonografia. O estagiamento do sono é realizado a partir de unidades de 30 segundos, denominadas "épocas", sendo decorrentes da avaliação do eletroencefalograma. Esse estagiamento segue as normas internacionais de Rechtschaffen & Kales.[5] As fases são vigília, sono não REM (N1, N2 e N3) e sono REM. A fase N1 é caracterizada pela transição entre o sono e a vigília, movimentos oculares lentos e ondas cerebrais de baixa frequência e amplitude (ondas-θ). A fase N2 ocorre quando são observadas figuras indicativas do aprofundamento do sono, o complexo K e fusos do sono. Na fase N3, ocorre um aumento de amplitude das ondas (75mV), com baixa frequência, tornando-se ondas lentas (ondas-Δ). Já o sono REM ocorre quando há ondas dentes de serra, atonia da musculatura e movimentos oculares rápidos.[6]

Os principais parâmetros polissonográficos são: tempo total de registro (inclui todo registro), tempo total de sono, eficiência de sono (tempo total de sono dividido pelo tempo total de registro), tempo acordado após o início do sono, latência para o início do sono e índice de microdespertares (número de despertares curtos de 3 até 15 segundos por hora de sono). Outras medidas são o Índice de Apneia e Hipopneia (IAH), as dessaturações e o índice de movimentos periódicos de membros (PLM, do inglês *periodic limb movements*).[6]

Os processos reguladores do sono são o processo S (homeostático) e o processo C (circadiano). O primeiro envolve a adenosina, cujo acúmulo eleva a pressão homeostática do sono, levando à sonolência. Já o processo C é dependente da luz e da melatonina (controlada pelo núcleo supraquiasmático), levando a um padrão circadiano.[7] A secreção de melatonina inicia com o pôr do sol e seu aumento coincide com a sedimentação do sono; quando a melatonina chega em seu pico máximo, em 1 a 2 horas ocorre a temperatura corporal mínima, que define um novo dia e o despertar. A luz inibe a secreção da melatonina.[7]

Existem mudanças normais relacionadas à idade no ciclo do sono. Primeiramente, uma redução natural do processo homeostático S levando a uma redução da densidade e amplitude do sono N3. Quanto à distribuição, em adultos jovens, a maior quantidade de N3 ocorre no primeiro ciclo nREM, devido ao processo S. Em idosos, há um decréscimo de 75 a 80% do sono N3 no início da noite. Há redução dos fusos do sono N2, menos ciclos do sono e sono fragmentado. A hipótese é que o envelhecimento normal altere o córtex pré-frontal, levando à menor pressão homeostática.[8]

Quanto ao processo C, as alterações no cristalino reduzem a sensibilidade à luz e é reduzida a expressão de alguns genes, levando à diminuição de sinais circadianos. A curva de secreção da melatonina se achata, sendo secretada mais cedo. Como consequência, ocorre um avanço de fase circadiano: o início do sono ocorre mais cedo, assim como o horário de despertar pela manhã.[9] Um estudo finlandês, longitudinal, utilizando o questionário de matutinidade e vespertinidade em 567 homens adultos por 23 anos, observou uma mudança na distribuição do grupo para um tipo predominantemente matutino.[10]

Quanto aos achados em polissonografia, uma recente metanálise envolvendo indivíduos saudáveis observou que a cada 10 anos que ficamos mais velhos ocorre: redução do tempo total de sono (10 min), redução da eficiência de sono (2,1%), aumento do tempo acordado após o início do sono (9,7 min), aumento da latência para início do (1,1 min), aumento do índice de microdespertares (2,1/h), aumento do sono superficial N1 (0,5%), aumento do índice de apneia hipopneia (1,2 evento/h), aumento do índice de PLM (1,2/h).[11]

Estudos anteriores envolvendo polissonografia, como a metanálise de Ohayon e colaboradores,[12] encontraram alterações no sono de ondas lentas N3 em idosos. Estudos recentes com idosos saudáveis não envolvem esse achado.[11] Entretanto, sabe-se que comorbidades psiquiátricas, como transtornos depressivos e de ansiedade, insônia crônica e doenças crônicas, estão relacionadas à redução do N3. Portanto, amostras com idosos pouco saudáveis podem explicar esse resultado em estudos prévios. O sono N3 parece ser muito importante para processos fisiológicos e de resposta adequada à homeostase do sono, mesmo com idade mais elevada. Parece ser necessário um mínimo de ondas lentas para manter a qualidade de vida e funcionalidade (**Tab. 25.1**).[13]

PROBLEMAS QUE CONTRIBUEM PARA O SONO DE MÁ QUALIDADE

Os achados fisiológicos do envelhecimento na arquitetura do sono não contribuem para a maior parte dos problemas do sono encontrados em idosos. As principais causas são comorbidades sistêmicas, transtornos psiquiátricos, medicamentos, doenças neurodegenerativas e transtornos primários do sono.

Tabela 25.1
Achados polissonográficos no envelhecimento normal e patológico

Envelhecimento normal	Envelhecimento patológico
Redução do tempo total de sono	Redução do sono REM
Aumento da latência para início do sono	Aumento da latência para o REM
Aumento do tempo acordado após início do sono	Redução drástica do sono de ondas lentas N3
Aumento leve do sono superficial (fase N1)	Aumento drástico das fases N1 e N2
Redução leve da eficiência de sono	Redução drástica da eficiência do sono
Aumento do despertares, menor número de ciclos de sono	Sono extremamente fragmentado
Baixo ou moderado IAH e PLM, baixo índice de dessaturações	Alto IAH e PLM, alto índice de dessaturações

REM = movimento rápido dos olhos; IAH = índice de apneia e hipopneia; PLM = índice de movimentos periódicos de membros.

De acordo com a quinta edição do *Manual diagnóstico e estatístico de transtornos mentais* (DSM-5), os transtornos do sono são classificados da seguinte forma: transtorno de insônia, transtornos do ritmo circadiano, transtornos do sono relacionados à respiração (p. ex., apneia do sono), parassonias (p. ex., transtorno comportamental do sono REM).[14]

SÍNDROME DAS PERNAS INQUIETAS

A prevalência de síndrome das pernas inquietas (SPI) mais do que triplica em idosos, chegando a 20%.[4] Sua principal característica é a urgência para mover as pernas, em resposta a sensações desagradáveis, como parestesias. Os sintomas são piores ao repouso e no período vespertino e melhoram com a movimentação e não são atribuíveis a outras doenças médicas. Frequentemente aumentam a latência para o início do sono, mas também tornam a manutenção do sono difícil. Grande parte dos casos é primário, com influência familiar, e uma minoria é secundário, por exemplo, na gestação, relacionada à ferritina baixa (<50). O diagnóstico é clínico, sendo a polissonografia pouco elucidativa. O tratamento inclui principalmente agentes agonistas da dopamina não ergotamínicos, como pramipexol e ropinirol, e ligantes alfa-delta, como gabapentina e pregabalina, além de hipnóticos. Diagnósticos diferenciais são transtornos ansiosos, neuropatia periférica, acatisia, câimbras e insuficiência vascular. Uma eletroneuromiografia pode ser útil na elucidação do quadro.[15] Um estudo recente demonstrou associação entre SPI e transtorno de ansiedade generalizada (TAG) em idosos, além de depressão associada a TAG, com participação da esfera cognitiva-somática.[16]

TRANSTORNO DO MOVIMENTO PERIÓDICO DE MEMBROS

Diferentemente da SPI, o PLM não apresenta sintomas motores antes do início do sono. São contrações estereotipadas e repetidas que ocorrem durante o sono, por mais de 5 segundos, e que geralmente são percebidas na polissonografia. Podem ocorrer em diversos transtornos, como na própria SPI, na apneia obstrutiva do sono ou de forma primária, associadas a insônia ou sonolência diurna. Ser idoso é um fator de risco para o PLM, que por vezes é subdiagnosticado.

Um estudo alemão com pessoas com mais de 50 anos encontrou prevalência de 32,4 a 36,4% utilizando o critério polissonográfico mais comum, o índice de PLM maior do que 15 por hora.[17] Outros critérios consideram movimento acompanhado por despertar e se há prejuízo do sono ou diurno. O mesmo estudo encontrou como fatores de risco: idade, gênero masculino, SPI, sedentarismo, tabagismo, obesidade, diabetes, uso de antidepressivos e baixo nível sérico de magnésio. O tratamento é semelhante ao da SPI.

TRANSTORNO COMPORTAMENTAL DO SONO REM

O transtorno comportamental do sono REM (TCREM) é caracterizado pela perda da atonia que normalmente ocorre durante o sono REM, resultando na encenação do sonho que o indivíduo está vivenciando. As pessoas afetadas podem andar, vocalizar intensamente, movimentar bruscamente os membros ou o corpo, podendo atingir a si próprios ou a quem estiver próximo. O TCREM idiopático tem seu início entre 50 e 70 anos, enquanto outras formas de TCREM iniciam mais cedo e são causadas por uso de antidepressivos.

Vários estudos demonstraram que lesões em áreas ponto medulares resultam em TCREM por meio da desinibição do controle do córtex motor para as extremidades. Aparentemente, o acúmulo de alfasinucleína, que também é a base neuropatológica da doença de Parkinson, da demência com corpos de Lewy e da atrofia de múltiplos sistemas, causa a disfunção. O TCREM é considerado um biomarcador no caso de Parkinson e Lewy, podendo inclusive ser indicador de neurodegeneração, progressão motora e declínio cognitivo.[18] O diagnóstico ocorre por meio de videopolissonografia, constatando sono REM sem atonia. O tratamento ocorre com doses baixas de clonazepam (0,5-2 mg) e doses altas de melatonina (5-15 mg).[18]

APNEIA DO SONO

A prevalência da apneia obstrutiva do sono (AOS) aumenta com a idade, atingindo 20% dos idosos.[4] A apneia ocorre quando há queda maior do que 90% do fluxo aéreo por 10 segundos ou mais devido à oclusão da faringe e da hipofaringe, que ocorre patologicamente durante o sono. Hipopneias ocorrem quando a queda é de 50 a 90%.[6] Os episódios são acompanhados por aumento do esforço respiratório e queda igual ou maior de 3 pontos na saturação. Já na apneia central ocorre uma falha da ativação dos músculos respiratórios por problemas nos núcleos respiratórios centrais, geralmente por doenças clínicas ou neurológicas. Nesse caso, ocorre a pausa respiratória e a dessaturação, porém sem sinal de esforço respiratório.

A AOS pode ser classificada como leve (5-14 eventos/hora com sintomas), moderada (15-29 eventos/hora) e grave (a partir de 30 eventos/hora). O diagnóstico é realizado pela polissonografia, que confirma as pausas obstrutivas de forma objetiva, estimando o IAH.[5]

Os sintomas mais comuns são sonolência excessiva diurna, ronco, despertar com falta de ar ou engasgo e apneia assistida. A AOS é causa comum de prejuízo cognitivo (testes atencionais, memória de trabalho e episódica e função executiva),[19] quedas, cefaleia, noctúria e sintomas depressivos, e está associada a hipertensão arterial secundária, piora da fibrilação atrial, maior risco de doença cardíaca e acidente vascular cerebral (AVC). A avaliação inclui anamnese e exame físico e questionários como o de Epworth de sonolência diurna e Berlim para apneia do sono (ainda carecem de maior validação em idosos). Os fatores de risco para AOS são idade avançada, sexo masculino, obesidade, anomalias craniofaciais (como retrognatismo e micrognatia), aumento da circunferência do pescoço e menopausa.

Em relação ao risco de transtorno neurodegenerativo, em uma metanálise de seis estudos prospectivos que incluíram 212.943 participantes com mais de 40 anos de idade, os autores concluíram que adultos com AOS eram 26% mais propensos a desenvolver declínio cognitivo significativo ou demência no seguimento de 3 a 15 anos.[19] Outros estudos demonstraram alterações discretas longitudinalmente.[20] Embora estudos associem AOS a risco para doenças neurodegenerativas, é cedo para afirmar que isso realmente ocorra, devido à falta de evidências robustas e envolvendo biomarcadores.

O aparelho de pressão positiva (CPAP) é o tratamento padrão ouro para AOS, porém ainda são indicadas perda de peso, supressão do tabagismo e melhora do estilo de vida. Aparelhos intraorais podem ser indicados em casos leves a moderados. O CPAP mantém as vias aéreas superiores abertas usando a pressão do ar e melhora a fragmentação do sono e a hipóxia.[4]

DOENÇAS CRÔNICAS

A população idosa com doenças crônicas tem aumentado. Há estudos que indicam que 80% dos pacientes com mais de 70 anos apresentam pelo menos uma doença crônica.[21] O número de condições médicas impacta tanto no início quanto na continuidade do sono, e isso ocorre por desconforto físico, como dispneia e dor, pela etiologia inflamatória de muitas doenças e pela maior incidência de depressão.

Em estudo realizado no Nepal com 148 idosos institucionalizados, entre 60 e 94 anos, 61,5% apresentavam insônia, sendo que três sintomas físicos prediziam insônia em 93% dos casos. Maiores associações ocorreram com dor, fraqueza, depressão, pior percepção de saúde e uso de medicamentos para doença crônica (broncodilatadores, diuréticos e anti-hipertensivos).[22] Um estudo transversal nas quatro maiores cidades chinesas envolvendo 3.176 pessoas com mais de 60 anos, comparando grupo com e sem insônia em 28 covariáveis, encontrou relação direta entre insônia e doença coronariana, arritmias, infartos e hemorragias cerebrais, enxaqueca e dislipidemia, com um intervalo de confiança (IC) de 95%.[23]

A insônia parece ser uma condição que aumenta a mortalidade dessas doenças e deve ser corretamente abordada, mas a condição de base deve ser mais bem controlada. Um exemplo ocorre com pacientes com doença pulmonar obstrutiva crônica (DPOC), em que há evidências objetiva e subjetiva de perturbação do sono, algo que não está relacionado diretamente à hipóxia e que se manifesta clinicamente como aumento da sonolência diurna ou sono noturno perturbado.[4] O **Quadro 25.1** apresenta as principais doenças crônicas.

MEDICAMENTOS

Com o aumento das doenças crônicas, a polifarmácia é cada vez mais comum, e os medicamentos podem agravar ou causar insônia. As principais classes são os estimulantes, os antidepressivos, os anti-hipertensivos, os broncodilatadores e os corticosteroides.[21] É importante a relação entre a introdução ou o aumento da dose do medicamento e

Quadro 25.1
Causas clínicas de insônia

- Alergias (dermatites, rinossinusites)
- Dor: osteoatrite, fibromialgia, dor neuropática, câncer, cefaleias crônicas
- Cardiovasculares (ICC: hipoxemia noturna e noctúria, angina noturna)
- Pulmonares (DPOC, broncoespasmo noturno, laringoespasmo)
- Endócrinas (apneia central devido a hipotireoidismo, DM [dor neuropática, noctúria])
- Gastrointestinais (colites, DRGE, gastrite)
- Urinária (noctúria, incontinência, bexiga hiperativa, HPB)
- Doenças neurológicas (AVC, Parkinson, epilepsia, doenças neuromusculares)

Fonte: Suzuki e colaboradores.[21]
ICC insuficiência cardíaca congestiva; DPOC = doença pulmonar obstrutiva crônica; DM = diabetes melito; DRGE = doença do refluxo gastroesofágico; HPB = hiperplasia prostática benigna; AVC = acidente vascular cerebral.

o início dos sintomas. Quando há suspeita de que o medicamento seja o causador da insônia, é aconselhável reduzir as doses, suspender ou trocar o medicamento de forma gradual para evitar piora da condição de base.[4]

Um estudo grego com 150 idosos e utilizando uma escala de insônia encontrou prevalência de 39,3%. O uso de polifarmácia, uso de mais de dois antidepressivos e diuréticos estiveram associados à insônia ($p < 0,001$).[24] Um estudo utilizando polissonografia encontrou, à medida que o número de medicamentos prescritos aumentava, menor porcentagem de N3 ($P = 0,049$), maior porcentagem de N1 e N2 ($P = 0,016$), menor porcentagem de REM ($P = 0,83$), e um atraso no primeiro episódio e N3 da noite ($P = 0,056$).[25] Uma lista de medicamentos comuns e outras substâncias que contribuem para a insônia é apresentada na **Tabela 25.2.**[25]

Tabela 25.2
Medicamentos relacionados ao transtorno de insônia

Classe	Exemplos	Comentários
Estimulantes	Metilfenidato Lisdextroanfetamina	Insônia inicial, atraso de fase circadiana
Broncodilatadores	Teofilina Albuterol	Aumento da latência para início do sono
Anticolinesterásicos	Donepezila Rivastigmina Galantamina	2-14% de incidência de insônia
β- bloqueadores	Propranolol Metoprolol	Aumento de despertares
α-bloqueadores	Doxasozina Fenoxibenzamina	Insônia inicial ou de manutenção

(Continua)

(Continuação)

■ Tabela 25.2
Medicamentos relacionados ao transtorno de insônia

Classe	Exemplos	Comentários
Estatinas	Atorvastatina	Insônia inicial, de manutenção e redução da qualidade do sono
Antidepressivos	ISRS, duais, tricíclicos	Interrupção do sono suprimindo o REM e aumentando a latência do REM
	Bupropiona	Insônia inicial, atraso de fase circadiana
Inibidores da ECA	Enalapril	Pesadelos e insônia
Diuréticos	Hidroclortiazida Furosemida	Insônia de manutenção
Medicações hormonais	Corticosteroides	Aumento da latência para o REM, redução de N3 e aumento do tempo acordado após início do sono
	Tri-iodotironina	Insônia inicial
Agonistas da dopamina	Pramipexole Ropinirole	Pesadelos, aumento de alucinações hipnagógicas

ISRS = inibidor seletivo da recaptação de serotonina; ECA = enzima conversora da angiotensina; REM = movimento rápido dos olhos.
Fonte: Hategan colaboradores[4] e Argyropoulos e colaboradores.[24]

TRANSTORNOS COGNITIVOS

DOENÇA DE ALZHEIMER

Até 45% dos pacientes com doença de Alzheimer (DA) podem apresentar transtornos do sono, que podem se iniciar em fases precoces da doença. Sabe-se que o sistema linfático é ativado sobretudo no sono N3, devido à redução dos níveis de noradrenalina, infiltrando as cavidades intersticiais e depurando substâncias tóxicas como tau e amiloide. Alterações do sono em adultos e idosos estão associadas a maior acúmulo de tau e amiloide, e foi identificada uma assinatura no sono N3: prejuízos nas frequências de 0,6 a 1 Hz, predizendo acúmulo cortical de amiloide.[26]

Embora transtornos do sono possam ocorrer no início da DA, costumam piorar em sua progressão. O transtorno irregular do ciclo sono-vigília (TICV) consiste em sono fragmentado e períodos de vigília em horários irregulares, e não há um período de sono bem definido. Esse grau de desorganização do ritmo circadiano só é visto em condições graves, como DA ou transtornos do espectro autista. Na DA, a causa parece ser no núcleo supraquiasmático do hipotálamo, onde estudos encontraram emaranhados neurofibrilares e perda de células neuronais.[27]

Além do TICV, outro problema mais tardio da DA é a síndrome do pôr do sol (*sundowning*), quando ocorre inquietação com a redução da luminosidade natural e que está relacionada à amplitude do ritmo da melatonina e aos níveis de melatonina reduzidos na DA. Os quadros variam de inquietação contornável a agitação grave. Uma adequada exposição à luz, *zeitgiebers* regulares (pistas ao ritmo circadiano, como refeições e horários regulares) e uso de melatonina podem favorecer ambas as condições (TICV e *sundowning*). Uso de psicofármacos pode ser necessário para o controle da agitação, mas os poucos ensaios clínicos não foram desenhados para o *sundowning*, e há resultados conflitantes sobre a melatonina. Poucos estudos envolvem inibidores da colinesterase, a maioria séries de casos. Não há estudos com memantina ou evidências sobre o uso de antipsicóticos e benzodiazepínicos.[28]

É importante abordar outras questões que podem ser sobrepostas ao transtorno neurocognitivo, como *delirium*, polifarmácia, outras comorbidades clínicas e sintomas comportamentais das demências. Em segundo lugar, devem ser consideradas medidas comportamentais, como atividade física durante 30 minutos por dia, exposição à luz (tratamento com luz brilhante por 2 horas apresenta bons resultados) e restrição de cochilos. O tratamento medicamentoso pode ser realizado com melatonina, antidepressivos sedativos e antipsicóticos, sendo estes últimos reservados para agitação noturna devido ao risco de aumento da mortalidade quando usados nas demências.[4,21]

DOENÇA DE PARKINSON

Aproximadamente 60 a 90% dos pacientes apresentam alterações no sono devido à evolução da doença e aos medicamentos parkinsonianos. Além de insônia, os pacientes apresentam um número aumentado de SPI (8-50%), PLM (80% em um estudo) e AOS, além de TCREM. Noctúria e dificuldade de virar-se durante o sono devido à rigidez e à bradicinesia são complicadores. Os achados em polissonografia são tempo total de sono reduzido, eficiência de sono reduzida e um aumento dos despertares.[4] Com a evolução da doença, aumenta a prevalência de sonolência diurna excessiva (50%), que parece estar relacionada a problemas nas vias dopaminérgicas mesocorticolímbicas, prejudicando o estado de vigília. Pacientes em uso de maiores doses de agonistas da dopamina apresentam maior risco de ataques de sono em comparação àqueles que usam somente levodopa. Um ataque de sono é uma sonolência súbita e incontrolável, ocorrendo em refeições, conversas e atividades, diferentemente da sonolência, que ocorre durante o dia.[29]

DEPRESSÃO

A insônia pode ser indicativa de um transtorno de humor ou ansiedade. Mais recentemente, a insônia passou a ser vista não como sintoma, mas como entidade independente. Há evidências de que a insônia é um fator de risco para o desenvolvimento e a persistência de um transtorno depressivo. Ohayon e Roth[30] procurou estudar a relação entre casos de insônia e depressão e observou que 41% dos casos de insônia ocorriam antes da depressão, 29,4% ocorriam simultaneamente, e 28,9% ocorriam após a depressão.[30]

A insônia na depressão parece estar associada a crenças e atitudes disfuncionais, despertar cognitivo, despertar fisiológico, além de alterações polissonográficas, como redução da latência do REM. Atualmente, sabe-se que pacientes depressivos com sono pior apresentam menores taxas de remissão e resposta ao tratamento. Um estudo observou que 44% de idosos deprimidos em tratamento com insônia persistente continuaram a ter depressão 6 meses depois *versus* 16% no grupo sem insônia.[1] Um estudo de intervenção comparou dois grupos de pacientes medicados com escitalopram, e um deles recebeu terapia cognitivo-comportamental (TCC) para insônia por 12 semanas, com quase o dobro de taxas de remissão de depressão no grupo da intervenção (61,5 vs. 33%), assim como taxas de remissão do transtorno de insônia (50 vs. 7,7%).[4]

ANSIEDADE

Tanto transtornos ansiosos quanto insônia são muito prevalentes em idosos, com a prevalência de TAG chegando a 10 a 20% dos idosos. Alguns autores observaram que a insônia é mais associada à ansiedade do que à depressão. No caso do TAG, a insônia compõe os critérios diagnósticos.[1]

Revisões sistemáticas apontam aumento de queixas subjetivas do sono, e como medidas objetivas em polissonografia, aumento de latência para iniciar o sono, aumento do tempo acordado após início do sono, eficiência do sono reduzida e despertares precoces.[31] As queixas subjetivas dos sujeitos com TAG podem estar relacionadas com os processos cognitivos envolvidos com o sono, podendo superestimar indicadores de sono de má qualidade e crenças errôneas, piorando impressões sobre o sono. As ruminações, especificamente, podem prejudicar o início ou a continuidade do sono. Fechando um ciclo, a falta de sono parece piorar a vulnerabilidade e a sintomatologia ansiosa.[31] Ambas as patologias parecem apresentar fatores comuns neurobiologicamente, em que um estudo com RNM funcional encontrou um aumento de conectividade entre *locus ceruleus* e amígdala, um achado relacionado a transtornos de ansiedade após uma noite de insônia.[32]

SONOLÊNCIA EXCESSIVA DIURNA

A sonolência excessiva diurna (SED) cursa com aumento do risco de acidentes e quedas, alterações na atenção e no desempenho diurno e baixa qualidade de vida. Além disso, cursa com aumento do risco de depressão, prejuízo cognitivo e mortalidade cardiovascular. Enquanto em adultos a maior causa é privação de sono, em idosos são AOS, causas clínicas e medicamentos. Outra causa a ser destacada é a hipersonia de origem psiquiátrica, em geral depressão atípica ou transtorno afetivo bipolar. Casos de narcolepsia, hipersonia idiopática e síndrome de Kleine Levine são raras e começam na vida adulta. Transtornos do ritmo circadiano também são menos comuns, exceto o avanço de fase. Um fato importante é que idosos costumam subestimar a sonolência excessiva e, para diagnosticar, podem ser necessários informações de um acompanhante ou métodos complementares, como teste de latências múltiplas do sono, teste de manutenção de vigília, actigrafia ou polissonografia (**Quadros 25.2** e **25.3**).[4]

O tratamento deve ser focado nas causas subjacentes, como controle de problemas clínicos, ajuste medicamentoso, tratamento de transtorno de sono ou psiquiátrico. De acordo com as diretrizes clínicas da Academia Americana de Medicina do Sono (AASM), a hipersonia idiopática e a narcolepsia podem ser tratadas com modafinila (evidências

■ Quadro 25.2
Classes de medicamentos relacionados à sonolência excessiva diurna

- Benzodiazepínicos e drogas Z
- Ligantes alfa-delta
- Opioides
- Anticonvulsivantes
- Relaxantes musculares
- Antidepressivos sedativos
- Anticolinérgicos
- α e β-bloqueadores
- Anti-histamínicos
- Antiparkinsonianos
- Antieméticos
- Antipsicóticos

Fonte: Patel e colaboradores[1] e Hategan e colaboradores.[4]

■ Quadro 25.3
Causas clínicas de sonolência excessiva diurna

- Insuficiência hepática
- Insuficiência cardíaca
- Anemias
- Hipotireoidismo, acromegalia
- Esclerose múltipla
- Hipersonia pós traumatismo cranioencefálico
- Insuficiência renal grave
- Insuficiência respiratória
- Lesões e tumores no SNC
- AVC
- Transtornos do humor e do uso de substâncias
- Epilepsia
- Distrofia miotônica
- Demências e doença de Parkinson

SNC = sistema nervoso central; AVC = acidente vascular cerebral.
Fonte: Patel e colaboradores[1] e Hategan e colaboradores.[4]

fortes), em que a dose deve ser menor do que a habitual: 100 mg. Metilfenidato e lisdextroanfetamina devem ser evitados devido ao risco de hipertensão arterial e aumento do intervalo QT. A modafinila pode ser indicada para hipersonolência relacionada a doença de Parkinson, distrofia miotônica, lesões e tumores no sistema nervoso central (SNC) (evidências moderadas).[33]

TRANSTORNO DE INSÔNIA

Embora a prevalência de insônia possa chegar a 30% dos idosos, esse número inclui aqueles com alterações devido a transtorno psiquiátrico, outros transtornos primários do sono, doença crônica ou medicamentos. Os estudos de prevalência observam que transtornos primários de insônia representam de 7% a um terço dos casos de insônia em idosos.[34] A insônia é definida como inicial na maioria dos casos, seguida por taxas semelhantes de insônia de manutenção e despertar precoce.[1]

De acordo com o DSM-5, o transtorno de insônia ocorre quando um paciente experimenta quantidade ou qualidade de sono insatisfatória ou dificuldade subjetiva em iniciar ou manter o sono, pelo menos 3 noites por semana por ao menos 3 meses.[14] Sintomas de prejuízo diurno, como redução da atenção, cansaço e fatigabilidade e irritabilidade são menos frequentes ou menos intensos em idosos. A insônia não pode ocorrer devido a problemas no ambiente ou oportunidade inadequada de sono.[14]

Mobilidade reduzida, aposentadoria e redução do contato social são alguns dos fatores predisponentes; outros são gênero feminino, estresse mental e falta de suporte social, uso de álcool e cafeína, tabagismo e sedentarismo. De acordo com o modelo de Spielman, para que a insônia se torne crônica, são necessários fatores perpetuantes, como ficar muito na cama, cochilos frequentes e condicionamento ansioso (vivências ansiosas e medo de não dormir). A hiperexcitação (*hyperarousal*) é um fator importante.[1,21]

A avaliação de transtorno de insônia inclui entrevista clínica, preenchimento de diário do sono e escalas, como o índice de Pittsburgh. Exames complementares como a actigrafia e a polissonografia não são indicadas, mas podem ser utilizadas para descartar transtornos do ritmo circadiano, AOS e PLM.[1]

TRATAMENTO NÃO FARMACOLÓGICO DA INSÔNIA

O tratamento deve ser precedido de uma avaliação criteriosa em que causas médicas devem ser descartadas ou controladas. Em vez de optar por um medicamento, deve-se orientar a higiene do sono. Se a melhora for insuficiente, é importante partir o tratamento cognitivo comportamental da insônia (TCC-I). Os objetivos são desenvolver um padrão de sono estável, com um ritual de sono; modificar crenças errôneas e expectativas sobre o que é dormir bem; evitar comportamentos que interferem no sono (como cochilos diurnos); identificar o medo de dormir mal e hiperexcitação; reforçar atividades diurnas; corrigir exposição à luz; melhorar a percepção sobre o sono; e aumentar tempo de sono. Para isso, são empregadas a terapia de controle de estímulo, a reestruturação cognitiva e a terapia de restrição do sono e de relaxamento.

Os resultados da TCC-I são equivalentes ao tratamento medicamentoso e melhores no longo prazo do que os da terapia farmacológica, além de não apresentar efeitos colaterais. Estudos observam eficácia mesmo quando há condições comórbidas. Um estudo com 180 idosos com insônia de manutenção observou melhora dos seguintes parâmetros: tempo e qualidade do sono, incluindo deitar-se mais tarde e ficar menos na cama pela manhã; redução de vigília após o início do sono; e melhora da eficiência do sono. Melhora ainda na escala de gravidade da insônia, escala de fadiga, escala de sonolência de *Epworth*, Escala de Crenças e Atitudes Disfuncionais e aumento da Escala de Autoeficácia do Sono.[35]

TRATAMENTO FARMACOLÓGICO DA INSÔNIA

As intervenções farmacológicas só devem ser consideradas quando as opções não farmacológicas estiverem esgotadas. Benzodiazepínicos e agonistas dos receptores de benzodiazepínicos (drogas Z) são amplamente prescritos devido à eficácia na promoção do início do sono. No entanto, os riscos superam bastante os benefícios, especialmente em idosos. Cognição, função motora e coordenação prejudicadas são comuns e podem resultar em quedas e acidentes automobilísticos, bem como sonolência diurna.[4]

Medicamentos indicados por bula para insônia, que podem ser administrados em idosos, são poucos: um agonista de receptores melatoninérgicos (Ramelteon, na dose de 8 mg) e um antidepressivo (doxepina, na dose entre 1 e 3 mg, disponível no Brasil somente em farmácias de manipulação). Além disso, existe um antagonista dos receptores de orexina, o Suvorexant (ainda não disponível no Brasil), que pode ser usado até 20 mg, apresentando bom efeito e tolerabilidade em idosos.[1]

Alguns antidepressivos são prescritos *off label*, como: a trazodona entre 25 e 100 mg, mirtazapina entre 7,5 e 15 mg. No caso da trazodona, a AASM sugere que não seja utilizada para insônia, pois os riscos ultrapassam o benefício. No caso da mirtazapina, devido a evidências conflituosas e ao fato de os pacientes se habituarem com seu uso a longo prazo, sugere-se a prescrição somente quando a insônia está associada a transtorno depressivo. A aabapentina (entre 150 e 900 mg) e a pregabalina (entre 50 e 225 mg) apresentam algumas medidas de eficácia, mas os dados para uso em idosos são limitados e os efeitos colaterais são perigosos, como tonturas, sonolência e risco de queda, além de necessitarem de ajuste na insuficiência renal. São considerados uma recomendação de segunda linha, a não ser que o paciente tenha SPI ou dor neuropática crônica.

O antidepressivo tricíclico amitriptilina não deve ser usado em idosos devido ao efeito anticolinérgico, que pode piorar atenção, memória e causar sintomas físicos como constipação intestinal e boca e olhos secos. A melatonina foi aprovada na Europa na dose de 2 mg para o tratamento de curto prazo da insônia em pacientes com 55 anos ou mais com base no declínio na produção de melatonina nessa idade. Embora o tratamento tenha demonstrado eficácia em alguns estudos, recomendações formais requerem mais pesquisas. A valeriana não apresenta evidências de eficácia.[36]

Recentemente, no editorial "Repensando o uso de hipnóticos para o tratamento de insônia nos idosos", Dieter Kunz, médico do sono e pesquisador da Universidade de Basel, sugeriu que em vez do uso de sedativos para indução do sono, o tratamento deve promover melhora do desempenho diurno e da saúde geral, com foco na ritmicidade e melhoria da qualidade do sono natural. Ele cita que a melatonina (assim como o ramelteon) melhora a coordenação dos processos circadianos subjacentes à propensão sono-vigília de 24 horas, enquanto medicamentos como o suvorexant reforçam o baixo teor de orexina que ocorre naturalmente durante o sono, promovendo melhora da qualidade do sono, bem-estar diurno e eliminação de resíduos cerebrais.[37]

REFERÊNCIAS

1. Patel D, Steinberg J, Patel P. Insomnia in the elderly: a review. J Clin Sleep Med. 2018;14(6):1017-24.
2. Foley DJ, Monjan A, Simonsick EM, Wallace RB, Blazer DG. Incidence and remission of insomnia among elderly adults: an epidemiologic study of 6,800 persons over three years. Sleep. 1999;22(Suppl 2):S366-72.
3. Castro LS, Poyares D, Leger D, Bittencourt L, Tufik S. Objective prevalence of insomnia in the São Paulo, Brazil epidemiologic sleep study. Ann Neurol. 2013;74(4):537-46.
4. Hategan A, Bourgeois JA, Hirsch CH, Girouxeds C, editors. Geriatric psychiatry: a case-based textbook. Philadelphia: Springer; 2018.
5. Togeiro SM, Smith AK. Métodos diagnósticos nos distúrbios do sono. Braz J Psychiatry. 2005;27(Suppl 1):8-15.
6. Berry RB, Quan SF, Abreu AR, Bibbs ML, DelRosso L, Harding SM, et al. The AASM manual for the scoring of sleep and associated events: rules, terminology and technical specifications. Darien: AASM; 2020.
7. Borbély AA, Daan S, Wirz-Justice A, Deboer T. The two-process model of sleep regulation: a reappraisal. J Sleep Res. 2016;25(2):131-43.
8. Mander BA, Winer JR, Walker MP. Sleep and human aging. Neuron. 2017;94(1):19-36.
9. Hood S, Amir S. The aging clock: circadian rhythms and later life. J Clin Invest. 2017;127(2):437-46.
10. Broms U, Pitkäniemi J, Bäckmand H, Heikkilä K, Koskenvuo M, Peltonen M, et al. Long-term consistency of diurnal-type preferences among men. Chronobiol Int. 2014;31(2):182-8.
11. Boulos MI, Jairam T, Kendzerska T, Im J, Mekhael A, Murray BJ. Normal polysomnography parameters in healthy adults: a systematic review and meta-analysis. Lancet Respir Med. 2019;7(6):533-43.
12. Ohayon MM, Carskadon MA, Guilleminault C, Vitiello MV. Meta-analysis of quantitative sleep parameters from childhood to old age in healthy individuals: developing normative sleep values across the human lifespan. Sleep. 2004;27(7):1255-73.
13. Tufik SB, Andersen ML, Pires GN, Tufik S. New evidence on sleep ontogeny in adults. Lancet Respir Med. 2019;7(6):473-4.
14. American Psychiatric Association. Diagnostic and statistical manual of mental disorders: DSM-5. 5th ed. Washington: APA; 2013.
15. Didato G, Di Giacomo R, Rosa GJ, Dominese A, Curtis M, Lanteri P. Restless legs syndrome across the lifespan: symptoms, pathophysiology, management and daily life impact of the different patterns of disease presentation. Int J Environ Res Public Health. 2020;17(10):3658.
16. Xu Y, Wen H, Li J, Yang J, Luo K, Chang L. The relationship between sleep disorders, anxiety, depression, and cognitive function with restless legs syndrome (RLS) in the elderly. Sleep Breath. 2021 Aug 26.
17. Szentkirályi A, Stefani A, Hackner H, Czira M, Teismann IK, Völzke H, et al. Prevalence and associated risk factors of periodic limb movement in sleep in two German population-based studies. Sleep. 2019;42(3):zsy237.

18. Pagano G, De Micco R, Yousaf T, Wilson H, Chandra A, Politis M. REM behavior disorder predicts motor progression and cognitive decline in Parkinson disease. Neurology. 2018;91(10):e894-905.
19. Leng Y, McEvoy CT, Allen IE, Yaffe K. Association of sleep-disordered breathing with cognitive function and risk of cognitive impairment: a systematic review and meta-analysis. JAMA Neurol. 2017;74(10):1237-45.
20. Gosselin N, Baril AA, Osorio RS, Kaminska M, Carrier J. Obstructive sleep apnea and the risk of cognitive decline in older adults. Am J Respir Crit Care Med. 2019;199(2):142-8.
21. Suzuki K, Miyamoto M, Hirata K. Sleep disorders in the elderly: diagnosis and management. J Gen Fam Med. 2017;18(2):61-71.
22. Shrestha S, Roka T, Shrestha S, Shakya S. Prevalence and contributing factors of insomnia among elderly of pashupati old aged home (Briddhashram). M J Psyc. 2017;2(2):1-10.
23. Wang YM, Song M, Wang R, Shi L, He J, Fan TT, et al. Insomnia and multimorbidity in the community elderly in China. J Clin Sleep Med. 2017;13(4):591-7.
24. Argyropoulos, K. Is polypharmacy risk factor for insomnia later in life? A cross-sectional study in Greece. EC Psychol Psychiatry. 2020;9:1-5.
25. Lande RG, Gragnani C. Relationships between polypharmacy and the sleep cycle among active-duty service members. J Am Osteopath Assoc. 2015;115(6):370-5.
26. Winer JR, Mander BA, Helfrich RF, Maass A, Harrison TM, Baker SL, et al. Sleep as a potential biomarker of tau and β-amyloid burden in the human brain. J Neurosci. 2019;39(32):6315-24.
27. Leng Y, Musiek ES, Hu K, Cappuccio FP, Yaffe K. Association between circadian rhythms and neurodegenerative diseases. Lancet Neurol. 2019;18(3):307-18.
28. Canevelli M, Valletta M, Trebbastoni A, Sarli G, D'Antonio F, Tariciotti L, et al. Sundowning in dementia: clinical relevance, pathophysiological determinants, and therapeutic approaches. Front Med. 2016;3:73.
29. Lajoie AC, Lafontaine AL, Kaminska M. The spectrum of sleep disorders in parkinson disease: a review. Chest. 2021;159(2):818-27.
30. Ohayon MM, Roth T. Place of chronic insomnia in the course of depressive and anxiety disorders. J Psychiatr Res. 2003;37(1):9-15.
31. Chellappa SL, Aeschbach D. Sleep and anxiety: from mechanisms to interventions. Sleep Med Rev. 2022;61:101583.
32. Simon EB, Rossi A, Harvey AG, Walker MP. Overanxious and underslept. Nat Hum Behav. 2020;4(1):100-10.
33. Maski K, Trotti LM, Kotagal S, Auger RR, Rowley JA, Hashmi SD, et al. Treatment of central disorders of hypersomnolence: an American Academy of Sleep Medicine clinical practice guideline. J Clin Sleep Med. 2021;17(9):1881-93.
34. Hollsten I, Foldbo BM, Andersen MKK, Nexøe J. Insomnia in the elderly: reported reasons and their associations with medication in general practice in Denmark. Scand J Prim Health Care. 2020;38(2):210-8.
35. Lovato N, Lack L, Wright H, Kennaway DJ. Evaluation of a brief treatment program of cognitive behavior therapy for insomnia in older adults. Sleep. 2014;37(1):117-26.
36. Schroeck JL, Ford J, Conway EL, Kurtzhalts KE, Gee ME, Vollmer KA, et al. Review of safety and efficacy of sleep medicines in older adults. Clin Ther. 2016;38(11):2340-72.
37. Kunz D. Rethinking the use of hypnotics for treatment of insomnia in the elderly. Expert Opin Pharmacother. 2021;22(8):953-7.

ÍNDICE

As letras *f*, *q* e *t* representam, respectivamente, figuras, quadros e tabelas.

F

G

H

I

R

S

T

U

V